精编临床普通外科诊疗学

JINGBIAN LINCHUANG PUTONG WAIKE ZHENLIAOXUE

主编 刘 辉 沙德群 刘炳礼 陈 鹏 崔寿波 张建成

U0334721

黑龙江科学技术出版社

图书在版编目(CIP)数据

精编临床普通外科诊疗学 / 刘辉等主编. -- 哈尔滨：
黑龙江科学技术出版社，2021.7

ISBN 978-7-5719-1041-9

Ⅰ．①精… Ⅱ．①刘… Ⅲ．①外科－疾病－诊疗
Ⅳ．①R6

中国版本图书馆CIP数据核字（2021）第149327号

精编临床普通外科诊疗学
JINGBIAN LINCHUANG PUTONG WAIKE ZHENLIAOXUE

主　　编	刘　辉　沙德群　刘炳礼　陈　鹏　崔寿波　张建成
责任编辑	孔　璐
封面设计	宗　宁
出　　版	黑龙江科学技术出版社
	地址：哈尔滨市南岗区公安街70-2号　邮编：150007
	电话：（0451）53642106　传真：（0451）53642143
	网址：www.1kcbs.cn
发　　行	全国新华书店
印　　刷	山东麦德森文化传媒有限公司
开　　本	889 mm×1194 mm　1/16
印　　张	20.75
字　　数	664千字
版　　次	2021年7月第1版
印　　次	2021年7月第1次印刷
书　　号	ISBN 978-7-5719-1041-9
定　　价	128.00元

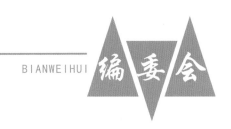

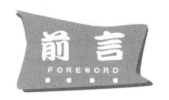

前言
FOREWORD

　　进入 21 世纪以来，研究者从临床出发，利用新知识、新技术大胆探索和实践，不但使得普通外科的经典理论、技术不断革新，还使古老的学科呈现出蓬勃发展的新局面。在这种背景下，普通外科学分科更加细化，专业化程度也越来越高，这对普通外科人才队伍的建设提出了更高的要求。作为一名普通外科医师或者即将成为普通外科医师的学生，必须不断学习和提高，在自己的专业范围内汲取新的知识、掌握先进的技术，才能成为一名合格的普通外科医师，从而适应社会的需求。为帮助医学工作者尽快熟悉当前普通外科先进的医学知识，了解有关普通外科专业的最新进展概况，本书编者在总结多年临床工作经验的基础上，参考相关文献资料，编写了《精编临床普通外科诊疗学》一书。

　　本书内容贯穿了普通外科疾病的基本理论、基本知识，涵盖了乳腺疾病、胃十二指肠疾病、肛肠疾病、肝脏疾病、胰腺疾病、胸外科疾病等各种普通外科疾病的临床表现、诊断要点、治疗方案与治疗原则等。本书通过通俗易懂的语言和深入浅出的文笔，将先进的普通外科知识和精湛的手术技巧表达出来，展现了普通外科疾病在临床诊断与治疗过程中不同角度的思维方式，反映了国内外普通外科学的最新动态。本书既可作为研究生学习之用，也可作为普通外科住院医师及进修医师从业参考用书。

　　在本书的编排过程中，各位编者借阅了大量的资料，也花费了大量的心血，希望本书能够对广大医师有所帮助。但由于时间和个人水平的限制，编写过程中可能会有疏漏和不足之处，希望各位读者批评指正并见谅。

《精编临床普通外科诊疗学》编委会

2021 年 5 月

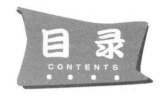
目录 CONTENTS

第一章

乳腺疾病

第一节　早熟性乳房肥大

一、概述

第二性征较正常青春期提早出现的现象称之为性早熟。多见于女孩。一般认为在 8 岁以前,第二性征发育完善或部分器官发育完善,如有明显的乳房发育,外阴发育良好,阴毛、腋毛出现,身体迅速增长,体重不断增加,或者 10 岁前月经来潮称为性早熟。把性早熟引起的女性乳房提早发育的现象称之为性早熟性乳房肥大或性早熟性女性乳房发育症。

二、发病年龄及发病率

早在 1917 年 Dearar 和 Mc Farland 收集 19 例性早熟症患儿,其发病年龄为 1～5 岁。Novak 1944 年收集的 9 例患儿中有 1 例出生后 6 个月时乳房开始发育,第 15 个月即开始月经来潮,患儿生长迅速,比同龄女孩身材高大,同时第二性征出现。国内宁远胜等报道,对 4～13 岁 18 200 名学龄前女孩及女学生进行检查中,4 岁时有乳房发育者占 1.88%,9 岁时有乳房发育者占同龄组的 1/3。在 8 196 名有乳房发育的女孩中,双侧乳房发育者 7 861 名,占 95.9%,单侧的 335 名,占 4.1%。在 335 名单侧乳房发育中,左侧 176 例,占 52.5%,右侧 159 名,占 47.5%。张愈清统计 93 例脑外伤的患儿,其中 11 名女孩中有 6 例出现性早熟,占 54.5%,受伤时年龄为 2.1～8.3 岁(平均年龄 5.4 岁),性早熟最早出现于伤后 2～17 个月,当时最小的年龄为 3.7 岁,最大的为 8.7 岁,平均年龄为 6.4 岁,性早熟与无性早熟女孩的昏迷时间无明显差别,性早熟患儿第 3 脑室扩张显著。

三、病因及分类

(一)真性性早熟性女性乳房发育症

所谓真性性早熟,是指患者在青春期之前,建立了"下丘脑-垂体-卵巢轴"的正常功能,具有排卵的月经周期,有生育能力,性成熟过程按正常青春期顺序进行,只是开始时间提早,发育速度快。此时伴随的乳房发育,称为真性性早熟性女性乳房发育症。其病因可有如下几种。

1.体质性因素

经过详尽的检查,未发现造成性发育提前的原因,此类患者临床上称为"体质性性早熟"亦叫原发性性早熟。1943 年 Nathanson 与 Aub 研究此类患儿的性激素分泌,认为性激素较同龄者明显增多,如雌激素、雄激素、17-酮类固醇等均已达到成年人水平,而且患儿以后可正常发育和正常分娩而无其他异常表现。Novok 认为原发性早熟性乳腺肥大症比继发性的性早熟症多见是可能的。此类患者可能因某种原因(有人认为遗传学上的因素),促使下丘脑-垂体提前释放大量促性腺激素,致使卵巢活性上升。1981年,Rayner检查大量性早熟少女,发现80%属于体质性性早熟,也证明这种说法。

2.病理性因素

绝大多数患者是由于具有内分泌功能的器官,发生肿瘤或肥大,而引起内分泌功能失调,使之3岁以后的小女孩就出现乳腺肥大、阴毛生长、阴唇发育、有月经来潮等性早熟的临床表现,所以亦称之为继发性性早熟,常见有以下几种病因。

(1)伴中枢神经系统器质性损害的性早熟:中枢神经系统疾病可以直接刺激或破坏儿童期抑制促性腺中枢的神经结构,致使下丘脑-垂体功能提前出现,致性早熟。①炎症:脑炎、结核性脑膜炎、粟粒性结核等治疗后。②头部损伤:瘢痕隔断下丘脑与垂体间通道,下丘脑失去对垂体的控制,垂体功能活跃。③先天性畸形:脑发育不全、小头畸形、脑积水等,由于下丘脑失去更高中枢的控制而活性增加,或病变累及下丘脑部位,使之无法控制垂体的功能。④肿瘤:位于下丘脑、第3脑室部位的脑室错构瘤、神经胶质瘤、颅咽管瘤、畸胎瘤等,松果体肿瘤以及其他大脑肿瘤。由于这些肿瘤破坏下丘脑,致使垂体分泌促性腺激素增多,可出现性早熟。特别是错构瘤,因并非真正的肿瘤,而是由于正常神经组织组成,只是占据了颅内的一个位置,同时由于它有时可以很小,且经多年也不长大,临床上难以发现,往往把这些患者误诊为体质性性早熟。1980年,Grant发现11例拟诊为体质性性早熟的患者中,竟有4例为丘脑下部错构瘤。⑤全身疾病:如结节性硬化症、垂体嗜酸性粒细胞增生或肿瘤等。

(2)伴脑功能异常的特殊型性早熟:畸形综合征——多发性骨质纤维性发育异常(MC Cune Albright综合征)、不对称身材-矮小-性发育异常综合征(Silier Russel综合征)、Leprechaunism病,这些疾病可出现脑功能异常,伴性早熟。

(3)产生促性腺激素的肿瘤:如绒毛膜上皮癌、肝母细胞癌、松果体瘤等。

(4)原发性甲状腺功能减退:系原发性甲状腺功能不全,而非垂体促甲状腺素分泌减少。甲状腺功能减退时,垂体受到负反馈调节,使促甲状腺素分泌增加,同时促性腺激素和催乳素也重叠性分泌增加而引起性早熟。

(二)假性性早熟性女性乳房发育症

指女性青春期提前不是建立在"下丘脑-垂体-卵巢轴"功能成熟提前的基础上,而是由于内源性或外源性性激素过早、过多刺激靶器官,造成第二性征和性器官发育,这类患者虽有阴道出血,但性腺并未发育,也无排卵,所以没有生育功能。因此,临床上称这些患者为假性性早熟。出现乳房发育现象,称之为假性性早熟性女性乳房发育症。病因大致如下。

1.功能性卵巢肿瘤

约占10%,以颗粒细胞-卵泡膜细胞瘤多见,卵巢畸胎瘤次之,均可引起性早熟。因这些肿瘤能够分泌多量的雌激素,而使乳房发育及出现阴道出血。

2.肾上腺皮质肿瘤

大多数以分泌大量雄激素为主,造成女性性早熟。少数病例可有女性激素的分泌,使少女出现同性性早熟,乳房发育。

3.外源性性激素和其他因素的影响

女孩误服含雌激素的避孕药,可出现第二性征、阴道流血。服食使用过激素制剂的家畜的肉类、乳品,或接触含雌激素的化妆品等,也可引起性早熟。

误服雄激素,促性腺激素后,女孩也可出现性早熟。让孩子服用人参蜂王浆、花粉蜂王浆、蜂皇太子精、双宝素、鸡胚、蚕蛹等品,可出现假性性早熟,值得家长注意。

(三)单纯性乳房发育

此种女孩只是乳腺增大,无阴毛、腋毛生长和外阴的改变,血尿中的雌激素含量在正常水平。双侧乳腺发育较早者多见,单侧乳腺发育较早者少见。一些学者认为是雌二醇一过性升高和(或)乳腺组织对之过于敏感所致。

四、病理改变

(一)大体所见

乳腺明显肥大,质地柔软,表皮无改变,有的于乳头下可见一盘状、质地柔软的硬结。

(二)镜下所见

主要成分为脂肪和增生的纤维组织和少量腺体。

五、临床表现

女性性早熟第二性征的出现包括:乳房发育、外阴发育、阴毛腋毛出现、月经来潮等,乳房发育可分五期。临床上常见乳头、乳晕着色,乳晕下可触及圆盘状的结节性乳腺组织,质中等、边界清楚、表面光滑、活动,与皮肤无粘连,乳晕下肿块有压痛。随乳房发育、增大,乳晕下肿块逐渐缩小、消失,乳房可至成人大小。

不同病因分类的女性性早熟性乳房发育症的伴随体征不尽相同,分述如下。

(一)真性性早熟性女性乳房发育

(1)体质性性早熟女性乳房发育特征与正常青春期乳房发育最为相似,只是开始年龄很小(2 岁,甚至更小),身高增长迅速,伴明显的乳房发育,月经来潮,有排卵性月经周期。通常不影响成年期的正常发育,绝经年龄也无明显提前。患者血尿促性腺激素含量与年龄不符,但与性发育阶段一致。尿 17-酮类固醇增高,但与骨龄相符。

(2)中枢神经系统疾病造成的性早熟,当病变范围小时,性早熟常是唯一的症状,容易误诊为体质性性早熟,需仔细检查,动态随访。追问病史可有脑部疾病史,如脑积水、脑膜炎、智力障碍等。某些脑肿瘤,经过一段时间后,可出现下丘脑功能紊乱,如尿崩症、肥胖或其他精神症状,当颅内压增高时,压迫视神经,还可出现视力障碍,视野缺损。

(3)多发性骨质纤维性发育异常患者,多无家族性倾向,其具有三大特征:①一侧骨组织发生纤维性骨炎;②非隆起性褐色素皮肤沉着,多发生于患侧;③内分泌紊乱。性发育早期即出现阴道出血。血中促黄体激素(LH)与促卵泡生成激素(FSH)值增高,对促黄体生成激素释放激素(LH-RH)呈真性性早熟反应,部分患者血清 LH 和 FSH 不高,对 LHRH 不起反应。X 线检查可发现四肢长骨骨质有疏松区域,形成假性囊肿,可发生病理性骨折。颅底也常见密度增厚区域。

(4)原发性甲状腺功能减退者,大多表现为第二性征发育延迟,少数可出现性早熟、乳房发育、泌乳、阴道出血、血 LH 和 FSH 值增高,但对 LH-RH 反应迟钝,血清雌激素为成人数倍。头颅 X 线摄片或 CT 检查可见垂体增生现象,补充甲状腺素后性早熟症状可消失。

(二)假性性早熟性女性乳房发育

患者虽有某些性早熟表现,但性腺未发育,下丘脑-垂体功能测定与年龄相符。

(1)功能性卵巢等肿瘤患者,一般除有乳房发育等某些第二性征和(或)月经来潮外,可全无症状;或自觉腹胀、腹痛、在腹部或盆腔可触到包块,这类患者一般在第二性征发育之前即出现阴道出血,成为其临床特征之一。

(2)外源性激素引起者,多有误服雌激素药物或经常服用中药滋补品史,血中雌二醇含量很高,可达 340 pg/mL 以上,有乳房增大、乳头、乳晕着色、白带增多或阴道出血。但停药后自然消退,恢复正常。

(3)单纯性乳房发育可能先出现一侧,易引起家长重视,切忌活检,否则将损伤乳房大部分胚芽,甚至完全阻止该侧乳房发育。

六、诊断与鉴别诊断

(一)诊断

凡女性,8 岁前出现第二性征,或 10 岁前月经来潮,均为性早熟。伴随有乳房发育。即可确诊为性早熟性女性乳房发育症。因其有真、假、单纯早熟性乳房发育之分,诊断上应注意以下几点。

1.详细询问病史

详细询问病史包括出生过程,有无产伤及窒息,幼年有无发热、抽搐、癫痫史,发病前后有无重大疾病,性征及发育过程,有无误服内分泌药物或接触含激素类用品,有无经常服用滋补品史,有无手术及外伤史,有无视力障碍、视野缺损、颅内压增高、头痛、智力障碍等现象。

2.全面仔细体检

(1)物理检查:包括身高、体重、指尖距、坐高、营养状态、健康状况、第二性征发育情况、准确的盆腔检查(除外卵巢肿瘤)、神经系统检查及眼底、视野检查、智能检测等。

(2)激素测定。①卵巢功能检查:包括测量基础体温、阴道脱落上皮细胞涂片、血雌激素、雄激素的检测和连续观察,以了解患者有无排卵和激素水平高低。如患儿体内激素水平很高,而无排卵,提示有卵巢功能性肿瘤。②甲状腺及肾上腺皮质功能检查:常规进行血清 T_3、T_4、血浆蛋白结合碘(PBI)、血清促甲状腺素(TSH)测定和肾上腺皮质功能测定(血浆 T、尿 17 羟、尿 17 酮类固醇含量,必要时进行地塞米松抑制试验),排除甲状腺功能减退或肾上腺皮质功能异常等引起的性早熟。③垂体功能测定:血 FSH、LH 含量的检测,可以明确垂体分泌有无同期性变化,判断下丘脑-垂体功能是否提前出现。进一步可做 LH-RH 垂体兴奋试验。若 LH-RH 试验发现垂体反应具有青春早期或青春中期特征,则是下丘脑-垂体功能提前的明确证据。

(3)X 线摄片检查:①蝶鞍正侧位片(注意蝶鞍形态、大小、鞍结节角、鞍底,以除外垂体肿瘤)。②颅骨正侧位片,颅骨骨质有无改变,颅底有无钙化或硬化区。③手、腕等处骨龄检查(体质性或颅脑损伤性性早熟骨龄常大大提前,卵巢肿瘤引起者常不明显)。④长骨 X 线片,从确定是否有 MC Cune-Albright 综合征。⑤腹膜后充气造影,观察双侧肾上腺轮廓,有无增大及占位性病变。

(4)必要时行 B 超、CT、腹腔镜检查,对除外颅内肿瘤、卵巢肿瘤、肾上腺肿瘤等不失为一种必要手段。

(二)鉴别诊断

鉴别诊断主要在于引起原因之间的鉴别,诊断明确,才能对症治疗。

七、治疗与预后

(一)治疗

对性早熟性女性乳房发育症治疗,目的在于抑制月经及第二性征的发育。

1.体质性性早熟的治疗

(1)以药物治疗为主。①甲羟孕酮(安宫黄体酮):为一高效孕激素,能抑制垂体促性腺激素的分泌,可口服和肌内注射。每 10~17 天肌内注射长效甲羟孕酮 150~200 mg,造成闭经,乳腺显著萎缩,阴道涂片显示卵巢功能下降。甲羟孕酮片每天 10~30 mg,口服,根据病情轻重及能否控制症状而增减。经治疗后可使女性化停止,乳房缩小,月经停止。②甲地孕酮,每天 6~8 mg,分两次口服至第二性征消退,实验室检查明显好转后,逐步减至 4 mg/d,分 2 次口服。③促性腺激素释放激素类似物(LH-RH-A):此类药物通过受体的反向调节作用,从而最终抑制垂体,促性腺激素的释放,因此对真性性早熟有治疗作用。常用 Buserelin 每天 2~3 次,每次 100 mg,鼻吸剂给药,持续应用半年至两年。

(2)病因治疗:针对不同病因,采用不同的手段,肿瘤引起者,宜手术切除,加化放疗;药物引起者宜停药观察;原发性甲状腺功能降低者宜补充甲状腺素等。

(3)乳腺单纯性发育:定期随访,不宜手术,禁忌盲目活检。

2.预后

原发性性早熟性女性乳房肥大及单纯性乳房肥大,预后良好。继发性性早熟性乳房肥大症,视原发病性质而定,如为良性病变,手术切除后预后良好,恶性肿瘤则预后不良。

(王汉峰)

第二节 多余乳房

一、概述

多余乳房是指在胚胎期乳线上胸前区一对乳腺始基继续发育形成一对正常乳房外,乳线其他区段上乳腺始基不但不退化、消失,反而继续发育成乳腺组织或乳头、乳晕、乳腺组织俱全的乳房,称为多余乳房或多乳腺症、副乳腺。这种乳房畸形95％发生于胸部,多见于腋窝腋前线上,但身体其他部位为耳、面、颈、上臂、背部、肩胛区、大腿背侧、臀部、外阴等处亦偶见发生,这是由于胚胎发育过程中,正常乳腺以外的迷走乳腺组织所致,故亦称为迷走乳腺或异位乳腺。多数学者认为有一定的遗传性。

二、发生率

据 Speert 的研究,多乳房畸形发病总数可达新生儿的1％。也有高达5％的报道,男女之比约为1∶3,亦有学者报道为1∶5。总之男女皆可发生,女性多见。

三、病理改变

(一)大体所见

副乳腺多位于腋下,一般为直径1～6 cm,大小之包块,无包膜,与皮肤可有粘连,质地柔软。切面可见于脂肪组织中有灰白色或灰黄色,质地柔韧的乳腺组织,其中还可见散在的黄色脂肪。

(二)镜下特点

可见由大、中、小导管及腺泡构成的乳腺小叶,叶间常见明显增生的间质纤维组织,同时可见部分乳腺导管增生、扩张,构成类似囊性乳腺病样的结构。伴有大量淋巴细胞浸润者,呈慢性囊性乳腺炎症样改变。

四、临床表现

本病多在女性生育期(20～40岁)有临床症状时被发现,在月经期、妊娠期、哺乳期由于受内分泌调节,乳腺也要产生胀大、疼痛,发育完全的副乳腺可见泌乳现象。多为单侧性,可见双侧性,最常发生在正常乳房附近,多数发育不完善,少数乳头、乳晕、乳腺俱全,其乳腺组织亦可发生小叶增生,良、恶性肿瘤,临床上表现为相应的症状体征。Rayewon 与 Biard 收集66例副乳腺肿瘤,其中43例乳腺癌,23例良性肿瘤。谷振声收集资料显示,副乳腺中乳腺癌占54.2％,乳腺结构不良占25.6％,其他良性肿瘤占13.1％,炎症占7.4％,说明副乳腺的乳腺癌发病率明显高于正常乳腺,也明显高于副乳腺良性肿瘤,临床医师应高度警惕。

五、诊断与鉴别诊断

多余乳房通过了解病史及体检一般诊断不难,而"迷走乳腺"往往误诊,但对于其他部位包块,随月经周期、妊娠等情况而出现相应的包块胀大或疼痛、压痛时,应考虑异位乳腺之可能,必要时可手术活检确诊。由于副乳腺易患乳腺癌,特别是位于腋窝附近的副乳腺可通过软X线摄像加细针细胞学检查明确诊断。

副乳腺仅有乳腺组织而无乳头、乳晕时,容易被误诊为脂肪瘤,发生在腋窝处者需与腋下淋巴结肿大(如隐性乳腺癌)、乳腺尾部相鉴别,前者于经期、妊娠等生理变化时,不发生胀痛、压痛等症状;后者与正常乳腺组织相连接是其主要特点,同时相对应的外侧皮肤上没有乳头、乳晕。通过乳腺X线片一般可区别开来。

发生于腋区的副乳腺癌需与乳腺尾部癌及乳腺癌的腋淋巴结转移癌相鉴别,在副乳腺癌诊断确立以后,必须对正常部位乳腺进行检查,以排除同时发生之可能。有学者认为:①腋前、锁骨下区癌,临床与组织学必须查见与正常部位乳腺无联系的副乳腺组织方可诊断为副乳腺癌。②腋区肿块组织学检查发现癌细胞时,必须在癌组织的周围见到腺小叶结构或管内癌图像方可排除为腋转移癌。③正常部位的乳腺无癌,可伴发有组织学类型不同的癌。应考虑副乳腺癌诊断。

六、治疗

由于副乳腺在月经期、妊娠期、哺乳期可以出现肿胀、疼痛,触压痛等明显症状,给患者带来痛苦,同时亦可发生小叶增生,良、恶性肿瘤,特别是副乳腺的乳腺癌发生率高,危害女性健康和生命;有的腋窝下腋前线上发育完全的副乳腺影响美观,主张每月进行自我检查,发现副乳腺有肿块要及早明确诊断,对有痛苦症状者,有损美观影响社交者,有手术要求者可行单纯副乳腺切除术。如为副乳腺癌应排除正常乳腺有无乳腺癌发生,否则应一并手术切除。若副乳腺癌与正常乳腺接近宜切除同侧乳房。早期乳腺癌或副乳腺癌改良根治术即可达到预期目的,术后也应进行放、化疗综合治疗。

(王汉峰)

第三节　乳房丝虫病

乳房丝虫病是血丝虫寄生于乳房的淋巴管中,淋巴管产生阻塞而发生丝虫性的肉芽肿,乳房出现肿块、疼痛的病症。血丝虫主要寄生在人体较大的淋巴管内,常见到有下肢"象皮肿"。成年妇女的乳房淋巴管非常丰富,尤其是妊娠、哺乳乳腺,由于性激素的作用,体积变大,淋巴管扩张,血丝虫的寄生机会因而增多,所以乳房可寄生血丝虫。乳房丝虫病在乳房寄生虫病中较多见,但在所有乳腺疾病中其发病率极低。血丝虫病是我国五大寄生虫病之一,我国黄河以南丝虫病流行地区,乳房丝虫病发病相对较高,曹光群等报道 2 581 例乳房包块中,乳房炎性肿块以丝虫性肉芽肿为最多(66.12%)。1977 年徐州医学院病理教研组报道 10 年内共发现女性乳房丝虫性结节 57 例。

寄生在人体的丝虫有 11 种之多,但丝虫病多由班氏丝虫引起,马来丝虫次之。患者女性为多,男性罕见,发病年龄为 16～60 岁,平均年龄为 38.2 岁。基本病变是因成虫寄生于乳腺淋巴管中,引起肉芽肿性淋巴管炎,可分为 3 期。①急性期:淋巴管内膜和外膜发炎;②亚急性期:结核样淋巴管炎形成;③慢性期:发生闭塞性淋巴管炎,并可见有钙化。

一、临床表现

乳房内单发结节或硬块,亦有 2～3 个结节者,病变以乳房外上象限多见,其次为中央区及外下象限,结节直径一般 0.5～2.5 cm,大者可达 5 cm 以上,大部分位于皮下或表浅的乳腺组织内,少数位于较深的乳腺组织内。多累及单侧乳腺,偶见双侧同发,结节初期质地稍软,推之可动,生长缓慢。当生长到一定程度即不再生长,乳房表皮无改变。少数患者乳房内肿块与乳腺或真皮粘连。结节渐为中等硬度似象皮。晚期由于纤维组织增生和钙化使肿块变硬,活动度受限。急性期结节表面皮肤轻度发红,少数患者局部皮肤有橘皮样变,有轻度疼痛和压痛,同侧腋窝淋巴结可肿大,个别可并发急性化脓性乳腺炎,很易误诊为乳腺癌、良性肿瘤、乳腺结构不良等乳腺疾病。

二、病理改变

(一)大体所见

丝虫性乳房内肿块多为不规则的结节状,常位于表浅乳腺组织或皮下脂肪内,直径为 1～5 cm,肿块早期较软,晚期较硬。肿块中央常可查到数个小囊,囊内充以灰黄色或灰白色的干酪状物,有的可见胶冻状物或出血,在血液中可见丝虫体残段。小囊周围是充血的肉芽组织,再向外是致密的纤维组织。

（二）镜下特点

发病初期表现为乳腺淋巴管管壁水肿,有嗜酸性粒细胞、单核细胞浸润,使淋巴管壁增厚,管内有纤维蛋白、淋巴细胞、嗜酸性粒细胞等凝集而成的栓子,栓塞于管腔内。随着病情的进展,淋巴管壁可见以死亡虫体为核心的肉芽肿性淋巴管炎,还可见大片的组织坏死和坏死组织崩解液化后产生的粉染无结构状物及细胞核残片构成的嗜酸性脓肿。在脓肿内可查到成虫及微丝蚴的虫体残片。以嗜酸性脓肿为核心,外周围以上皮样细胞及多核巨细胞、成纤维细胞,呈放射状排列于四周,形成结核样肉芽肿,再向外由新生的毛细血管和成纤维细胞及多量嗜酸性粒细胞、淋巴细胞、浆细胞等浸润,构成肉芽组织。

晚期由于丝虫体逐渐裂解而被组织吸收或钙化,嗜酸性脓肿被吸收或纤维化,肉芽肿被逐渐纤维化,可见增生的纤维组织呈同心圆状排列。淋巴管壁纤维组织增生变厚明显,有的形成实心的玻璃样变,使淋巴管腔完全闭锁,淋巴液淤滞,小淋巴管屈曲扩张,结节周边的脂肪组织及乳腺组织中的小血管常见充血及内皮细胞增生、纤维组织增生,乳腺管萎缩,乳腺及乳腺中的脂肪组织也有较多的嗜酸性粒细胞、淋巴细胞、浆细胞浸润。

三、诊断

（一）病史及体征

有丝虫病流行地区居住史,女性丝虫病患者,乳腺外上象限的浅表组织触到较硬的结节,状如象皮者。

（二）午夜静脉血

直接涂厚、湿片镜检查到微丝蚴。

（三）免疫学检查

有较强的敏感性和特异性。

(1)间接荧光抗体试验:班氏丝虫阳性率为92.8%,马来丝虫阳性率为99.1%。

(2)酶联免疫吸附试验:丝虫抗体阳性率与微丝蚴阳性符合率为95%左右。

（四）乳房结节肿块活检病理切片

在肉芽组织结构中查到丝虫体或微丝蚴虫体。

（五）乳房淋巴管造影

可见输入淋巴管口较大,输出口较小。

（六）乳房肿块细针穿刺细胞学检查

可见卷曲成团、虫体结构不清的微丝蚴和乳腺上皮细胞及中性粒细胞。

四、鉴别诊断

（一）与乳腺癌鉴别

(1)病史:乳房丝虫病患者大都有丝虫病流行区居住史。

(2)体征:乳房丝虫病乳房内肿块虽可与皮肤粘连,但很少出现乳头朝向改变和皮肤橘皮样变。

(3)乳房丝虫病血中肿块穿刺细胞检查和病理切片可查到丝虫微丝蚴,而乳腺癌细针穿刺细胞学及病理切片可见癌细胞。

（二）与乳房结核鉴别

(1)病史:乳房结核患者几乎都有其他器官结核史;乳房丝虫病患者都有丝虫病流行区居住史。

(2)乳房丝虫病患者较乳腺结核患者为多,在乳房病理组织切片中,前者可查到丝虫或微丝蚴虫体,而后者可查到典型结核节或结核杆菌。

（三）与乳房脂肪坏死鉴别

(1)外伤史:乳房脂肪坏死多有外伤史,查体肿块较硬,多与皮肤粘连,伤处可见褐色瘀斑。

（2）大体标本：乳房脂肪坏死大体标本切面观，可见油囊及液化脂肪，没有出血及丝虫虫体残骸。

（3）病理所见：乳房脂肪坏死没有嗜酸性脓肿，也没有多量嗜酸性粒细胞浸润及淋巴管病变。

五、治疗

（一）药物治疗

轻型患者以药物治疗为主，乙胺嗪有特效，可杀死成虫及蚴虫，卡巴胂对成虫有杀灭作用，可使乳腺结节消失。

1.乙胺嗪

成人剂量为 200 mg，每天 3 次，连服 7～8 天；也可每周或每月 200～300 mg，其疗效亦好，且比较安全。

2.卡巴胂

为砷制剂，每天剂量为 0.25～0.50 g，分 2 次服，10 天为 1 个疗程，有肝病者不宜服用，对于孕妇、体弱、营养不良或其他如急性传染病、肝肾疾病、活动期肺结核等病应暂缓治疗，月经期也不宜服药。

药物治疗变态反应：多因虫体死亡所致，常见有咽喉水肿及支气管痉挛，应予注意，必要时可应用激素抗过敏治疗，一般无严重并发症，1～2 周后可自愈。

（二）手术治疗

对药物治疗结节仍不消失者，可行丝虫结节单纯切除术，术前应用乙胺嗪治疗，可防止术后出现新的结节。术后标本送病理检查。

（王汉峰）

第四节 乳房囊虫病

乳房囊虫病是指链状绦虫的幼虫(囊尾蚴)寄生于乳房皮下或乳腺组织内，形成囊虫结节。

一、病因和发病机制

猪是猪绦虫的中间宿主，人是其唯一的终宿主。本病易流行于用人粪喂猪的国家内，当人食入未煮熟而带有虫体的猪肉或食用了附有链状绦虫虫卵的蔬菜瓜果，饮用了被猪绦虫虫卵污染的生水，六钩蚴在十二指肠内孵化钻入肠壁，随后进入肠系膜静脉及淋巴循环，被运送到乳房发生此病。

二、临床表现

乳房与全身皮肤并存囊虫病多见，乳房内结节数目不等，如黄豆大小、圆形或椭圆形、表面光滑、质地中等，皮色不变，推之活动，与周围组织无粘连，无明显压痛。

三、诊断和鉴别诊断

（一）病史

患者有肠绦虫病史，或粪便中发现有绦虫虫卵或妊娠节片，为诊断本病重要参考。有食含囊虫猪肉的病史。

（二）囊虫结节

乳房内典型囊虫结节改变，特别是伴有全身皮肤结节者。

（三）活检

病理切片中可见囊肿内含有囊尾蚴头节即可确诊。

（四）免疫学检查

敏感性高,特异性强。

(1)间接血凝试验(IHA):阳性率为89.6%。

(2)酶联免疫吸附试验:阳性率达92.9%～100.0%。

（五）鉴别诊断

本病应与乳房纤维腺瘤、脂肪瘤及皮脂腺囊肿相鉴别,一般纤维腺瘤,质地较硬,肿块部位在腺体内,乳房囊虫病结节多位于皮下;而脂肪瘤质地较软,形态不规则;皮脂腺囊肿多与皮肤粘连,不难与本病鉴别。术中囊虫结节有完整包膜,内为液体,透光是其特点。

四、治疗

(1)对于本病单个结节可手术切除,并服药治疗。

(2)多发结节应予药物治疗。①鹤草酚:1～2 g/d,清晨1次顿服凉开水送下,早餐菜食,1.5小时后服酚酞或硫酸镁导泻。②氯硝柳胺:2～3 g/d,分2次口服(宜嚼碎吞服),先后间隔1小时,2小时后服硫酸镁导泻。

(3)中药治疗。①囊虫丸一号:鹤虱180 g,雷丸、使君子、党参、黄芪各120 g,大白240 g,共研细末,炼蜜为丸,每丸6 g,每次1丸,每天3次。②囊虫丸二号:皂角刺、僵蚕各60 g,蜈蚣、青礞石各90 g,蛇床子、胆南星各45 g,朱砂9 g,共研细末,炼蜜为丸,每丸3 g,每次1丸,每天3次。

（王汉峰）

第五节　急性乳腺炎

一般来讲,急性乳腺炎病程较短,预后良好,但若治疗不当,也会使病程迁延,甚至可并发全身性化脓性感染。急性乳腺炎绝大多数发生于初产妇,约为25：1,常发病于产后2～4周。

一、病因

发生急性乳腺炎的主要原因有两个:①乳汁淤积。②细菌感染。首先,这是因为初产妇缺乏哺乳经验和授乳不得法造成的。其次,初产妇的乳头皮肤较嫩,抵抗力较弱,容易被婴儿的吸吮造成破损,给细菌入侵打开了通道。由于乳头的破损,使哺乳时产生疼痛而影响产妇正常哺乳甚至造成积乳。乳汁是细菌的很好培养基质,细菌很容易在积乳处繁殖发病。

二、临床表现

急性乳腺炎在开始时患侧乳房胀满、疼痛,哺乳时尤甚,乳汁分泌不畅,乳房结块,全身症状可不明显,或伴有全身不适、食欲欠佳等。然后,局部乳房变硬,肿块逐渐增大,此时可伴有明显的全身症状,如高烧、寒战、全身无力等。常可在4～5天内形成脓肿,可出现乳房搏动性疼痛,局部皮肤红肿、透亮。形成脓肿时中央变软,按之有波动感。若为乳房深部脓肿,可出现全乳房肿胀、疼痛、高热,但局部皮肤红肿及波动不明显,需经穿刺方可明确诊断。有时脓肿可有数个,或先后不同时期形成,可穿破皮肤,或穿入乳管,使脓液从乳头溢出。破溃出脓后,脓液引流通畅,可消减肿痛而愈。若治疗不善,脓肿就有可能穿破胸大肌筋膜前的疏松结缔组织,形成乳房后脓肿,或乳汁自创口处溢出而形成乳漏,严重者可发生脓毒症。急性乳腺炎常伴有患侧腋窝淋巴结肿大,有触痛,白细胞总数和中性粒细胞数增加。

三、诊断

(1)患者多为哺乳期妇女,尤其以初产妇为多见,发病前多有乳头皲裂破损史及乳汁淤积不畅史。

（2）局部症状：乳房红、肿、热、痛及化脓，患侧腋窝淋巴结可有肿大。

（3）全身症状：寒战、高热、烦躁、乏力等。

（4）化验检查：白细胞计数升高，特别是中性粒细胞数明显增加，化脓时局部穿刺可有脓性分泌物。

四、鉴别诊断

炎性乳癌又称弥漫性乳癌，是一种比较少见的乳腺癌。其主要临床特征为乳房红肿，疼痛亦很明显，但一般局部没有肿块可扪及。肿瘤发展迅速，常累及整个乳房。由于其恶性程度高，病理切片见癌细胞呈弥漫性，乳房和乳房淋巴管内充满大量癌细胞。炎性乳癌亦好发于妊娠或哺乳期女性，由于其来势凶猛，转移出现早且广泛，患者常于1～3年内死亡。急性乳腺炎与炎性乳癌的主要鉴别点为：①两者均可见乳房部的红、肿、热、痛等炎症表现，但患急性乳腺炎时皮肤红肿较局限，亦可较广泛，颜色为鲜红；而患炎性乳癌时皮肤改变广泛，往往累及整个乳房，其颜色为暗红色或紫红色。患急性乳腺炎时皮肤呈一般的凹陷性水肿，而炎性乳癌的皮肤水肿则呈"橘皮样"。②两者均可见到腋下淋巴结肿大，但急性乳腺炎的腋下淋巴结相对比较柔软，与周围组织无粘连，活动性好；而炎性乳癌的腋下淋巴结肿大而质硬，与皮肤及周围组织粘连，活动性差。③从全身症状来看，急性乳腺炎常有寒战、高热等明显的全身性炎症反应；而炎性乳癌通常无明显的全身炎症反应，如伴有发热，则为低热或中等热度。④从病程来看，急性乳腺炎病程短，可在短期内化脓，抗感染治疗有效，预后好；而炎性乳癌则病情凶险，一般无化脓，不发生皮肤溃破，却可延及同侧乳房以外的颈部及手臂，甚至可侵及对侧乳房，抗感染治疗无效，预后差。炎性乳癌和急性乳腺炎在初期比较难鉴别，随着病情的发展其不同点就愈来愈明显了。

五、治疗

急性乳腺炎炎症期的治疗是比较关键的阶段。因为此阶段若治疗及时，方法恰当，炎症可以吸收而治愈，否则超过5～6天，则必然形成脓肿。

（1）疏通阻塞的乳腺管在初发病已有乳腺肿块而无炎症时最为重要，即或是炎症初期（2～4天）同样也需要设法疏通阻塞的导管。因为任何药物治疗，若在严重的乳汁淤积情况下，是很难控制其炎症的发展的。其方法有：①热敷加排乳，用热毛巾湿敷，每2～4小时1次。热敷后用吸奶器将淤积的乳汁吸出，也可让婴儿或亲人用嘴吸吮。②热敷加按摩，热敷后，用手掌根部将肿块适当用力按压在胸壁上，按顺时针方向和逆时针方向反复按揉，迫使阻塞的导管疏通，直到肿块变软消失为止。肿块经按揉消散后，每隔2～4小时需重复按揉1次。因病变的导管尚未完全恢复正常排乳，几小时后可能再次发生淤积。此种按揉方法对急性乳腺炎的早期治疗效果是非常好的。③局部用硫酸镁热敷，用25％硫酸镁加热后外敷局部肿块，2～4小时1次，对消肿有效，但仍要及时按摩和排空乳汁。

（2）局部封闭疗法：用青霉素160万U加等渗盐水20 mL或庆大霉素8万U加入20 mL生理盐水中，注入肿块周围，4～6小时可重复注射1次。

（3）全身治疗：①在肿块未出现急性炎症前，可给予适当的抗生素口服或肌内注射，以预防感染的发生，如肌内注射青霉素80万U，每8～12小时1次，共3天，或口服抗生素片。②若已出现急性炎症改变，则需要选择有效、足量的抗生素静脉滴注，如青霉素（或新青Ⅱ）、氨苄西林、头孢菌素类以及甲硝唑等。经局部及全身治疗，急性乳腺炎大多在此期可治愈。若未能控制，则必将形成乳腺脓肿。

（4）脓肿形成后，则行切开引流或行脓腔冲洗。

六、预防

预防产后急性乳腺炎，关键在于避免乳汁淤积，同时防止乳头损伤，保持乳房卫生。具体的预防措施有：①在妊娠后期，要经常用温水或75％酒精擦洗乳房、乳头，每2～3天1次，尤其是初产孕妇要养成习惯，以增强乳头皮肤的抵抗力。②有乳头内陷的孕妇，应该用手指挤捏、提拉乳头加以矫正。③养成定时授乳的习惯,注意乳头清洁。每次哺乳应将乳汁吸空,并两乳交替哺乳。如有积乳,可用手挤压按摩,或用吸奶器帮助吸出乳汁,使乳汁排尽,防止积乳。④如果乳头有破损或皲裂,应予治疗,不应让婴儿含着乳头睡眠。⑤断奶时应先减少哺乳次数,然后再行断奶。断奶前服煎麦芽,以减少乳汁分泌。

（王汉峰）

第六节 慢性乳腺炎

一、残余性乳腺炎

残余性乳腺炎(乳房内疼痛肿块),是指在断奶后数月或数年,乳腺仍有残余乳汁分泌。引起感染者。本病多发生在40~50岁的妇女,病程较长,很少形成脓肿,仅表现为乳房局部疼痛和有肿块。

（一）临床表现

患者主诉乳房局部疼痛,并摸到有一肿块来诊。自觉有低热,但不明显,除有局部疼痛外。乳头还可挤出乳汁。断奶已很久,经抗生素治疗后,病情可缓解,但常反复复发。

（二）局部所见

乳房外观欠正常,微肿,皮肤无橘皮样变,但微红。乳房内可扪及一边界欠清的肿块,中等硬,有压痛。挤压乳头乳晕,常可挤出少许乳汁样液。患者多是中年女性。

（三）诊断

残余性乳腺炎。

（四）特点

(1)患者已断奶后数月或数年。挤压时,有时可挤出乳汁。

(2)乳腺仍有乳汁分泌(残余乳汁分泌),并在乳房内形成一肿块。

(3)肿块中等硬,有触痛,边界不清,皮肤微红,但无橘皮征。

(4)患者多是40~50岁的妇女。

(5)病程较长,反复复发,但很少形成脓肿,易被误认为炎性乳癌。

（五）发生原因

残乳汁乳腺炎的原因,是乳房内的残乳引起。致病菌常为金黄色葡萄球菌等化脓菌。

（六）治疗

治疗同急性乳腺炎,可用青霉素480万U。加入5%葡萄糖盐液内静脉点滴。或口服广谱抗生素。应警惕恶性肿瘤。在抗感染治疗无效时。应作肿块切除。送病理切片检查。

二、慢性纤维性乳腺炎

慢性纤维性乳腺炎(乳房内硬结),又称乳腺硬变症,是急性化脓性乳腺炎后,乳腺内或乳管内,残留1个或2、3个硬韧的炎性结节。或潴留性肿块。随身体的抵抗力可时大时小。

（一）临床表现

患者有急性乳腺炎史,急性炎症消失后,局部有一压痛性肿块,随着时日,肿块渐渐缩小,但未完全消退,不久或患者抵抗力低下时,肿块再度肿大,疼痛。经抗生素、理疗等治疗。肿块又可逐渐缩小或消退。不久可能又出现,如此反复发生。

（二）局部所见

乳腺内有一硬结,边界不清,活动,微压痛。与皮肤无粘连。

（三）诊断

慢性纤维性乳腺炎。

（四）特点

（1）急性化脓性乳腺炎后，乳腺内出现1个或2、3个硬块结节。

（2）结节界限不清，起初有微压痛，后渐渐缩小，但抵抗力低时，又可增大。

（3）抗生素治疗、理疗后，炎症可消退，但以后不久又可复发，并如此反复发作。

（五）发生原因

由于炎症阻塞了乳腺管，使腺管内积液潴留，形成硬节肿块。

此病易与恶性肿瘤混淆。应取活体病理检查鉴别。

（六）治疗

手术切除。

（王汉峰）

第七节 乳腺纤维腺瘤

乳腺纤维腺瘤是由纤维组织和上皮组织异常增生所致的良性肿瘤。是青年女性中最常见的乳腺良性肿瘤，约占乳腺良性肿瘤的3/4，多发生在卵巢处于功能活跃时期的20～35岁青年女性，绝经后女性少见。

一、病因及病理

乳腺纤维腺瘤的发生与机体雌激素水平过高及局部乳腺组织对内分泌激素（雌激素）反应过于敏感有关，故常伴有乳腺小叶的其他增生性变化。大体观察：肿瘤多呈圆形或椭圆形，有完整包膜。直径1～3 cm，也可大于10 cm。表面光滑、结节状、中等硬度、质韧、与周围乳腺组织分界清楚。切面质地均匀，灰白或淡粉色，稍外突。当其上皮成分丰富时，切面呈淡粉红色，质地偏软；镜下观察：根据肿瘤中纤维组织和腺管结构之间的关系，一般将乳腺纤维腺瘤病理类型分为以下五型。①向管型（管内型）：主要为腺管上皮下结缔组织增生形成的肿瘤，上皮下平滑肌组织也参与肿瘤的形成，但无弹性纤维成分。②围管型（管周型）：病变主要为腺管周围弹力纤维层外的管周结缔组织增生，弹力纤维参与肿瘤形成，但无平滑肌成分，亦不成黏液变性。③混合型：同时存在向管型及围管型两种病变者。④囊性增生型：腺管上皮和上皮下或弹力层外结缔组织增生而形成。⑤分叶型：基本结构似向管型纤维腺瘤，上皮下纤维组织从多点突入高度扩张的管腔，但不完全充满，因此无论用肉眼观察及镜下检查均呈明显分叶状。

二、临床表现

患者常无意中发现乳房肿块，无疼痛、压痛及乳头异常分泌物。肿块好发于乳腺外上象限。常为单发，亦有多发者。肿块多成圆形、卵圆形或扁形，表面光滑，质地坚韧，边界清楚，与表皮或胸肌无粘连，活动度大，触之有滑动感。腋下淋巴结无肿大。肿瘤增长速度很慢，数年或数十余年无变化。如果静止多年后肿瘤突然迅速增大，出现疼痛及腋窝淋巴结肿大，要高度怀疑恶变。根据肿瘤临床表现又可分为以下几种。①普通型纤维腺瘤：此型最多见，瘤体小，生长缓慢，一般在3 cm以下。可发生于乳腺各个部位，以外上象限为主。大多为单发，也可多发。②巨纤维腺瘤：此型多见于青春期和40岁以上女性。特点是生长迅速，短时间可占据整个乳房。肿块直径一般超过5 cm，最大可达20 cm，边界清，表面光滑，活动度良好，与表皮无粘连。乳房皮肤紧张，发红。③青春型纤维腺瘤：临床上较少见。

发病于月经初潮前,在初潮后数月及 1～2 年瘤体迅速增大,病程约 1 年瘤体即可占满全乳房,肿块最大径为 1～13 cm。由于瘤体快速膨胀生长,使乳房皮肤高度紧张,致使乳房表浅静脉曲张,此体征易被误诊为恶性肿瘤。

三、诊断

有典型的临床表现,并结合辅助检查即可作出诊断。辅助检查主要有以下几方面。①乳腺彩超:瘤体多为圆形或卵圆形暗区,边界清晰,形态规则,包膜回声完整,呈均匀的中低回升。彩色多普勒表现为以周边性为主的血流信号,体积较大者,血流信号较丰富。频谱多普勒表现为 RI≤0.7 作为纤维腺瘤的诊断标准。②乳腺钼靶 X 线摄影:X 线下肿块表现为等密度,边缘光滑,边界清楚的肿块,有时伴有良性钙化灶,但比较少见。③针吸细胞学检测:针感介于韧与脆之间,针吸细胞量较多。涂片常见 3 种成分:导管上皮细胞片段、裸核细胞和间质细胞片段,诊断符合率达 90% 以上。

四、鉴别诊断

(一)乳腺囊性增生病

好发于 30～50 岁。表现为单侧或双侧乳腺腺体增厚,肿块以双侧多发者较为常见,可呈结节状、片块状或颗粒状。肿块常有明显压痛,双侧或单侧乳房疼痛,且与月经有明显关系。经前整个乳房常有胀感,经后可缓解。必要时可行有关辅助检查予以鉴别,如钼靶 X 线摄片等。病理检查可确诊。

(二)乳腺癌

乳癌肿块可呈圆形、卵圆形或不规则形,质地较硬,表面欠光滑,活动度差,易与皮肤及周围组织发生粘连,肿块生长迅速,同侧腋窝淋巴结常有肿大。乳癌肿块介于 0.5～1.0 cm 时,临床酷似纤维腺瘤。如发现肿瘤与表皮或深部组织有部分粘连者,应首先考虑乳腺癌。必要时行针吸细胞学检查及病理检查可提供组织学证据进行鉴别。

(三)乳腺囊肿

多见于绝经前后的中老年女性。乳腺囊肿的肿块较纤维腺瘤有囊性感,活动度不似纤维腺瘤那样大。此外,可行肿块穿刺予以鉴别,腺瘤为实性肿块,无液体,而囊肿则可抽出乳汁样或浆液性的液体。

五、治疗

(一)药物治疗

药物治疗纤维腺瘤效果不好。因此,临床主张"一旦确诊,均应手术"的治疗原则。未婚女性一旦发现此病,应在婚前,至少妊娠前切除肿瘤。孕后发现肿瘤,可在妊娠 3～4 个月时切除肿瘤。乳腺纤维腺瘤虽属良性肿瘤,但少数也有恶变可能,因此术后均应将切除的组织标本送病理检查,以明确肿块性质。

(二)开放手术

多采用以乳头为中心的放射状切口,不致损伤乳管;切口应尽量小而美观,使愈合后的瘢痕能缩小到最低程度。当肿瘤位于乳晕旁时,可在乳晕边缘作一弧形切口。当肿瘤位置较深、较大或多发时,可在乳腺下方作弧形切口,经乳腺后间隙切除肿瘤。由于该病有时包膜不完整,应作包括肿瘤及其周围至少 0.5 cm 正常组织在内的局部切除术。

(三)超声引导下 Mammotome 微创旋切术

适用于小于 2.5 cm 的乳腺良性肿物以及病理性质不明、需要进行切除活检的乳房肿物。对可疑乳腺癌患者可进行活检,但应避免行肿块旋切手术。有出血倾向、血管瘤及糖尿病患者为手术的禁忌证。对于肿块较大且血流丰富以及肿块位于乳晕且直径＞2.5 cm 者,仍然选择外科手术传统切除。与传统手术相比,超声引导下的 Mammotome 微创旋切技术的优点有:①精确定位,准确切除病灶:传统手术方式为凭手感盲切,Mammotome 微创旋切术在高频 B 超精确定位下完整切除病灶,其过程为实时监控,因此其精确度较高。②切口微小,美容效果好:传统开放手术,切口较多、术后瘢痕明显。Mammotome 微创旋切术手术切口只有 3～5 mm,无须缝合、不留瘢痕。而且同一侧乳房多个病灶,可以通过一个切口切除,避免了切开皮肤、皮下组织和正常腺体。组织损伤小,恢复快。

六、预后

纤维腺瘤经手术切除,多可治愈。但由于致病的内分泌因素(雌激素)持续存在,少数患者在术后可在同侧或对侧乳房中复发。极个别患者可在原肿瘤切除的瘢痕处发生复发。如有多次复发者,应提高警惕,以免发生恶变。

(王汉峰)

第二章

胃十二指肠疾病

第一节　贲门失弛缓症

贲门失弛缓症是最常见的食管功能性疾病,是仅次于食管癌需要外科治疗的疾病。

一、病因及病理

贲门失弛缓症的病因尚不清楚,一般认为与食管肌层内 Auerbach 神经节细胞变性、减少或缺乏以及副交感神经分布缺陷有关,食管壁蠕动和张力减弱,食管末端括约肌不能松弛,常存在 2～5 cm 的狭窄区域,食物滞留于食管腔内,逐渐导致食管扩张、伸长及屈曲。长期食物滞留可继发食管炎及溃疡,在此基础可发生癌变,其癌变率为 2%～7%。

二、临床表现

(1)多见于 20～50 岁的青壮年,病程长。

(2)吞咽困难:常为间歇性,部分患者精神因素和进冷食可诱发或加重。

(3)反吐:多在食后 20～30 分钟内发生,可将前一餐或隔夜潴留在食管内未消化食物吐出。

(4)疼痛:少数患者可感胸骨后或季肋部疼痛。

(5)营养不良:严重吞咽困难可致营养不良。

(6)因反流、误吸可引起肺炎、支气管炎、支气管扩张,甚至肺脓肿等。

三、诊断及鉴别诊断

(一)食管吞钡造影

可见食管明显扩张,根据扩张程度可分为三级(表 2-1);食管末端狭窄呈鸟嘴状,但食管及贲门黏膜正常。

表 2-1　食管扩张的分级

Ⅰ级(轻度),食管直径小于 4 cm
Ⅱ级(中度),食管直径为 4～6 cm
Ⅲ级(重度),食管直径>6 cm,甚至玩去呈 S 形

(二)食管压力测定

可见食管体蠕动波幅变小,食管末端括约肌吞咽时不松弛或松弛时间延长,但压力多在正常范围。

结合病史及吞钡检查多可明确诊断,但尚需与贲门癌鉴别,贲门癌多见于老年人,病程较短,吞咽困难为进行性加重,食管吞钡检查可见食管蠕动增强,食管测压食管体部振幅增大,食管镜检查可明确诊断。

四、治疗

（一）药物治疗

轻度患者可服用解痉或镇静剂治疗,部分患者症状可缓解。

（二）扩张治疗

药物治疗效果不佳者,可试行食管扩张,包括气囊、水囊、钡囊及其他机械扩张方法,但扩张有食管穿孔、出血等并发症,应仔细操作,尤其是食管明显扩张并弯曲的患者更应注意。

（三）肉毒杆菌素注射治疗

对年龄大,不愿意接受手术治疗的患者可采用食管括约肌肉毒杆菌素注射治疗,其有效率为75%～90%,但疗效多只能维持1.5年左右。

（四）手术治疗

对中、重度及食管扩张治疗效果不佳的患者应行手术治疗。贲门肌层切开术（Heler手术）仍是目前最常用的术式,方法简便、疗效确实、安全。可经胸或经腹手术,手术要点的把握是手术疗效的关键（表2-2）。Heler手术后远期并发症主要是反流性食管炎,因而多主张附加抗反流手术,常用抗反流手术有胃底包绕食管末端360°（Nissen手术）、270°（Belsey手术）、180°（Hil手术）或将胃底缝合在食管腹段前壁（Dor手术）等。

表2-2　Heler手术要点

1.纵行切开食管下端及贲门前壁肌层,长度一般为6～7cm;头端应超过狭窄区,胃端直径不超过1cm,如胃壁切开过长,易发生胃-食管反流

2.肌层切开应完全,使黏膜膨出超过食管周径的1/2

3.避免切口黏膜,如遇小的食管黏膜切口,可用无损伤细针修补,加大网膜等组织覆盖

（刘　辉）

第二节　溃疡性幽门梗阻

一、概述

溃疡发生于幽门部或十二指肠球部,容易造成幽门梗阻。有暂时性和永久性两种同时存在。约有10%的溃疡患者并发幽门梗阻。梗阻初期,胃内容物排出发生困难,引起反射性胃蠕动增强,到了晚期,代偿功能不足,肌肉萎缩,蠕动极度微弱,胃形成扩张状态。

二、病理分型及病理生理

（一）溃疡病并发幽门梗阻分型

(1)痉挛性梗阻:幽门附近溃疡,刺激幽门括约肌反射性痉挛所致。

(2)炎症水肿性梗阻:幽门区溃疡本身炎症水肿。

(3)瘢痕性梗阻:瘢痕胼胝硬结,溃疡愈后瘢痕挛缩。

(4)粘连性梗阻:溃疡炎症或穿孔后引起粘连或牵拉。

前两种梗阻是暂时性或是反复发作,后两种梗阻是永久性,必须施行手术治疗。

（二）病理生理

梗阻初期，为了克服梗阻，胃蠕动加强，胃壁肌肉呈相对地肥厚，胃轻度扩张。到梗阻晚期代偿功能减退，胃蠕动减弱，胃壁松弛。因而胃扩张明显。长期有大量胃内容物潴留，黏膜受到刺激，而发生慢性炎症，又将加重梗阻，因而形成恶性循环。由于长期不能进食，反而经常发生呕吐，造成水电解质失调和严重的营养不良。大量氢离子和氯离子随胃液吐出，血液中氯离子降低；碳酸氢根离子增加，造成代谢性碱中毒。钾除呕吐丢失外，也可随尿大量排出，因而出现低血钾。因此，低钾低氯性碱中毒是幽门梗阻患者中较为多见。

三、临床表现

（1）呕吐：呕吐是幽门梗阻的突出症状，其特点是：呕吐多发生在下午或晚上，呕吐量大，一次可达 1 L 以上，呕吐物为郁积的食物，伴有酸臭味，不含胆汁。呕吐后感觉腹部舒服，因此患者常自己诱发呕吐，以缓解症状。

（2）胃蠕动波：腹部可隆起的胃型，有时见到胃蠕动波，蠕动起自左肋弓下，行向右腹，甚至向相反方向蠕动。

（3）振水音：扩张内容物多，用手叩击上腹时，可闻及振水音。

（4）其他：尿少、便秘、脱水、消瘦，严重时呈现恶病质。口服钡剂后，钡剂难以通过幽门。胃扩张、蠕动弱、有大量空腹潴留液，钡剂下沉，出现气、液、钡三层现象。

四、诊断

有长期溃疡病史的患者和典型的胃潴留及呕吐症状，必要时进行 X 线或胃镜检查，诊断不致困难。需要与下列疾病相鉴别。

（1）活动期溃疡所致幽门痉挛和水肿有溃疡病疼痛症状，梗阻为间歇性，呕吐虽然很剧烈，但胃无扩张现象，呕吐物不含宿食。经内科治疗梗阻和疼痛症状可缓解或减轻。

（2）胃癌所致的幽门梗阻病程较短，胃扩张程度较轻，胃蠕动波少见。晚期上腹可触及包块。X 线钡剂检查可见胃窦部充盈缺损，胃镜取活检能确诊。

（3）十二指肠球部以下的梗阻性病变如十二指肠肿瘤、环状胰腺、十二指肠淤滞症均可引起十二指肠梗阻，伴呕吐，胃扩张和潴留，但其呕吐物多含有胆汁。X 线钡剂或内镜检查可确定梗阻性质和部位。

五、治疗

（一）非手术疗法

幽门痉挛或炎症水肿所致梗阻，应以非手术治疗。方法是：胃肠减压，保持水、电解质平衡及全身支持治疗。

（二）手术疗法

幽门梗阻和非手术治疗无效的幽门梗阻应视为手术适应证。手术的目的是解除梗阻，使食物和胃液能进入小肠，从而改善全身状况。常用的手术方法如下。

1.胃空肠吻合术

方法简单，近期效果好，病死率低，但由于术后吻合溃疡发生率很高，故现在很少采用。对于老年体弱，低胃酸及全身情况极差的患者仍可考虑选用。

2.胃大部切除术

患者一般情况好，在我国为最常用的术式。

3.迷走神经切断术

迷走神经切断加胃窦部切除术或迷走神经切断加胃引流术，对青年患者较适宜。

4.高选择性迷走神经切断术

近年有报道高选择性迷走神经切除及幽门扩张术,取得满意效果。

幽门梗阻患者术前要做好充分准备。术前 2~3 天行胃肠减压,每天用温盐水洗胃,减少胃组织水肿。输血、输液及改善营养,纠正水电解质紊乱。

(刘 辉)

第三节 肥厚性幽门狭窄

肥厚性幽门狭窄是常见疾病,占消化道畸形的第 3 位。早在 1888 年丹麦医师 Hirchsprung 首先描述本病的病理特点和临床表现,但未找到有效治疗方法。1912 年 Ramstedt 在前人研究基础上创用幽门肌切开术,从而使病死率明显降低,成为标准术式推行至今。目前手术病死率已降至 1% 以下。

依据地理、时令和种族,有不同的发病率。欧美国家较高,在美国每 400 个活产儿中 1 例患此病,非洲、亚洲地区发病率较低,我国发病率为 1/3 000。男性居多,占 90%,男女之比为(4~5):1。多为足月产正常婴儿,未成熟儿较少见;第一胎多见,占总病例数的 40%~60%。有家族聚集倾向,母亲患病,则子女患病可能性增加 3 倍。

一、病理解剖

主要病理改变是幽门肌层显著增厚和水肿,尤以环肌为著,纤维肥厚但数量没有增加。幽门部呈橄榄形,质硬有弹性。当肌肉痉挛时则更为坚硬。一般测量长 2~2.5 cm,直径 0.5~1 cm,肌层厚 0.4~0.6 cm,在年长儿肿块还要大些。但肿块大小与症状严重程度和病程长短无关。肿块表面覆有腹膜且甚光滑,由于血供受压力影响,色泽显得苍白。肥厚的肌层挤压黏膜呈纵形皱襞,使管腔狭小,加上黏膜水肿,以后出现炎症,使管腔更显细小,在尸解标本上幽门仅能通过 1 mm 的探针。细窄的幽门管向胃窦部移行时腔隙呈锥形逐渐变宽,肥厚的肌层逐渐变薄,二者之间无精确的分界。但在十二指肠侧则界限明显,胃壁肌层与十二指肠肌层不相连续,肥厚的幽门肿块类似子宫颈样突入十二指肠。组织学检查见肌层肥厚,肌纤维排列紊乱,黏膜水肿、充血。由于幽门梗阻,近侧胃扩张,胃壁增厚,黏膜皱襞增多且水肿,并因胃内容物滞留,常导致黏膜炎症和糜烂,甚至有溃疡。

肥厚性幽门狭窄病例合并先天畸形相当少见,占 7% 左右。食管裂孔疝、胃食管反流和腹股沟疝是最常见的畸形,但未见有大量的病例报道。

二、病因

对幽门狭窄的病因和发病机制至今尚无定论,多年来进行大量研究,主要有以下几种观点。

(一)遗传因素

在病因学上起着很重要的作用。发病有明显的家族性,甚至一家中母亲和 7 个儿子同病,且在单卵双胎比双卵双胎多见。双亲中有一人患此病,子女发病率可高达 6.9%。若母亲患病,其子发病率为 19%,其女为 7%;如父亲患病,则分别为 5.5% 和 2.4%。经过研究指出幽门狭窄的遗传机制是多基因性,既非隐性遗传亦非伴性遗传,而是由一个显性基因和一个性修饰多因子构成的定向遗传基因。这种遗传倾向受一定的环境因素而起作用,如社会阶层、饮食种类、季节等。发病以春秋季为高,但其相关因素不明。常见于高体重的男婴,但与胎龄的长短无关。

(二)神经功能

从事幽门肠肌层神经丛研究的学者发现,神经节细胞直至生后 2~4 周才发育成熟。因此,许多学者认为神经节细胞发育不良是引起幽门肌肉肥厚的机制,否定了过去幽门神经节细胞变性导致病变的学说。

但也有持不同意见者,其观察到幽门狭窄的神经节细胞数目减少不明显,但有神经节细胞分离、空化等改变,这些改变可能造成幽门肌肥厚。如神经节细胞发育不良是原因,则早产儿发病应多于足月儿,然而二者并无差异。近年研究认为肽能神经的结构改变和功能不全可能是主要病因之一,通过免疫荧光技术观察到环肌中含脑啡肽和血管活性肠肽神经纤维数量明显减少,应用放射免疫法测定组织中 P 物质含量减少,由此推测这些肽类神经的变化与发病有关。

(三)胃肠激素

幽门狭窄患儿术前血清促胃液素升高曾被认为是发病原因之一,经反复实验,目前并不能推断是幽门狭窄的原因还是后果。近年研究发现血清和胃液中前列腺素(PGS)浓度增高,由此提示发病机制是幽门肌层局部激素浓度增高使肌肉处于持续紧张状态,而致发病。亦有人对血清胆囊收缩素进行研究,结果无异常变化。近年来研究认为一氧化氮合成酶的减少也与其病因相关。幽门环肌中还原性辅酶Ⅱ(NAD-PHd)阳性纤维消失或减少,NO 合酶明显减少,致 NO 产生减少,使幽门括约肌失松弛,导致胃输出道梗阻。

(四)肌肉功能性肥厚

有学者通过细致观察,发现有些出生 7～10 天的婴儿将凝乳块强行通过狭窄幽门管的征象。由此认为这种机械性刺激可造成黏膜水肿增厚。另一方面也导致大脑皮质对内脏的功能失调,使幽门发生痉挛。两种因素促使幽门狭窄形成严重梗阻而出现症状。但亦有持否定意见,认为幽门痉挛首先应引起某些先期症状,如呕吐,而在某些呕吐发作很早进行手术的病例中却发现肿块已经形成,且肥厚的肌肉主要是环肌,这与痉挛引起幽门肌肉的功能性肥厚是不相符的。

(五)环境因素

发病率有明显的季节性高峰,以春秋季为主,在活检组织切片中发现神经节细胞周围有白细胞浸润。推测可能与病毒感染有关,但检测患儿及其母亲的血、粪和咽部均未能分离出柯萨奇病毒,检测血清抗体亦无变化,用柯萨奇病毒感染动物亦未见相关病理改变。

三、临床表现

症状出现于生后 3～6 周,亦有更早的,极少数发生在 4 个月之后。呕吐是主要症状,最初仅是回奶,接着为喷射性呕吐。开始时偶有呕吐,随着梗阻加重,几乎每次喂奶后都要呕吐。呕吐物为黏液或乳汁,在胃内滞留时间较长则吐出凝乳,不含胆汁。少数病例由于刺激性胃炎,呕吐物含有新鲜或变性的血液。有报道幽门狭窄病例在新生儿高胃酸期发生胃溃疡及大量呕血者,亦有报道发生十二指肠溃疡者。在呕吐之后婴儿仍有很强的觅食欲,如再喂奶仍能用力吸吮。未成熟儿的症状常不典型,喷射性呕吐并不显著。

随呕吐加剧,由于奶和水摄入不足,体重起初不增,继之迅速下降,尿量明显减少,数天排便 1 次,量少且质硬,偶有排出棕绿色便,被称为饥饿性粪便。由于营养不良、脱水,婴儿明显消瘦,皮肤松弛有皱纹,皮下脂肪减少,精神抑郁呈苦恼面容。发病初期呕吐丧失大量胃酸,可引起碱中毒,呼吸变浅而慢,并可有喉痉挛及手足抽搐等症状,以后脱水严重,肾功能低下,酸性代谢产物滞留体内,部分碱性物质被中和,故很少有严重碱中毒者。如今,因就诊及时,严重营养不良的晚期病例已难以见到。

幽门狭窄伴有黄疸,发生率约 2%。多数以非结合胆红素升高为主。一旦外科手术解除幽门梗阻后,黄疸就很快消退。因此,这种黄疸最初被认为是幽门肿块压迫肝外胆管引起,现代研究认为是肝酶不足的关系。高位胃肠梗阻伴黄疸婴儿的肝葡糖醛酸转移酶活性降低,但其不足的确切原因尚不明确。有人认为酶的抑制与碱中毒有关,但失水和碱中毒在幽门梗阻伴黄疸的病例中并不很严重。热能供给不足亦是一种可能原因,与 Gilbert 综合征的黄疸病例相似,在供足够热量后患儿胆红素能很快降至正常水平。一般术后 5～7 天黄疸自然消退,无须特殊治疗。

腹部检查时将患儿置于舒适体位,腹部充分暴露,在明亮光线下,喂糖水时进行观察,可见胃型及蠕动波。检查者位于婴儿左侧,手法必须温柔,左手置于右胁缘下腹直肌外缘处,以示指和环指按压腹直肌,用中指指端轻轻向深部按摩,可触到橄榄形、光滑质硬的幽门肿块,1～2 cm大小。在呕吐之后胃空瘪且腹肌暂时松弛时易于扪及。当腹肌不松弛或胃扩张明显时肿块可能扪不到,可先置胃管排空胃,再喂给糖水边吸吮边检查,要耐心反复检查,据经验多数病例均可扪到肿块。

实验室检查发现临床上有失水的婴儿,均有不同程度的低氯性碱中毒,血液 PCO_2 升高,pH升高和低氯血症。必须认识到代谢性碱中毒时常伴有低钾现象,其机制尚不清楚。小量的钾随胃液丢失外,在碱中毒时钾离子向细胞内移动,引起细胞内高钾,而细胞外低钾,同时肾远曲小管上皮细胞排钾增多,从而造成血钾降低。

四、诊断

依据典型的临床表现,见到胃蠕动波、扪及幽门肿块和喷射性呕吐等3项主要征象,诊断即可确定。其中最可靠的诊断依据是触及幽门肿块。同时可进行超声检查或钡餐检查以助明确。

(一)超声检查

诊断标准包括反映幽门肿块的3项指标:幽门肌层厚度≥4 mm,幽门管长度≥18 mm,幽门管直径≥15 mm。有人提出以狭窄指数(幽门厚度×2÷幽门管直径×100%)>50%作为诊断标准。超声下可注意观察幽门管的开闭和食物通过情况。

(二)钡餐检查

诊断的主要依据是幽门管腔增长(>1 cm)和管径狭窄(<0.2 cm),"线样征"。另可见胃扩张,胃蠕动增强,幽门口关闭呈"鸟喙状",胃排空延迟等征象。有报道随访复查幽门环肌切开术后的病例,这种征象尚可持续数天,以后幽门管逐渐变短而宽,然而有部分病例不能恢复至正常状态。术前患儿钡餐检查后须经胃管洗出钡剂,用温盐水洗胃以免呕吐而发生吸入性肺炎。

五、鉴别诊断

婴儿呕吐有各种病因,应与下列各种疾病相鉴别,如喂养不当、全身性或局部性感染、肺炎和先天性心脏病、颅内压增加的中枢神经系统疾病、进展性肾脏疾病、感染性胃肠炎、各种肠梗阻、内分泌疾病以及胃食管反流和食管裂孔疝等。

六、治疗

(一)外科治疗

采用幽门环肌切开术是最好的治疗方法,疗程短,效果好。术前必须经过24～48小时的准备,纠正脱水和电解质紊乱,补充钾盐。营养不良者给静脉营养,改善全身情况。手术是在幽门前上方无血管区切开浆膜及部分肌层,切口远端不超过十二指肠端,以免切破黏膜,近端则应超过胃端以确保疗效,然后以钝器向深层划开肌层,暴露黏膜,撑开切口至5 mm以上宽度,使黏膜自由膨出,局部压迫止血即可。目前采用脐环内弧形切口和腹腔镜完成此项手术已被广泛接受和采纳。患儿术后进食在翌晨开始为妥,先进糖水,由少到多,24小时渐进奶,2～3天加至足量。术后呕吐大多是饮食增加太快的结果,应减量后再逐渐增加。

长期随访报道患儿术后胃肠功能正常,溃疡病的发病率并不增加;而X线复查见成功的幽门肌切开术后有时显示狭窄幽门存在7～10年之久。

(二)内科治疗

内科疗法包括细心喂养的饮食疗法,每隔2～3小时1次饮食,定时温盐水洗胃,每次进食前15～30分钟服用阿托品类解痉剂等三方面结合进行治疗。这种疗法需要长期护理,住院2～3个月,很易遭受感染,效果进展甚慢且不可靠。目前美国、日本有少数学者主张采用内科治疗,尤其对不能耐受手术的特殊患儿,保守治疗相对更安全。近年提倡硫酸阿托品静脉注射疗法,部分病例有效。

(刘　辉)

第四节　胃轻瘫

胃轻瘫不是一种独立的疾病,而是各种原因引起的胃运动功能低下。主要表现为胃排空障碍,这种排空障碍是功能性的,诊断主要基于临床症状、无胃出口梗阻或溃疡及胃排空延迟证据。按病因学可分为两类:原发性胃轻瘫及继发性胃轻瘫。前者又称特发性胃轻瘫,二者的发病机制尚不十分清楚。

一、流行病学

胃轻瘫目前的确切患病率尚不清楚,因为部分胃排空障碍患者并不存在临床症状。我国亦缺乏流行病学调查数据。在美国超过 4% 的成年人口存在胃轻瘫相关的临床症状。明尼苏达州的大规模调查显示,1996－2006 年,年龄校正的胃轻瘫确诊病例发病率:女性为 9.8/10 万,男性为 2.5/10 万。患病率:女性为 37.8/10 万,男性为 9.6/10 万。女性与男性患病率之比接近 4∶1,且随着年龄增长发病率显著升高。超过 65 岁人群达到 10.5/10 万。在上述调查的确诊病例中,原发性胃轻瘫占 49.4%,继发性因素中,糖尿病占 25.3%,药物性占 22.9%,结缔组织病占 10.8%,恶性肿瘤占 8.4%,胃切除术后占 7.2%,终末期肾病占 4.8%,甲状腺功能减退占 1.2%。

二、病因学

胃轻瘫的病因繁杂,可分为急性和慢性两类。

(一)急性病因

急性病因多由药物、病毒感染及电解质代谢紊乱引起。常见导致胃轻瘫的药物有麻醉镇静剂、抗胆碱能药物、胰高血糖素样肽-1(GLP-1)和糊精类似物。此外,β 受体阻滞剂、钙通道阻断剂、左旋多巴、生长抑素类药物也可引起胃轻瘫临床症状。需要注意的是,在进行胃排空检查时需停用类似药物,避免影响检查结果。

前期病毒感染可以导致胃轻瘫,称为病毒感染后胃轻瘫。常见可导致胃轻瘫的病毒包括轮状病毒、诺如病毒、EB 病毒、巨细胞病毒等。沙门菌、肠贾第鞭毛虫等其他病原体可能也参与了胃轻瘫的发病。部分病毒感染后胃轻瘫的临床症状可随时间推移得到改善。

(二)慢性病因

慢性病因诸多,包括糖尿病、胃食管反流病、胃部手术/减肥手术/迷走神经切断手术史、贲门失弛缓症、结缔组织病、甲状腺功能减退、慢性肝衰竭或肾衰竭、假性肠梗阻、神经肌肉病变、肿瘤和神经性厌食等。

糖尿病性胃轻瘫在近年受到最多的关注。临床实验表明,血糖控制水平不佳(血糖>11.10 mmol/L)会明显加重胃轻瘫临床症状,延迟胃排空。对糖尿病性胃轻瘫而言,控制合适的血糖作为治疗的目标,合适血糖情况下胃排空可明显改善,且临床症状可得到缓解。除糖尿病之外,垂体功能减退症、Addison 病、甲状腺功能异常、甲状旁腺功能减退等多种内分泌代谢疾病也可引起胃轻瘫。

胃食管反流病和胃轻瘫的发病相关,且胃轻瘫可能加重胃食管反流病临床症状。因而对抑酸治疗存在抵抗的胃食管反流患者,有必要评估是否存在胃轻瘫诊断。

三、病理生理学

胃动力障碍是胃轻瘫病理生理的最关键因素。胃肠运动不协调、胃顺应性降低以及胃电节律异常均与胃轻瘫的发病关系密切。胃动力障碍可有以下表现:近端胃张力性收缩减弱,容受性舒张功能下降;胃窦收缩幅度减低、频率减少;胃推进性蠕动减慢或消失;胃固相和液相排空延迟;移行性运动复合波Ⅲ相(MMCⅢ)缺如或幅度明显低;幽门功能失调,紧张性和时相性收缩频率增加;胃电节律紊乱;胃扩张感觉阈值降低。

此外,能够影响胃动力及感觉功能的激素分泌异常均可能导致胃轻瘫的发病,包括胃肠动素、生长抑素、生长素、食欲素-A 和食欲素-B、黑色素聚集激素、胆囊收缩素、酪氨酰酪氨酸肽、胰高血糖素样肽-1、胰多肽、胃泌素、瘦素、肠肽、载脂蛋白 AIV、淀粉素等。

而目前研究较为深入的是糖尿病性胃轻瘫。病理生理改变主要认为与副交感神经功能失调、高血糖、神经元型一氧化氮合酶的表达缺失、肠神经元的表达缺失、平滑肌异常、Cajal 肠间质细胞病变、激素、微血管病变等因素有关。

四、临床表现

胃轻瘫的临床表现多样,主要为上腹部饱胀与恶心、呕吐。多数患者有早饱、食欲缺乏表现,晨起明显。部分患者伴上腹部胀痛,少数患者可有腹泻或便秘表现。发作性干呕常见,可伴反复呃逆,进餐时或进餐后加重。也有部分患者空腹存在恶心表现。严重的胃轻瘫可出现呕吐,呕吐物多为 4 小时内进食的胃内容物,也可出现隔夜食物。部分患者呕吐后腹胀可稍减轻,但通常无法完全缓解。

若患者长期食欲缺乏或反复恶心、呕吐,可出现明显消瘦、体重减轻、疲乏无力等临床症状,严重者出现营养不良、贫血。

部分患者伴有神经精神临床症状。

五、辅助检查

(一)推荐检查

1.核素扫描技术

其是通过核素标记的固体或液体食物从胃中的排空速率来反映胃排空功能的一种检测方法。目前核素扫描的闪烁法固体胃排空是评估胃排空和诊断胃轻瘫的"金标准"技术。诊断胃轻瘫最可靠的方法和参数即是 4 小时闪烁法固体胃潴留评估。固体试餐用^{99m}Tc 标记,由 λ-闪烁仪扫描计数,测定不同时间的胃排空率及胃半排空时间。实验持续时间短或基于液体的排空实验可能会降低诊断的敏感性。液体试餐一般由^{111}Mo 标记,其敏感性略差,是受倾倒综合征等因素影响。本实验为"金标准",但费用昂贵且有放射暴露,所以广泛开展受一定限制。

2.无线胶囊动力检测

吞服内置微型传感器的胶囊,当胶囊在消化道运动时可检测 pH、压力、温度。根据胃内酸性环境到十二指肠碱性环境的 pH 骤变来判断胃排空。胶囊同时也可检测小肠和结肠的数据。该检查历史较短,目前受到临床极大重视,但其替代闪烁显像法还需要进一步确证。

3.^{13}C 呼吸试验

应用^{13}C 标记的八碳饱和脂肪酸、辛酸、青绿藻或者螺旋藻试餐,^{13}C 进入小肠后迅速被吸收,并在肝脏中氧化分解,从呼吸中排出$^{13}CO_2$。通过质谱分析仪检测^{13}C 含量从而间接检测胃排空功能。该检查同样在临床迅速推广,但其替代闪烁显像法同样需要确证。

(二)其他检查

1.X 线检测

通过服用不透 X 线标记物装置如钡条,可以了解胃排空情况。此法简便易行、敏感性高,但其为半定量检查,测定的准确性受到一定限制。

2.超声检查

经腹部超声是一种相对简单、无创、经济的检查技术。它可以评价胃结构功能异常,被用于研究胃扩张和胃潴留、胃窦收缩力、机械性受损、反流、胃排空等。二维超声是通过测量试餐后不同时间胃窦部胃容积的变化反映胃排空,其局限性在于仅能测定对液体的排空。三维超声能够对胃内食物的分布、胃窦部容积以及近端胃容积和总容积的比率进行检测,但该技术耗时,测量结果的准确性与操作者技术密切相关,且操作设备昂贵。

3.磁共振成像(MRI)

近年来发展迅速,已成为临床评价胃肠功能较普及的检测工具。它可以提供精确的解剖扫描图像,并实时收集相关胃容积排空信息。有更好的时间及空间分辨率,可辨别胃内气体还是液体,从而同步评估胃排空和胃分泌功能。该检查依从性高,无创,安全,可以获得动态参数。但数据处理缺乏标准化,且费用昂贵。

4.单光子发射 CT(SPECT)

此技术是应用静脉内注射^{99m}Tc 使其在胃壁积聚来构建胃的三维成像,测量实时胃容积,评价胃底潴留和胃内分布情况。缺点是存在射线暴露。

5.上消化道压力及阻抗测定

测定胃内压的方法有导管法、无线电遥测法等。通过导管测压最常用,需将测压导管插至胃十二指肠,通过多导联压力测定进行评估。该方法可区分肌源性和神经源性小肠运动功能障碍。但因其有创性和技术操作要求高,主要用于难治性胃轻瘫的评估。

6.胃电监测

包括体表胃电监测和黏膜下胃电监测。临床常采用体表 EGG 间接反映胃肌电活动,可作为胃轻瘫的筛查试验。

此外需要注意的是,影响胃排空的药物在诊断试验前至少停用 48 小时,具体停用时间主要依赖药物的药代动力学。此外,糖尿病患者在进行胃排空实验前需检测血糖,血糖控制在 15.26 mmol/L 以下时才推荐进行胃排空测定,避免因血糖过高影响试验结果的准确性。

六、诊断与鉴别诊断

胃轻瘫的诊断基于临床症状及以上胃排空的测定的结果,同时需排除胃出口梗阻或溃疡等器质性疾病。急性胃轻瘫的诊断需结合若患者近期较明确的感染、电解质代谢紊乱的病史或用药史。慢性胃轻瘫中的继发性胃轻瘫诊断主要依据患者明确的糖尿病、系统性硬化或迷走神经切断术等病史作出诊断,若患者无此类疾病病史,可考虑原发性胃轻瘫。

鉴别诊断需重点考虑反刍综合征和进食障碍类疾病,如厌食症和贪食症。这些疾病可能与胃排空异常有关。同时也应考虑周期性呕吐综合征,其有反复周期性发作的恶心和呕吐表现。长期慢性使用大麻素的患者可能会出现类似周期性呕吐综合征的表现。以上患者的治疗策略与胃轻瘫并不相同,如建议患者停用大麻素、替代治疗等,在诊断时需重点鉴别以上疾病的可能。

七、治疗

胃轻瘫的治疗包括饮食及营养支持治疗、糖尿病患者的血糖控制、药物治疗、内镜治疗、胃电刺激、手术治疗、其他补充替代治疗、前瞻性治疗。胃轻瘫患者一线治疗包括液体和电解质恢复、营养支持、糖尿病患者优化血糖控制。

(一)饮食及营养支持治疗

营养和水的补充最好经口摄入。患者胃窦研磨能力下降,脂肪排空速度减慢,因而应当接受营养师的建议,少量多次进餐,进食低脂肪、可溶性纤维营养餐。建议患者充分咀嚼食物,饭后保持直立和行走,以缓解临床症状。

如果不能耐受固体食物,推荐使用匀浆或液体营养餐。如果口服摄入不够,需考虑肠内营养支持,因胃传输功能障碍,幽门下营养优于胃内营养。首先需考虑经鼻空肠管进行肠内营养,此后可能需要考虑经空肠造瘘管进行肠内营养。肠内营养的指征包括 3～6 个月内体重下降 10% 和(或)临床症状顽固反复住院。肠内营养优于肠外营养。

（二）糖尿病胃轻瘫患者的血糖控制

良好的血糖控制是目标,急性血糖升高可能影响胃排空,可以推测控制血糖可能会改善胃排空和减轻临床症状。糖尿病患者应用普兰林肽和 GLP-1 类似物可能会延迟胃排空,在开始胃轻瘫治疗前应考虑停止以上药物应用,并选择其他替代治疗。

（三）药物治疗

在已开始饮食治疗后,充分考虑治疗利弊,可应用促动力药物以改善胃轻瘫临床症状及胃排空。

1.甲氧氯普胺

甲氧氯普胺是中枢及外周神经多巴胺受体阻滞剂,具有促胃动力和止吐作用。通过拮抗多巴胺受体增加肠肌神经丛释放乙酸胆碱发挥促胃动力作用,止吐效应是作用于延脑催吐化学感应区。甲氧氯普胺的中枢神经系统不良反应相对常见,如嗜睡、头晕及锥体外系反应。为一线促动力药物,推荐以最低剂量液体形式给药,最大剂量不应超过 0.5 mg/(kg·d)。出现锥体外系不良反应后需要停药。

2.多潘立酮

为周围神经多巴胺受体阻滞剂,也具有促胃动力和止吐作用,能增进胃窦部蠕动、十二指肠收缩力。此药不影响胃酸的分泌,不透过血-脑屏障,不良反应相对较少。对不能使用甲氧氯普胺的患者推荐使用多潘立酮。考虑到多潘立酮可能会延长心电图矫正的 Q-T 间期,故推荐做基线心电图。若存在 Q-T 间期延长表现,则不建议应用该药物。应用多潘立酮同时随诊心电图变化。

3.红霉素

除作为抗生素外,还作用于胃及十二指肠的胆碱能神经元和平滑肌,激动胃动素受体,是最有效的静脉促胃动力药物。主要不良反应是胃肠道反应,长期应用易致菌群失调,偶见转氨酶轻度升高。口服红霉素也可以改善胃排空,但长期疗效会因快速抗药反应而受限。

4.米坦西诺

米坦西诺是一种新的大环内酯类胃动素激动剂,具有促胃动力作用而没有抗生素活性。

5.莫沙必利

为苯甲酸胺的衍生物,是新一代选择性 5-HT4 受体激动剂,主要作用于胃肠肌间神经丛末梢的 5-羟色胺受体,促进节后神经纤维释放乙酰胆碱,从而促进胃排空。

6.止吐药

可以改善伴随的恶心、呕吐临床症状,但不能改善胃排空。

7.三环类抗抑郁药

可用于胃轻瘫伴顽固恶心、呕吐的患者,但药物本身不能促进胃排空,同时有潜在的延迟胃排空的风险。

（四）内镜治疗

曾有通过幽门内注射肉毒杆菌毒素以及幽门扩张治疗以缓解幽门痉挛促进胃排空的方法。但目前基于随机对照研究,不推荐该治疗。

（五）胃电起搏治疗

基本原理是在腹壁埋藏胃电起搏装置,利用外源性电流驱动胃体起搏点的电活动,使其恢复正常的节律和波幅,从而改善胃动力。其临床疗效已在临床试验中得到肯定,可考虑用于顽固性恶心、呕吐的患者。与特发性胃轻瘫和术后胃轻瘫相比,糖尿病胃轻瘫患者从胃电起搏治疗获益的可能性更大。

（六）手术治疗

保守治疗无效的严重病例可考虑手术治疗。可行胃造口术、空肠造口术、幽门成形术、胃切除术。胃造口术主要为了引流胃内潴留物,空肠造口术主要为了行肠内营养,均为减轻临床症状的方案。对术后胃轻瘫临床症状严重持续存在、药物治疗失败的患者可考虑行全胃切除。外科幽门成形术或胃空肠造口术已经用于顽固性胃轻瘫的治疗,但需要进一步研究证实手术效果。胃部分切除术和幽门成形术临床很少应用,需慎重评估。

（七）其他补充替代治疗

针灸作为胃轻瘫的替代治疗方案，与胃排空的改善和临床症状减轻有关。许多中医的理气药或方剂具有促进胃排空作用。部分胃轻瘫患者存在焦虑、抑郁等心理障碍，应进行必要的心理支持治疗。

（八）前瞻性治疗

如肠神经和ICCs的干细胞移植。已有研究显示，神经元型一氧化氮合成酶被敲除的大鼠，在其幽门壁进行神经干细胞移植，可以改善胃排空。目前仅限于动物实验阶段，其治疗前景值得期待。

八、预防与预后

该疾病属于胃肠动力障碍相关的疾病，病情容易反复发作、迁延不愈。大部分患者需要长期应用药物治疗。目前大部分患者可以通过现有的治疗方式取得较满意的效果，但对于重度胃轻瘫的患者，尚缺乏有效的治疗方法。

（刘　辉）

第五节　急性胃扩张

急性胃扩张是指短期内由于大量气体和液体积聚，胃和十二指肠上段的高度扩张而致的一种综合征。由 Von Rokitansky 于1982年首次报道。其发病原因可能是胃运动功能失调或机械性梗阻，通常为某些内外科疾病或麻醉手术的严重并发症，国内报道多因暴饮暴食所致。任何年龄均可发病，但以21~40岁男性多见。

一、病因学

急性胃扩张通常发生于外科手术后，也可见于非手术疾病包括暴饮暴食、延髓型脊髓灰质炎、慢性消耗性疾病、伤寒、机械性梗阻及分娩等。常见的病因可以归纳为两大类。

（一）胃及肠壁神经肌肉麻痹

引起胃及肠壁神经肌肉麻痹的主要原因：①创伤、麻醉和外科手术，尤其是腹腔、盆腔手术及迷走神经切断术，均可直接刺激躯体或内脏神经，引起胃的自主神经功能失调，胃壁的反射性抑制，造成胃平滑肌弛缓，进而形成扩张。麻醉时气管插管，术后给氧和胃管鼻饲，亦可使大量气体进入胃内，形成扩张。②中枢神经损伤。③腹腔及腹膜后的严重感染。④慢性肺源性心脏病、尿毒症、肝性脑病是毒血症及缺钾为主的电解质紊乱。⑤情绪紧张、精神抑郁、营养不良所致的自主神经功能紊乱，使胃的张力减低和排空延迟。⑥糖尿病神经病变、抗胆碱药物的应用均可影响胃的张力和胃排空。⑦暴饮暴食可导致胃壁肌肉突然受到过度牵拉而引起反射性麻痹，也可产生胃扩张。⑧各种外伤产生的应激状态，尤其是上腹部挫伤或严重复合伤，其发生与腹腔神经丛受强烈刺激有关。

（二）机械性梗阻

正常解剖中腹主动脉与肠系膜上动脉之间成一锐角，十二指肠横部位于其中。此段十二指肠又由Treitz韧带将十二指肠空肠曲固定而不易活动。胃扭转以及各种原因所致的十二指肠壅积症、十二指肠肿瘤、异物等均可引起胃潴留和急性胃扩张；幽门附近的病变，如脊柱畸形、环状胰腺、胰腺癌等偶可压迫胃的输出道引起急性胃扩张；躯体部上石膏套后1~2天引起的所谓"石膏套综合征"，可引起脊柱伸展过度，十二指肠受肠系膜上动脉压迫引起急性胃扩张。

有人认为神经肌肉麻痹和机械性梗阻两者可能同时存在，而胃壁肌肉麻痹可能占主导作用。

除了吞气症外，其他疾病所致的急性胃扩张的发病机制均不明确。术后急性胃扩张的发病机制与麻醉性肠梗阻相似。糖尿病酮症酸中毒时，代谢及电解质紊乱可能参与急性胃扩张的发病。外源性中枢去神经支配及平滑肌变性在神经源性胃扩张中起重要作用。

急性胃扩张的发生、发展是一个连续性的过程。胃及十二指肠受到各种病因的刺激,其自主神经反射性抑制,平滑肌张力减低,运动减弱,排空延缓。胃内气体增加,胃内压升高。当胃扩张到一定程度时,胃壁肌肉张力减弱,使食管与贲门、胃与十二指肠交界处形成锐角,阻碍胃内容物的排出。膨大的胃可压迫十二指肠,并将肠系膜及小肠挤向盆腔,导致肠系膜及肠系膜上动脉受牵拉压迫十二指肠,造成幽门远端梗阻。胃液、胆汁、胰液及十二指肠液分泌增多并积存于胃及十二指肠却不被重吸收,加上吞咽及发酵产生的气体,胃十二指肠进一步扩张。扩张进一步引起肠系膜被牵拉而刺激腹腔神经丛,加重胃肠麻痹,形成恶性循环。

二、病理解剖和病理生理学

病理解剖发现胃及十二指肠高度扩张,可以占据几乎整个腹腔。早期胃壁因过度扩展而变薄,黏膜变平,表面血管扩张、充血,胃壁黏膜层至浆膜层均可见出血,少数血管可见血栓形成。由于炎症和潴留胃液的刺激,胃壁逐渐水肿、变厚。后期胃高度扩张而处于麻痹状态,血液循环障碍,在早期胃黏膜炎症的基础上可发生胃壁全层充血、水肿、微血栓形成、坏死和穿孔。

病程中由于大量胃液、胆汁、胰液及十二指肠液积存于胃及十二指肠却不被重吸收,胃内液体可达6 000~7 000 mL;又可因大量呕吐、禁食和胃肠减压引流,引起不同程度的水和电解质紊乱。扩张的胃还可以机械地压迫门静脉,使血液淤滞于腹腔内脏,亦可压迫下腔静脉,使回心血量减少,最后可导致严重的周围循环衰竭。扩张的胃还可以使膈肌抬高,使呼吸受限而变得浅快,过度通气导致呼吸性碱中毒。

三、临床表现

大多数起病慢,手术后的急性胃扩张可发生于手术期或术后任何时间,迷走神经切断术者常于术后第2周开始进行流质饮食后发病。

主要临床症状有上腹部饱胀或不适,上腹部或脐周胀痛,可阵发性加重,但多不剧烈。由于上腹部膨胀,患者常有恶心、频繁呕吐甚至持续性呕吐,为溢出性,呕吐物初为胃液和食物,以后混有胆汁,并逐渐变为黑褐色或咖啡样液体,呕吐后腹胀、腹痛临床症状并不减轻。随着病情的加重,全身情况进行性恶化,严重时可出现脱水、碱中毒,并表现为烦躁不安、呼吸急促、手足抽搐、血压下降和休克。

突出的体征为上腹膨胀,呈不对称性,可见毫无蠕动的胃轮廓,局部有压痛,叩诊过度回响,胃鼓音区扩大,有振水声,肠鸣音多减弱或消失。膈肌高位,心脏可被推向上方。典型病例于脐右侧偏上出现局限性包块,外观隆起,触之光滑有弹性、轻压痛,其右下边界较清,此为极度扩张的胃窦,称"巨胃窦症",乃是急性胃扩张特有的重要体征,可作为临床诊断的有力佐证。本病可因胃壁坏死发生急性胃穿孔和急性腹膜炎。

四、辅助检查

潜血试验常为强阳性,并含有胆汁。因周围循环障碍、肾脏缺血,可出现尿少、蛋白尿及管型,尿比重增高。可出现血液浓缩、血红蛋白、红细胞计数升高,白细胞总数常不高,但胃穿孔后白细胞总数及中性粒细胞比例可明显升高。血液生化分析可发现低血钾、低血钠、低血氯和二氧化碳结合力升高,严重者可有尿素氮升高。

立位腹部 X 线片可见左上腹巨大液平面和充满腹腔的特大胃影及左膈肌抬高。腹部 B 超可见胃高度扩张,胃壁变薄,若胃内为大量潴留液,可测出其量的多少和在表的投影,若为大量气体,与肠胀气不易区分。

五、诊断与鉴别诊断

根据病史、体征,结合实验室检查和腹部 X 线征象及腹部 B 超,诊断一般不难。手术后发生的胃扩张常因临床症状不典型而与术后一般胃肠病临床症状相混淆造成误诊。如胃肠减压引流出大量液体(3~4 L)可协助诊断。本病需与以下疾病鉴别。

(一)高位机械性肠梗阻

常有急性发作性腹部绞痛,可出现高亢的肠鸣音,腹胀早期不显著,呕吐物为肠内容物,有臭味。除绞窄性肠梗阻外,周围循环衰竭一般出现较晚。腹部立位X线片可见多数扩大的呈梯形的液平面。

(二)弥漫型腹膜炎

本病常有原发病灶可寻,全身感染中毒临床症状较重,体温升高。腹部可普遍膨隆,胃肠减压后并不消失,有腹膜炎体征及移动性浊音。腹部诊断性穿刺往往可抽出脓性腹水。应注意与急性胃扩张并穿孔时鉴别。

(三)胃扭转

起病急,上腹膨胀呈球状,脐下平坦,下胸部及背部有牵扯感,呕吐频繁,呕吐物量少,并不含胆汁,胃管不能插入胃内。腹部立位X线平片可见胃显著扩大,其内出现一个或两个宽大的液平面,钡餐检查显示钡剂在食管下段受阻不能进入胃内,梗阻端呈尖削影。

(四)急性胃炎

胃扩张好发于饱餐之后,因有频繁呕吐及上腹痛而易与急性胃炎相混淆,但急性胃炎时腹胀并不显著,呕吐后腹部疼痛可缓解,急诊内镜可确诊。

(五)幽门梗阻

有消化性溃疡病史,多为渐进性,以恶心、呕吐和上腹痛临床症状为主,呕吐物为隔天或隔顿食物。体检可见胃型和自左向右的胃蠕动波,X线检查可发现幽门梗阻。

(六)胃轻瘫

多由于胃动力缺乏所致,一般病史较长,反复发生,可有糖尿病、系统性红斑狼疮、系统性硬化症等病史。以呕吐为主要表现,呕吐物为数小时前的食物或宿食,伴上腹胀痛,性质以钝痛、绞痛、烧灼痛为主。上腹部膨隆或胃型,无蠕动波,表明胃张力缺乏。上消化道造影提示4小时胃内钡剂残留50%,6小时后仍见钡剂残留。

六、治疗

本病以预防为主。如上腹部手术后即采用胃肠减压,避免暴饮暴食,对于预防急性胃扩张很重要。

(一)内科治疗

暂时禁食,放置胃管持续胃肠减压,经常变换卧位姿势,以解除十二指肠横部的压迫,促进胃内容物的引流。纠正脱水、电解质紊乱和酸碱代谢平衡失调。低钾血症常因血液浓缩而被掩盖,应予注意。病情好转24小时后,可于胃管内注入少量液体,如无潴留,即可开始少量进食。

(二)外科治疗

以简单有效为原则,可采取的术式有:胃壁切开术、胃壁内翻缝合术、胃部分切除术手术、十二指肠-空肠吻合术。以下情况发生为外科手术指征:①饱餐后极度胃扩张,胃内容物无法吸出;②内科治疗8~12小时后,临床症状改善不明显;③十二指肠机械性梗阻因素存在,无法解除;④合并胃穿孔或大量胃出血;⑤胃功能长期不能恢复,静脉高营养不能长期维持者。

术后处理与其他胃部手术相同,进食不宜过早,逐渐增加食量。若经胃肠减压后胃功能仍长期不恢复而无法进食时,可作空肠造瘘术以维持营养。

七、预后

伴有休克、胃穿孔、胃大出血等严重并发症者,预后较差,病死率高达60%。近代外科在腹部大手术后多放置胃管,并多变换体位。注意水、电解质及酸碱平衡,急性胃扩张发生率及病死率已大为降低。

(刘 辉)

第六节 胃扭转

胃扭转是由于胃固定机制发生障碍,或因胃本身及其周围系膜(器官)的异常,使胃沿不同轴向发生部分或完全地扭转。胃扭转最早于1866年由Berti在尸检中发现。

本病可发生于任何年龄,多见于30～60岁,男女性别无差异。15%～20%胃扭转发生于儿童,多见于1岁以前,常同先天性膈缺损有关。2/3的胃扭转病例为继发性,最常见的是食管旁疝的并发症,也可能同其他先天性或获得性腹部异常有关。

一、分类

(一)按病因分类

1.原发性胃扭转

致病因素主要是胃的支持韧带有先天性松弛或过长,再加上胃运动功能异常,如饱餐后胃的重量增加,容易导致胃扭转。除解剖学因素外,急性胃扩张、剧烈呕吐、横结肠胀气等亦是胃扭转的诱因。

2.继发性胃扭转

为胃本身或周围脏器的病变造成,如食管裂孔疝、先天及后天性膈肌缺损、胃穿透性溃疡、胃肿瘤、脾脏肿大等疾病,亦可由胆囊炎、肝脓肿等造成胃粘连牵拉引起胃扭转。

(二)以胃扭转的轴心分类

1.器官轴(纵轴)型胃扭转

此类型较少见。胃沿贲门至幽门的连线为轴心向上旋转。造成胃大弯向上、向左移位,位于胃小弯上方,贲门和胃底的位置基本无变化,幽门则指向下。横结肠也可随胃大弯向上移位。这种类型的旋转可以在胃的前方或胃的后方,但以前方多见。

2.系膜轴型(横轴)胃扭转

此类型最常见。胃沿着从大、小弯中点的连线为轴发生旋转。又可分为两个亚型:一个亚型是幽门由右向上向左旋转,胃窦转至胃体之前,有时幽门可达到贲门水平,右侧横结肠也可随胃幽门窦部移至左上腹;另一亚型是胃底由左向下向右旋转,胃体移至胃窦之前。系膜轴型扭转造成胃前后对折,使胃形成两个小腔。这类扭转中膈肌异常不常见,多为胃部手术并发症或为特发性,典型的为慢性不完全扭转,食管胃连接部并无梗阻,胃管或内镜多可通过。

3.混合型胃扭转

较常见,兼有器官轴型扭转及系膜轴型扭转两者的特点。

(三)按扭转范围分为完全型和部分型胃扭转

1.完全型扭转

整个胃除与横膈相附着的部分以外都发生扭转。

2.部分型扭转

仅胃的一部分发生扭转,通常是胃幽门终末部发生扭转。

(四)按扭转的性质分为急性胃扭转和慢性胃扭转

1.急性胃扭转

发病急,呈急腹症表现。常与胃解剖学异常有密切关系,在不同的诱因激发下起病。如食管裂孔疝、膈疝、胃下垂、胃的韧带松弛或过长,剧烈呕吐、急性胃扩张、胃巨大肿瘤、横结肠显著胀气等可成为胃的位置突然改变而发生扭转的诱因。

2.慢性胃扭转

有上腹部不适,偶有呕吐等临床表现,可以反复发作。多为继发性,除膈肌的病变外,胃本身或上腹部邻近器官的疾病,如穿透性溃疡、肝脓肿、胆道感染、膈创伤等亦可成为慢性胃扭转的诱因。

二、临床表现

胃扭转的临床表现与扭转范围、程度及发病的快慢有关。

(一)急性胃扭转

表现为上腹部突然剧烈疼痛,可放射至背部及左胸部。有时甚至放射到肩部、颈部并伴随呼吸困难,有时可有心电图改变,有可能被误诊为心肌梗死。急性胃扭转常伴有持续性呕吐,呕吐物量不多,不含胆汁,以后有难以消除的干呕,进食后可立即呕出,这是因为胃扭转使贲门口完全闭塞的结果。上腹部进行性膨胀,下腹部平坦柔软。大多数患者不能经食管插入胃管。急性胃扭转晚期可发生血管闭塞和胃壁缺血坏死,以致发生休克。

查体可发现上腹膨隆及局限性压痛,下腹平坦,全身情况无大变化,若伴有全身情况改变,提示胃部有血液循环障碍。反复干呕、上腹局限压痛、胃管不能插入胃内,这是急性胃扭转的三大特征,称为“急性胃扭转三联症”(Borchardt 三联症)。但这三联症在扭转程度较轻时,不一定存在。

(二)慢性胃扭转

较急性胃扭转多见,临床表现不典型,多为间断性胃灼热感、嗳气、腹胀、腹鸣、腹痛,进食后尤甚。主要临床症状是间断发作的上腹部疼痛,有的病史可长达数年。亦可无临床症状,仅在钡餐检查时才被发现。对于食管旁疝患者发生间断性上腹痛,特别是伴有呕吐或干呕者应考虑慢性间断性胃扭转。

三、辅助检查

(一)X 线检查

1.立位胸腹部 X 线平片

可见两个液气平面,若出现气腹则提示并发胃穿孔。

2.上消化道钡餐

上消化道 X 线钡餐不仅能明确有无扭转,且能了解扭转的轴向、范围和方向,有时还可了解扭转的病因。器官轴型表现为胃大弯、胃底向前、从左侧转向右侧,胃大弯朝向膈面,胃小弯向下,后壁向前呈倒置胃,食管远端梗阻呈尖削影,腹食管段延长,胃底与膈分离,食管与胃黏膜呈十字形交叉。系膜轴型表现为食管胃连接处位于膈下的异常低位,而远端位于头侧,胃体、胃窦重叠,贲门和幽门可在同一水平面上。

(二)内镜检查

内镜检查有一定难度,进镜时需慎重。胃镜进入贲门口时可见到齿状线扭曲现象,贲门充血、水肿,胃腔正常解剖位置改变,胃前后壁或大、小弯位置改变,有些患者可发现食管炎、肿瘤或溃疡。

四、诊断与鉴别诊断

(一)诊断

诊断标准:①临床表现以间歇性腹胀、间断发作的上腹痛、恶心、轻度呕吐为主要临床症状,病程短者数天,长者选数年,进食可诱发。②胃镜检查时,内镜通过贲门后,盘滞于胃底或胃体腔,并见远端黏膜皱襞呈螺旋或折叠状,镜端难通过到达胃窦,见不到幽门。③胃镜下复位后,患者即感临床症状减轻,尤以腹胀减轻为主。④上消化道 X 线钡剂检查示:胃囊部有两个液平;胃倒转,大弯在小弯之上;贲门幽门在同一水平面,幽门和十二指肠面向下;胃黏膜皱襞可见扭曲或交叉,腹腔段食管比正常增长等。符合上述①～③或①～④条可诊断胃扭转。

(二)鉴别诊断

1.食管裂孔疝

主要临床症状为胸骨后灼痛或烧灼感,伴有嗳气或呃逆。常于餐后 1 小时内出现,可产生压迫临床症状如气促、心悸、咳嗽等。有时胃扭转可合并有疝,X线钡餐检查有助于鉴别。

2.急性胃扩张

本病腹痛不严重,以上腹胀为主,有频繁的呕吐,呕吐量大且常含有胆汁。可插入胃管抽出大量气体及胃液。患者常有脱水及碱中毒征象。

3.粘连性肠梗阻

常有腹部手术史,表现为突然阵发性腹痛,排气、排便停止,呕吐物有粪臭味,X线检查可见肠腔呈梯形的液平面。

4.胃癌

多见于中老年,腹部疼痛较轻,查体于上腹部可触及结节形包块,多伴有消瘦、贫血等慢性消耗性表现。通过X线征象或内镜检查可与胃扭转相鉴别。

5.幽门梗阻

都有消化性溃疡病史,可呕吐宿食,呕吐物量较多。X线检查发现幽门梗阻,内镜检查可见溃疡及幽门梗阻。

6.慢性胆囊炎

非急性发作时,表现为上腹部隐痛及消化不良的临床症状,进油腻食物诱发。可向右肩部放射,Murphy征阳性,但无剧烈腹痛、干呕。可以顺利插入胃管,胆囊B超、胆囊造影、十二指肠引流可有阳性发现。

7.心肌梗死

多发生于中老年患者,常有基础病史,发作前有心悸、心绞痛等先兆,伴有严重的心律失常,特征性心电图、心肌酶学检查可协助鉴别。

五、治疗

急性胃扭转多以急腹症入外科治疗,手术通常是必需的。术前可先试行放置胃管行胃肠减压,可提高手术的成功率;在插入胃管时也有损伤食管下段的危险,操作时应注意。急性绞窄性胃扭转致胃缺血、坏疽或胃肠减压失败时需要尽早应用广谱抗生素和补液。如胃管不能插入,应尽早手术。在解除胃扭转后根据患者情况可进一步作胃固定或胃造瘘术,必要时须行胃大部切除术。术后需持续胃肠减压直至胃肠道功能恢复正常。近年来有人报道内镜下胃造瘘术,但主要适用于无须纠正解剖异常的系膜扭转型患者或少数手术指征不明显的慢性器官轴型扭转。

对于慢性胃扭转,医师和患者应权衡手术利弊。如果患者不愿意接受手术时,应使患者清楚病情有发展为急性胃扭转及其并发症的可能性。如果全胃位于胸腔或存在于食管旁疝,应施行手术预防急性发作。目前手术治疗慢性复发性胃扭转建议行胃扭转的复位术、胃固定术。对因膈向腹腔突出造成的胃扭转行膈下结肠移位术。合并食管裂孔疝或膈疝者应作胃固定术及膈疝修补术。对有胸腹裂孔疝的儿童,应经腹关闭缺陷。伴有胃溃疡或胃肿瘤者可作胃大部切除。

另有一些急性和慢性胃扭转患者可通过内镜扭转复位。对可耐受手术的患者,行内镜减压可作为暂时性的处理,但不推荐用于治疗急性胃扭转。

六、预后

由于诊断和治疗措施的不断改进,急性胃扭转的病死率已下降至15%,急性胃扭转的急症手术病死率约为40%,若发生绞窄则病死率可达60%。已明确诊断的慢性胃扭转患者的病死率为0~13%。

(刘　辉)

第七节 急性胃黏膜病变

一、病因

(一)药物

多种药物,常见的有非甾体抗炎药,如阿司匹林、吲哚美辛、保泰松等以及肾上腺皮质激素类。阿司匹林在酸性环境中呈非离子型及相对脂溶性,能破坏胃黏膜上皮细胞的脂蛋白层,削弱黏膜屏障引起氢离子逆渗至黏膜内,引起炎症渗出、水肿、糜烂、出血或浅溃疡。其他药物如洋地黄、抗生素、钾盐、咖啡因等亦可引起本病。

(二)乙醇(酒精)中毒

也是本病常见的原因。大量酗酒后引起急性胃黏膜糜烂、出血。

二、临床表现

上消化道出血是其最突出的症状,可表现为呕血或黑便,其特点是:①有服用有关药物、酗酒或可导致应激状态的疾病史。②起病骤然,突然呕血、黑便。可出现在应激性病变之后数小时或数天。③出血量多,可呈间歇性、反复多次,常导致出血性休克。起病时也可伴上腹部不适、烧灼感、疼痛、恶心、呕吐及反酸等症状。

三、诊断

(1)X线钡剂检查常阴性。

(2)急性纤维内镜检查(24～48小时进行),可见胃黏膜局限性或广泛性点片状出血,呈簇状分布,多发性糜烂、浅溃疡。好发于胃体底部,单纯累及胃窦者少见,病变常在48小时以后很快消失,不留瘢痕。

四、鉴别诊断

(1)急性腐蚀性胃炎:有服强酸(硫酸、盐酸、硝酸)、强碱(氢氧化钠、氢氧化钾)或来苏水等病史。服后引起消化道灼伤、出现口腔、咽喉、胸骨后及上腹部剧烈疼痛,伴吞咽疼痛,咽下困难,频繁恶心、呕吐。严重者可呕血,呕出带血的黏膜腐片,可发生虚脱、休克或引起食管、胃穿孔的症状,口腔、咽喉可出现接触处的炎症,充血、水肿、糜烂、坏死黏膜剥脱、溃疡或可见到黑色、白色痂。

(2)急性阑尾炎:本病早期可出现上腹痛、恶心、呕吐、但随着病情的进展,疼痛逐渐转向右下腹,且有固定的压痛及反跳痛,多伴有发热、白细胞数增高、中性粒细胞数明显增多。

(3)胆囊炎、胆石症:有反复发作的腹痛、常以右上腹为主,可放射至右肩、背部。查体时注意巩膜、皮肤黄疸。右上腹压痛、墨菲征阳性,或可触到肿大的胆囊。血胆红素定量、尿三胆检测有助于诊断。

(4)其他:大叶性肺炎、心肌梗死等发病初期可有不同程度的腹痛、恶心、呕吐。如详细询问病史、体格检查及必要的辅助检查,不难鉴别。

五、治疗

(一)一般治疗

祛除病因,积极治疗引起应激状态的原发病,卧床休息,流质饮食,必要时禁食。

(二)补充血容量

5%葡萄糖盐水静脉滴注,必要时输血。

（三）止血

口服止血药,如白药、三七粉或经胃管吸出酸性胃液,用去甲肾上腺素 8 mg 加入 100 mL 冷盐水中。每 2～4 小时次 1 次。亦可在胃镜下止血,喷洒止血药(如孟氏溶液、白药等)或电凝止血、激光止血、微波止血。

（四）抑制胃酸分泌

西咪替丁 200 mg,每天 4 次或每天 800～1 200 mg 分次静脉滴注,雷尼替丁(呋喃硝胺)150 mg,每天 2 次或静脉滴注。

近来有用硫糖铝或前列腺素 E_2,亦获得良好效果。

（刘　辉）

第八节　应激性溃疡

应激性溃疡(stress ulcer,SU)又称急性胃黏膜病变(acute gastric mucosa lesion,AGML)或急性应激性黏膜病(acute stress mucosal lesion,ASML),是指机体在各类严重创伤或疾病等应激状态下发生的食管、胃或十二指肠等部位黏膜的急性糜烂或溃疡。Curling 最早在 1842 年观察到严重烧伤患者易发急性胃十二指肠溃疡出血,1932 年 Cushing 报道颅脑损伤患者易伴发 SU。现已证实,SU 在重症患者中很常见,75%～100% 的重症患者在进入 ICU 24 小时内发生 SU。0.6%～6% 的 SU 并发消化道大出血,而一旦并发大出血,会导致约 50% 患者死亡。SU 病灶通常较浅,很少侵及黏膜肌层以下,穿孔少见。

一、病因

诱发 SU 的病因较多,常见病因包括严重创伤及大手术后、全身严重感染、多脏器功能障碍综合征和(或)多脏器功能衰竭、休克及心肺脑复苏后、心脑血管意外、严重心理应激等。其中由严重烧伤导致者又称 Curling 溃疡,继发于重型颅脑外伤的又称 Cushing 溃疡。

二、病理生理

目前认为 SU 的发生是由于胃运动、分泌、血流、胃肠激素等多种因素的综合作用,使损伤因素增强,胃黏膜防御作用减弱,不足以抵御胃酸和胃蛋白酶的侵袭,最终导致胃黏膜损害和溃疡形成(图 2-1)。

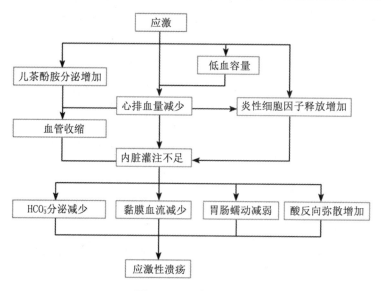

图 2-1　SU 病理生理

正常生理状态下,胃十二指肠黏膜具有一系列防御和修复机制,以抵御各种侵袭因素的损害,维持黏膜的完整性。这些防御因素主要包括上皮前的黏液和碳酸氢盐屏障、上皮细胞及上皮后的微循环。

(1)黏液和碳酸氢盐屏障:胃黏液是由黏膜上皮细胞分泌的一种黏稠、不溶性的冻胶状物,其主要成分为糖蛋白,覆盖在胃黏膜表面形成黏液层,此层将胃腔与黏膜上皮细胞顶面隔开,并与来自血流或细胞内代谢产生的 HCO_3^- 一起构成黏液和碳酸氢盐屏障。黏液层是不流动层,H^+ 在其中扩散极慢,其中的 HCO_3^- 可充分与 H^+ 中和,并造成黏液层的胃腔侧与黏膜侧之间存在 pH 梯度,从而减轻胃酸对黏膜上皮细胞的损伤。

(2)胃黏膜屏障:胃黏膜上皮细胞层是保护胃黏膜的重要组成部分,胃腔面的细胞膜由脂蛋白构成,可阻碍胃腔内 H^+ 顺浓度梯度进入细胞内,避免了细胞内 pH 降低。同时上皮细胞能在黏膜受损后进行快速迁移和增生,加快黏膜修复。

(3)黏膜血流:可为黏膜提供氧、营养物质及胃肠肽类激素等以维持其正常功能,还可及时有效清除代谢产物和逆向弥散至黏膜内的 H^+,维持局部微环境稳定。此外,胃黏膜内存在许多具有细胞保护作用的物质,如胃泌素、前列腺素、生长抑素、表皮生长因子等,有保护细胞,抑制胃酸分泌,促进上皮再生的作用。

在创伤、休克等严重应激情况下,黏膜上皮细胞功能障碍,不能产生足够的 HCO_3^- 和黏液,黏液和碳酸氢盐屏障受损;同时交感神经兴奋,使胃的运动功能减弱,幽门功能紊乱,十二指肠内容物返流入胃,加重对胃黏膜屏障的破坏;应激状态下胃黏膜缺血坏死,微循环障碍使黏膜上皮细胞更新减慢;应激时前列腺素(PGs)水平降低,儿茶酚胺大量释放,可激活并产生大量活性氧,其中的超氧离子可使细胞膜脂质过氧化,破坏细胞完整性,并减少核酸合成,使上皮细胞更新速度减慢,加重胃黏膜损伤。活性氧还可与血小板活化因子(PAF)、白三烯(LTC)、血栓素(TXB$_2$)等相互作用,参与多种原因所致的 SU 发病过程。

三、临床表现

消化道出血是 SU 的主要表现,可出现呕血和(或)黑便,或仅有胃液或大便潜血阳性。出血的显著特点是具有间歇性,可间隔多天,这种间歇特性可能是由于原有黏膜病灶愈合同时又有新病灶形成所致。消化道出血量大时常有血压下降,心率增快,体位性晕厥,皮肤湿冷,尿少等外周循环衰竭表现,连续出血可导致血红蛋白下降,血尿素氮增多,甚至出现重要脏器功能衰竭。除出血外,SU 可出现上腹痛、腹胀、恶心、呕吐、反酸等消化道症状,但较一般胃十二指肠溃疡病轻。由于 SU 常并发于严重疾病或多个器官损伤,其临床表现容易被原有疾病掩盖。

四、辅助检查

(一)胃镜检查

胃镜检查是目前诊断 SU 的主要方法。病变多见于胃体及胃底部,胃窦部少见,仅在病情发展或恶化时才累及胃窦部。胃镜下可见胃黏膜充血、水肿、点片状糜烂、出血,以及大小不一的多发性溃疡,溃疡边缘整齐,可有新鲜出血或血斑。Curling 溃疡多发生在胃和食管,表现为黏膜局灶性糜烂,糜烂局部可有点片状或条索状出血,或呈现大小不等的瘀点及瘀斑,溃疡常为多发,形态不规则,境界清楚,周围黏膜水肿不明显,直径多在 0.5~1 cm。Curling 溃疡内镜下表现与其他类型 SU 相似,但病变形态多样,分布较广,病程后期胃黏膜病变处因细菌感染可见脓苔。

(二)介入血管造影

行选择性胃十二指肠动脉造影,当病灶活动性出血量大于 0.5 mL/min 时,可于出血部位见到造影剂外溢、积聚,有助于出血定位。但阴性结果并不能排除 SU。

(三)其他

X 线钡剂造影不适用于危重患者,诊断价值较小,现已很少应用。

五、诊断

SU 的诊断主要靠病史和临床表现。中枢神经系统病变(颅内肿瘤、外伤、颅内大手术等)、严重烧伤、外科大手术、创伤和休克、脓毒血症和尿毒症等患者出现上腹部疼痛或消化道出血时,要考虑到 SU 可能,确诊有赖于胃镜检查。

六、治疗

(一)抑酸治疗

目标是使胃内 pH>4,并延长 pH>4 的持续时间,从而降低 SU 的严重程度,治疗和预防 SU 并发的出血。目前常用的抑酸药物主要有 H_2 受体阻滞剂和质子泵抑制剂。H_2 受体阻滞剂可拮抗胃壁细胞膜上的 H_2 受体,抑制基础胃酸分泌,也抑制组胺、胰岛素、胃泌素、咖啡因等引起的胃酸分泌,降低胃酸,保护胃黏膜,并通过干扰组胺作用,间接影响垂体激素的分泌和释放,从而达到控制 SU 出血的作用。常用药物有雷尼替丁(100 mg 静脉滴注,2~4 次/天),法莫替丁(20 mg 静脉滴注,2 次/天)。质子泵抑制剂能特异性作用于胃黏膜壁细胞中的 H^+,K^+-ATP 酶,使其不可逆性失活,从而减少基础胃酸分泌和各种刺激引起的胃酸分泌,保护胃黏膜,缓解胃肠血管痉挛状态,增加因应激而减少的胃黏膜血流,显著降低出血率和再次出血的发生率。但质子泵抑制剂减少胃酸同时也降低胃肠道的防御功能,利于革兰氏阴性杆菌生长,不利于对肺部感染及肠道菌群的控制,长期应用还可引起萎缩性胃炎等,并可能与社区获得性肺炎或医院获得性肺炎相关。常用药物如奥美拉唑和潘妥拉唑,40 mg 静脉滴注,2 次/天。

(二)保护胃黏膜

前列腺素 E_2 可增加胃十二指肠黏膜的黏液和碳酸氢盐分泌,改善黏膜血流,增强胃黏膜防护作用,同时可抑制胃酸分泌。硫糖铝、氢氧化铝凝胶等可黏附于胃壁起到保护胃黏膜的作用,并可以降低胃内酸度。用法可从胃管反复灌注药物。

(三)其他药物

近年研究认为氧自由基的大量释放是 SU 的重要始动因子之一,别嘌醇、维生素 E 及中药复方丹参、小红参等具有拮抗氧自由基的作用,但临床实际效果还需循证医学方法证实。

(四)SU 并发出血的处理

一般先采用非手术疗法,包括输血,留置胃管持续胃肠负压吸引,使用抑酸药物,冰盐水洗胃等。有条件时可行介入治疗,行选择性动脉插管(胃左动脉)后灌注血管升压素。另外,如果患者情况可以耐受,可行内镜下止血,如钛夹止血、套扎止血、局部应用组织粘附剂和药物止血、黏膜内或血管内注射止血剂、高频电和氩离子凝固止血等。若非手术治疗无效,对持续出血或短时间内反复大量出血,范围广泛的严重病变,需及时手术治疗,原则是根据患者全身情况、病变部位、范围大小及合并症等选择最简单有效的术式。病变范围不大或十二指肠出血为主者,多主张行胃大部切除或胃大部切除加选择性迷走神经切断术。若病变范围广泛,弥漫性大量出血,特别是病变波及胃底者,可视情况保留 10% 左右的胃底,或行全胃切除术,但全胃切除创伤大,应谨慎用于 SU 患者。

七、预防

预防 SU 的基本原则是积极治疗原发病,纠正休克和抑制胃酸。具体措施包括:积极治疗原发病和防治并发症;维护心肺等重要器官正常功能;及时纠正休克,维持有效循环容量;控制感染;维持水、电解质及酸碱平衡;预防性应用抑酸药物;避免应用激素及阿司匹林、吲哚美辛等非甾体抗炎药(NSAIDs);对有腹胀及呕吐者留置胃管减压,以降低胃内张力,减轻胃黏膜缺血和十二指肠反流液对胃黏膜的损害。

(刘　辉)

第九节　胃肠道异物

胃肠道异物主要见于误食,进食不当或经肛门塞入。美国消化内镜学会 2011 年《消化道异物和食物嵌塞处理指南》指出,异物摄入和食物团嵌塞在临床上并非少见,80％以上的异物可以自行排出,无须治疗。但故意摄入的异物63％～76％需要行内镜治疗,12％～16％需要外科手术取出。经肛途径异物常见于借助器具的经肛门性行为,医源性(纱布、体温计等)遗留,外伤或遭恶意攻击塞入,绝大多数可通过手法取出,少数需外科手术治疗。下文按两种途径分别阐述。

一、经口吞入异物

(一)病因

1.发病对象

多数异物误食发生在儿童,好发年龄段在6个月至6岁之间;成年人误食异物多发生于精神障碍,发育延迟,酒精中毒以及在押人员等,可一次吞入多种异物,也可有多次吞入异物病史;牙齿缺如的老年人易吞入没有咀嚼大块食物或义齿。

2.异物种类

报道种类相当多,多为动物骨刺、牙签、果核、别针、鱼钩、食品药品包装、义齿、硬币、纽扣电池等,也有磁铁、刀片、缝针、毒品袋及各种易于拆卸吞食的物品,有学者曾手术取出订书机、门扣、钢笔等。在押人员吞食的尖锐物品较多,常用纸片、塑料等包裹后再吞下,但仍存在风险。

(二)诊断

1.临床表现

多数病例并无明显症状。完全清醒、有沟通能力的儿童和成人,一般都能确定吞食的异物,指出不适部位。一些患者并不知道他们吞食了异物,而在数小时、数天甚至数年后出现并发症。幼儿及精神病患者可能对病史陈述不清,如果突然出现呛咳、拒绝进食、呕吐、流涎、哮鸣、血性唾液或呼吸困难等症状时,应考虑到吞食异物的可能。颈部出现肿胀、红斑、触痛或捻发音提示口咽部损伤或上段食管穿孔。腹痛、腹胀、肛门停止排气应考虑肠梗阻。发热、剧烈腹痛、腹膜炎体征提示消化道穿孔可能。在极少数情况下可出现脸色苍白、四肢湿冷、心悸、口渴,焦虑不安或淡漠以至昏迷,可能为异物刺破血管,造成失血性休克。

2.体格检查

对于消化道异物病例,病史、辅助检查远较体格检查重要。多数患者无明显体征。当出现穿孔、梗阻及出血时,相应出现腹膜炎、腹胀或休克等体征。

3.辅助检查

(1)胸腹正侧位X线片:可诊断大多数消化道异物及位置,了解有无纵隔和腹腔游离气体,然而鱼刺、木块、塑料、大多数玻璃和细金属不容易被发现。不推荐常规钡餐检查,因有误吸危险,且造影剂裹覆异物和食管黏膜,可能会给内镜检查造成困难。

(2)CT:可提高异物检出的阳性率,且更好的显示异物位置和与周围脏器的关系,但是对透X线的异物为阴性。

(3)手持式金属探测仪:可检测多数吞咽的金属异物,对儿童可能是非常有用的筛查工具。

(4)内镜检查:结肠镜和胃镜是消化道异物诊疗的最常用方法,且可以直接取出部分小异物。

需特别指出的是,一些在押人员为逃避关押,常用乳胶避孕套或透明薄膜包裹尖锐金属异物后吞食,或将金属异物贴于后背造成X线片假象,应当予以鉴别。

(三)治疗

首先了解通气情况,保持呼吸道通畅。

1.非手术治疗

包括等待或促进异物自行排出和内镜治疗。

(1)处理原则:消化道异物一旦确诊,必须决定是否需要治疗、紧急程度和治疗方法。影响处理方法的因素包括患者年龄,临床状况,异物大小、形状和种类,存留部位,内镜医师技术水平等。内镜介入的时机,取决于发生误吸或穿孔的可能性。锋利物体或纽扣电池停留在食管内,需紧急进行内镜治疗。异物梗阻食管,为防止误吸,也需紧急内镜处理。圆滑无害的小型异物则很少需要紧急处理,大多可经消化道自发排出。任何情况下异物或食团在食管内的停留时间都不能超过 24 小时。儿童患者异物存留于食管的时间可能难以确定,因此可发生透壁性糜烂、瘘管形成等并发症。喉咽部和环咽肌水平的尖锐异物,可用直接喉镜取出。而环咽肌水平以下的异物,则应用纤维胃镜。胃镜诊治可以在患者清醒状态下或是在静脉基础麻醉下进行,取决于患者年龄、配合能力、异物类型和数量。

(2)器械:取异物必须准备的器械包括:鼠齿钳、鳄嘴钳、息肉圈套器、息肉抓持器、Dormier 篮、取物网、异物保护帽等。有时可先用类似异物在体外进行模拟操作,以设计适当的方案。在取异物时使用外套管可以保护气道,防止异物掉入,取多个异物或食物嵌塞时允许内镜反复通过,取尖锐异物时可保护食管黏膜免受损伤。对于儿童外套管则并不常用。异物保护帽用于取锋利的或尖锐的物体。为确保气道通畅,气管插管是一备选方法。

(3)钝性异物的处理:使用异物钳、鳄嘴钳、圈套器或者取物网,可较容易地取出硬币。光滑的球形物体最好用取物网或取物篮。在食管内不易抓取的物体,可以推入胃中以更易于抓取。有报道在透视引导下使用 Foley 导管取出不透 X 线的钝性物体的方法,但取出异物时 Foley 导管不能控制异物,不能保护气道,亦不能评估食管损伤状况,故价值有限。如果异物进入胃中,大多在 4～6 天内排出,有些异物可能需要长达 4 周。在等待异物自行排出的过程中,要指导患者日常饮食,可以增服一些富有纤维素的食物(如韭菜),以利异物排出,并注意观察粪便以发现排出的异物。小的钝性异物,如果未自行排出,但无症状,可每周进行一次 X 线检查,以跟踪其进程。在成人,直径>2.5 cm 的圆形异物不易通过幽门,如果 3 周后异物仍在胃内,就应进行内镜处理。异物一旦通过胃,停留在某一部位超过 1 周,也应考虑手术治疗。发热、呕吐、腹痛是紧急手术探查的指征(图 2-2)。

(4)长形异物的处理:长度超过 10 cm 的异物,诸如牙刷、汤勺,很难通过十二指肠。可用长型外套管(>45 cm)通过贲门,用圈套器或取物篮抓住异物拉入外套管中,再将整个装置(包括异物、外套管和内镜)一起拉出(图 2-3)。

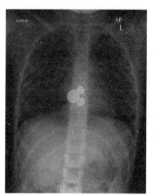

图 2-2　X 线检查见钝性异物

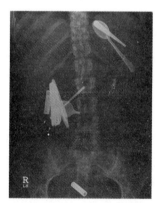

图 2-3　X 线见长形异物

(5)尖锐异物的处理:因为许多尖锐和尖细异物在 X 线下不易显示,所以,X 线检查阴性的患者必须行内镜检查。停留在食管内的尖锐异物应急诊治疗。环咽肌水平或以上的异物也可用直接喉镜取出。尖锐异物虽然大多数能够顺利通过胃肠道而不发生意外,但其并发症率仍高达 35%。故尖锐异物如果已抵达胃或近端十二指肠,应尽量用内镜取出,否则应每天行 X 线检查确定其位置,并告诉患者在出现腹痛、呕吐、持续体温升高、呕血、黑便时立即就诊。对于连续 3 天不前行的尖锐异物,应考虑手术治疗。使用内镜取出尖锐异物时,为防黏膜损伤,可使用外套管或在内镜端部装上保护兜。

(6)纽扣电池的处理:对吞入纽扣电池的患者要特别关注,因纽扣电池可能在被消化液破坏外壳后有碱性物质外泄,直接腐蚀消化道黏膜,很快发生坏死和穿孔,导致致命性并发症(图 2-4),故应急诊处理。通常用内镜取石篮或取物网都能成功。另一种方法是使用气囊,空气囊可通过内镜工作通道,到达异物远端,将气囊充气后向外拉,固定住电池一起取出。操作过程中应使用外套管或气管插管保护气道。如果电池不能从食管中直接取出,可推入胃中用取物篮取出。若电池在食管以下,除非有胃肠道受损的症状和体征,或反复X线检查显示较大的电池(直径>20 mm)停留在胃中超过48小时,否则没有必要取出。电池一旦通过十二指肠,85%会在72小时内排出。这种情况下每3～4天进行一次X线检查是适当的。使用催吐药处理吞入的纽扣电池并无益处,还会使胃中的电池退入食管。胃肠道灌洗可能会加快电池排出,泻药和抑酸剂并未证明对吞入的电池有任何作用。

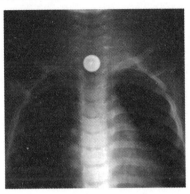

图 2-4　食管内纽扣电池的 X 线表现

(7)毒品袋的处理:"人体藏毒"是现代毒品犯罪的常见运送方法,运送人常将毒品包裹在塑料中或乳胶避孕套中吞入。这种毒品包装小袋在X线下通常可以看到,CT检查也可帮助发现。毒品袋破损会致命,用内镜取出时有破裂危险,所以禁用内镜处理。毒品袋在体内若不能向前运动,出现肠梗阻症状,或怀疑毒品袋有破损可能时,应行外科手术取出。

(8)磁铁的处理:吞入磁铁可引起严重的胃肠道损伤和坏死。磁铁之间或与金属物体之间的引力,会压迫肠壁,导致坏死、穿孔、肠梗阻或肠扭转,因此应及时去除所有吞入的磁铁。

(9)硬币的处理:最常见于幼儿吞食。如果硬币进入食管内,可观察12～24小时,复查X线检查,通常可自行排出且无明显症状。若出现流涎、胸痛、喘鸣等症状,应积极处理取出硬币。若吞入大量硬币,还需警惕并发锌中毒。

(10)误食所致直肠肛管异物的处理:多因小骨片、鱼刺、小竹签等混在食物中,随进食时大口吞咽而进入消化道,随粪便进入直肠,到达狭窄的肛管上口时,因位置未与直肠肛管纵轴平行而嵌顿,可刺伤或压迫肠壁过久,导致直肠肛管损伤。小骨片等直肠异物经肛门钳夹取出一般不难,但有时异物大部分刺入肠壁,肛窥直视下不易寻找,需用手指仔细触摸确定部位,取出异物后还需仔细检查防止遗漏。

2.手术治疗

(1)处理原则。需手术治疗的情况包括:①尖锐异物停留在食管内,或已抵达胃或近端十二指肠,内镜无法安全取出者,或已通过近端十二指肠,每天行X线检查连续3天不前行。②钝性异物停留胃内3周以上,内镜无法取出,或已通过胃,但停留在某一部位超过1周。③长形异物很难通过十二指肠,内镜也无法取出。④出现梗阻、穿孔、出血等症状及腹膜炎体征。

(2)手术方式。进入消化道的异物可停留在食管、幽门、回盲瓣等生理性狭窄处,需根据不同部位采取不同手术方式。①开胸异物取出术:尖锐物体停留在食管内,内镜无法取出,或已造成胸段食管穿孔,甚至气管割伤,形成气管-食管瘘,继发纵隔气肿、脓肿、肺脓肿等,均应行开胸探查术,酌情可采用食管镜下取出异物加一期食管修补术、食管壁切开取出异物、或加空肠造瘘术。②胃前壁切开异物取出术:适用于胃内尖锐异物,或钝性异物停留胃内3周以上,内镜无法取出者,术中全层切开胃体前壁,取出异物后再间断全层缝合胃壁切口,并作浆肌层缝合加固。③幽门切开异物取出术:适用于近端十二指肠内尖锐异物,或钝性异物停留近端十二指肠1周以上,或长形异物无法通过十二指肠,内镜无法取出者。沿胃纵轴全层切开幽门,使用卵圆钳探及近端十二指肠内的异物并钳夹取出,过程中注意避免损伤肠壁,不可强行拉出,取出异物后沿垂直胃纵轴方向横行全层缝合幽门切口,并作浆肌层缝合加固,行幽门成形术。④小肠切开异物取出术:适用于尖锐异物位于小肠内,连续3天不前行,或钝性异物停留小肠内1周以上时。术中于异物所在部位沿小肠纵轴全层切开小肠壁,取出异物后,垂直小肠纵轴全层缝合切口,并作浆肌层缝合加固。⑤结肠异物取出术:适用于尖锐异物位于结肠内连续3天不前行,或钝性异物停留结肠内1周以上,肠镜无法取出者。绝大多数结肠钝性异物可推动,对于降结肠、乙状结肠的钝性异物多可开腹后顺肠管由肛门推出,对于升结肠、横结肠的钝性异物可挤压回小肠,再行小肠切开异物取出术。对于结肠内尖锐异物,可在其所处部位切开肠壁取出,根据肠道准备情况决定是否一期缝合,也可将缝合处外置,若未愈合则打开成为结肠造瘘,留待以后行还瘘手术,若顺利愈合则可避免结肠造瘘,3个月后再将外置肠管还纳腹腔。⑥特殊情况:对于梗阻、穿孔、出血等并发症,如梗阻严重术中可行肠减压术、肠造瘘术等;穿孔至腹腔者,需行肠修补术(小肠)或肠造瘘术(结肠),并彻底清洗腹腔,放置引流;肠坏死较多者需切除坏死肠段,酌情一期吻合(小肠)或肠造瘘(结肠);尖锐异物刺破血管者予相应止血处理。

二、经肛门置入异物

(一)病因

1.发病对象

多由非正常性行为引起,患者多见于30~50岁的男性。偶有外伤造成异物插入,体内藏毒,或因排便困难用条状物抠挖过深难以取出等,极少数为医疗操作遗留。

2.异物种类

多为条状物和瓶状物,种类繁多,曾见于临床的有按摩棒、假阳具、黄瓜、衣架、茄子、苹果、雪茄、灯泡、圣诞饰品、啤酒瓶、扫帚、钢笔、木条等,也有因外伤插入的钢条,极少数情况为医源性纱布、体温计等(图2-5)。

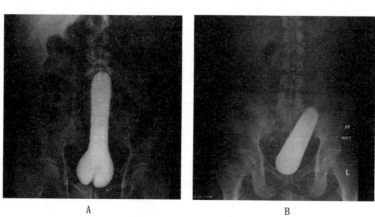

图 2-5 经肛塞入直肠的异物(X 线腹平片)

(二)诊断

1.临床表现

异物部分或全部进入直肠,造成肛门疼痛,腹胀,直肠黏膜和肛门括约肌损伤者有疼痛及出血,若导致穿孔可出现剧烈腹痛、会阴坠胀、发热等症状,合并膀胱损伤者有血尿、腹痛、排尿困难等症状。一部分自行取出异物的患者,仍有可能出现出血和穿孔,此类患者往往羞于讲述病因,可能为医师诊断带来困难。较轻的异物性肛管直肠损伤,由于就诊时间晚,多数发生局部感染症状。

2.体格检查

由于患者多羞于就医,就医前多自行反复试图取出异物,就医后也可能隐瞒部分病史,因此体格检查尤为重要。腹部体检有腹膜炎体征者,应怀疑穿孔和腹腔脏器损伤,肛门指诊为必需项目,可触及异物,探知直肠和括约肌损伤情况。

3.辅助检查

体格检查怀疑穿孔可能时,血常规检查白细胞计数和中性粒细胞比值升高有助于帮助判断。放射学检查尤为重要,腹部立卧位X线片可显示异物形状、位置,CT有助于判断是否穿孔及发现其他脏器损伤。

(三)治疗

1.处理原则

(1)对直肠异物病例首先需明确是否发生直肠穿孔,向腹腔穿孔将造成急性腹膜炎,腹膜返折以下穿孔将引起直肠周围间隙严重感染。X线腹平片可显示异物位置和游离气体,可帮助诊断穿孔。若患者出现低血压,心动过速,严重腹痛或会阴部红肿疼痛,发热,体查发现腹膜炎体征,X线腹平片存在游离气体,可诊断为直肠穿孔。应立即抗休克和抗生素治疗,尽快完善术前准备,放置尿管,急诊手术。若病情稳定,生命体征正常,但不能排除穿孔,可行CT检查以协助诊断。此类穿孔通常发生于腹膜返折以下,CT可发现直肠系膜含气、积液,周围脂肪模糊。当异物被取出或进入乙状结肠,行肛门镜或肠镜检查可明确乙状结肠直肠损伤或异物位置。

(2)对于没有穿孔和腹膜炎,生命体征稳定的患者,大多数异物可在急诊室或手术室内取出。近肛门处异物可直接或在骶麻下取出。对远离肛门进入直肠上段或乙状结肠的异物不可使用泻剂和灌肠,这可能造成直肠损伤,甚至可能将异物推至更近端的结肠,可尝试在肛门镜或肠镜下取出,否则只能手术取出异物。

(3)取出异物后,应再次检查直肠,以排除缺血坏死或肠壁穿孔。

(4)应当指出的是,直肠异物患者中同性恋者较多,为HIV感染高危人群,在处理直肠异物尤其是尖锐异物时,医务人员应注意自身防护。

2.经肛异物取出

多采用截石位,有利于暴露肛门,而且便于下压腹部,以助取出异物。

使直肠和肛门括约肌放松是经肛异物取出的关键,可以用腰麻、骶麻或静脉麻醉,配合充分扩肛,以利于暴露和观察。如果异物容易被手指触到,可在扩肛后使用Kocher钳或卵环钳夹持住异物,将其拉至肛缘取出。之后需用乙状结肠镜或肠镜检查远端结肠和直肠有无损伤。直肠异物种类很多,需根据具体情况设计不同方式取出。

(1)钝器:如前所述,在患者充分镇静、扩肛、异物靠近肛管的情况下,使用器械钳夹或手指可较为容易地取出异物。在操作过程中可要求患者协助作用力排便动作,使异物下降靠近肛管,以便取出(图2-6)。

(2)光滑物体:光滑物体如酒瓶、水果等不易抓取,水果等破碎后无伤害的物体可以破碎后取出,但酒瓶、灯泡等破裂后可造成损伤的物体应小心避免其破碎。光滑异物与直肠黏膜紧密贴合,将异物向下拉扯时可形成真空吸力妨碍取出,此时可尝试放置Foley尿管在异物与直肠壁之间,扩张尿管球囊,使空气进入,去除真空状态,取出异物(图2-7)。

(3)尖锐物体:尖锐物体的取出比较困难,而且存在黏膜撕裂、出血、穿孔等风险,需要外科医师在直视或内镜下仔细、耐心操作。异物取出后应再次检查直肠以排除损伤(图2-8)。

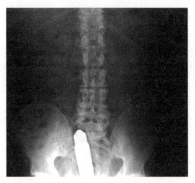

图2-6 直肠内钝器的X线表现

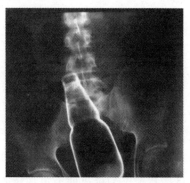

图2-7 直肠内光滑物体X线表现

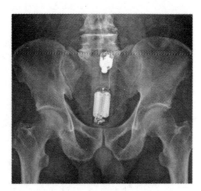

图 2-8　直肠内尖锐物体 X 线表现

3.肠镜下异物取出

适用于上段直肠或中下段乙状结肠,肠镜可提供清晰的画面,可观察到细小的直肠黏膜损伤。有报道使用肠镜可顺利取出 45％的乙状结肠异物和 76％的直肠异物,而避免了外科手术。常用方法是用息肉圈套套住异物取出。使用肠镜还可起到去除真空状态的作用,适用于光滑异物的取出。成功取出异物后应在肠镜下再次评估结直肠损伤情况。

4.手术治疗

经肛门或内镜多次努力仍无法取出异物时需手术取出。有穿孔、腹膜炎等情况也是明确的手术适应证。在开腹或腹腔镜手术中,可尝试将异物向远端推动,以尝试经肛门取出。不能成功则须开腹切开结肠取出异物,之后可根据结肠清洁程度一期缝合,或将缝合处外置。若异物已导致结直肠穿孔,则按结直肠损伤处理。还应注意勿遗漏多个异物,或已破碎断裂的异物部分。

(四)并发症及术后处理

直肠异物最危险的并发症是直肠或乙状结肠穿孔,接诊医师应作三方面的判断:①患者全身情况。②是否存在穿孔,穿孔部位位于腹腔还是腹膜返折下。③腹腔穿刺是否存在粪样液体。治疗的 4D 原则是:粪便转流,清创,冲洗远端和引流。

若发现直肠黏膜撕裂,最重要的是确认有否肠壁全层裂伤,若排除后,较小的撕裂出血一般为自限性,无须特殊处理,而撕裂较大时需在麻醉下缝合止血,或用肾上腺素生理盐水纱布填塞。术后 3 天内应调整饮食或经肠外营养支持,尽量减少大便。

开腹取异物术后易发切口感染,对切口的处理可采用甲硝唑冲洗、切口内引流,或采用全层减张缝合关腹,并预防性使用抗生素。

若因肛门括约肌损伤或断裂导致不同程度大便失禁,需进行结肠造瘘术、括约肌修补或成形术和造瘘还纳术的多阶段治疗。

(刘　辉)

第十节　胃憩室

胃憩室可分类为真性和假性两类。对外科医师而言,在手术时区分这两类是非常明显的,但 X 线检查却会引起诊断困难。

假性胃憩室通常是由于良性溃疡造成深度穿透或局限性穿孔。其他因素包括坏死性肿瘤和粘连向外牵张等。这些胃憩室的壁可能不包含任何可辨认的胃壁。

真性的胃憩室较假性少见。可能会有多发性的,通常憩室壁由胃壁的所有层次组成。病因不确定,可能是先天性的。在所有的胃肠憩室病例报道中,真性胃憩室约占 3％。

一、发生率

有文献报道 412 例真性胃憩室,其中的 165 例是 380 000 例常规钡餐检查中发现,发生率为 0.04%。然而在 Meerhof 系列报道中,在 7 500 例常规 X 线钡餐检查中,发现 30 例憩室,发生率为 0.4%。尽管两组发生率相差 10 倍,但不可能代表胃憩室发生率的真正差异,可能与小的病灶易被疏漏及检查者经验等因素有关。

二、病理

胃憩室以发生在右侧贲门的后壁为多见。在 Meerhof 的报道中,80% 的患者是属于近贲门的胃憩室,其余的多为近幽门的胃憩室。Patmer 报道所收集的 342 例胃憩室中,259 例在胃远端的后壁(73%),31 例在胃窦,29 例在胃体,15 例在幽门,8 例在胃底。

胃憩室大小差异很大,通常为直径 1~6 cm,呈囊状或管状。胃腔和憩室间孔大的可容纳 2 个指尖,最小的只能用极细的探针探及。多数孔径为 2~4 cm。开口的大小与并发症有关,宽颈开口憩室内容物不滞留,并发症发生率较低;腔颈较小者,食物残渣易滞留和细菌过度繁殖,可能引发炎症。另外,憩室开口小者钡剂难以进入憩室腔内,X 线钡餐检查不易发现。

三、临床表现与并发症

憩室可能发生在任何年龄,但最常发生在 20~60 岁的成年人。Palmer 组,成年人占 80%。儿童通常是真性憩室,且易发生并发症。大部分胃憩室是无症状的,有时在一些患者中,充满食物残渣的胃大憩室会引起上腹部胀感及不适,但在缺乏特殊的并发症者,手术切除憩室后很少能减缓症状。

胃憩室并发症罕见。由于内容物滞留和细菌过度繁殖可导致急性憩室炎,严重时会发生穿孔。炎症致局部憩室壁黏膜和血管糜烂,可引起出血和便血。穿孔伴出血则导致血腹。有个案报道成年人胃憩室造成幽门梗阻。罕见的是,憩室内出现恶性肿瘤,异物和胃石。

四、诊断

除发生并发症外,大部分胃憩室无任何症状,故多系在上消化道疾病检查时偶然发现的。在没有其他病理情况时发现憩室较困难。

憩室在上部胃肠道钡餐检查中表现为胃腔的突出物,周围平整圆滑,对照剂有时聚集在囊袋底部,当患者站立时,囊内上部有空气。发生于胃前壁或胃后壁的憩室很容易被忽视,除非使用气钡双重对比造影技术,并取患者头低位或站立位进行检查。小憩室可被误认为穿透性胃溃疡,反之亦然。两者的区分取决于病变的部位,由于近贲门溃疡是少见的。其他运用钡餐进行鉴别诊断的包括:贲门癌、贲门裂隙疝、食管末端憩室和皮革样胃。

患者口服对照造影剂 CT 扫描通常能显示憩室。若不给予对照剂,或憩室没有对照物填充,CT 结果会与肾上腺肿瘤相似。

内镜对鉴别诊断是最有价值的。

五、治疗

仅显示有憩室存在并非手术切除的指征。经常显现模糊的消化不良症状,而无其他异常或憩室的并发症,则手术治疗不会减轻患者的症状。

手术仅适应于有并发症时,如发生憩室炎或出血,或合并其他病灶出现者。当诊断不能确定,剖腹探查是最后手段。

六、手术方法

手术由憩室部位和有无合并病灶而定。

若憩室近贲门,游离胃左侧大网膜,以显露近胃食管孔的后方,小心分离粘连、胃壁和胰腺,显露分离憩室,需要时可牵引憩室以利显露,切除憩室、残端双层缝合。

若剖腹探查时不易发现憩室时,可钳闭胃窦,经鼻胃管注入盐水充盈胃,可能易于发现。

胃小弯和大弯侧憩室做"V"形切除,缝合裂口。幽门窦的憩室可施行部分胃切除术治疗,若合并胃部病灶时尤其适合。

(刘 辉)

第十一节 胃 癌

胃癌是我国最常见的恶性肿瘤之一,病死率居恶性肿瘤首位。胃癌多见于男性,男女之比约为 2:1。平均死亡年龄为 61.6 岁。

一、病因

尚不十分清楚,与以下因素有关。

(一)地域环境

地域环境不同,胃癌的发病率也大不相同,发病率最高的国家和最低的国家之间相差可达数十倍。在世界范围内,日本发病率最高,美国则很低。我国的西北部及东南沿海各省的胃癌发病率远高于南方和西南各省。生活在美国的第 2~3 代日本移民由于地域环境的改变,发病率逐渐降低。而苏联靠近日本海地区的居民胃癌的发病率则是苏联中、西部的 2 倍之多。

(二)饮食因素

饮食因素是胃癌发生的最主要原因。具体因素如下所述。

(1)含有致癌物:如亚硝胺类化合物、真菌毒素、多环烃类等。

(2)含有致癌物前体:如亚硝酸盐,经体内代谢后可转变成强致癌物亚硝胺。

(3)含有促癌物:如长期高盐饮食破坏了胃黏膜的保护层,使致癌物直接与胃黏膜接触。

(三)化学因素

(1)亚硝胺类化合物:多种亚硝胺类化合物均致胃癌。亚硝胺类化合物在自然界存在的不多,但合成亚硝胺的前体物质亚硝酸盐和二级胺却广泛存在。亚硝酸盐及二级胺在 pH 1~3 或细菌的作用下可合成亚硝胺类化合物。

(2)多环芳烃类化合物:最具代表性的致癌物质是 3,4-苯并芘。污染、烘烤及熏制的食品中 3,4-苯并芘含量增高。3,4-苯并芘经过细胞内粗面内质网的功能氧化酶活化成二氢二醇环氧化物,并与细胞的 DNA、RNA 及蛋白质等大分子结合,致基因突变而致癌。

(四)幽门螺杆菌(Hp)

1994 年世界卫生组织(WHO)国际癌症研究机构得出"Hp 是一种致癌因子,在胃癌的发病中起病因作用"的结论。Hp 感染率高的国家和地区常有较高的胃癌发病率,且随着 Hp 抗体滴度的升高胃癌的危险性也相应增加。Hp 感染后是否发生胃癌与年龄有关,儿童期感染 Hp 发生胃癌的危险性增加;而成年后感染多不足以发展成胃癌。Hp 致胃癌的机制有如下提法:①促进胃黏膜上皮细胞过度增生。②诱导胃黏膜细胞凋亡。③Hp 的代谢产物直接转化胃黏膜。④Hp 的 DNA 转换到胃黏膜细胞中致癌变。⑤Hp诱发同种生物毒性炎症反应,这种慢性炎症过程促使细胞增生和增加自由基形成而致癌。

(五)癌前疾病和癌前病变

这是两个不同的概念,胃的癌前疾病指的是一些发生胃癌危险性明显增加的临床情况,如慢性萎缩性胃炎、胃溃疡、胃息肉、胃黏膜巨大皱襞症、残胃等;胃的癌前病变指的是容易发生癌变的胃黏膜病理组织学变化,但其本身尚不具备恶性改变。现阶段得到公认的是不典型增生。不典型增生的病理组织学改变主要是细胞的过度增生和丧失了正常的分化,在结构和功能上部分地丧失了与原组织的相似性。不典型增生分为轻度、中度和重度 3 级。一般而言重度不典型增生易发生癌变。不典型增生是癌变过程中必经的一个阶段,这一过程是一个谱带式的连续过程,即正常→增生→不典型增生→原位癌→浸润癌。

此外,遗传因素、免疫监视机制失调、癌基因(如 *C-met*、*K-ras* 基因等)的过度表达和抑癌基因(如 *P53*、*APC*、*MCC* 基因等)突变、重排、缺失、甲基化等变化都与胃癌的发生有一定的关系。

二、病理

(一)肿瘤位置

1.初发胃癌

将胃大弯、胃小弯各等分为 3 份,连接其对应点,可分为上 1/3(U)、中 1/3(M)和下 1/3(L)。每个原发病变都应记录其二维的最大值。如果 1 个以上的分区受累,所有的受累分区都要按受累的程度记录,肿瘤主体所在的部位列在最前如 LM 或 UML 等。如果肿瘤侵犯了食管或十二指肠,分别记为 E 或 D。胃癌一般以 L 区最为多见,约占半数,其次为 U 区,M 区较少,广泛分布者更少。

2.残胃癌

肿瘤在吻合口处(A)、胃缝合线处(S)、其他位置(O)、整个残胃(T)、扩散至食管(E)、十二指肠(D)、空肠(J)。

(二)大体类型

1.早期胃癌

早期胃癌指病变仅限于黏膜和黏膜下层,而不论病变的范围和有无淋巴结转移。癌灶直径 10 mm 以下称小胃癌,5 mm 以下称微小胃癌。早期胃癌分为 3 型(图 2-9):Ⅰ型,隆起型;Ⅱ型,表浅型,包括3个亚型,Ⅱa型,表浅隆起型;Ⅱb型,表浅平坦型;Ⅱc型,表浅凹陷型;Ⅲ型,凹陷型。如果合并两种以上亚型时,面积最大的一种写在最前面,其他依次排在后面。如Ⅱc+Ⅲ。Ⅰ型和Ⅱa型鉴别如下:Ⅰ型病变厚度超过正常黏膜的 2 倍,Ⅱa型的病变厚度不到正常黏膜的 2 倍。

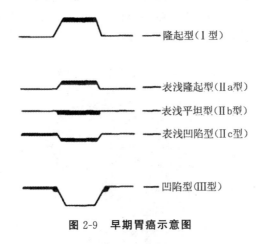

图 2-9 早期胃癌示意图

2.进展期胃癌

进展期胃癌指病变深度已超过黏膜下层的胃癌。按 Borrmann 分型法分为 4 型(图 2-10):Ⅰ型,息肉(肿块)型;Ⅱ型,无浸润溃疡型,癌灶与正常胃界限清楚;Ⅲ型,有浸润溃疡型,癌灶与正常胃界限不清楚;Ⅳ型,弥漫浸润型。

(三)组织类型

(1)WHO(1990 年)将胃癌归类为上皮性肿瘤和类癌两种,其中前者又包括:①腺癌(包括乳头状腺癌、管状腺癌、低分化腺癌、黏液腺癌及印戒细胞癌);②腺鳞癌;③鳞状细胞癌;④未分化癌;⑤不能分类的癌。

(2)日本胃癌研究会(1999 年)将胃癌分为以下 3 型:①普通型,包括乳头状腺癌、管状腺癌(高分化型、中分化型)、低分化性腺癌(实体型癌和非实体型癌)、印戒细胞癌和黏液细胞癌。②特殊型,包括腺鳞癌、鳞状细胞癌、未分化癌和不能分类的癌。③类癌。

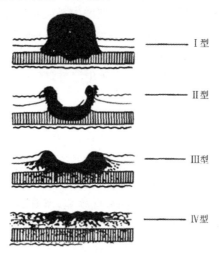

图 2-10　胃癌的 Borrmann 分型

(四)转移扩散途径

1.直接浸润

直接浸润是胃癌的主要扩散方式之一。当胃癌侵犯浆膜层时,可直接浸润腹膜、邻近器官或组织,主要有胰腺、肝脏、横结肠及其系膜等,也可借黏膜下层或浆膜下层向上浸润至食管下端、向下浸润至十二指肠。

2.淋巴转移

淋巴转移是胃癌的主要转移途径,早期胃癌的淋巴转移率近20%,进展期胃癌的淋巴转移率高达70%左右。一般情况下按淋巴流向转移,少数情况也有跳跃式转移。胃周淋巴结分为以下 23 组(图 2-11),具体如下:除了上述胃周淋巴结外,还有 2 处淋巴结在临床上很有意义,一是左锁骨上淋巴结,如触及肿大为癌细胞沿胸导管转移所致;二是脐周淋巴结,如肿大为癌细胞通过肝圆韧带淋巴管转移所致。淋巴结的转移率=转移淋巴结数目/受检淋巴结数目。

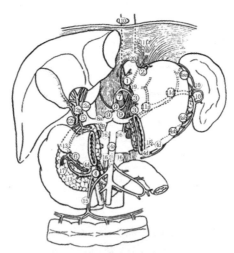

图 2-11　胃周淋巴结分组

1.贲门右区;2.贲门左区;3.沿胃小弯;4sa.胃短血管旁;4sb.胃网膜左血管旁;4d.胃网膜右血管旁;5.幽门上区;6.幽门下区;7.胃左动脉旁;8a.肝总动脉前;8p.肝总动脉后;9.腹腔动脉旁;10.脾门;11p.近端脾动脉旁;11d.远端脾动脉旁;12a.肝动脉旁;12p.门静脉旁;12b.胆总管旁;13.胰头后;14a.肠系膜上动脉旁;15.结肠中血管旁;16.腹主动脉旁(a1,膈肌主动脉裂孔至腹腔干上缘;a2,腹腔干上缘至左肾静脉下缘;b1,左肾静脉下缘至肠系膜下动脉上缘;b2,肠系膜下动脉上缘至腹主动脉分叉处);17.胰头前;18.胰下缘;19.膈下;20.食管裂孔;110.胸下部食管旁;111.膈上

3.血行转移

胃癌晚期癌细胞经门静脉或体循环向身体其他部位播散,常见的有肝、肺、骨、肾、脑等,其中以肝转移最为常见。

4.种植转移

当胃癌浸透浆膜后,癌细胞可自浆膜脱落并种植于腹膜、大网膜或其他脏器表面,形成转移性结节,黏液腺癌种植转移最为多见。若种植转移至直肠前凹,直肠指诊可能触到肿块。胃癌卵巢转移占全部卵巢转移癌的50%左右,其机制除以上所述外,也可能是经血行转移或淋巴逆流所致。

5.胃癌微转移

胃癌微转移是近几年提出的新概念,定义为治疗时已经存在但目前常规病理学诊断技术还不能确定的转移

(五)临床病理分期

国际抗癌联盟(UICC)1987年公布了胃癌的临床病理分期,尔后经多年来的不断修改已日趋合理。

1.肿瘤浸润深度

用 T 来表示,可以分为以下几种情况:T_1,肿瘤侵及黏膜和(或)黏膜肌(M)或黏膜下层(SM),SM 又可分为 SM1 和 SM2,前者是指癌肿越过黏膜肌不足 0.5 mm,而后者则超过了 0.5 mm。T_2,肿瘤侵及肌层(MP)或浆膜下(SS)。T_3,肿瘤浸透浆膜(SE)。T_4,肿瘤侵犯邻近结构或经腔内扩展至食管、十二指肠。

2.淋巴结转移

无淋巴结转移用 N_0 表示,其余根据肿瘤的所在部位,区域淋巴结分为三站,即 N_1、N_2、N_3。超出上述范围的淋巴结归为远隔转移(M_1),与此相应的淋巴结清除术分为 D_0、D_1、D_2 和 D_3(表2-3)。

表 2-3 肿瘤部位与淋巴结分站

肿瘤部位	N_1	N_2	N_3
L/LD	3 4d 5 6	1 7 8a 9 11p 12a 14v	4sb 8p 12b/p 13 16a_2/b_1
LM/M/ML	1 3 4sb 4d 5 6	7 8a 9 11p 12a	2 4sa 8p 10 11d 12b/p 13 14v 16a_2/b_1
MU/UM	1 2 3 4sa 4sb 4d 5 6	7 8a 9 10 11p 11d 12a	8p 12b/p 14v 16a_2/b_1 19 20
U	1 2 3 4sa 4sb	4d 7 8a 9 10 11p 11d	5 6 8p 12a 12b/p 16a_2/b_1 19 20
LMU/MUL/MLU/UML	1 2 3 4sa 4sb 4d 5 6	7 8a 9 10 11p 11d 12a 14v	8p 12b/p 13 16a_2/b_1 19 20

表 2-3 中未注明的淋巴结均为 M_1,如肿瘤位于 L/LD 时 4sa 为 M_1。

考虑到淋巴结转移的个数与患者的 5 年生存率关系更为密切,UICC 在新 TNM 分期中(1997年第 5 版),对淋巴结的分期强调转移的淋巴结数目而不考虑淋巴结所在的解剖位置,规定如下:N_0 无淋巴结转移(受检淋巴结个数须≥15);N_1 转移的淋巴结数为 1~6 个;N_2 转移的淋巴结数为 7~15 个;N_3 转移的淋巴结数在 16 个以上。

3.远处转移

M_0 表示无远处转移;M_1 表示有远处转移。

4.胃癌分期(表2-4)

表 2-4 胃癌的分期

	N_0	N_1	N_2	N_3
T_1	ⅠA	ⅠB	Ⅱ	
T_2	ⅠB	Ⅱ	ⅢA	
T_3	Ⅱ	ⅢA	ⅢB	
T_4	ⅢA	ⅢB		
$H_1 P_1 CY_1 M_1$				Ⅳ

表 2-4 中 Ⅳ 期胃癌包括如下几种情况:N_3 淋巴结有转移、肝脏有转移(H_1)、腹膜有转移(P_1)、腹腔脱落细胞检查阳性(CY_1)和其他远隔转移(M_1),包括胃周以外的淋巴结、肺脏、胸膜、骨髓、骨、脑、脑脊膜、皮肤等。

三、临床表现

(一)症状

早期患者多无症状,以后逐渐出现上消化道症状,包括上腹部不适、心窝部隐痛、食后饱胀感等。胃窦癌常引起十二指肠功能的改变,可以出现类似十二指肠溃疡的症状。如果上述症状未得到患者或医师的充分注意而按慢性胃炎或十二指肠溃疡病处理,患者可获得暂时性缓解。随着病情的进一步发展,患者可逐渐出现上腹部疼痛加重、食欲缺乏、消瘦、乏力等;若癌灶浸润胃周血管则引起消化道出血,根据患者出血速度的快慢和出血量的大小,可出现呕血或黑便;若幽门被部分或完全梗阻则可致恶心与呕吐,呕吐物多为隔宿食和胃液;贲门癌和高位小弯癌可有进食哽噎感。此时虽诊断容易但已属于晚期,治疗较为困难且效果不佳。因此,外科医师对有上述临床表现的患者,尤其是中年以上的患者应细加分析,合理检查以避免延误诊断。

(二)体征

早期患者多无明显体征,上腹部深压痛可能是唯一值得注意的体征。晚期患者可能出现:上腹部肿块、左锁骨上淋巴结肿大、直肠指诊在直肠前凹触到肿块、腹水等。

四、诊断

胃镜和 X 线钡餐检查仍是目前诊断胃癌的主要方法,胃液脱落细胞学检查现已较少应用。此外,利用连续病理切片、免疫组化、流式细胞分析、反转录聚合酶链反应(RT-PCR)等方法诊断胃癌微转移也取得了一些进展,本节也将做一简单介绍。

(一)纤维胃镜

纤维胃镜优点在于可以直接观察病变部位,且可以对可疑病灶直接钳取小块组织做病理组织学检查。胃镜的观察范围较大,从食管到十二指肠都可以观察及取活检。检查中利用刚果红、亚甲蓝等进行活体染色可提高早期胃癌的检出率。若发现可疑病灶应进行活检,为避免漏诊,应在病灶的四周钳取 4~6 块组织,不要集中一点取材或取材过少。

(二)X 线钡餐检查

X 线钡餐检查通过对胃的形态、黏膜变化、蠕动情况及排空时间的观察确立诊断,痛苦较小。近年随着数字化胃肠造影技术逐渐应用于临床使影像更加清晰,分辨率大为提高,因此 X 线钡餐检查仍是目前胃癌的主要诊断方法之一。其不足是不能取活检,且不如胃镜直观,对早期胃癌诊断较为困难。进展期胃癌 X 线钡餐检查所见与 Borrmann 分型一致,即表现为肿块(充盈缺损)、溃疡(龛影)或弥漫性浸润(胃壁僵硬、胃腔狭窄等)3 种影像。早期胃癌常需借助于气钡双重对比造影。

(三)影像学检查

影像学检查常用的有腹部超声、超声内镜(EUS)、多层螺旋 CT(MSCT)等。这些影像学检查除了能了解胃腔内和胃壁本身(如超声内镜可将胃壁分为 5 层对浸润深度做出判断)的情况外,主要用于判断胃周淋巴结,胃周器官肝、胰及腹膜等部位有无转移或浸润,是目前胃癌术前 TNM 分期的首选方法。分期的准确性普通腹部超声为 50%,EUS 与 MSCT 相近,在 76% 左右,但 MSCT 在判断肝转移、腹膜转移和腹膜后淋巴结转移等方面优于 EUS。此外,MSCT 扫描三维立体重建模拟内镜技术近年也开始用于胃癌的诊断与分期,但尚需进一步积累经验。

(四)胃癌微转移的诊断

胃癌微转移的诊断主要采用连续病理切片、免疫组化、RT-PCR、流式细胞术、细胞遗传学、免疫细胞化学等先进技术,检测淋巴结、骨髓、周围静脉血及腹腔内的微转移灶,阳性率显著高于普通病理检查。胃癌微转移的诊断可为医师判断预后、选择术式、确定淋巴结清扫范围、术后确定分期及建立个体化的化疗方案提供依据。

五、鉴别诊断

大多数胃癌患者经过外科医师初步诊断后,通过 X 线钡餐或胃镜检查都可获得正确诊断。在少数情况下,胃癌需与胃良性溃疡、胃肉瘤、胃良性肿瘤及慢性胃炎相鉴别。

(一)胃良性溃疡

胃良性溃疡与胃癌相比较,胃良性溃疡一般病程较长,曾有典型溃疡疼痛反复发作史,抗酸剂治疗有效,多不伴有食欲缺乏。除非合并出血、幽门梗阻等严重的并发症,多无明显体征,不会出现近期明显消瘦、贫血、腹部包块甚至左锁骨上窝淋巴结肿大等。更为重要的是,X 线钡餐和胃镜检查,良性溃疡常<2.5 cm,圆形或椭圆形龛影,边缘整齐,蠕动波可通过病灶;胃镜下可见黏膜基底平坦,有白色或黄白色苔覆盖,周围黏膜水肿、充血,黏膜皱襞向溃疡集中。而癌性溃疡与此有很大的不同,详细特征参见胃癌诊断部分。

(二)胃良性肿瘤

胃良性肿瘤多无明显临床表现,X 线钡餐为圆形或椭圆形的充盈缺损,而非龛影。胃镜则表现为黏膜下包块。

六、治疗

(一)手术治疗

手术治疗是胃癌最有效的治疗方法。胃癌根治术应遵循以下 3 点要求:①充分切除原发癌灶。②彻底清除胃周淋巴结。③完全消灭腹腔游离癌细胞和微小转移灶。胃癌的根治度分为 3 级,A 级:D>N,即手术切除的淋巴结站别大于已有转移的淋巴结站别;切除胃组织切缘 1 cm 内无癌细胞浸润;B 级:D=N,或切缘 1 cm 内有癌细胞浸润,也属于根治性手术;C 级:仅切除原发灶和部分转移灶,有肿瘤残余,属于非根治性手术。

1.早期胃癌

20 世纪 50～60 年代曾将胃癌标准根治术定为胃大部切除加 DF 淋巴结清除术,小于这一范围的手术不列入根治术。但是多年来经过多个国家的大宗病例的临床和病理反复实践与验证,发现这一原则有所欠缺,并由此提出对某些胃癌可行缩小手术,包括缩小胃的切除范围、缩小淋巴结的清除范围和保留一定的脏器功能。这样使患者既获得了根治又有效地减小了手术的侵袭、提高了手术的安全性和手术后的生存质量。常用的手术方式有:①内镜或腔镜下黏膜切除术,适用于黏膜分化型癌,隆起型<20 mm、凹陷型(无溃疡形成)<10 mm。该式式创伤小但切缘癌残留率较高,达 10%。②其他手术,根据病情可选择各种缩小手术,常用的有腹腔镜下或开腹胃部分切除术、保留幽门的胃切除术、保留迷走神经的胃部分切除术和 D_1 手术等,病变范围较大的则应行 D_2 手术。早期胃癌经合理治疗后黏膜癌的 5 年生存率为98.0%、黏膜下癌为 88.7%。

2.进展期胃癌

根治术后 5 年生存率一般在 40%左右。对局限性胃癌未侵犯浆膜或浆膜为反应型、胃周淋巴结无明显转移的患者,以 DF 手术为宜。局限型胃癌已侵犯浆膜、浆膜属于突出结节型,应行 DF 手术或 DF 手术。NF 阳性时,在不增加患者并发症的前提下,选择 DF 手术。一些学者认为扩大胃周淋巴结清除能够提高患者术后 5 年生存率,并且淋巴结的清除及病理学检查对术后的正确分期、正确判断预后、指导术后监测和选择术后治疗方案都有重要的价值。

3.胃癌根治术

胃癌根治术包括根治性远端或近端胃大部切除术和全胃切除术 3 种。根治性胃大部切除术的胃切断线依胃癌类型而定,Borrmann Ⅰ型和 Borrmann Ⅱ型可少一些、Borrmann Ⅲ型则应多一些,一般应距癌外缘 4～6 cm 并切除胃的 3/4～4/5;根治性近端胃大部切除术和全胃切除术应在贲门上 3～4 cm 切断食管;根治性远端胃大部切除术和全胃切除术应在幽门下 3～4 cm 切断十二指肠。以 L 区胃癌,D_2 根治术为例说明远端胃癌根治术的切除范围:切除大网膜、小网膜、横结肠系膜前叶和胰腺被膜;清除 N_1 淋巴结 3、4d、5、6 组;N_2 淋巴结 1、7、8a、9、11p、12a、14v 组;幽门下 3～4 cm 处切断十二指肠;距癌边缘 4～6 cm 切断胃。根治性远端胃大部切除术后消化道重建与胃大部切除术后相同。根治性近端胃大部切除术后将残胃与食管直接吻合,要注意的是其远侧胃必须保留全胃的 1/3 以上,否则残胃将无功能。根治性全胃切除术后消化道重建的方法较多,常用的有(图 2-12):①食管空肠 Roux-en-Y 法:应用较广泛并在此基础上演变出多种变法。②食管空肠祥式吻合法:常用 Schlatter 法,也有多种演变方法。全胃切除术后的主要并发症有:食管空肠吻合口瘘、食管空肠吻合口狭窄、反流性食管炎、排空障碍、营养性并发症等。

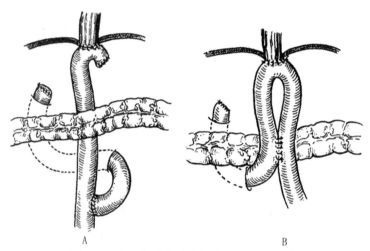

图 2-12 全胃切除术后消化道重建的常用方法

A.Roux-en-Y 法;B.Schlatter 法

4.扩大胃癌根治术与联合脏器切除术

扩大胃癌根治术是指包括胰体、胰尾及脾在内的根治性胃大部切除术或全胃切除术。联合脏器切除术是指联合肝或横结肠等脏器的切除术。联合脏器切除术损伤大、生理干扰重,故不应作为姑息性治疗的手段,也不宜用于年老体弱,心、肺、肝、肾功能不全或营养、免疫状态差的患者。

5.姑息手术

其目的有二:一是减轻患者的癌负荷;二是解除患者的症状,如幽门梗阻、消化道出血、疼痛或营养不良等。术式主要有以下几种:①姑息性切除,即切除主要癌灶的胃切除术。②旁路手术,如胃空肠吻合术。③营养造口,如空肠营养造口术。

6.腹腔游离癌细胞和微小转移灶的处理

术后腹膜转移是术后复发的主要形式之一。已浸出浆膜的进展期胃癌随着受侵面积的增大,癌细胞脱落的可能性也增加,为消灭脱落到腹腔的游离癌细胞,可采取如下措施。

(1)腹腔内化疗:可在门静脉内、肝脏内和腹腔内获得较高的药物浓度,而外周血中的药物浓度则较低,这样药物的毒副作用就随之减少。腹腔内化疗的方法主要有两种:①经皮腹腔内置管。②术中皮下放置植入式腹腔泵或 Tenckhoff 导管。

(2)腹腔内高温灌洗:在完成根治术后应用封闭的循环系统,以 42～45 ℃的蒸馏水恒温下行腹腔内高温灌洗,蒸馏水内可添加各种抗癌药物,如 ADM、DDP、MMC、醋酸氯己定等。一般用 4 000 mL 左右的液体,灌洗 3～10 分钟。早期胃癌无须灌洗。T_2 期胃癌虽未穿透浆膜,但考虑到胃周淋巴结转移在 40% 以上,转移癌可透过淋巴结被膜形成癌细胞的二次脱落、术中医源性脱落以及 T_2 期胃癌患者死于腹膜转移的达 1.2%～1.8%,所以也主张行腹腔内高温灌洗。至于 T_3 期与 T_4 期胃癌,腹腔内高温灌洗则能提高患者的生存期。

（二）化学治疗

胃癌对化疗药物有低度至中度的敏感性。胃癌的化疗可于术前、术中和术后进行,本节主要介绍常用的术后辅助化疗。术后化疗的意义在于在外科手术的基础上杀灭亚临床癌灶或脱落的癌细胞,以达到降低或避免术后复发、转移的目的。目前对胃癌术后化疗的疗效仍存在较大的争议,一些荟萃分析显示术后化疗患者的生存获益较小。

1.适应证

（1）根治术后患者:早期胃癌根治术后原则上不必辅以化疗,但具有下列一项以上者应辅助化疗:癌灶面积＞5 cm²、病理组织分化差、淋巴结有转移、多发癌灶或年龄＜40 岁。进展期胃癌根治术后无论有无淋巴结转移,术后均需化疗。

（2）非根治术后患者:如姑息性切除术后、旁路术后、造瘘术后、开腹探查未切除以及有癌残留的患者。

（3）不能手术或再发的患者:要求患者全身状态较好、无重要脏器功能不全。4 周内进行过大手术、急性感染期、严重营养不良、胃肠道梗阻、重要脏器功能严重受损、血白细胞计数低于 $3.5 \times 10^9/L$、血小板计数低于 $80 \times 10^9/L$ 等不宜化疗。化疗过程中如出现上述情况也应终止化疗。

2.常用化疗方案

已证实胃癌化疗联合用药优于单一用药。临床上常用的化疗方案及疗效如下。

（1）FAM 方案:由氟尿嘧啶（5-FU）、多柔比星（ADM）和丝裂霉素（MMC）三药组成,用法:5-FU（600 mg/m²）,静脉滴注,第 1、8、29、36 天;ADM 30 mg/m²,静脉注射,第 1、29 天;MMC 10 mg/m²,静脉注射,第 1 天。每 2 个月重复一次。有效率为 21%～42%。

（2）UFTM 方案:由替加氟/尿嘧啶（UFT）和 MMC 组成,用法:UFT 600 mg/d,口服;MMC 6～8 mg,静脉注射,1 次/周。以上两药连用 8 周,有效率为 9%～67%。

（3）替吉奥（S-1）方案:由替加氟（FT）、吉莫斯特（CDHP）和奥替拉西钾三药按一定比例组成,前者为 5-FU 前体药物,后两者为生物调节剂。用法为:40 mg/m²,2 次/天,口服;6 周为 1 个疗程,其中用药 4 周,停药 2 周。有效率为 44.6%。

近年胃癌化疗新药如紫杉醇类（多西他赛,docetaxel）、拓扑异构酶Ⅰ抑制药（伊立替康,irinotecan）、口服氟化嘧啶类（卡培他滨,capecitabine）、第三代铂类（奥沙利铂,oxaliplatin）等备受关注,含新药的化疗方案呈逐年增高趋势,这些新药单药有效率＞20%,联合用药疗效更好,可达 50% 以上。此外,分子靶向药物联合化疗也在应用和总结经验中。

（三）放射治疗

胃癌对放射线敏感性较低,因此多数学者不主张术前放疗。因胃癌复发多在癌床和邻近部位,故术中放疗有助于防止胃癌的复发。术中放疗的优点为:①术中单次大剂量（20～30 Gy）放射治疗的生物学效应明显高于手术前、后相同剂量的分次照射。②能更准确地照射到癌复发危险较大的部位,即肿瘤床。③术中可以对周围的正常组织加以保护,减少放射线的不良反应。术后放疗仅用于缓解由狭窄、癌浸润等所引起的疼痛以及对残癌处（非黏液细胞癌）银夹标志后的局部治疗。

（四）免疫治疗

生物治疗在胃癌综合治疗中的地位越来越受到重视。主要包括:①非特异性免疫增强剂,临床上应用较为广泛的主要有卡介苗、短小棒状杆菌、香菇多糖等。②过继性免疫制剂,属于此类的有淋巴因子激活的杀伤细胞（LAK）、细胞毒性 T 细胞（CTL）等以及一些细胞因子,如白细胞介素-2（IL-2）、肿瘤坏死因子（TNF）、干扰素（IFN）等。

（五）中药治疗

中药治疗是通过"扶正"和"祛邪"来实现的,如人参、黄芪、六味地黄丸等具有促进骨髓有核细胞及造血干细胞的增生、激活非特异性吞噬细胞和自然杀伤细胞、加速 T 淋巴细胞的分裂、诱导产生干扰素等"扶正"功能。再如健脾益肾冲剂具有清除氧自由基的"祛邪"功能。此外,一些中药可用于预防和治疗胃癌化疗中的不良反应,如恶心、呕吐、腹胀、食欲缺乏,白细胞、血小板计数减少和贫血等。

（六）基因治疗

基因治疗主要有抑癌基因治疗、自杀基因治疗、反义基因治疗、核酶基因转染治疗和基因免疫治疗等。虽然这些治疗方法目前多数还仅限于动物实验,但正逐步走向成熟,有望将来成为胃癌治疗的新方法。

（刘　辉）

第十二节　十二指肠憩室

消化道憩室最常见的部位是结肠,其次为小肠,而小肠憩室最常发生于十二指肠,即十二指肠憩室(图2-13)。最早在1710年由法国病理学家Chome报道,1913年Case首先用X线钡剂造影发现十二指肠憩室,1914年Bauer对1例产生梗阻症状的十二指肠憩室行胃-空肠吻合术,1915年Forsell和Key首次切除1例经X线检查出的十二指肠憩室。根据目前的文献统计,十二指肠憩室的钡剂造影检出率为1%～6%,内镜检出率为12%～27%,尸检检出率更高,为15%～22%。

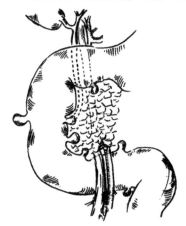

图2-13　十二指肠憩室示意图

一、病因

憩室产生的确切原因尚不清楚,多认为因先天性肠壁局限性肌层发育不全或薄弱,在肠内突然高压,或长期持续、或反复压力增高时,肠壁薄弱处黏膜及黏膜下层突出形成憩室。肠壁外炎症组织形成的粘连瘢痕牵拉亦可导致憩室发生。故不同类型的憩室,其产生原因也有所不同。

（一）先天性憩室

非常少见,为先天性发育异常,出生时即存在。憩室壁的结构包括肠黏膜、黏膜下层及肌层,与正常肠壁完全相同,又称为真性憩室。

（二）原发性憩室

部分肠壁存在先天性解剖缺陷,因肠内压增高而使该处肠黏膜及黏膜下层向外突出形成憩室。罕见的黏膜和黏膜下层向内突出形成十二指肠腔内憩室,多位于乳头附近,呈息肉样囊袋状。此种憩室壁的肌层组织多缺如或薄弱。

（三）继发性憩室

多由十二指肠溃疡瘢痕收缩或慢性胆囊炎粘连牵拉所致,故均发生在十二指肠球部,又称为假性憩室。

二、病理生理

十二指肠憩室多数可终身没有症状,也没有病理改变,仅在并发憩室炎症或出血时出现相应病理变化和临床症状。

（一）好发部位

十二指肠憩室以单发性多见，多发罕见。原发性憩室70%位于十二指肠降部，20%位于水平部，10%位于升部。继发性憩室则多在十二指肠球部。文献统计60%～95%的憩室位于十二指肠降部内侧壁，并且多位于以十二指肠乳头为中心的2.5 cm直径范围内，称为乳头旁憩室（peri-ampullary diverticula，PAD）。好发于此处的原因是该处为胚胎发育时前肠和后肠的结合部，为先天性薄弱区，加上胆胰管穿行致结缔组织支撑缺乏，使该处肠壁缺陷或薄弱。

PAD在解剖上与胰腺关系密切，与胰管和胆管邻近，多数伸向胰腺后方，甚至穿入胰腺组织内。此外，PAD中还有一种特殊情况，即胆总管和胰管直接开口于憩室，故PAD常可引起梗阻、胆管炎、胰腺炎等并发症。

（二）病理改变

憩室大小形态各异，与其解剖位置、肠内压力及产生的时间长短有关。一般为0.5～10 cm大小，形状可呈圆形、椭圆形或管状等。憩室颈部大小与症状的产生密切相关，颈部开口较宽者憩室内容物容易引流，可长时间无症状发生；如开口狭小，或因炎症反应导致开口狭小、憩室扩张，则肠内容物或食物进入憩室后容易潴留其中，发生细菌感染而致憩室炎和其他并发症。

（三）病理分型

根据憩室突出方向与十二指肠腔的关系，可分为腔内型憩室和腔外型憩室。临床常见为腔外型憩室，腔内型罕见。

1.腔内型憩室

憩室壁由两层肠黏膜和其间少许黏膜下结缔组织构成，呈息肉状或囊袋状附着于十二指肠乳头附近，肠腔外触之似肠腔内息肉。部分病例十二指肠乳头位于憩室内，故易引起胆道、胰腺疾病及十二指肠腔内堵塞，并发胃十二指肠溃疡，此类病例也常伴有其他器官先天畸形。

2.腔外型憩室

多为圆形或呈分叶状，颈部可宽可窄。多为单发，约10%的患者可有两个以上腔外憩室或并存其他消化道憩室。70%位于十二指肠降部，与胰腺解剖关系密切，30%在水平部或升部。

三、临床表现

十二指肠憩室很少发现于30岁以下患者，82%的患者在60岁以上才出现症状，大多数在58～65岁时作出诊断，男女发生率几乎相等。多数十二指肠憩室无症状，只有在发生并发症后才引起不适。憩室的大小形状各不相同，但多数颈部口径比较狭小，一旦肠内容物进入又不易排出时，可引起各种并发症。常见的十二指肠憩室并发症可分为憩室炎和憩室压迫邻近结构两类情况。前者系由于憩室内食糜潴留引发急、慢性憩室炎和憩室周围炎，可有右上腹疼痛及压痛，并可向背部放射，并伴有上腹饱胀不适，恶心、呕吐。严重的憩室炎可继发溃疡、出血或穿孔，出现黑便和剧烈腹痛等症状。后者系因憩室内食糜潴留膨胀，或较大的十二指肠腔内、外憩室扩张，引起十二指肠部分梗阻，或者憩室内虽无肠内容物潴留，但也可能压迫邻近器官而产生并发症。临床表现为上消化道梗阻症状，呕吐物初为胃内容物，其后为胆汁，甚至可混有血液，呕吐后症状可缓解。十二指肠乳头附近的憩室，特别是憩室在乳头内者，可因炎症、压迫胆管和胰管而引发胆道感染、梗阻性黄疸和急、慢性胰腺炎，出现相应症状和体征。

十二指肠憩室的并发症较多，如十二指肠部分梗阻、憩室炎、憩室周围炎、憩室内结石、急性或慢性胰腺炎、胃十二指肠溃疡恶变、大出血、穿孔、胆管炎、憩室胆总管瘘、十二指肠结肠瘘、梗阻性黄疸等。

（一）憩室炎与憩室出血

由于十二指肠憩室内容物潴留，细菌繁殖，发生感染，引起憩室炎。继之憩室黏膜糜烂出血，亦有憩室内为异位胰腺组织，并发胰腺炎引起出血，或憩室炎症侵蚀穿破附近血管发生大出血。尚有少见的憩室内黏膜恶变出血。

（二）憩室穿孔

由于憩室内容物潴留,黏膜炎性糜烂并发溃疡,最终穿孔。穿孔多位于腹膜后,穿孔后症状不典型,甚至剖腹探查仍不能发现。通常出现腹膜后脓肿,胰腺坏死,胰瘘。若剖腹探查时发现十二指肠旁蜂窝织炎,或有胆汁、胰液渗出,应考虑憩室穿孔可能,需切开侧腹膜仔细探查。

（三）十二指肠梗阻

多见于腔内型憩室,形成息肉样囊袋堵塞肠腔。也可因较大的腔外型憩室内容物潴留,压迫十二指肠导致梗阻,但大多数是不全性梗阻。

（四）胆、胰管梗阻

多见于 PAD,腔内型或腔外型均可发生。因胆总管、胰管开口于憩室下方或两侧,甚至于憩室边缘或憩室内,致使 Oddi 括约肌功能障碍,发生梗阻。憩室机械性压迫胆总管和胰管,可致胆汁、胰液潴留,腔内压力增高,十二指肠乳头水肿,胆总管末端水肿,增加逆行感染机会,并发胆管感染或急慢性胰腺炎。十二指肠憩室合并肝胆、胰腺疾病时所表现的症状群可称为 Lemmel 综合征,亦有人称之为十二指肠憩室综合征。

（五）伴发病

十二指肠憩室常伴有胆道疾病、胃炎、消化性溃疡、胰腺炎、结石、寄生虫等,之间互相影响,互为因果,两者同时存在的可能性为 $10\%\sim50\%$。其中伴发胆道疾病者应属首位,常是"胆道术后综合征"的原因之一。因此在处理十二指肠憩室的同时,要注意不要遗漏这些伴发病,反之亦然。

十二指肠憩室反复引起逆行性胆总管感染,可造成胆总管下段结石。大西英胤等收集部分世界文献统计,显示十二指肠憩室合并胆石的发病率为 $6.8\%\sim64.2\%$,并发现日本人的发病率比英美人高。有人指出在处理胆石症时(事先未发现十二指肠憩室)同时处理憩室的情况日益多见。遇到十二指肠乳头开口正好在憩室内和(或)合并胆石症者,处理较为困难,术前应有所估计。

四、辅助检查

无症状的十二指肠憩室多于行上消化道钡餐检查时被发现,如果发现应作正、斜位摄片,重点了解憩室大小、部位、颈部口径和排空情况。十二指肠镜检查为诊断此病的"金标准",其优点是可以直视十二指肠憩室,并重点了解憩室颈与乳头的关系,有助于正确选择手术方式。对伴有胆胰病变者可同时行 ERCP,以了解胆胰管情况。有观点认为 MRI 在十二指肠憩室诊断中具有较高准确性,且认为其临床意义不止于诊断憩室本身,更在于对胆道炎症和结石的病因诊断,以及对 ERCP 及内镜下治疗的指导作用。

（一）X 线钡餐检查

可发现十二指肠憩室,表现为突出肠壁的袋状龛影,轮廓整齐清晰,边缘光滑,加压后可见龛影中有黏膜纹理延续到十二指肠。有的龛影在钡剂排空后,显示为腔内残留钡剂阴影的较大憩室,颈部较宽,在憩室内有时可见气液平面。如憩室周围肠黏膜皱襞增粗,轮廓不整齐,局部有激惹征象,或憩室排空延长,或有限局性压痛,为憩室炎表现,如憩室固定不能移动,为憩室周围炎表现。

继发性十二指肠憩室常伴有十二指肠球部不规则变形,并有肠管增宽阴影。当憩室较小或颈部狭窄,其开口部常被肠黏膜皱襞掩盖,或因憩室内充满大量食物残渣,而不易发现其存在。如有少量钡剂进入憩室,或可见一完整或不完整的环影。用低张十二指肠 X 线钡剂造影可增加憩室的发现率。

（二）纤维十二指肠镜检查

除可发现憩室的开口外,尚可了解憩室与十二指肠乳头的关系,为决定手术方案提供依据。

（三）胆道造影

有静脉胆道造影、经皮经肝穿刺胆道造影(PTC)或 ERCP 等方法。可了解憩室与胆管胰管之间的关系,对外科治疗方法的选择有参考意义。憩室与胆胰管的关系有胆胰管开口于憩室底部,或胆胰管开口于憩室侧壁或颈部等。这些胆胰管异常开口常伴有 Oddi 括约肌功能异常,因而容易引起憩室内容物的逆流或梗阻,而导致胆管炎或胰腺炎。

五、诊断

临床中十二指肠憩室的延误诊断率很高,原因是其临床表现没有特异性,难以与常见病如急、慢性胆囊炎、胆石症、慢性胃炎、胃溃疡、胰腺炎、非溃疡性消化不良等相区别,或有时与这些疾病并存,加上十二指肠憩室的发现率较低,临床医师缺乏警惕性,出现相关症状时首先想到的是常见病,对合并常见病而症状反复发作的患者,也只满足于原有诊断,而忽略追查原因。因此,凡有前述临床表现而按常见病治疗效果不佳时,除考虑治疗措施得当与否外,还要考虑到存在十二指肠憩室的可能性,以下几点尤应引起注意:①无法用溃疡病解释的消化道症状和黑便史。②胆囊切除术后症状仍存在,反复发作胆管炎而无结石残留或复发者。③反复发作的慢性胰腺炎。④无明确原因的胆道感染。若怀疑憩室是引起症状的原因,也必须排查其他疾病。诊断十二指肠憩室时应先行上消化道钡餐检查,诊断依据为 X 线片上显示的狭颈憩室,钡剂潴留其内＞6 小时,有条件时可以加做纤维十二指肠镜检查进一步确诊,并明确其与十二指肠乳头的关系。

六、治疗

治疗原则:没有症状的十二指肠憩室无须治疗。有一定临床症状而无其他病变存在时,应先采用内科治疗,包括饮食调节,使用制酸药、解痉药等,并可采取侧卧位或调整各种不同姿势,以帮助憩室内积食排空。由于憩室多位于十二指肠降部内侧壁,甚或埋藏在胰腺组织内,手术切除比较困难,故仅在内科治疗无效并屡次并发憩室炎、出血或压迫邻近脏器时才考虑手术治疗。

手术切除憩室为理想的治疗,但十二指肠憩室壁较薄弱,粘连紧密,剥离时易撕破,憩室位于胰腺头部者分离时出血多,并容易损伤胰腺及胆胰管等,故手术方式必须慎重选择。手术原则是切除憩室和治疗憩室并发症。

（一）手术适应证

十二指肠憩室有下列情况可考虑手术:①憩室颈部狭小,内容物潴留,排空障碍,有憩室炎的明显症状,反复进行内科治疗无效。②憩室出血、穿孔或形成脓肿。③憩室巨大、胀满,使胆总管或胰管受压梗阻,以及胆胰管异常开口于憩室内,引起胆胰系统病变。④憩室内有息肉、肿瘤、寄生虫或性质不明病变等。

（二）术前准备

除按一般胃肠手术前准备外,应尽量了解憩室的部位及与周围器官的关系。准确定位有利于术中探查和术式选择。上消化道 X 线钡餐造影应摄左前斜位和右前斜位片,以判断憩室在十二指肠内前侧或内后侧,与胰腺实质和胆道走行的关系及憩室开口与十二指肠乳头的关系。位于降部内侧的憩室,最好在术前行内镜及胆道造影检查,了解憩室与十二指肠乳头及胆管的关系。必须留置胃管,必要时术中可经胃管注入空气,使憩室充气以显示其位置。

（三）常用手术方法

因十二指肠憩室的手术比较复杂,风险较大,目前国内外均没有腹腔镜十二指肠憩室手术的相关报道,手术仍局限于开放术式。术中显露憩室有不同途径,依其部位而定。位于十二指肠水平部和升部的憩室应将横结肠系膜切开显露;位于降部内前侧的憩室,应解剖降部内前缘;在降部内后侧的憩室,应切开十二指肠外侧腹膜(Kocher 切口),将十二指肠向左前方翻转以显露(图 2-14)。

1.憩室切除术

对容易分离或位于十二指肠水平部和升部的憩室,以切除为好。找到憩室后将其与周围粘连组织剥离干净,在憩室颈部钳夹切除。钳夹部位须离开十二指肠约 1 cm,作纵行(或斜行)切除,切除时避免用力牵拉,以防切除黏膜过多,导致肠腔狭窄。切除后做全层间断内翻缝合,外加浆肌层间断缝合。

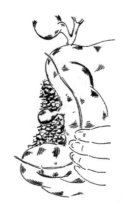

图 2-14　Kocher 切口显露降部内后侧憩室

憩室位于十二指肠降部内侧时,可在十二指肠降段前壁中段作一小切口,将憩室内翻入十二指肠腔切除,再缝合十二指肠切口。

若憩室位于十二指肠乳头附近或胆总管、胰管的开口处,切除憩室后须行胆囊切除术、胆总管置"T"形管引流及十二指肠乳头成形术。也可考虑将憩室纳入十二指肠腔,在十二指肠内施行切除,然后作十二指肠乳头成形术。

2.憩室内翻缝闭术

切除憩室会损伤胆总管开口时,不宜强行切除,可做憩室内翻缝闭术,此种手术只适用于无出血、穿孔等并发症的较小憩室。方法是于憩室颈部做一荷包缝合,用血管钳将憩室内翻入肠腔内,然后结扎荷包缝线,或使憩室内翻后以细丝线缝合颈部,使其不再脱出即可。

3.转流术(捷径术)

适用于无法切除或不宜内翻或缝闭的憩室,可行胃部分切除 B-Ⅱ式吻合术,使食物改道,将憩室旷置,以避免炎症出血等并发症。对于巨大憩室也有人主张用 DeNicola 法作"Y"形憩室空肠吻合术。

(四)十二指肠憩室急性并发症治疗

1.出血

当憩室入口较小引流不畅时,易使憩室及其周围反复发生炎症,导致局部溃疡、糜烂,可使血管裸露破裂。憩室内如有异位的胰、胃及其他腺组织,或憩室内有异物存留、肿瘤、静脉破裂等,亦可导致憩室出血。临床上以黑便多见,若出血量较大,则可引起呕血。

对十二指肠憩室出血患者,若血压等生命体征稳定,首选抗感染、抑酸、止血等保守治疗,多数有效。随着内镜技术的普及与提高,各种内镜下止血法已广泛开展。只要全身情况许可,急诊内镜检查配合相应治疗已成为诊断和治疗十二指肠憩室出血的首选方法。目前用于内镜下止血的方法主要为无水乙醇、高渗钠-肾上腺素、明胶海绵等局部注射,以及凝血酶喷洒、金属止血夹等单独或联合应用。对动脉喷射样出血往往需用止血夹止血法,但要求组织具有一定的弹性,或为裸露血管出血。如上述几种内镜止血法治疗无效,就应及时开腹手术治疗。

手术治疗首选憩室切除术,既可切除病灶,又可达到有效止血目的。但有的憩室向胰腺内长入,或距十二指肠乳头太近,若切除易误伤胆胰管,十二指肠多发憩室亦较难切除。遇到这些情况,必须切开十二指肠壁,在直视下缝扎出血点,止血可靠后行十二指肠旷置、BⅡ式胃部分切除术。此外,经保守治疗出血停止后,可择期行保留幽门的十二指肠旷置胃空肠吻合术,此术式可避免残留憩室和十二指肠排空障碍,以及反流性胃炎,有利于防止残胃癌的发生。

2.穿孔

因十二指肠憩室通常位于腹膜后,所以其穿孔症状的发展常呈隐匿性,早期体征亦不明显,为避免误漏诊,需注意上腹部剧烈疼痛伴腰背部疼痛要想到十二指肠憩室穿孔的可能。早期症状不明显的患者,会逐渐出现腹膜刺激征,故反复检查腹部体征并前后对比有重要意义,另外诊断性腹腔穿刺和腹部 X 线检查亦对本病诊断有意义。CT检查可见腹膜后十二指肠周围积液、积气。在手术探查中发现横结肠系膜右侧或小肠系膜根部有胆汁染色和捻发感时,提示十二指肠穿孔存在。

穿孔诊断明确后多需手术治疗,术式选择应根据十二指肠憩室穿孔的部位、大小、发病时间长短、腹腔污染情况决定。对伤口小,边缘血运好,穿孔时间较短的患者,行单纯修补加局部引流,同时将胃管放至修补处远端肠腔内即可;对破口虽小,但病程长,破口周围污染较重者,行修补加十二指肠造口术;对十二指肠破口大,肠壁有缺损不能直接缝合者,可行带蒂肠片修补术;对十二指肠降段、水平段憩室穿孔应考虑行十二指肠憩室化手术(图2-15)。术后禁食,应用抗生素,并早期应用静脉营养支持,以保证穿孔处愈合。

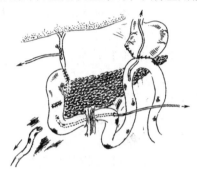

图 2-15 十二指肠憩室化手术

七、术后并发症及处理

由于憩室缺乏肌层组织、壁薄及与周围组织粘连,分离时易撕破,或损伤周围器官,又或因缝合欠佳,常见手术并发症有以下几种。

(一)十二指肠瘘

为严重并发症,病死率高,多在切除乳头旁憩室时发生。防止的关键在于分离憩室时要操作轻柔,缝合要严密。一旦发生十二指肠瘘必须及时引流,给予胃肠减压,抗感染治疗和营养支持,维持水、电解质平衡,瘘口多可逐渐愈合。

(二)梗阻性黄疸与胰腺炎

多因切除憩室时误伤胆管或胰管,或憩室内翻缝闭时致胆总管远端或壶腹部局限性狭窄引起。临床表现为上腹部疼痛、发热及黄疸,需再次手术解除梗阻。为避免此并发症发生,手术时应仔细辨认胆、胰管,切除憩室时勿将十二指肠黏膜切除过多,以免影响胆道开口的通畅。切除距乳头近的憩室前一般应先行胆总管切开,插入导管至壶腹部以标志胆道开口位置,然后再分离憩室,缝合时防止误将胆道开口缝合。

十二指肠手术是高风险手术,术后处理十分重要,主要措施有:①生命体征监测。②持续十二指肠减压(将胃管远端送至十二指肠降部)3~5天。③施行十二指肠造瘘者必须妥善固定造瘘管,术后15天以后方能酌情拔除。④其他应严格按照胃肠道手术后常规处理。

(沙德群)

第十三节 十二指肠内瘘

十二指肠内瘘是指在十二指肠与腹腔内的其他空腔脏器之间形成的病理性通道开口分别位于十二指肠及相应空腔脏器。十二指肠仅与单一脏器相沟通称为"单纯性十二指肠内瘘",与2个或以上的脏器相沟通则称为"复杂性十二指肠内瘘"前者临床多见,后者较少发生。内瘘时十二指肠及相应空腔脏器的内容物可通过该异常通道相互交通,由此引起感染、出血体液丧失(腹泻呕吐)水电解质紊乱、器官功能受损以及营养不良等一系列改变。

先天性十二指肠内瘘极为罕见,仅见少数个案报道十二指肠可与任何相邻的空腔脏器相沟通形成内瘘,但十二指肠胆囊瘘是最常见的一种类型,据统计其发生率占十二指肠内瘘的44%～83%,十二指肠胆总管瘘占胃肠道内瘘的5%～25%。韦靖江报道胆内瘘72例,其中十二指肠胆总管瘘,占8.3%(6/72)。其次为十二指肠结肠瘘,十二指肠胰腺瘘发生罕见。

一、病因

十二指肠内瘘形成的原因较多,如先天发育缺陷医源性损伤、创伤、疾病等。在疾病中,可由十二指肠病变所引致,如十二指肠憩室炎,亦可能是十二指肠毗邻器官的病变所造成,如慢性结肠炎胆结石等。一组资料报道,引起十二指肠内瘘最常见的病因是医源性损伤其次是结石、开放性和闭合性损伤。肿瘤、结核、溃疡病、克罗恩病及放射性肠炎等病理因素低于10%。

(一)先天因素

真正的先天性十二指肠内瘘极为罕见,仅见少数个案报道。许敏华等报道1例先天性胆囊十二指肠内瘘,术中见十二指肠与胆囊间存在异常通道,移行处黏膜均光滑,无瘢痕。

(二)医源性损伤

医源性损伤引起的十二指肠内瘘一般存在于十二指肠与胆总管之间,多见于胆管手术中使用硬质胆管探条探查胆总管下端所致,因解剖上胆总管下端较狭小,探查时用力过大穿破胆总管和十二指肠壁,形成胆总管十二指肠乳头旁瘘。薛兆祥等报道8例胆管术后发生胆总管十二指肠内瘘,原因均是由于胆总管炎性狭窄,胆管探条引入困难强行探查所致提示对胆总管炎性狭窄胆总管探查术中使用探条应慎重,不可暴力探查以减少医源性损伤。再者胆总管"T"形管引流时,"T"形管放置位置过低、置管时间过长、"T"形管压迫十二指肠壁致缺血坏死穿孔,引起胆总管十二指肠内瘘,亦属于医源性损伤。樊献军等报道2例胆管术后"T"形管压迫十二指肠穿孔胆总管"T"形管引流口与十二指肠穿孔处形成十二指肠内瘘,由此提示:胆总管"T"形管引流时位置不宜放置过低,或者在"T"形管与十二指肠之间放置小块大网膜并固定、隔断以免压迫十二指肠,造成继发性损伤。

(三)结石

十二指肠内瘘常发生于十二指肠与胆管系统间,大多数是被胆石穿破的结果。90%以上的胆囊十二指肠瘘,胆总管十二指肠瘘,胆囊十二指肠结肠瘘,均来自慢性胆囊炎、胆石症内瘘多在胆、胰、十二指肠汇合区,与胆管胰腺疾病有着更多关系,胆囊炎、胆石症的反复发作导致胆囊或胆管与其周围某一器官之间的粘连,是后来形成内瘘的基础。在粘连的基础上,胆囊内的结石压迫胆囊壁引起胆囊壁缺血、坏死、穿孔并与另一器官相通形成内瘘。胆囊颈部是穿孔形成内瘘最常见部位之一,这与胆囊管比较细小、胆囊受炎症或结石刺激后强烈收缩、颈部承受压力较大有关。胆囊炎反复发作时最常累及的器官是十二指肠、结肠和胃,当胆管系统因炎症与十二指肠粘连,胆石即可压迫十二指肠造成肠壁的坏死、穿孔、自行减压引流,胆石被排到十二指肠从而形成胆囊十二指肠瘘、胆总管十二指肠瘘、胆囊十二指肠结肠瘘。这种因结石嵌顿、梗阻、感染导致十二指肠穿孔自行减压形成的内瘘,常常是机体自行排石的一种特殊过程或视为胆结石的一种并发症,有时可引起胆石性肠梗阻。

(四)消化性溃疡

十二指肠的慢性穿透性溃疡,常因慢性炎症向邻近脏器穿孔而形成内瘘,如溃疡位于十二指肠的前壁或侧壁者可穿入胆囊,形成胆囊十二指肠瘘。而溃疡位于十二指肠后壁者穿入胆总管,引起胆总管十二指肠瘘,十二指肠溃疡亦可向下穿入结肠引起十二指肠结肠瘘,或胆囊十二指肠结肠瘘。也有报道穿透性幽门旁溃疡所形成的胃十二指肠瘘,肝门部动脉瘤与十二指肠降部紧密粘连向十二指肠内破溃而导致大出血的报道,亦是一种特殊的十二指肠内瘘。因抗分泌药对十二指肠溃疡的早期治疗作用,由十二指肠溃疡引起的十二指肠内瘘目前临床上已十分少见。

(五)恶性肿瘤

恶性肿瘤引起的十二指肠内瘘亦称为恶性十二指肠内瘘,主要是十二指肠癌浸润结肠肝曲或横结肠,或结肠肝区癌肿向十二指肠的第 3、4 段浸润穿孔所致。Hersheson 收集 37 例十二指肠-结肠瘘,其中 19 例起源于结肠癌。近年国内有报道十二指肠结肠瘘是结肠癌的少见并发症,另外十二指肠或结肠的霍奇金病,或胆囊的癌肿也可引起十二指肠内瘘。随着肿瘤发病率的增高,由恶性肿瘤引起十二指肠内瘘的报道日益增多。

(六)炎性疾病

因慢性炎症向邻近脏器浸润穿孔可形成内瘘。炎性疾病包括十二指肠憩室炎、克罗恩病溃疡性结肠炎、放射性肠炎及肠道特异性感染,如腹腔结核等均可引起十二指肠结肠瘘或胆囊十二指肠结肠瘘。

二、发病机制

先天性十二指肠内瘘的病理改变:异常通道底部为胆囊黏膜,颈部为十二指肠腺体上方 0.5 cm 可见胆囊腺体与十二指肠腺体相移行证实为先天性异常。王元和谭卫林报道 2 例手术证实的先天性十二指肠结肠瘘均为成年女性。内瘘瘘管都发生在十二指肠第三部与横结肠之间。鉴于消化系统发生的胚胎学研究,十二指肠后 1/3 与横结肠前 2/3 同属中肠演化而来。因此从胚胎发生学的角度来分析,如果中肠在胚胎发育过程中发生异常,则形成这类内瘘是完全有可能的。

三、检查

(一)实验室检查

选择做血、尿、便、生化常规及电解质检查。

(二)其他辅助检查

1.X 线检查

X 线检查包括腹部透视、腹部平片和消化道钡剂造影。

(1)腹部透视和腹部平片:有时可见胆囊内积气,是诊断十二指肠内瘘的间接依据但要与产气杆菌引起的急性胆囊炎相鉴别。十二指肠肾盂(输尿管)瘘时,腹部平片可见肾区有空气阴影和不透 X 线的结石(占 25%~50%)。

(2)消化道钡剂造影:消化道钡剂造影能提供内瘘存在的直接依据,可显示十二指肠内瘘瘘管的大小、走行方向、有无岔道及多发瘘。

上消化道钡剂造影:可见影像有以下几种。①胃十二指肠瘘:胃幽门管畸形及与其平行的幽门管瘘管。②十二指肠胆囊瘘:胆囊或胆管有钡剂和(或)气体,瘘管口有黏膜征象。以前者更具诊断意义此外,胆囊造瘘时不显影也为间接证据之一。③十二指肠结肠瘘:结肠有钡剂充盈。④十二指肠胰腺瘘:钡剂进入胰腺区域。

下消化道钡剂灌肠:可发现钡剂自结肠直接进入十二指肠或胆管系统,对十二指肠结肠瘘的正确诊断率可达 90% 以上做结肠气钡双重造影,可清楚地显示瘘管的位置,结合观察显示的黏膜纹,有助于鉴别十二指肠结肠瘘、空肠结肠瘘、结肠胰腺瘘和结肠肾盂瘘。

(3)静脉肾盂造影:十二指肠肾盂(输尿管)瘘患者行此检查时,因病肾的功能遭到破坏,常不能显示瘘的位置,但从病肾的病变可提供瘘的诊断线索;并且治疗也需要通过造影来了解健肾的功能,所以仍有造影的意义。

2.超声、CT、MRI 检查

可从不同角度不同部位显示肝内外胆管结石及消化道病变的部位、范围及胆管的形态学变化,而对十二指肠内瘘的诊断只能提供间接的诊断依据。如胆管积气、结肠瘘浸润十二指肠等。

3.ERCP 检查

内镜可直接观察到十二指肠内瘘的瘘口,同时注入造影剂,可显示瘘管的走行大小等全貌,确诊率可达 100%,是十二指肠内瘘最可靠的诊断方法。

4.内镜检查

(1)肠镜检查:可发现胃肠道异常通道的开口,并做鉴别诊断。十二指肠镜进入十二指肠后见黏膜呈环形皱襞柔软光滑,乳头位于十二指肠降段内侧纵行隆起的皱襞上,一般瘘口位于乳头开口的上方,形态多呈不规则的星状形,无正常乳头形态及开口特征。当瘘口被黏膜覆盖时不易发现,但从乳头开口插管,导管可从瘘口折回至肠腔,改从乳头上方瘘口插管,异常通道显影而被确诊,此时将镜面靠近瘘口观察,可见胆汁或其他液体溢出。内镜下十二指肠内瘘应注意与十二指肠憩室相鉴别,憩室也可在十二指肠乳头附近有洞口,但边缘较整齐,开口多呈圆形,洞内常有食物残渣,拨开残渣后能见到憩室底部导管向洞内插入即折回肠腔注入造影剂可全部溢出,同时肠道内可见到造影剂,而无异常通道显影。一组资料报道47例胆总管十二指肠内瘘同时合并十二指肠憩室5例,有1例乳头及瘘口均位于大憩室的腔内,内镜检查后立即服钡剂检查,证实为十二指肠降段内侧大憩室纤维结肠镜检查对十二指肠结肠瘘可明确定位,并可观察瘘口大小,活组织检查以确定原发病灶的性质为选择手术方式提供依据。

(2)腹腔镜检查:亦可作为十二指肠内瘘诊断及治疗的手段且有广泛应用前景。

(3)膀胱镜检查:疑有十二指肠肾盂(输尿管)瘘时,此检查除可发现膀胱炎征象外,尚可在病侧输尿管开口处看到有气泡或脓性碎屑排出;或者经病侧输尿管的插管推注造影剂后摄片,可发现十二指肠内有造影剂。目前诊断主要依靠逆行肾盂造影,将近2/3的患者是阳性。

5.骨炭粉试验

口服骨炭粉,15~40分钟后有黑色炭末自尿中排出。此项检查仅能肯定消化道与泌尿道之间的内瘘存在,但不能确定瘘的位置。

四、临床表现

十二指肠瘘发生以后,患者是否出现症状,应视与十二指肠相通的不同的空腔脏器而异。与十二指肠相交通的器官不同,内瘘给机体带来的后果亦不同,由此产生的症状常因被损害的器官的不同而差异较大,如十二指肠胆管瘘是以胆管感染为主要病变,故临床以肝脏损害症状为主;而十二指肠结肠瘘则以腹泻、呕吐、营养不良等消化道症状为主。

(一)胃十二指肠瘘

胃十二指肠瘘可发生于胃与十二指肠球部横部及升部之间,几乎都是由于良性胃溃疡继发感染、粘连继而穿孔破入与之粘连的十二指肠球部,或因胃穿孔后形成局部脓肿,继而破入十二指肠横部或升部。胃十二指肠瘘形成后,对机体的生理功能干扰不大,一般多无明显症状。绝大部分患者都因长期严重的溃疡症状而掩盖了瘘的临床表现;少数患者偶尔发生胃输出道梗阻。

(二)十二指肠胆囊瘘

十二指肠胆囊瘘症状颇似胆囊炎如嗳气、恶心、呕吐、厌食油类、消化不良,有时有寒战高热、腹痛,出现黄疸而酷似胆管炎、胆石症的表现。有时表现为十二指肠梗阻,也有因胆石下行到肠腔狭窄的末端回肠或回盲瓣处而发生梗阻,表现为急性机械性肠梗阻症状,如为癌症引起,则多属晚期,其症状较重,且很快出现恶病质。

(三)十二指肠胆总管瘘

通常只出现溃疡病的症状,有少数可发生急性化脓性胆管炎而急诊入院。

(四)十二指肠胰腺瘘

十二指肠胰腺瘘发生之前常先有胰腺脓肿或胰腺囊肿的症状,故可能追问出有上腹部肿块的病史。其次,多数有严重的消化道出血症状。手术前不易明确诊断。Berne 和 Edmondson 认为消化道胰腺瘘具有 3 个相关的临床经过,即胰腺炎后出现腹内肿块及突然出现严重的胃肠道出血,应警惕内瘘的发生;腹内肿块消失之时,常为内瘘形成之日,这个经验可供诊断时参考。

(五)十二指肠结肠瘘

良性十二指肠结肠瘘常有上腹部疼痛、体重减轻、乏力、胃纳增大,大便含有未消化的食物或严重的水泻。有的患者伴有呕吐,可闻到呕吐物中的粪臭结合既往病史有诊断意义。内瘘发生的时间,据统计从1~32周,多数(70%以上)患者至少在内瘘发生3个月才被确诊而手术。内瘘存在时间越长,症状就越突然,后果也越严重。先天性十二指肠结肠瘘最突出的症状是腹泻,往往自出生即出现,病史中查不到腹膜炎、肿瘤和腹部手术的有关资料。由于先天性内瘘在十二指肠一侧开口位置较低而且内瘘远端不存在梗阻,故很少发生粪性呕吐与腹胀。如无并发症,则不产生腹痛。要注意与非先天性良性十二指肠结肠瘘的区别。若为恶性肿瘤浸润穿破所造成的十二指肠结肠瘘,除了基本具备上述症状外,病情较重,恶化较快,常同时又有恶性肿瘤的相应症状。

(六)十二指肠肾盂(输尿管)瘘

十二指肠肾盂(输尿管)瘘临床上可先发现有肾周围脓肿,即病侧腰痛局部有肿块疼痛向大腿或睾丸放射,腰大肌刺激征阳性。以后尿液可有气泡,或者尿液混浊,或有食物残渣,以及尿频、尿急尿痛等膀胱刺激症状。如果有突然发生水样、脓性腹泻同时伴有腰部肿块的消失,往往提示内瘘的发生。此时腰痛减轻,也常有脱水及血尿。此外尚有比较突出的消化道症状如恶心、呕吐和厌食肾结石自肛门排出甚为罕见未能得到及时治疗者呈慢性病容乏力和贫血,有时可以引起明显的脓毒血症,患者始终有泌尿道的感染症状,有的患者有高氯血症的酸中毒。宁天枢等曾报道1例先天性输尿管十二指肠瘘并发尿路蛔虫病,患者自4岁起发病到18岁就诊止估计自尿道排出蛔虫达400条左右,该例经手术证实且治愈。原武汉医学院附属第一医院泌尿外科报道1例5岁男性右输尿管十二指肠瘘的患者,也有排蛔虫史,由于排蛔虫,首先想到的是膀胱低位肠瘘,很容易造成误诊。该例手术发现不仅右输尿管上段与十二指肠间有一瘘管,而且右肾下极1cm处有一交叉瘘管与十二指肠降部相通,实为特殊。故对尿路蛔虫病的分析不能只局限于膀胱低位肠瘘的诊断。

五、并发症

(1)感染是最常见的并发症,严重者可发生败血症。

(2)合并水电解质紊乱。

(3)出血、贫血亦是常见并发症。

六、诊断

十二指肠内瘘,术前诊断较为困难,因为大部分十二指肠内瘘缺乏特征性表现,漏诊率极高。有学者报道10例胆囊十二指肠内瘘,术前诊断7例为胆囊炎胆囊结石,3例诊断为肠梗阻提高十二指肠内瘘的正确诊断率,应注意以下几个方面。

(一)病史

正确详细的既往史、现病史是临床诊断的可靠信息来源,有下列病史者应考虑有十二指肠内瘘存在的可能。

(1)既往有反复发作的胆管疾病史尤其是曾有胆绞痛黄疸后又突然消失的患者。

(2)既往彩超或B超提示胆囊内有较大结石,近期复查显示结石已消失,或移位在肠腔内。

(3)长期腹痛、腹泻消瘦、乏力伴程度不等的营养不良。

(二)辅助检查

十二指肠内瘘诊断的确定常需要借助影像学检查,如X线检查、彩超或B超、CT、MRI、ERCP等,能提供直接的或间接的影像学诊断依据,或内镜检查发现胃肠道异常通道的开口等即可明确诊断。

七、治疗

十二指肠内瘘的治疗分为手术治疗和非手术治疗,如何选择争议较大。

(一)非手术治疗

鉴于部分十二指肠内瘘可以自行痊愈,加之部分十二指肠内瘘可以长期存在而不发生症状,目前多数学者认为只对有临床症状的十二指肠内瘘行手术治疗,方属合理。一组资料报道 13 年行胆管手术 186 例,术后发生 8 例胆总管十二指肠内瘘(4.7%),经消炎、营养支持治疗,6 例内瘘治愈(75%)仅有 2 例 经非手术治疗不好转而改行手术治疗而治愈。非手术治疗包括纠正水、电解质紊乱、选用有效足量的抗生 素控制感染积极的静脉营养支持,必要时可加用生长激素严密观察生命体征及腹部情况,如临床表现不好 转应转手术治疗。

(二)手术治疗

在输液(建立两条输液通道)输血、抗感染等积极抗休克与监护下施行剖腹探查术。

1.胃十二指肠瘘

根据胃溃疡的部位和大小,做胃大部分切除术及妥善地缝闭十二指肠瘘口,疗效均较满意。若瘘口位 于横部及升部,往往炎症粘连较重,手术时解剖、显露瘘口要特别小心避免损伤肠系膜上动脉或下腔静脉。 Webster 推荐在解剖、显露十二指肠瘘口之前,先游离、控制肠系膜上动脉和静脉,这样既可避免术中误伤 血管,又可减轻十二指肠瘘口的修补张力。

2.十二指肠胆囊瘘

术中解剖时应注意十二指肠胆囊瘘管位置有瘘口短而较大的直接内瘘,也有瘘管长而狭小的间接内 瘘。由于粘连多,解剖关系不易辨认,故宜先切开胆囊,探明瘘口位置与走向,细致地游离,才不致误伤十 二指肠及其他脏器,待解剖完毕后,切除十二指肠瘘口边缘的瘢痕组织,再横行缝合十二指肠壁。若顾虑 缝合不牢固者,可加用空肠浆膜或浆肌片覆盖然后探查胆总管是否通畅置"T"形管引流,最后切除胆囊。 对瘘口较大或炎性水肿较重者,应做相应的十二指肠或胃造口术进行十二指肠减压引流,以利缝合修补的 瘘口愈合,术毕须放置腹腔引流。

3.十二指肠胆总管瘘

单纯性的由十二指肠溃疡并发症引起的十二指肠胆总管瘘可经非手术治疗而痊愈。对经常发生胆管 炎的病例或顽固的十二指肠溃疡须行手术治疗,否则内瘘不能自愈。较好的手术方法是迷走神经切断胃 次全切除的胃空肠吻合术。十二指肠残端的缝闭,可采用 Bancroft 法。十二指肠胆总管无须另做处理, 胃内容改道后瘘管可以自行闭合。如有胆管结石、胆总管积脓,则不宜用上述手术方法。应先探查胆总管 胆管内结石、积脓、食物残渣等均须清除、减压,置"T"形管引流;或者待十二指肠与胆总管分离后分别修 补十二指肠和胆总管的瘘孔,置"T"形管引流另外做十二指肠造口减压。切除胆囊,然后腹腔安置引流。

4.十二指肠胰腺瘘

关键在于胰腺脓肿或囊肿得到早期妥善的引流,及时解除十二指肠远端的梗阻和营养支持,则十二指 肠胰腺瘘均能获得自愈。因胰液侵蚀肠壁血管造成严重的消化道出血。如非手术治疗无效,应及时进行 手术,切开十二指肠壁,用不吸收缝线缝扎出血点。

5.十二指肠结肠瘘

有学者曾报道 1 例因溃疡穿孔形成膈下脓肿所致的十二指肠结肠瘘,经引流膈下脓肿后,瘘获得自愈 结核造成内瘘者,也有应用抗结核治疗后而痊愈的报道,但大多数十二指肠结肠瘘内瘘(包括先天性),均 需施行手术治疗。由于涉及结肠,术前须注意充分的肠道准备与患者全身状况的改善。良性的可做单纯 瘘管切除分别做十二指肠和结肠修补,缝闭瘘口,倘瘘口周围肠管瘢痕较重或粘连较多要行瘘口周围肠切 除和肠吻合术。对位于十二指肠第三部的内瘘切除后,有时十二指肠壁缺损较大,则修补时应注意松解屈 氏韧带,以及右侧系膜上血管在腹膜后的附着处,保证修补处无张力。必要时应用近段空肠袢的浆膜或浆 肌覆盖修补十二指肠壁的缺损。由十二指肠溃疡引起者,只要患者情况允许宜同时做胃次全切除术。先 天性者,有多发性瘘的可能,因此手术时要认真而仔细地探查,防止遗漏。因结肠癌浸润十二指肠而引起 恶性内瘘者,视具体情况选择根治性手术或姑息性手术。

(1)根治性手术:Callagher 曾介绍以扩大的右半结肠切除术治疗位于结肠肝曲恶性肿瘤所致的十二 指肠结肠瘘。所谓的扩大右半结肠切除,即标准右半结肠切除加部分性胰十二指肠切除然后改建消化道。 即行胆总管(或胆囊)-空肠吻合,胰腺-空肠吻合(均须分别用橡皮管或塑料管插管引流),胃-空肠吻合,回肠-横结肠吻合术。

(2)姑息性手术:对于无法切除者,可做姑息性手术。即分别切断胃幽门窦横结肠、末端回肠,再分别闭锁胃与回肠的远端,然后胃-空肠吻合回肠-横结肠吻合与空肠输出袢同近侧横结肠吻合。无论是根治性或姑息性手术,术中均需安置腹腔引流。

6.十二指肠肾盂(输尿管)瘘

(1)引流脓肿:伴有肾周围胀肿或腹膜后脓肿者,须及时引流。

(2)排除泌尿道梗阻:如病肾或输尿管有梗阻应设法引流,可选择病侧输尿管逆行插管或暂时性肾造口术。经上述治疗,有少数瘘管可闭合自愈。

(3)肾切除和瘘修补术:病肾如已丧失功能或者是无法控制的感染而健肾功能良好,可考虑病肾的切除,以利内瘘的根治。采用经腹切口,以便同时做肠瘘修补。因慢性炎症使肾周围粘连较多解剖关系不清,故对术中可能遇到的困难有充分的估计并做好相应准备,包括严格的肠道准备。十二指肠侧瘘切除后做缝合修补,并做十二指肠减压,腹腔内和腹膜外的引流。

(4)十二指肠输尿管瘘多数需将病肾和输尿管全切除。如仅在内瘘的上方切除肾和输尿管,而未切除其远侧输尿管,则瘘可持续存在。少数输尿管的病变十分局限,肾未遭到严重破坏,则可考虑做病侧输尿管局部切除后行端端吻合术。术后须严密观察病情,继续应用有效的抗生素给予十二指肠减压。

(沙德群)

第十四节　十二指肠良性肿瘤

十二指肠良性肿瘤少见,良、恶性比例为 1：(2.6～6.8)。据国内 1 747 例与国外 2 469 例十二指肠良恶性肿瘤综合统计,十二指肠良性肿瘤分别占 21％与 33％。十二指肠良性肿瘤本身虽属良性,但部分肿瘤有较高的恶变倾向,有的本身就介于良、恶性之间,甚至在镜下均难于鉴别。尤其肿瘤生长的位置常与胆、胰引流系统有密切关系,位置固定,十二指肠的肠腔又相对较窄,因此常常引起各种症状,甚至发生严重并发症而危及生命。由于十二指肠位置特殊,在这些肿瘤的手术处理上十分棘手。

一、十二指肠腺瘤

十二指肠腺瘤是常见的十二指肠良性肿瘤,约占小肠良性肿瘤的 25％。从其发源可分为 Brunner 腺瘤和息肉样腺瘤两种。

(一)Brunner 腺瘤

Brunner 腺瘤系十二指肠黏液腺(Brunner 腺)腺体增生所致,故有人认为它并非真正的肿瘤。该腺体位于十二指肠黏膜下层,可延伸至黏膜固有层,其导管通过 Lieberkuhn 腺陷窝开口于十二指肠腔,分泌含粘蛋白的黏液和碳酸氢盐。此腺体绝大多数位于十二指肠球部,降部和水平部依次减少。

Brunner 腺瘤有 3 种类型:①腺瘤样增生最多见,为单个瘤样物突出肠腔内,有蒂或无蒂,质较硬,呈分叶状。国外报道其直径多不超过 1 cm,国内报道肿瘤均较大,最大达 8 cm。②局限性增生,表面呈结节状,多位于十二指肠乳头上部。③弥漫性结节增生:呈不规则的多发性小结节,分布于十二指肠的大部分。

Brunner 腺瘤显微镜下所见无明显包膜,由纤维组织、平滑肌分隔成大小不等的小叶结构,可见腺泡、腺管和潘氏细胞,故认为属错构瘤,极少恶变。

1.临床表现

十二指肠 Brunner 腺瘤常无明显临床症状,当肿瘤生长到一定程度可出现上腹部不适、饱胀、疼痛或梗阻,约 45％病例有上消化道出血,以黑便为主,伴贫血,少有呕血。

2.诊断

十二指肠 Brunner 腺瘤常由上消化道辅助检查发现十二指肠黏膜下隆起性病变,而获得临床诊断,最后确诊常依赖病理组织检查。

常用辅助检查手段为钡餐或气钡双重造影和十二指肠镜。前者见球后有圆形充盈缺损或呈光滑的"空泡征",若为弥漫性结节样增生,则呈多个小充盈缺损,如鹅卵石样改变。十二指肠镜则可见肿瘤位于黏膜下,向肠腔内突出,质较硬,黏膜表面有炎症、糜烂,偶见溃疡,行活体组织病理检查时必须取材较深方能诊断。

3.治疗

理论上 Brunner 腺瘤属错构瘤性质,很少恶变,加之有学者认为 Brunner 腺瘤系胃酸分泌过多的反应。因而认为可经药物治疗消退,或长期追踪,但因于术前很难对 Brunner 腺病定性,而且腺瘤发展到一定大小常致出血、贫血等,因此绝大多数学者认为仍应手术治疗,特别是对单个或乳头旁局限性增生的腺瘤应予切除。处理方法如下。

(1)肿瘤小且蒂细长者可经内镜切除。

(2)肿瘤较大,基底较宽应经十二指肠切除。

(3)球部肿瘤直径>3 cm,基底宽,切除后十二指肠壁难以修复者,可行胃大部切除。

(4)肿瘤位于乳头周围,引起胆、胰管梗阻或疑有恶变经快速病理检查证实者,应做胰头十二指肠切除。

(二)十二指肠腺瘤性息肉

十二指肠腺瘤多属此类。源于十二指肠黏膜腺上皮,有别于 Brunner 腺瘤。由于腺瘤的结构形态不同,表现各异,预后亦有较大的差异。目前按腺瘤不同结构和形态将其分为 3 类。①绒毛状腺瘤:腺瘤内有大量上皮从管腔黏膜表面突起,呈绒毛状或乳头状,表面如菜花样,基底部、质软、易出血,恶变率高达63%,临床较少见。②管状腺瘤:较多见,肿瘤多数较小、有蒂、质较硬,肿瘤内以管腔为主,少见绒毛状上皮,恶变率较低,约14%。③管状绒毛状腺瘤:其形状结构和恶变率居前两者之间。

1.临床表现

早期多无症状,肿瘤发展到一定大小则可有上腹部不适、隐痛等胃十二指肠炎表现。较长病史者可出现贫血,大便潜血阳性,其中尤以绒毛状腺瘤表现突出。位于乳头部腺瘤可因阻塞胆总管而致黄疸,或诱发胰腺炎。较大的肿瘤可致十二指肠梗阻,但较罕见。

2.诊断

同其他十二指肠肿瘤诊断方法一样,依赖于十二指肠低张造影和十二指肠镜检查,前者表现为充盈缺损;后者则可见向肠腔突起的肿块、呈息肉样或乳头状,病理学检查常可明确诊断。

B 超及 CT 等检查对诊断较大的腺瘤也有一定参考价值。

值得注意的是:十二指肠腺瘤可伴发于家族性息肉、Gardner 综合征等,因而对十二指肠腺瘤做出诊断的同时,应了解结肠等其他消化道有无腺瘤存在。

3.治疗

十二指肠腺瘤被认为是十二指肠腺癌的癌前期病变,恶变率高。因此,一旦诊断确定应争取手术治疗。具体方法如下。

(1)经内镜切除:适用于单发、较小、蒂细长、无恶变可能的腺瘤。蒂较宽、肿瘤较大则不宜采用。应注意电灼或圈套切除易发生出血和穿孔。切除后复发率为28%～43%,故应每隔半年行内镜复查,1～2 年后每年复查 1 次。

(2)经十二指肠切除:适用于基底较宽、肿瘤较大经内镜切除困难者。乳头附近的肿瘤亦可采用此法。切除后同样有较高的复发率,要求术后内镜定期随访。

手术方法是切开十二指肠侧腹膜(Kocher 切口),游离十二指肠,用双合诊方法判断肿瘤部位和大小,选定十二指肠切开的部位,纵向切开相应部位侧壁至少 4 cm,显露肿瘤并切取部分肿瘤行术中快速病理切片检查。如肿瘤位于乳头附近,则经乳头逆行插管以判断肿瘤与乳头和胆管的关系,如有黄疸则应切开胆总管,经胆管内置管以显露十二指肠乳头。注意切除肿瘤时距瘤体外周 0.3～0.5 cm 切开黏膜,于肌层表面游离肿瘤。乳头附近肿瘤常要求连同瘤和乳头一并切除,因而应同时重做胆胰管开口。其方法是:在胆管开口前壁切断 Oddi 括约肌,用两把蚊式钳夹住胆管和胰管开口相邻处,在两钳之间切开约 0.5 cm,分别结扎缝合,使胆、胰管出口形成一共同通道,细丝线间断缝合十二指肠黏膜缘与胆、胰管共同开口处的管壁,分别于胆管和胰管内插入相应大小的导管,以保证胆汁、胰液引流通畅,亦可切开胆总管,内置"T"形管,下壁穿过胆管十二指肠吻合口达十二指肠,胰管内置管,经"T"形管引出体外,缝合十二指肠切口,肝下置引流,将胃肠减压管前端置入十二指肠。本法虽然术后胆胰管开口狭窄、术后胰腺炎、十二指肠瘘等并发症较少,但切除范围有限。

(3)胃大部切除:适用于球部腺瘤,蒂较宽,周围有炎症,局部切除后肠壁难以修复者。

(4)胰头十二指肠切除:适用于十二指肠乳头周围单个或多发腺瘤,或疑有恶变者。十二指肠良性肿瘤是否应行胰头十二指肠切除术尚有争议。

二、其他十二指肠良性肿瘤

十二指肠良性肿瘤有的前面已经提到(如平滑肌瘤、脂肪瘤等),有的十分罕见(如神经源性肿瘤、错构瘤、纤维瘤、内分泌肿瘤等),以及一些组织的异位等在本节中不再阐述。

(一)十二指肠血管瘤(肉瘤)

血管瘤 90% 以上见于空肠与回肠,十二指肠少见,通常来自黏膜下血管丛。多数为很小的息肉状肿瘤,呈红色或紫红色,向肠腔内突出,可单发,也可多发,可呈局限性生长,也可弥漫性分布。可分为三型:①毛细血管瘤,无包膜,呈浸润性生长,在肠黏膜内呈蕈状突起的鲜红色或仅呈暗红色或紫红色斑。②海绵状血管瘤,由扩张的血窦构成,肿瘤切面呈海绵状。③混合型血管瘤,常并发出血,在诊断与治疗上均感棘手。极少数血管瘤可恶变为血管肉瘤。

血管肉瘤亦来自十二指肠的血管组织,除了能转移外,临床表现与血管瘤相似,但血管肉瘤的血管丰富,易向黏膜生长而形成溃疡与出血。

(二)十二指肠纤维瘤(肉瘤)

纤维瘤(fibroma)好发于回肠黏膜,十二指肠纤维瘤很少见,常为单发,也可多发。由肠黏膜纤维组织发生的良性肿瘤,也可发生在黏膜下、肌层、浆膜下。外观呈结节状,有包膜、界限清楚的肿瘤,切面呈灰白色,可见编织状的条纹,质地韧。镜下由胶原纤维和纤维细胞构成,其间是血管和其周围少量疏松的结缔组织。瘤组织内纤维排列成索状,纤维间含有血管的细胞,一般不见核分裂象。纤维肉瘤(fiborsarcoma)镜下瘤细胞大小不一,呈梭形或圆形,分化程度差异很大,瘤细胞核大深染,核分裂象多见,生长快,预后不佳。术后易复发。

临床表现:主要症状为腹痛、恶心、呕吐、食欲缺乏、消瘦等,偶可发生梗阻与出血。

十二指肠肿瘤可引起严重并发症,少数可发生恶变,故一旦确诊,应以手术治疗为主。切除率一般可达 98% 以上,切除方案应根据病灶所在十二指肠的部位,大小、形态、肿瘤的类型而定,一般肿瘤较小,且距十二指肠乳头有一定的距离时,可行局部肠壁楔形切除,或局部摘除,有学者主张经十二指肠将肿瘤做黏膜下切除;肿瘤较大或多发性者,可行部分肠段切除术;肿瘤累及壶腹部或有恶变倾向时,应行部分十二指肠切除术。术中一定要注意将切除的肿瘤标本送冰冻切片检查,才能根据病理结果确定切除的范围。对十二指肠小的、单发的、带蒂的良性肿瘤可在内镜下用圈套器切除,或用微波、激光凝固摘除。

(沙德群)

第十五节 十二指肠恶性肿瘤

本节主要讨论的十二指肠恶性肿瘤（malignant tumor of duodenum）指原发于十二指肠组织结构的恶性肿瘤，即原发性十二指肠恶性肿瘤，较少见，国外报道尸检发现率为 0.02%～0.05%，约占胃肠道恶性肿瘤的 0.35%，但小肠肿瘤以十二指肠发生率最高，约占全部小肠肿瘤的 41%。其中恶性肿瘤多于良性肿瘤，前后两者比例约为 6.8∶1。

一、十二指肠腺癌

十二指肠腺癌（adenocarcinoma of duodenum）是指起源于十二指肠黏膜的腺癌。其发病率国外文献报道占十二指肠恶性肿瘤的 80%，占全消化道恶性肿瘤的 1% 偏低。国内报道占十二指肠恶性肿瘤的 65% 左右，占全消化道肿瘤的 0.3%，占小肠恶性肿瘤的 25%～45%。好发于 50～70 岁，男性稍多于女性。有学者查阅中南大学湘雅二医院病历资料，近 10 年来仅发现十二指肠腺癌 18 例，占同期内十二指肠恶性肿瘤的 70% 左右。

（一）病因病理

目前对十二指肠腺癌的病因不甚清楚。胆汁和胰腺中分泌出来的可能是致癌原的一些物质如石胆酸等二级胆酸对肿瘤的形成起促进作用。十二指肠腺癌与下列疾病有关：家族性息肉病、Gardner 和 Turcot 综合征、Von Reeklinghausen 综合征、Lynch 综合征、良性上皮肿瘤如绒毛状腺瘤等。另有报道与溃疡或憩室的恶变以及遗传等因素也有一定关系。

根据癌瘤发生的部位可将十二指肠腺癌分为壶腹上段、壶腹段（不包括发生于胰头、壶腹本身及胆总管下段的癌）及壶腹下段。以发生于壶腹周围者最多，约占 50%。其次为壶腹下段，壶腹上段最少。

十二指肠癌大体形态分为息肉型、溃疡型、环状溃疡型和弥漫浸润型，以息肉型多见，约占 60%，溃疡型次之。镜下所见多属乳头状腺癌或管状腺癌，位于十二指肠乳头附近以息肉型乳头状腺癌居多，其他部位多为管状腺癌，呈溃疡型或环状溃疡型，溃疡病灶横向扩展可致十二指肠环形狭窄。

（二）分期

国内对十二指肠腺癌尚未进行详细分期，其分期方法多沿引美国癌症联合会制定的分期法，即：

临床分期为第Ⅰ期，肿瘤局限于十二指肠壁；第Ⅱ期，肿瘤已穿透十二指肠壁；第Ⅲ期，肿瘤有区域淋巴结转移；第Ⅳ期，肿瘤有远处转移。

TNM 分期如下。

T：原发肿瘤。

T_0：没有原发肿瘤证据。

T_{is}：原位癌。

T_1：肿瘤侵犯固有层或黏膜下层。

T_2：肿瘤侵犯肌层。

T_3：肿瘤穿破肌层浸润浆膜或穿过无腹膜覆盖的肌层处（如系膜或后腹膜处）并向外浸润≤2 cm。

T_4：肿瘤侵犯毗邻器官和结构，包括胰腺。

N：局部淋巴结。

N_0：无局部淋巴结转移。

N_1：局部淋巴结有转移。

M：远处转移。

M_0：无远处转移。

M_1：有远处转移。

（三）临床表现

早期症状一般不明显，或仅有上腹不适、疼痛、无力、贫血等。其症状、体征与病程的早晚及肿瘤部位有关。根据文献统计现将常见症状、体征分别如下。

1.疼痛

多类似溃疡病，表现为上腹不适或钝痛，进食后疼痛并不缓解，有时疼痛可向背部放射。

2.厌食、恶心、呕吐

此类消化道非特异性症状在十二指肠腺癌的发生率为30％～40％，如呕吐频繁，呕吐内容物多，大多是由于肿瘤逐渐增大堵塞肠腔，引起十二指肠部分或完全梗阻所致。呕吐内容物是否含有胆汁可判别梗阻部位。

3.贫血、出血

贫血、出血为最常见症状，其出血主要表现为慢性失血，如大便潜血、黑便；大量失血则可呕血。

4.黄疸

黄疸系肿瘤阻塞壶腹所致，此种肿瘤引起黄疸常因肿瘤的坏死、脱落而使黄疸波动，常见于大便潜血阳性后黄疸也随之减轻；另外黄疸常伴有腹痛。以上两点有别于胰头癌常见的进行性加重的无痛性黄疸。

5.体重减轻

此种症状亦较常见，但进行性体重下降常预示治疗效果不佳。

6.腹部包块

肿瘤增长较大或侵犯周围组织时，部分病例可扪及右上腹包块。

（四）诊断、鉴别诊断

由于本病早期无特殊症状、体征，故诊断主要依赖于临床辅助检查，其中以十二指肠低张造影和纤维十二指肠镜是术前确诊十二指肠肿瘤的主要手段。

十二指肠低张造影是首选的检查方法，如行气钡双重造影可提高诊断率。因癌肿形态不同，其X线影像有不同特征，一般可见部分黏膜粗、紊乱或皱襞消失，肠壁僵硬。亦可见息肉样充盈缺损、龛影、十二指肠腔狭窄。壶腹部腺癌与溃疡引起的壶腹部变形相似，易误诊。十二指肠纤维内镜检查因难窥视第3、4段，故可能遗漏诊断。临床可采用超长内镜或钡餐弥补其不足。镜下见病变部位黏膜破溃，表面附有坏死组织。如见腺瘤顶部黏膜粗糙、糜烂，应考虑癌变，对可疑部位需取多块组织行病理检查，以免漏诊。

B超、超声内镜和CT检查可见局部肠壁增厚，并可了解肿瘤浸润范围、深度、周围区域淋巴结有无转移，以及肝脏等腹内脏器情况。

对上述检查仍未能确诊者，行选择性腹腔动脉和肠系膜上动脉造影，有助于诊断。

由于发生在壶腹部癌可原发于十二指肠壁黏膜、胰管或胆管，而来源部位不同其预后可能不同，因此，Dauson 和 Connolly 对肿瘤产生的粘蛋白进行分析来提示肿瘤组织来源，唾液粘蛋白来自真正的壶腹的肿瘤是胆管上皮和十二指肠黏膜的特征，中性黏蛋白是 Bruner 腺特征性分泌蛋白；硫酸粘蛋白则主要由胰管产生。

需与十二指肠腺癌相鉴别的疾病繁多，但根据主要临床征象不同，考虑不同疾病的鉴别：①表现为梗阻性黄疸者，需与其鉴别的常见疾病有胰头癌、胆管癌、胆管结石、十二指肠降部憩室等。②表现为呕吐或梗阻者，则需与十二指肠结核、溃疡病幽门梗阻、环状胰腺、肠系膜上动脉综合征相鉴别。③消化道出血者，需与胃、肝胆系、结肠、胰腺、右肾和腹膜后等肿瘤相鉴别。④上腹隐痛者，需与溃疡病、胆石症等相鉴别。

（五）治疗

十二指肠腺癌原则上应行根治切除术，其术式可根据癌肿的部位和病期选用十二指肠节段切除或胰头十二指肠切除等术式。对于不能切除的肿瘤可采用姑息性胆肠引流或胃肠引流等术式。据文献报道，

20 世纪 90 年代以后,十二指肠腺癌而行胰头十二指肠切除率上升至 62%～90%,使术后 5 年生存率达到 25%～60%。由于胰头十二指肠切除符合肿瘤手术治疗、整块切除和达到淋巴清除的原则,同时有良好的治疗效果,目前已基本被公认为治疗十二指肠癌的标准术式。现对几种常用术式及注意事项介绍如下。

1.胰头十二指肠切除术

十二指肠腺癌手术时,淋巴结转移率为 50%～65%,尽管很多医者认为淋巴结阳性并不影响术后生存率,但胰头十二指肠切除因其能广泛清除区域淋巴结而倍受推崇。随着手术技巧的提高和围术期管理的加强,胰头十二指肠切除术后死亡率降至 10% 以下。胰头十二指肠切除术包括保留幽门和不保留幽门两种基本术式,应根据肿瘤所在部位和生长情况加以选择。但应注意的是:十二指肠腺癌行胰头十二指肠切除术后较之胰腺或胆管病变行胰头十二指肠切除有更高的并发症发生率,如胰漏等,其机制可能与软胰结构(soft texture)即胰腺质地正常、胰管通畅有关。一般认为,原发十二指肠癌行胰头十二指肠切除术应注意下列各点:①采用套入式(Child)法的胰空肠端端吻合为好。特别是胰管不扩张者更为适宜。②十二指肠肿瘤侵及胰腺钩突部机会较少。因此,处理钩突部时在不影响根治的原则下,可残留薄片胰腺组织贴附于门静脉,较有利于手术操作;另外,分离其与门静脉和肠系膜上静脉间细小血管支时,不可过度牵拉,避免撕破血管或将肠系膜上动脉拉入术野将其损伤。门静脉保留侧的血管支需结扎牢固,采用缝合结扎更加妥善。③不伴梗阻性黄疸者,胆胰管常不扩张。因此,经胆管放置细"T"形管引流,其横臂一端可经胆肠吻合口放入旷置的空肠袢内,另一端放在近侧胆管,有助于减少胆肠、胰肠吻合口瘘的发生。④伴有营养不良、贫血、低蛋白血症者,除考虑短期 TPN 治疗外,术中宜于空肠内放置饲食管(经鼻或行空肠造瘘置管)备术后行肠内营养,灌注营养液或(和)回收的消化液如胆、胰液等,颇有助于术后患者的恢复。⑤对高龄或伴呼吸系统疾病者,应行胃造瘘术。⑥术后应加强防治呼吸系统并发症,尤其是肺炎、肺不张等,采用有效的抗生素,鼓励咳嗽和床上活动等措施。

2.节段性十二指肠管切除术

本术式选择适当,能达到根治性切除的目的,其 5 年生存率不低于胰头十二指肠切除术的效果,且创面小,并发症少,手术死亡率低。此术式主要适用于水平部、升部早期癌,术前及术中仔细探查,必须确定肠壁浆膜无浸润,未累及胰腺,区域淋巴结无转移。充分游离十二指肠外侧缘,切断十二指肠悬韧带,游离十二指肠水平部和升部,切除包括肿瘤在内的十二指肠段及淋巴引流区域组织,在肠系膜上血管后方将空肠远侧端拉至右侧,与十二指肠降部行端端吻合。若切除较广泛,不可能将十二指肠行端端吻合时,也可行 Roux-en-Y,即空肠、十二指肠和空肠、空肠吻合术。

3.乳头部肿瘤局部切除术

对肿瘤位于乳头部的高龄患者或全身情况欠佳不宜行胰头十二指肠切除术者,可行乳头部肿瘤局部切除术。手术要点为:①纵行切开胆总管下段,探查并明确乳头及肿瘤的部位。通过胆总管切口送入乳头部的探条顶向十二指肠前壁做标志,在其上方 1 cm 处切开做一长 5 cm 的纵向切口,也可做横行切口,在肠腔内进一步辨认乳头和肿瘤的关系。②在十二指肠后壁乳头肿瘤上方,可见到胆总管的位置,在牵引线支持下,距肿瘤约 1 cm 处切开十二指肠后壁和胆总管前壁,并用细纯丝线将两者的近侧切端缝合,其远侧切端亦予以缝合作牵引乳头部肿瘤。用相同的方法,距肿瘤 1 cm 的周边行边切开边缝合十二指肠后壁和胆总管,直至将肿瘤完整切除。在 12 点至 3 点方向可见胰管开口,分别将其与胆总管和十二指肠后壁缝合,在切除肿瘤的过程中,小出血点可缝扎或用电凝止血。切除肿瘤后,创面需彻底止血。③经胰管十二指肠吻合口置一口径适宜、4～5 cm 长的细硅胶管,纳入胰管内支撑吻合口,并用可吸收缝线将其与胰管缝合一针固定。经胆总管切口置"T"形管,其横壁一端置入近侧肝管,另一端伸向并通过胆总管十二指肠吻合口,入十二指肠腔内,起支撑作用。横行缝合十二指肠前壁切口和胆总管切口,"T"形管从后者引出。④切除胆囊,放置腹腔引流管关腹。⑤乳头部肿瘤局部切除,不仅要求完整切除肿瘤,而且边缘不残留肿瘤组织,应行冰冻切片检查协助诊断。⑥在完成胆总管、胰管与十二指肠后壁吻合之后,如果已放置"T"形管,可不必再行胆总管十二指肠侧侧吻合术。但应保留"T"形管 6 个月以上。⑦术后应加强预防胰瘘、胆瘘、胰腺炎和出血等并发症。使用生长抑素、H_2 受体阻滞剂等。编者曾有一例十二指肠乳头部腺癌经局部切除后 3 年复发,再次手术局部切除后共生存近 5 年。

4.胃大部分切除术

对十二指肠球部的早期癌,病灶靠近幽门可采用本术式。注意切缘必须距肿瘤 2 cm 以上,不要误伤周围重要结构。

放疗、化疗对十二指肠腺癌无显著疗效,个别报道化疗能延长存活时间,可在术中或术后配合使用。

（六）预后

十二指肠腺癌总的预后较胰头癌与胆总管下段癌等好。其手术切除率 70% 以上,根治性切除后 5 年生存率为 25%～60%。但不能切除的十二指肠癌预后差,生存时间一般为 4～6 个月,几乎无长期生存病例。而十二指肠癌根据发生的部位不同其预后亦有差异,一般认为发生于十二指肠第 3、4 段的腺癌预后比发生于第 1、2 段者预后好,其原因认为有如下 3 点:①生物学特征不同,第 3、4 段肿瘤生物学特征表现为中肠特性而第 1、2 段表现为前肠特性。②第 3、4 段肿瘤临床发现常相对较早,即使肿瘤虽已突破固有肌层,但常不侵犯周围器官而仅侵及周围脂肪组织。③第 3、4 段腺癌由于可行肠段切除而手术死亡率低。有很多资料显示,十二指肠腺癌预后与淋巴结阳性与否、肿瘤浸润的深度、组织学分化程度及性别等无关。但有胰腺等侵犯,被认为是导致局部复发和致死的原因。

二、十二指肠类癌

类癌(carcinoid)是消化道低发性肿瘤,仅占消化道肿瘤的 0.4%～1.8%,而十二指肠类癌发病率更低,仅占全胃肠类癌的 1.3%,占小肠类癌的 5%。十二指肠第 2 段多见,第 1 段次之。

（一）病理

十二指肠类癌是起源于肠道 Kultschitzsky 细胞(肠嗜铬细胞),能产生多种胺类激素肽,是胺前体摄取和脱羧肿瘤(APUD 肿瘤),属神经内分泌肿瘤范畴。肿瘤一般较小,单发或多发。随肿瘤增长可出现恶性肿瘤浸润生长的特征,诸如浸润和破坏黏膜、肌层,继而侵及浆膜和周围脂肪结缔组织、淋巴管和血管。十二指肠类癌一般属于低度恶性肿瘤,生长缓慢。转移较少,最常见的转移部位是肝脏,其次是肺。判断类癌的良、恶性不全取决于细胞形态,主要取决于有无转移。一般认为肿瘤的转移与其大小有关,肿瘤小于 1 cm 者转移率为 2%,1～2 cm 者转移率为 50%,超过 2 cm 者则 80%～90% 有转移。

十二指肠类癌多发生于降部黏膜下,质硬、表面平滑,易发生黏膜浅表溃疡。肿瘤切面呈灰白色,置于甲醛溶液固定后转为鲜黄色。如肿瘤呈环形浸润可引起十二指肠肠腔狭窄;位于十二指肠乳头附近者可压迫胆管出现黄疸;若向浆膜外生长,则可浸润周围脏器。

（二）临床表现

十二指肠类癌一方面有十二指肠肿瘤的共同表现,如黑便、贫血、消瘦、黄疸或十二指肠梗阻症状;另一方面由于类癌细胞分泌多种具有生物活性的物质,如 5-HT、血管舒张素、组胺、前列腺素、生长抑素、胰高糖素、胃泌素等,当这些生物活性物质进入血循环时,尤其是类癌肝转移时这些生物活性物质直接进入体循环,可出现类癌综合征,表现为发作性面、颈、上肢和躯干上部皮肤潮红和腹泻等。腹泻严重时有脱水、营养不良、哮喘,甚至出现水肿、右心衰竭等。

5-羟基吲哚乙酸(5-hyaroxyindo-leaceticacid,5-HIAA)但应注意的是:个别绒毛管状腺瘤患者也可分泌 5-羟色胺,使升高,从而产生中肠(midgut)型类癌症。

（三）诊断

胃肠钡剂造影和纤维十二指肠镜检查有助于诊断,但 X 线和镜检所见有时难以与腺癌鉴别,需行活体组织病理检查。

测定 24 小时尿 5-HIAA 排出量是目前诊断类癌和判定术后复发的重要依据之一。类癌患者排出量超过正常 1～2 倍,类癌综合征患者排出量更高。

B 型超声和 CT 检查主要用于诊断有无肝脏或腹腔淋巴转移灶。

（四）治疗

以手术治疗为主。局部切除适用于<1 cm、远离十二指肠乳头的肿瘤，如肿瘤较大呈浸润性发生，或位于十二指肠乳头周围，应行胰头十二指肠切除术。

对类癌肝转移，可在切除原发灶同时切除转移灶。肝内广泛转移者可行肝动脉结扎或栓塞治疗。

类癌综合征病例可用二甲麦角新碱和磷酸可待因控制症状，前者易引起腹膜后纤维化。腹泻难以控制可用对氯苯丙氨酸（parachloropheny lalanine），每天 4.0 g，但可能引起肌肉痛和情绪低落。

广泛转移病例可用多柔比星、5-FU、长春花碱、甲氨蝶呤、环磷酰胺等可有一定疗效。最近研究表面链脲霉素疗效最好，单独用赛庚啶（cypreheptadine）亦有疗效。放疗可缓解骨转移所引起的疼痛，但不能使肿瘤消退。

三、十二指肠恶性淋巴瘤

原发性十二指肠恶性淋巴瘤（primary malignant lymphomas of duodenum），是指原发于十二指肠肠壁淋巴组织的恶性肿瘤，这有别于全身恶性淋巴瘤侵及肠道的继发性病变。Dawson 提出原发性小肠恶性淋巴瘤的 5 项诊断标准：①未发现体表淋巴结肿大。②白细胞计数及分类正常。③X 线胸片无纵隔淋巴结肿大。④手术时未发现受累小肠及肠系膜区域淋巴结以外的病灶。⑤肝、脾无侵犯。

原发性小肠恶性淋巴瘤发病率的地区差异很大，中东国家的发生率甚高，但美国仅占小肠恶性肿瘤的 1%，而我国的小肠恶性淋巴瘤占小肠恶性肿瘤的 20%～30%。据国内 1 389 例小肠恶性淋巴瘤统计，发生于十二指肠者有 218 例，占 15.7%，国外 908 例中有 102 例，占 11.2%。虽然恶性淋巴瘤占全部小肠恶性肿瘤的一半以上，但其主要发生于回肠，约占 47%，其次为空肠，十二指肠少见。

（一）病理

原发性十二指肠恶性淋巴瘤起源于十二指肠黏膜下淋巴组织，可向黏膜层和肌层侵犯，表现为息肉状或为黏膜下肿块或小肠管纵轴在黏膜下弥漫性浸润，常伴有溃疡。肿瘤常为单发，少有多发。按组织学形态可分为淋巴细胞型、淋巴母细胞型、网织细胞型、巨滤泡型以及 Hodgkin 病。按大体病理形态可分为：①肿块型或息肉型；②溃疡型；③浸润型；④结节型。按组织学类型可分为：霍奇金病与非霍奇金淋巴瘤两大类，以后者最多见。转移途径可经淋巴道、血运以及直接蔓延，淋巴结转移较腺癌为早。

（二）临床表现

原发性十二指肠恶性淋巴瘤好发于 40 岁左右，比其他恶性肿瘤发病年龄较轻，男女发病率比例为 1：1～3：1。该病在临床上表现无特异性，可因肿瘤的类型和部位而异。Noqvi（1969）提出临床病理分期标准：Ⅰ期，病灶局限，未侵犯淋巴结；Ⅱ期，病灶局限，已侵犯淋巴结；Ⅲ期，邻近器官组织受累；Ⅳ期，有远处转移。

1.腹痛

腹痛大多由于肠梗阻；肿瘤的膨胀、牵拉；肠管蠕动失调；肿瘤本身的坏死而继发感染，溃疡、穿孔等因素所致。腹痛为该病的最常见症状，据国内资料统计，发生率约为 65% 以上。出现较早，轻重不一，隐匿无规律，呈慢性过程。初起为隐痛或钝痛，随病情的发展逐渐加重，转为阵发性挛缩性绞痛，晚期疼痛呈持续性，药物不能缓解。腹痛多数位于中腹部、脐周及下腹部，有时可出现在左上腹或剑突下。一旦肿瘤穿孔而引起急性腹膜炎时，可出现全腹剧痛。

2.肠梗阻

肿瘤阻塞肠腔或肠壁浸润狭窄均可引起肠梗阻。临床常见的症状，出现较早。多为慢性、部分性梗阻，反复发作的恶心、呕吐、进餐后加重。乳头部以上梗阻者，呕吐物中不含胆汁；乳头部以下梗阻者，呕吐物中含大量胆汁。腹胀不明显。

3.腹部肿块

因有 60%～70% 的肿瘤直径超过 5 cm，大者有 10 cm 以上，故临床上据国内资料统计约 25.5% 的患者可扪及腹部包块，有的以该病为主诉。

4.黄疸

因恶性肿瘤侵犯或阻塞胆总管开口部或因转移淋巴结压迫胆总管而引起梗阻性黄疸。黄疸发生率远远低于腺癌,大约为 2%。

5.肠穿孔与腹膜炎

因肿瘤侵犯肠壁发生溃疡,坏死、感染而致穿孔,急性穿孔引起弥漫性腹膜炎,慢性穿孔可以引起炎性包块、脓肿、肠瘘。在十二指肠恶性淋巴瘤中的发生率为 15%~20%。北京协和医院统计发生率为19.4%,比其他恶性肿瘤发生率高。

6.其他

十二指肠恶性淋巴瘤尚可出现上消化道出血、消瘦、贫血、腹泻、乏力、食欲下降、发热等一些非特异性临床表现。

(三)诊断与鉴别诊断

该病的早期诊断十分困难,往往被误诊为胃十二指肠炎、消化性溃疡、慢性胰腺炎、胆管疾病等。经常延误诊断超过数月之久。误诊率可高达 70%~90%。具体原因分析:①缺乏特异性临床表现。②医师对该病的认识不足,甚至缺乏这方面的知识,故警惕性不高。③该病往往以急症就诊,常被急腹症的临床表现所掩盖。④该病的诊断方法,尤其在基层医院常常没有有效的诊断手段。出现未能查明原因的发热、恶心、呕吐、食欲下降、消瘦、贫血、肠道出血、上腹部疼痛、慢性肠梗阻等临床表现时,应警惕有该病的可能性。而进行各项检查。

1.实验室检查

缺乏特异性,可能出现红细胞数与血红蛋白量下降,呕吐物与大便潜血试验阳性。

2.X 线检查

X 线平片可能显示十二指肠梗阻的 X 线表现,或软组织块影。胃肠道钡餐双重对比造影对十二指肠肿瘤的诊断准确率达 42%~75%,主要表现为十二指肠黏膜皱襞变形、破坏、消失、肠壁僵硬,充盈缺损、龛影或环状狭窄。十二指肠恶性淋巴瘤 X 线表现更具有一定特征。因该病破坏肌层中肠肌神经丛,故肠管可能出现局限性囊样扩张,呈动脉瘤样改变,肠壁增厚,肠管变小,呈多发性结节状狭窄。十二指肠低张造影,更有利于观察黏膜皱襞的细微改变,使其诊断准确率提高到 93%左右。

3.内腔镜检查

十二指肠镜对该病可以直接进行观察病灶的大小、部位、范围、形态等,同时可进行摄像、照相、刷检脱落细胞和活检以获病理确诊。

4.其他

B 型超声、CT 和 DSA 等对该病的诊断有一定作用,但价值不大。

(四)治疗

该病应以手术治疗为主,手术有诊断与治疗的双重作用。国内报道原发性十二指肠恶性肿瘤的手术率约为 60%。手术方案根据该肿瘤所在部位、病变的范围而决定。可以考虑局部切除,但应行胰十二指肠根治性切除为妥。

该病对化疗和化疗有不同程度的敏感性。故术前和术后可以配合进行。疗效优于单纯手术治疗。一般放疗的剂量为 40 Gy(4 000 rad)左右为宜。化疗一般采用 CTX、VCR、ADM、MTX、PCB 及泼尼松等药组成的各种联合化疗方案。

四、十二指肠平滑肌肉瘤

十二指肠平滑肌肉瘤是起源于十二指肠黏膜肌层或固有肌层或肠壁血管壁的肌层肿瘤,根据其组织学特征,分为平滑肌瘤(leiomyoma)、平滑肌肉瘤(leiomyosarcoma)和上皮样平滑肌瘤(或称平滑肌母细胞肌瘤,leiomyoblastoma),后者罕见。平滑肌瘤和平滑肌肉瘤分别居十二指肠良、恶性肿瘤发病率的第 2位,但也有统计认为淋巴瘤发生率稍高于平滑肌肉瘤者。由于临床上平滑肌瘤和平滑肌肉瘤表现无明显差异,大体观难以区别其性质,因而列入一并讨论。

(一)病理

十二指肠平滑肌肉瘤根据其生长方式可分为腔外型、腔内型、腔内外型和壁间型等四型。平滑肌肉瘤主要见于腔外型、腔内外型。平滑肌肉瘤的特点是肿瘤较大,瘤内易发生出血、坏死、囊变,形成多个内含黄色液体的囊腔,若囊内继发感染,破溃后与肠腔相通形成假性憩室,若向腹腔破溃、穿孔则形成局限性脓肿。区分良恶性肿瘤缺乏统一标准。一般认为肿瘤直径大于 10 cm 或已有转移者,可诊断为肉瘤;直径大于 8 cm、质脆、血供丰富者,肉瘤可能性大。

术中快速切片病理检查有时难以正确判定其良、恶性,应以石蜡切片观察核分裂象的数目作为诊断的主要依据,判定标准有如下几种:①每个高倍镜视野下核分裂象多于 2 个则为恶性。②每 10 个高倍镜视野下核分裂象超过 5 个为肉瘤。③每 25 个高倍镜视野下核分裂象为 1~5 个为低度恶性,多于 5 个为肉瘤。④镜下有不典型核分裂象,核的多形性和染色深是肉瘤的基本特征。⑤每 25 个高倍镜视野下核分裂象数≥4 个,圆形核超过 20% 为肉瘤。平滑肌瘤能否恶变尚不清楚。上皮样平滑肌瘤的大多数瘤细胞呈圆形或多边形,胞质内有空泡或核周有透明区,以此可与平滑肌瘤和平滑肌肉瘤鉴别。以往认为上皮样平滑肌瘤属良性肿瘤,有恶性趋向,现认为此型肿瘤存在良性和恶性两种,恶性较少,后者多向肝转移或腹膜种植。平滑肌肉瘤多向肝转移或腹腔瘤床种植。少有淋巴转移。

(二)临床表现

十二指肠平滑肌肿瘤所产生的症状、体征与其他十二指肠良、恶性肿瘤相似,但以出血、腹部肿块较为突出。有统计肉瘤的出血发生率约为 80%,肌瘤约为 50%,可为少量、持续或间歇大出血,出血与否和出血程度与肿瘤大小无直接关系。肿块多在右上腹,表面较光滑,硬或囊性感,活动度差,个别肿块可在右下腹触及。

(三)诊断

十二指肠平滑肌肿瘤首选的检查方法:①胃肠道钡剂造影,其 X 线特征视肿瘤生长方式和大小而异。腔内型肿瘤可表现为表面光滑、边界清楚的充盈缺损,如形成溃疡则于充盈缺损部有龛影;腔外型肿瘤见十二指肠受压,黏膜皱襞紊乱;如肿瘤破溃与肠腔相通时,有巨大憩室征。②十二指肠内镜检查可见肠壁外压性改变或黏膜下隆起病变,黏膜糜烂。十二指肠降部以下病变易被漏诊,活检亦因取材受限难,以明确诊断。③CT 检查在十二指肠部位有边界限清楚的实质性肿块影,若肿瘤内有对比造影剂和气体,更有助于诊断。增强扫描为中等血供或血供较丰富的肿瘤,应与胰头部肿瘤鉴别。

(四)治疗

该病一旦确诊,即使肿瘤局部复发,或转移病灶,均应积极手术探查,不应轻易放弃手术机会。力争根治性切除,对于晚期的或复发的病例,只要全身情况和局部解剖条件许可即积极做姑息性切除或其他手术,这样可以延长生存期,有时甚至可以达到意想不到的效果。其手术方案应根据肿瘤大小、生长部位和生长方式决定。局部切除仅适用于十二指肠外侧壁腔外型肌瘤。由于肉瘤术后复发主要是瘤床和腹腔内肿瘤种植,因此,术中避免瘤体包膜破裂是预防复发的关键之一。术毕于瘤床部位可用蒸馏水浸泡和冲洗。胰头十二指肠切除术适用于较大或位于十二指肠乳头周围的肿瘤。

平滑肌肉瘤肝转移病灶的边界较清楚可沿肿块边缘切除。若有多个转移灶局限于一叶,宜于肝叶切除。对不能切除的肝转移灶,可行肝动脉插管和门静脉插管化疗。有学者遇到 1 例 46 岁的男性患者,因十二指肠平滑肌肉瘤(约 4 cm 直径)同时右肝后叶有一直径 5 cm 的转移灶,而行肉瘤所在十二指肠段的切除以及不规则的右肝后叶切除,术后 3 年因肿瘤复发,再次行肝肿瘤切除,痊愈出院。

五、十二指肠脂肪瘤和脂肪内瘤

临床上十二指肠脂肪瘤(lipoma)与脂肪肉瘤(liposarcoma)表现无明显差异,大体观乃至镜下均难以区别其性质,因而列入一并讨论。脂肪肉瘤(瘤)来自原始间叶组织,多发生于腹膜后。小肠脂肪瘤占整过消化道脂肪瘤的 50% 以上,占小肠良性肿瘤的 20%,发病率次于平滑肌瘤,60% 发生于回肠,十二指肠与空肠各占 20%左右,多见于老年人,男性略多于女性。

脂肪瘤外观呈黄色,质软,有一层极薄的外膜,有油脂样光泽,瘤组织分叶规则,并有纤维组织间隔存在。其镜下结构与正常脂肪组织基本一样,有包膜。脂肪肉瘤极少数由脂肪瘤恶变而来,而且一开始即具有恶性特征。肉眼观大体标本差异较大,有的似一般脂肪瘤,有的呈鱼肉样外观或黏液样外观。镜下组织学分类有:①分化良好型;②黏液样型;③圆形细胞型;④多形性脂肪瘤等四型。

十二指肠脂肪肉瘤早期无特异性临床表现,根据肿瘤的大小、部位、范围而异,有肠梗阻、腹痛、黄疸、呕吐、食欲下降,乏力、消瘦等不同表现,少有肠套叠与出血的发生。绝大多数患者是通过消化道钡餐检查或十二指肠镜发现肿瘤的。有学者曾遇到 1 例十二指肠脂肪瘤曾在当地施行局部切除,8 个月后又因肿瘤复发而致十二指肠梗阻并出现黄疸,故行胰十二指肠切除,病理诊断为十二指肠脂肪肉瘤。术后恢复良好。现已生存 4 年多,尚未见复发与转移。

(沙德群)

第十六节 胃十二指肠溃疡大出血

胃十二指肠溃疡患者有大量呕血、柏油样黑便,引起红细胞、血红蛋白和血细胞比容明显下降,脉率加快,血压下降,出现为休克前期症状或休克状态,称为溃疡大出血,不包括小量出血或仅有大便潜血阳性的患者。胃十二指肠溃疡出血,是上消化道大出血中最常见的原因,占 50%以上。

一、流行病学

十二指肠溃疡并发症住院患者中,出血多于穿孔 4 倍。约 20%的十二指肠溃疡患者在其病程中会发生出血,十二指肠溃疡患者出血较胃溃疡出血为多见。估计消化性溃疡患者约占全部上消化道出血住院患者的 50%。虽然 H_2 受体阻滞剂和奥美拉唑药物治疗已减少难治性溃疡择期手术的病例数,但因合并出血患者的手术例数并无减少。

二、病因和发病机制

(一)NSAIDs

应用 NSAIDs 是溃疡出血的一个重要因素,具有这部分危险因素的患者在增加。在西方国家多于 50%以上消化道出血患者有新近应用 NSAIDs 史。在老年人口中,以前有胃肠道症状,并有短期 NSAIDs 治疗,这一危险因素正在增高。使用大剂量的阿司匹林(300 mg/d)预防一过性脑缺血发作的患者,其相对上消化道出血的危险性比用安慰剂治疗的高 7.7 倍,其他 NSAIDs 亦增加溃疡上消化道出血的危险性。

(二)皮质类固醇

皮质类固醇在是否引起消化性溃疡合并出血中的作用仍有争议。最近回顾性研究提示,同时应用 NSAIDs 是更重要的危险因素。合并应用皮质类固醇和 NSAIDs,上消化道出血的危险性升高 10 倍。

(三)危重疾病

危重患者是消化性溃疡大出血的危险人群,尤其是需要在重病监护病房治疗的。例如心脏手术后,这种并发症的发生率为 0.4%,这些患者大多数被证实为十二指肠溃疡,且这些溃疡常是大的或多发性的。加拿大一个大宗的多个医院联合研究发现,ICU 患者上消化道出血的发生率为 1.5%,病死率达 48%,这些患者常需用抗溃疡药预防。

(四)Hp

出血性溃疡患者的 Hp 感染为 15%~20%,低于非出血溃疡患者,因此 Hp 根治对于减少溃疡复发和再出血的长期危险是十分重要的。

三、病理生理学

溃疡基底的血管壁被侵蚀而导致破裂出血,大多数为动脉出血。引起大出血的十二指肠溃疡通常位于球部后壁,可侵蚀胃十二指肠动脉或胰十二指肠上动脉及其分支引起大出血。胃溃疡大出血多数发生在胃小弯,出血源自胃左、右动脉及其分支。十二指肠前壁附近无大血管,故此处的溃疡常无大出血。溃疡基底部的血管侧壁破裂出血不易自行停止,可引发致命的动脉性出血。大出血后血容量减少、血压降低、血流变缓,可在血管破裂处形成血凝块而暂时止血。由于胃肠的蠕动和胃十二指肠内容物与溃疡病灶的接触,暂时停止的出血有可能再次活动出血,应予高度重视。

溃疡大出血所引起的病理生理变化与其他原因所造成的失血相同,与失血量的多少及失血的速度有密切的关系。据实验证明,出血50~80 mL即可引起柏油样黑便,如此少量失血不致发生其他显著症状,但持续性大量失血可以导致血容量减低、贫血、组织低氧、循环衰竭和死亡。

大量血液在胃肠道内可以引起血液化学上的变化,最显著的变化为血非蛋白氮增高,其主要原因是血红蛋白在胃肠内被消化吸收。有休克症状的患者,由于肾脏血液供应不足,肾功能受损,也是可能的原因。胃肠道大出血所致的血非蛋白氮增高在出血后24~48小时内即出现,如肾脏功能未受损害,增高的程度与失血量成正比,出血停止后3~4天内恢复至正常。

四、临床表现

胃十二指肠溃疡大出血的临床表现主要取决于出血的量及出血速度。

(一)症状

呕血和柏油样黑便是胃十二指肠溃疡大出血的常见症状,多数患者只有黑便而无呕血症状,迅猛的出血则为大量呕血与紫黑血粪。呕血前常有恶心症状,便血前后可有心悸、眼前发黑、乏力、全身疲软,甚至晕厥症状。患者过去多有典型溃疡病史,近期可有服用阿司匹林或NSAIDs等情况。

(二)体征

一般失血量在400 mL以上时,有循环系统代偿的现象,如苍白、脉搏增速但仍强有力、血压正常或稍增高。继续失血达800 mL后即可出现明显休克的体征,如出汗、皮肤凉湿、脉搏快弱、血压降低、呼吸急促等。患者意识清醒,表情焦虑或恐惧。腹部检查常无阳性体征,也可能有腹胀、上腹压痛、肠鸣音亢进等。约半数的患者体温增高。

五、辅助检查

大量出血早期,由于血液浓缩,血常规变化不大,以后红细胞计数、血红蛋白值、血细胞比容均呈进行性下降。

依据症状和体检不能准确确定出血的原因。约75%患者过去有消化性溃疡病史以证明溃疡是其出血的病因;干呕或呕吐发作后突然发生出血提示食管黏膜撕裂症(Mallory-Weiss Tear);病史及体检有肝硬化证据提示可能食管静脉曲张出血。为了正确诊断出血的来源,必须施行上消化道内镜检查。

内镜检查在上消化道出血患者中有各种作用。除可明确出血的来源,如来源于弥漫性出血性胃炎、静脉曲张、贲门黏膜撕裂症,或胃十二指肠溃疡出血外,内镜所见的胃十二指肠溃疡的外貌有估计的预后意义,在有小出血的患者,见到清洁的溃疡基底或着色的斑点预示复发出血率低,约为2%,这些患者适合早期进食和出院治疗。相反,发现于溃疡基底可见血管或新鲜凝血块预示有较高的再出血率。大的溃疡(直径>1 cm)同样有高的复发再出血率。由于内镜下治疗技术的发展,非手术治疗的成功率已明显提高,手术的需要和病死率显著下降。

内镜下胃十二指肠溃疡出血病灶特征现多采用Forrest分级:FⅠa,可见溃疡病灶处喷血;FⅠb,可见病灶处渗血;FⅡa,病灶处可见裸露血管;FⅡb,病灶处有血凝块附着;FⅢ,溃疡病灶基底仅有白苔而无上述活动性出血征象。根据上述内镜表现除FⅢ外,只要有其中一种表现均可确定为此次出血的病因及出血部位。

选择性腹腔动脉或肠系膜上动脉造影也可用于血流动力学稳定的活动性出血患者,可明确病因与出血部位,指导治疗,并可采取栓塞治疗或动脉内注射垂体加压素等介入性止血措施。

六、诊断和鉴别诊断

(一)诊断

有溃疡病史者,发生呕血与黑便,诊断并不困难。10%～15%的患者出血无溃疡病史,鉴别出血的来源较为困难。大出血时不宜行上消化道钡剂检查,因此,急诊纤维胃镜检查在胃十二指肠溃疡出血的诊断中有重要作用,可迅速明确出血部位和病因,出血24小时内胃镜检查检出率可达70%～80%,超过48小时则检出率下降。

(二)鉴别诊断

胃十二指肠溃疡出血应与应激性溃疡出血、胃癌出血、食管静脉曲张破裂出血、贲门黏膜撕裂综合征和胆管出血相鉴别。上述疾病,除内镜下表现与胃十二指肠溃疡出血不同外,应结合其他临床表现相鉴别。如应激性溃疡出血多出现在重大手术或创伤后;食管静脉曲张破裂出血体检可发现蜘蛛痣、肝掌、腹壁静脉曲张、肝大、腹腔积液、巩膜黄染等肝硬化的表现;贲门黏膜撕裂综合征多发生在剧烈呕吐或干呕之后;胆管大量出血常由肝内疾病(化脓性感染、胆石、肿瘤)所致,其典型表现为胆绞痛、便血或呕血、黄疸之三联征。

七、治疗

治疗原则是补充血容量,防止失血性休克,尽快明确出血部位,并采取有效的止血措施,防止再出血。总体上,治疗方式包括非手术及手术治疗。

(一)非手术治疗

主要是针对休克的治疗,主要措施如下:①补充血容量,建立可靠畅通的静脉通道,快速滴注平衡盐液,做输血配型试验。同时严密观察血压、脉搏、尿量和周围循环状况,并判断失血量,指导补液。失血量达全身总血量的20%时,应输注羟乙基淀粉、右旋糖酐或其他血浆代用品,用量在1 000 mL左右。出血量较大时可输注浓缩红细胞,也可输全血,并维持血细胞比容不低于30%。输注液体中晶体与胶体之比以3:1为宜。监测生命体征,测定中心静脉压、尿量,维持循环功能稳定和良好呼吸、肾功能十分重要。②留置鼻胃管,用生理盐水冲洗胃腔,清除血凝块,直至胃液变清,持续低负压吸引,动态观察出血情况。可经胃管注入200 mL含8 mg去甲肾上腺素的生理盐水溶液,每4～6小时1次。③急诊纤维胃镜检查可明确出血病灶,还可同时施行内镜下电凝、激光灼凝、注射或喷洒药物等局部止血措施。检查前必须纠正患者的低血容量状态。④止血、制酸、生长抑素等药物的应用经静脉或肌内注射巴曲酶;静脉给予H_2受体阻滞剂(西咪替丁等)或质子泵抑制药(奥美拉唑等);静脉应用生长抑素(善宁、奥曲肽等)。

(二)手术治疗

内镜止血的成功率可达90%,使急诊手术大为减少,且具有创伤小、极少并发穿孔和可重复实施的优点,适用于绝大多数溃疡病出血,特别是高危老年患者。即使不能止血的病例,内镜检查也明确了出血部位、原因,使后续的手术更有的放矢,成功率升高。内镜处理后发生再出血时仍建议首选内镜治疗,仅在以下患者考虑手术处理:①难以控制的大出血,出血速度快,短期内发生休克,或较短时间内(6～8小时)需要输注较大量血液(>800 mL)方能维持血压和血细胞比容者。②纤维胃镜检查发现动脉搏动性出血,或溃疡底部血管显露再出血危险很大。③年龄在60岁以上,有心血管疾病、十二指肠球后溃疡以及有过相应并发症者。④近期发生过类似的大出血或合并穿孔或幽门梗阻。⑤正在进行药物治疗的胃十二指肠溃疡患者发生大出血,表明溃疡侵蚀性大,非手术治疗难以止血。

手术治疗的目的在于止血抢救患者生命,而不在于治疗溃疡本身和术后的溃疡复发问题。手术介入的方式,经常采用的有:①单纯止血手术,即(胃)十二指肠切开+腔内血管缝扎,加或不加腔外血管结扎。

结合术前胃镜和术中扪摸检查,一般可快速确定出血溃疡部位,即在溃疡对应的前壁切开,显露溃疡后稳妥缝扎止血。如是在幽门部切开,止血后要做幽门成形术(Heineke-Mikulicz法)。②部分胃切除术。③(选择性)迷走神经切断＋胃窦切除或幽门成形术。④介入血管栓塞术。胃部分切除术是前一段时间国内较常采用的一种手术,认为切除了出血灶本身止血可靠,同时切除了溃疡,也避免了术后溃疡的复发。但手术创伤大,在发生了大出血的患者施行,病死率及并发症发生率均高。由于内科治疗的进步和考虑到胃切除后可能的并发症和病死率,近年来更多地采用仅以止血为目的的较保守的一类手术,通过结扎溃疡出血点和(或)阻断局部血管以达到止血目的,术后再辅以正规的内科治疗。因创伤较小,尤其适合老年和高危患者。血管栓塞术止血成功率也较高,但要求特殊设备和娴熟的血管介入技术。

(沙德群)

第十七节　胃十二指肠溃疡急性穿孔

急性穿孔是胃十二指肠溃疡的严重并发症,也是外科常见的急腹症之一。起病急、病情重、变化快是其特点,常需紧急处理,若诊治不当,可危及患者生命。

一、流行病学调查

近30年来,胃十二指肠溃疡的发生率下降,住院治疗的胃十二指肠溃疡患者数量明显减少,特别是胃十二指肠溃疡的选择性手术治疗数量尤为减少,但溃疡的急性并发症(穿孔、出血和梗阻)的发生率和需要手术率近20年并无明显改变。

溃疡穿孔每年的发病率为0.7/万～1/万;穿孔病住院患者占溃疡病住院患者的7％;穿孔多发生在30～60岁人群,占75％。约2％十二指肠溃疡患者中穿孔为首发症状。估计在诊断十二指肠溃疡后,在第1个10年中,每年约0.3％患者发生穿孔。十二指肠溃疡穿孔多位于前壁,"前壁溃疡穿孔,后壁溃疡出血"。胃溃疡急性穿孔大多发生在近幽门的胃前壁,偏小弯侧,胃溃疡的穿孔一般较十二指肠溃疡略大。

二、病因及发病机制

胃十二指肠溃疡穿孔发生在慢性溃疡的基础上,患者有长期溃疡病史,但在少数情况下,急性溃疡也可以发生穿孔。下列因素可促进穿孔的发生。

(1)精神过度紧张或劳累,增加迷走神经兴奋程度,溃疡加重而穿孔。

(2)饮食过量,胃内压力增加,使溃疡穿孔。

(3)应用NSAIDs和十二指肠溃疡、胃溃疡的穿孔密切相关,现在研究显示,治疗患者时应用这类药物是主要的促进因素。

(4)免疫抑制,尤其在器官移植患者中应用激素治疗。

(5)其他因素包括患者年龄增加、慢性阻塞性肺疾病、创伤、大面积烧伤和多器官功能障碍。

三、病理生理

急性穿孔后,有强烈刺激性的胃酸、胆汁、胰液等消化液和食物溢入腹腔,引起化学性腹膜炎,导致剧烈的腹痛和大量腹腔渗出液,甚至可致血容量下降,低血容量性休克。6～8小时后,细菌开始繁殖,并逐渐转变为化脓性腹膜炎,病原菌以大肠埃希菌及链球菌多见。在强烈的化学刺激,细胞外液丢失的基础上,大量毒素被吸收,可导致感染中毒性休克的发生。胃十二指肠后壁溃疡可穿透全层,并与周围组织包裹,形成慢性穿透性溃疡。

四、临床表现

(一)症状

患者以往多有溃疡病症状或肯定溃疡病史,而且近期常有溃疡病活动的症状。可在饮食不当后或在清晨空腹时发作。典型的溃疡急性穿孔表现为骤发腹痛,十分剧烈,如刀割或烧灼样,为持续性,但也可有阵发加重。由于腹痛发作突然而猛烈,患者甚至有一时性昏厥感。疼痛初起部位多在上腹或心窝部,迅即延及全腹面,以上腹为重。由于腹后壁及膈肌腹膜受到刺激,有时可引起肩部或肩胛部牵涉性疼痛,可有恶心感及反射性呕吐,但一般不重。

(二)体征

患者仰卧拒动,急性痛苦病容,由于腹痛严重而致面色苍白、四肢凉、出冷汗、脉率快、呼吸浅。腹式呼吸因腹肌紧张而消失。在发病初期,血压仍正常,腹部有明显腹膜炎体征,全腹压痛明显,上腹更重,腹肌高度强直,即所谓板样强直。肠鸣音消失。如腹腔内有较多游离气体,则叩诊时肝浊音界不清楚或消失。随着腹腔内细菌感染的发展,患者的体温、脉搏、血压、血常规等周身感染中毒症状以及肠麻痹、腹胀、腹腔积液等腹膜炎症也越来越重。

溃疡穿孔后,临床表现的轻重与漏出至游离腹腔内的胃肠内容物的量有直接关系,亦即与穿孔的大小,穿孔时胃内容物的多少(空腹或饱餐后)以及孔洞是否很快被邻近器官或组织粘连堵塞等因素有关。穿孔小或漏出的胃肠内容物少或孔洞很快即被堵塞,则漏出的胃肠液可限于上腹,或顺小肠系膜根部及升结肠旁沟流至右下腹,腹痛程度可以较轻,腹膜刺激征也限于上腹及右侧腹部。

五、辅助检查

如考虑为穿孔,应做必要的实验室检查,检查项目包括血常规、血清电解质和淀粉酶,穿孔时间较长的需检查肾功能、血清肌酐、肺功能并进行动脉血气分析、监测酸碱平衡。常见白细胞升高及核左移,但在免疫抑制和老年患者中有时没有。血清淀粉酶一般是正常的,但有时升高,通常小于正常的3倍。肝功能一般是正常的。除非就诊延迟,血清电解质和肾功能是正常的。

胸部X线片和立位及卧位腹部X线片是必需的。约70%的患者有腹腔游离气体,因此无游离气体的不能排除穿孔。当疑为穿孔但无气腹者,可做水溶性造影剂上消化道造影检查,确立诊断腹膜炎体征者,这种X线造影是不需要的。

诊断性腹腔穿刺在部分患者是有意义的,若抽出液中含有胆汁或食物残渣常提示有消化道穿孔。

六、诊断和鉴别诊断

(一)诊断标准

胃十二指肠溃疡急性穿孔后表现为急剧上腹痛,并迅速扩展为全腹痛,伴有显著的腹膜刺激征,结合X线检查发现腹部膈下游离气体,诊断性腹腔穿刺抽出液含有胆汁或食物残渣等特点,正确诊断一般不困难。在既往无典型溃疡病者,位于十二指肠及幽门后壁的溃疡小穿孔,胃后壁溃疡向小网膜腔内穿孔,老年体弱反应性差者的溃疡穿孔及空腹时发生的小穿孔等情况下,症状、体征不太典型,较难诊断。另需注意的是,X线检查未发现膈下游离气体并不能排除溃疡穿孔的可能,因约有20%患者穿孔后可以无气腹表现。

(二)鉴别诊断

1.急性胰腺炎

溃疡急性穿孔和急性胰腺炎都是上腹部突然受到强烈化学性刺激而引起的急腹症,因而在临床表现上有很多相似之处,在鉴别诊断上可能造成困难。急性胰腺炎的腹痛发作虽然也较突然,但多不如溃疡穿孔者急骤,腹痛开始时有由轻而重的过程,疼痛部位趋向于上腹偏左及背部,腹肌紧张程度也略轻。血清及腹腔渗液的淀粉酶含量在溃疡穿孔时可以有所增高,但其增高的数值尚不足以诊断。急性胰腺炎X线检查无膈下游离气体,B超及CT提示胰腺肿胀。

2.胆石症、急性胆囊炎

胆绞痛发作以阵发性为主,压痛较局限于右上腹,而且压痛程度也较轻,腹肌紧张远不如溃疡穿孔者显著。腹膜炎体征多局限在右上腹,有时可触及肿大的胆囊,Murphy征阳性,X线检查无膈下游离气体,B超提示有胆囊结石,胆囊炎,如血清胆红素有增高,则可明确诊断。

3.急性阑尾炎

溃疡穿孔后胃十二指肠内容物可顺升结肠旁沟或小肠系膜根部流至右下腹,引起右下腹腹膜炎症状和体征,易被误诊为急性阑尾炎穿孔。仔细询问病史当能发现急性阑尾炎开始发病时的上腹痛一般不十分剧烈,阑尾穿孔时腹痛的加重也不以上腹为主,腹膜炎体征则右下腹较上腹明显。

4.胃癌穿孔

胃癌急性穿孔所引起的腹内病理变化与溃疡穿孔相同,因而症状和体征也相似,术前难以鉴别。老年患者,特别是无溃疡病既往史而近期内有胃部不适或消化不良及消瘦、体力差等症状者,当出现溃疡急性穿孔的症状和体征时,应考虑到胃肠穿孔的可能。

七、治疗

对胃十二指肠溃疡急性穿孔的治疗原则首先是终止胃肠内容物继续漏入腹腔,使急性腹膜炎好转,以挽救患者的生命。经常述及的三个高危因素是:①术前存在休克。②穿孔时间超过24小时。③伴随严重内科疾病。这三类患者病死率高,可达5%～20%;而无上述高危因素者病死率<1%。故对此三类患者的处理更要积极、慎重。具体治疗方法有三种,即非手术治疗、手术修补穿孔以及急症胃部分切除和迷走神经切断术,现在认为后者(胃部分切除术和迷走神经切断术)不是溃疡病的合理手术方式,已很少采用。术式选择主要依赖于患者一般状况、术中所见、局部解剖和穿孔损伤的严重程度。

(一)非手术治疗

近年来,特别是在我国,对溃疡急性穿孔采用非手术治疗累积了丰富经验,大量临床实践经验表明,连续胃肠吸引减压可以防止胃肠内容物继续漏向腹腔,有利于穿孔自行闭合及急性腹膜炎好转,从而使患者免遭手术痛苦。其病死率与手术缝合穿孔者无显著差别。为了能够得到满意的吸引减压,鼻胃管在胃内的位置要恰当,应处于最低位。非手术疗法的缺点是不能去除已漏入腹腔内的污染物,因此只适用于腹腔污染较轻的患者。其适应证:①患者无明显中毒症状,急性腹膜炎体征较轻,或范围较局限,或已趋向好转,表明漏出的胃肠内容物较少,穿孔已趋于自行闭合。②穿孔是在空腹情况下发生的,估计漏至腹腔内的胃肠内容物有限。③溃疡病本身不是根治性治疗的适应证。④有较重的心肺等重要脏器并存病,致使麻醉及手术有较大风险。但在70岁以上、诊断不能肯定、应用类固醇激素和正在进行溃疡治疗的患者,不能采取非手术治疗方法。

因为手术治疗的效果确切,非手术治疗的风险并不低(腹内感染、脓毒症等),一般认为非手术治疗要极慎重。在非手术治疗期间,需动态观察患者的全身情况和腹部体征,若病情无好转或有所加重,则要及时改用手术治疗。

(二)手术治疗

手术治疗包括单纯穿孔缝合术和确定性溃疡手术。

1.单纯穿孔缝合术

单纯穿孔缝合术是目前治疗溃疡病穿孔主要的手术方式。只要闭合穿孔不致引起胃出口梗阻,就应首先考虑。缝闭瘘口、中止胃肠内容物继续外漏后,彻底清除腹腔内的污染物及渗出液。术后须经过一时期内科治疗,溃疡可以愈合。缝合术的优点是操作简便,手术时间短,安全性高。一般认为,以下为单纯穿孔缝合术的适应证:穿孔时间超过8小时,腹腔内感染及炎症水肿较重,有大量脓性渗出液;以往无溃疡病史或有溃疡病史未经正规内科治疗,无出血、梗阻并发症,特别是十二指肠溃疡;有其他系统器质性疾病而不能耐受彻底性溃疡手术。单纯穿孔缝合术通常采用经腹手术,穿孔以丝线间断横向缝合,再用大网膜覆盖,或以网膜补片修补;也可经腹腔镜行穿孔缝合大网膜覆盖修补。一定吸净腹腔内渗液,特别是膈下及盆腔内。吸除干净后,腹腔引流并非必须。对所有的胃溃疡穿孔患者,需做活检或术中快速病理学检查,若为恶性,应行根治性手术。单纯溃疡穿孔缝合术后仍需内科治疗,Hp 感染者需根除 Hp,以减少复发的机会,部分患者因溃疡未愈合仍需行彻底性溃疡手术。

利用腹腔镜技术缝合十二指肠溃疡穿孔为 Nathanson 等于 1990 年首先报道。后来 Mouret 等描述一种无缝合穿孔修补技术:以大网膜片和纤维蛋白胶封闭穿孔。以后相继报道了明胶海绵填塞、胃镜引导下肝圆韧带填塞等技术。无缝合技术效果不确切,其术后再漏的机会很大(10% 左右),尤其在穿孔>5 mm者,因此应用要慎重。缝合技术有单纯穿孔缝合、缝合加大网膜补片加强和以大网膜补片缝合修补等。虽然腔镜手术具有微创特点,而且据报道术后切口的感染发生率较开腹手术低,但并未被广大外科医师普遍接受,原因是手术效果与开腹手术比较仍有争议,术后发生再漏需要手术处理者不少见,手术时间较长和花费高。以下情况不宜选择腹腔镜手术:①存在前述高危因素(术前存在休克、穿孔时间>24 小时和伴随内科疾病)。②有其他溃疡并发症如出血和梗阻。③较大的穿孔(>10 mm)。④腹腔镜实施技术上有困难(上腹部手术史等)。

2.部分胃切除和迷走神经切断术

随着对溃疡病病因学的深入理解和内科治疗的良好效果,以往所谓的"确定"性手术方法——部分胃切除和迷走神经切断手术已经很少采用。尤其在急性穿孔有腹膜炎的情况下进行手术,其风险显然较穿孔修补术为大,因此需要严格掌握适应证。仅在以下情况时考虑所谓"确定性"手术:①需切除溃疡本身以治愈疾病。如急性穿孔并发出血;已有幽门瘢痕性狭窄等,在切除溃疡时可根据情况考虑做胃部分切除手术。②较大的胃溃疡穿孔,有癌可能,做胃部分切除。③Hp 感染阴性、联合药物治疗无效或胃溃疡复发时,仍有做迷走神经切断术的报道。

(沙德群)

第十八节　肠系膜上动脉综合征

肠系膜上动脉综合征(superior mesenteric artery syndrome,SMAS)也称为十二指肠淤滞症、十二指肠血管压迫综合征、十二指肠麻痹、胃肠系膜麻痹、肠系膜上动脉十二指肠压迫综合征或 Wilkie 病,而 SMAS 是目前普遍接受的命名。本病为十二指肠水平部受肠系膜上动脉压迫导致的十二指肠梗阻,也有学者认为是由十二指肠功能紊乱所致。临床表现为间歇性上腹痛、呕吐等上消化道梗阻症状。本病并不少见,可发生于任何年龄,但以体型瘦长的中、青年女性多见。慢性 SMAS 的临床表现无特异性,往往被误诊为胃炎、胆囊炎、消化性溃疡、神经官能症、早孕反应等,急性 SMAS 则症状持续而严重。X 线钡餐检查和 CT 是本病主要诊断方法,十二指肠空肠吻合术是目前最肯定的治疗方法。

一、病因

肠系膜上动脉(SMA)病因多为先天性因素,少为后天性因素。主要原因是 SMAS 和腹主动脉夹角变小(正常角度30°～50°),SMA 压迫十二指肠水平部而导致梗阻(图 2-16)。消瘦造成 SMA 和腹主动脉间脂肪过少,Treitz 韧带过短,SMA 开口过低,胃或肠管下垂,腰椎前突等,均可导致这一效果。肠系膜上动脉根部淋巴结核、肿大淋巴结压迫也可造成梗阻。骨科治疗中使用躯体石膏固定,造成长时间的脊柱过伸姿势,也可能引起急性 SMAS,即"石膏管型综合征"。另外,十二指肠功能失调也是引起肠系膜上动脉综合征的一个不容忽视的原因。

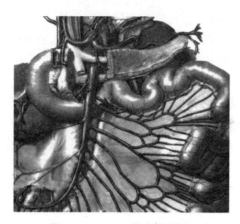

图 2-16 SMAS 的解剖基础

二、临床表现

急性 SMAS 通常表现为无诱因的餐后上腹部饱胀不适、疼痛和呕吐,有的可出现中上腹绞痛,但能自行缓解。其中呕吐为主要症状,一般发生在餐后半小时,呕吐物为含胆汁的胃内容物,呕吐后、取俯卧位或胸膝位时症状可得到缓解。症状频繁发作,间歇期长短不一。患者近期可能有情绪不佳,体重锐减,因严重疾病卧床或躯体石膏固定的病史。体格检查可见上腹部饱满,胃型及蠕动波,上腹部轻压痛,可闻及振水音。长期反复发作者可出现消瘦、贫血、低蛋白血症,急性严重发作时可出现水、电解质酸碱平衡紊乱。

三、辅助检查

(一)X 线检查

单纯立位腹部平片可见左上腹扩大的胃泡及其内的液平面,右上腹液平面,此即为十二指肠梗阻所特有的"双液面征"。钡餐检查具有特征性的表现,钡剂在十二指肠水平部的中 1/3 和远 1/3 处通过受阻、中断,呈典型垂直的钡柱截断征,也称"笔杆征"(图 2-17),近端十二指肠及胃扩张,胃潴留,胃下垂等(图 2-18),或有明显的十二指肠逆蠕动,也称"钟摆征",改变为俯卧位后梗阻消失,钡剂能顺利通过十二指肠水平部进入空肠。

(二)其他检查

如电子胃镜可发现胃十二指肠的扩张,多普勒超声检查、CT 三维重建、MRA 均可测量 SMA 和腹主动脉之间的夹角,可发现夹角变小至 10°~22°,十二指肠受压处前后径<1 cm,近端十二指肠前后径>3 cm。

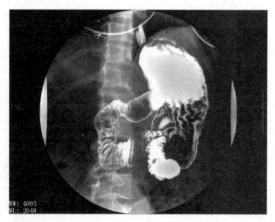

图 2-17 "笔杆"征

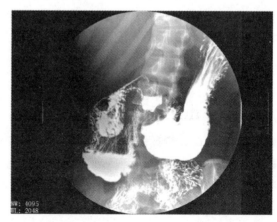

图 2-18 近端十二指肠扩张

四、诊断

根据临床症状和影像学证据诊断。但要排除可引起类似症状的器质性病变,如消化性溃疡,胆道疾病,胰腺和十二指肠肿瘤,腹膜后肿瘤等,不要轻易诊断 SMAS。

五、治疗

(一)保守治疗

治疗 SMAS 首选保守治疗,缓解期宜少食多餐,以易消化食物为主,餐后取侧卧位或俯卧位,预防发作。严重发作时应禁食、持续胃肠减压,并给予全肠外营养支持,调整水、电解质平衡。必要时输注清蛋白纠正低蛋白血症,输血纠正贫血,以改善患者全身状况。若以上保守治疗无效,呕吐发作频繁,消瘦明显,严重影响工作和生活则需手术治疗。

(二)手术治疗

过去针对 SMAS 的手术方式有很多,有的手术还比较复杂,创伤较大,术后并发症多,但疗效并无明显优势,如胃大部切除术、胃空肠吻合术、十二指肠环形引流术等,现已很少应用,在此不详释。目前公认较为合理的术式为 Treitz 韧带松解术和十二指肠空肠吻合术。前者通过切断 Treitz 韧带,使十二指肠水平部下移至肠系膜上动脉与腹主动脉之间较宽处,此术式仅适用于十二指肠悬韧带过短的患者,且并不能使所有病例的十二指肠下降满意,而且,在一些病例中若 SMA 周围淋巴结形成硬质索带压迫十二指肠的因素未能解除,十二指肠下降亦不能改善症状。十二指肠空肠吻合术是将梗阻近端十二指肠水平部与空肠近段行侧侧吻合,尤其适合于梗阻近端十二指肠扩张明显者。此术式疗效好(有效率为 $80\% \sim 100\%$),且不复杂,故临床应用较多。

Treitz 韧带松解术手术步骤:向上提起翻转横结肠中部,向前提起空肠上段,显露 Treitz 韧带。横行切断此韧带及其附近的后腹膜,游离十二指肠,使十二指肠与空肠交接点的位置下移 $4 \sim 5$ cm。十二指肠水平部肠管上缘、肠系膜上动脉起始点与腹主动脉三者之间的间隙能通过两横指较为理想。最后横行缝合后腹膜。

十二指肠空肠吻合术手术步骤:向上提起横结肠,在右侧选一无血管区横行切开横结肠系膜,显露扩张的十二指肠降部和水平部,尽量游离十二指肠水平部,应注意勿损伤结肠中动脉。将距离 Treitz 韧带 $7.5 \sim 10$ cm 的近段空肠提至右侧,与已游离的十二指肠做侧-侧吻合,建议使用可吸收抗菌缝线行双层间断缝合,吻合口宜大,最好宽 5 cm 以上。吻合完成后将横结肠系膜切口边缘缝合固定于十二指肠壁上,以消除裂隙,防止内疝形成。术中注意空肠切开吻合处在保证无张力的情况下,应尽量靠近 Treitz 韧带,以减少盲袢,避免"盲袢综合征"发生。

六、术后处理

手术之后应继续禁食、持续胃肠减压、全肠外营养支持 1 周左右。鼓励患者尽早下床活动,促进胃肠道功能恢复。肛门排气后可酌情拔除胃管及腹腔引流管,循序渐进恢复经口进食。

(沙德群)

第三章
肛肠疾病

第一节 先天性肠旋转异常

肠旋转异常是指在胚胎期中肠发育过程中,以肠系膜上动脉为轴心的肠旋转运动不完全或异常,使肠道位置发生变异和肠系膜附着不全,从而引起肠梗阻或肠扭转。大概在 6 000 个出生婴儿中有 1 例。30%在生后 1 周内发病,大于 50%在生后 1 个月内发病,少数在婴儿或儿童期发病,亦可终身无临床症状,偶在X线检查或其他手术时发现。男性发病率高于女性 1 倍。诊断延迟和不恰当的处理肠旋转异常会引起病死率上升和终身疾病。

一、胚胎学

在胚胎发育第 4 周,体长 5 mm 时,原肠位于胚腔矢状面的正中位,肠管中部的原基向前方凸出,此即为中肠部分,受肠系膜上动脉的供应,将发育成十二指肠 Vater 乳头部至横结肠中部的肠管。第 6 ～ 10 周,发育迅速的中肠不能容纳在发育较慢的腹腔内,且被迅速增大的肝脏推挤,大部分中肠经脐环突入卵黄囊内,形成一个生理性脐疝。至胚胎第 10 ～ 11 周,体长 40 mm 时,腹腔的发育加快,容积增大,中肠又回纳到腹腔,并以肠系膜上动脉为轴心,按反时针方向逐渐旋转 270°,使十二指肠空肠曲从右到左在肠系膜上动脉的后方转至左侧,形成十二指肠悬韧带;使回肠结肠连接部从左向右在肠系膜上动脉的前方转至右上腹。以后再逐渐降至右髂窝。正常旋转完成后,横结肠位于肠系膜上动脉的前方,升结肠和降结肠由结肠系膜附着于腹后壁,小肠系膜从左上腹斜向右下腹,并附着于腹后壁。

二、病理

如果肠管的正常旋转过程,在任何阶段发生障碍或反常,就可发生肠道解剖位置的异常,并可产生各种不同类型的肠梗阻、肠扭转等复杂的病理情况。肠道位置异常的病理机制是:①胚胎期肠管旋转障碍或旋转异常,包括脐环过大、中肠不发生旋转、旋转不完全、反向旋转;②肠管发育不良;③结肠系膜未附着,呈背侧总肠系膜;④由于肠管发育障碍或肠系膜固定不全,近端结肠或小肠祥继续旋转而形成肠扭转。

胚胎期肠旋转异常的类型如下。

(一)中肠未旋转

中肠在退回腹腔时未发生旋转,仍保持着原始的位置,小肠与结肠均悬挂于共同的肠系膜上,肠系膜根部在脊柱前方呈矢状面排列,常伴发脐膨出及腹裂畸形。

(二)肠旋转不完全

肠祥旋转 90°后停止,小肠悬挂于腹腔右侧,盲肠和近端结肠居于腹腔左侧,阑尾位于左下腹,为常见的旋转异常。十二指肠下部不与肠系膜上动脉交叉,而位于肠系膜根部右侧,不存在十二指肠空肠曲,末端回肠自右侧向左进入盲肠。升结肠在脊柱前方或左侧,十二指肠、小肠及结肠悬垂于共同的游离肠系膜上。结肠本身的发育使横结肠横位,近端结肠肝曲呈锐角向右侧伸展,十二指肠与近端结肠有盘绕。

（三）肠旋转异常Ⅰ型

肠祥旋转180°后停止,十二指肠下部在肠系膜根部后方,盲肠和升结肠位于腹部中线,并有片状腹膜粘连带或索带,跨越于十二指肠第二部的前方,附着于右侧腹后壁。当近端结肠发育停顿时,盲肠在十二指肠前方的脊柱右侧,压迫十二指肠。

（四）肠旋转异常Ⅱ型

如反向旋转或混合旋转。

(1)中肠反时针方向旋转90°后,又按顺时针方向再旋转90°～180°,使十二指肠降部位于肠系膜上动脉的前方。

(2)结肠近端向右移行,全部或部分居于十二指肠和肠系膜前方。

(3)近端结肠及其系膜向右移位时,将小肠及肠系膜血管均包裹在结肠系膜内,形成结肠系膜疝,升结肠系膜构成疝囊壁,囊内小肠可发生梗阻。

(4)中肠在顺时针方向旋转180°后,横结肠走行于腹膜后,小肠与升结肠位置正常,横结肠在其后方交叉,十二指肠下部位于前方,如中肠继续按顺时针方向旋转180°,则形成以肠系膜根部为轴心的肠扭转,盲肠移位左侧,十二指肠位于右侧。

（五）总肠系膜

升结肠系膜未附着于腹后壁是中肠旋转不良的合并异常,它也可以是正常肠旋转的单独异常。此时,肠十二指肠下部位于肠系膜上动脉后方,十二指肠曲位于腹部左侧。呈总肠系膜时肠系膜根部形成细柄状,自胰腺下方伸出呈扇形散开,升结肠靠近右侧腹壁,但无粘连。若升结肠系膜部分黏着于后腹壁,则盲肠与相邻的升结肠游离。

合并畸形:文献报道高达30%～62%。半数为十二指肠闭锁,其他有空肠闭锁、先天性巨结肠、肠系膜囊肿等。

三、临床表现

最常见的症状是呕吐(95%),呕吐物最初为胃内容物,但是很快就变为胆汁性。发生肠坏死时,呕吐物为血性,1/3的患儿有肉眼血便,1/2的患儿有腹胀。

婴儿出生后有正常胎便排出,一般常在第3～5天出现症状,主要表现为呕吐等高位肠梗阻症状。间歇性呕吐,乳汁中含有胆汁,腹部并不饱胀,无阳性体征。完全梗阻时,呕吐持续而频繁,伴有脱水、消瘦及便秘。如若并发肠扭转,则症状更为严重,呕吐咖啡样液,出现血便、发热及休克,腹部膨胀,有腹膜刺激征。必须早期作出诊断,及时救治。

婴幼儿病例多表现为十二指肠慢性梗阻,症状呈间歇性发作,常能缓解,表现为消瘦、营养发育不良。亦可发生急性肠梗阻,而需紧急治疗。约有20%的病例伴有高胆红素血症,原因尚不清楚,可能是因胃和十二指肠扩张,压迫胆总管所致;也可能因门静脉受压和肠系膜静脉受压,使其血流量减少,肝动脉血流代偿性增加,使未经处理的非结合胆红素重回循环;同时由于门静脉血流量减少,肝细胞缺氧,肝葡糖醛酸转移酶不足有关。

四、诊断

凡是新生儿有高位肠梗阻症状,呕吐物含大量胆汁,曾有正常胎便排出者,应考虑肠旋转异常的诊断,可作X线检查加以证实。腹部平片可显示胃及十二指肠扩大,有液平面,而小肠仅有少量气体充盈。上消化道钡餐检查、钡剂灌肠为主要诊断依据。前者见十二指肠框消失,小肠不超过脊柱左侧呈螺旋形分布于右侧腹;后者主要观察盲肠位置,位于上腹部或左侧腹部可确诊。但因盲肠游离或钡剂充盈肠腔可使盲肠位置下移,因而盲肠位置正常时,亦不能排除肠旋转异常。当肠旋转不良、十二指肠闭锁或狭窄和环状膜腺三者均有高位肠梗阻表现而鉴别困难时,上消化道钡餐检查可帮助诊断。但对不能耐受术前检查或有腹膜炎体征的患儿,或为防止严重反流等特殊情况下,不宜进行更多复杂检查,应早期手术探查。

较大婴儿和儿童病例在发生不完全性十二指肠梗阻时,可吞服少量稀钡或碘油进行检查,造影剂滞留于十二指肠,仅少量进入空肠,偶见十二指肠空肠襻不循正常的弯曲行径而呈垂直状态。如显示复杂的肠管走行图像,提示合并中肠扭转存在。

五、治疗

无症状者不予手术,留待观察。有梗阻症状或急性腹痛发作是手术指征,均应早期手术治疗。有肠道出血或腹膜炎体征,提示发生扭转,必须急症处理。

手术作上腹部横切口,充分显露肠管。术者必须对此类畸形有充分认识,才能理解术中所显露的异常情况,而给予正确处理,否则会不知所措而错误处理,以致症状依旧。在判断肠管情况时,应注意十二指肠下部与肠系膜根部的关系,了解近端结肠局部解剖位置,整个肠管常需移置腹腔之外,将扭转的肠管按逆时针方向复位之后,始能辨明肠旋转异常的类型。

肠管位置正常,但有总肠系膜时,应将盲肠及升结肠固定于右外侧的腹膜壁层。为了防止结构的异常活动,使小肠不至于嵌入结肠系膜和后侧的腹膜壁层间引起梗阻,可将升结肠系膜从回盲部至十二指肠空肠曲斜行固定于背侧的腹膜壁层。

肠旋转异常Ⅰ型及Ⅱ型时,松解膜状索带和粘连,彻底解剖十二指肠,游离盲肠,以及整复扭转的肠管,使十二指肠沿着右侧腹直下,小肠置于腹腔右侧,将盲肠和结肠置于腹腔左侧部(Ladd术)。常规切除阑尾,以免今后发生误诊。

横结肠在肠系膜上动脉之后方时,多因反向旋转之故,整复要求将扭转的肠管按反时针方向旋转360°,使盲肠与升结肠固定于右侧腹膜壁层,肠系膜血管前方的十二指肠下部移位到腹部右侧,防止受压,解除反向旋转所致的肠系膜静脉淤滞,使恢复通畅。

随访的结果证明手术疗效良好,虽然小肠系膜仍属游离,按理有可能复发肠扭转,但临床经验证明罕见有复发者。有时遗留间歇性腹痛,有顽固的消化吸收障碍,引起贫血、低蛋白血症。切除坏死肠管后的营养吸收障碍,视残存肠管的长度和功能而定。死亡病例多数合并其他畸形。

(沙德群)

第二节　先天性肠闭锁与肠狭窄

肠闭锁与肠狭窄是常见的先天性消化道发育畸形,是新生儿时期的主要急腹症之一。发病率为1/(4 000~5 000)活产儿。可发生在肠道任何部位,以空肠、回肠为多见,十二指肠次之,结肠少见。男女性别无显著差异,未成熟儿的发病率较高。

一、十二指肠闭锁与狭窄

十二指肠部位在胚胎发育过程中发生障碍,形成十二指肠部的闭锁或狭窄,发生率为出生婴儿的1/(7 000~10 000),多见于低出生体重儿。闭锁与狭窄的比例约为3:2或1:1,在全部小肠闭锁中占37%~49%。其合并畸形的发生率较高。

(一)病因

胚胎第5周,原肠管腔内上皮细胞过度增殖使肠腔闭塞,出现暂时性的充实期,第9~11周,上皮细胞发生空化形成许多空泡,以后空泡相互融合即为腔化期,使肠腔再度贯通,至第12周时形成正常的肠管。如空泡形成受阻,停留在充实期,或空泡未完全融合,肠管重新腔化发生障碍,即可形成肠闭锁或狭窄。此为十二指肠闭锁的主要病因(Tandler学说)。有人认为胚胎期肠管血液供应障碍,缺血、坏死、吸收、修复异常,亦可形成十二指肠闭锁或狭窄。30%～50%病例同时伴发其他畸形,如先天愚型(30%)、肠旋转不良(20%)、环状胰腺、食管闭锁以及肛门直肠、心血管和泌尿系畸形等。多系统畸形的存在,提示其与胚胎初期全身发育缺陷有关,而非单纯十二指肠局部发育不良所致。

(二)病理

病变多在十二指肠第二段,梗阻多发生于壶腹部远端,少数在近端。常见的类型如下。

1.隔膜型

肠管外形保持连续性,肠腔内有未穿破的隔膜,常为单一,亦可多处同时存在;隔膜可薄而松弛,向梗阻部位的远端脱垂形成风袋状;隔膜中央可有针尖样小孔,食物通过困难。壶腹部常位于隔膜的后内侧。

2.盲段型

肠管的连续中断,两盲端完全分离,或仅有纤维索带连接,肠系膜亦有V型缺损。临床上此型少见。

3.十二指肠狭窄

肠腔黏膜有一环状增生,该处肠管无扩张的功能;也有表现为在壶腹部附近有一缩窄段。

梗阻近端的十二指肠和胃明显扩张,肌层肥厚,肠肌间神经丛变性,蠕动功能差。肠闭锁远端肠管萎瘪细小,肠壁菲薄,肠腔内无气。肠狭窄的远端肠腔内有空气存在。

(三)临床表现

妊娠妇女妊娠早期可能有病毒感染、阴道流血等现象,半数以上有羊水过多史。婴儿出生后数小时即发生频繁呕吐,量多含胆汁,如梗阻在壶腹部近端则不含胆汁。没有正常胎粪排出,或仅排出少量白色黏液或油灰样物,梗阻发生较晚者有时亦可有1～2次少量灰绿色粪便。轻度狭窄者,间歇性呕吐在生后数周或数月出现,甚至在几年后开始呕吐。因属于高位梗阻,一般均无腹胀,或仅有轻度上腹部膨隆,可见胃蠕动波。剧烈或长期呕吐,有明显的脱水、酸碱失衡及电解质紊乱、消瘦和营养不良。

(四)诊断

生后出现持续性胆汁性呕吐,无正常胎粪者,应考虑十二指肠梗阻。X线正立位平片见左上腹一宽大液平,为扩张的胃;右上腹亦有一液平,为扩张的十二指肠近段,整个腹部其他部位无气体,为"双气泡征",是十二指肠闭锁的典型X线征象。十二指肠狭窄的平片与闭锁相似,但十二指肠近端扩张液平略小,余腹可见少量气体。新生儿肠梗阻时,禁忌作钡餐检查,可引起致死性钡剂吸入性肺炎。为与肠旋转不良作鉴别,可行钡剂灌肠,观察盲肠、升结肠的位置。年长儿病史不典型,有十二指肠部分梗阻症状者,需作吞钡检查,检查后应洗胃吸出钡剂。

产前超声诊断上消化道梗阻的准确性＞90%。如发现母亲羊水过多,同时胎儿腹腔内显示1～2个典型的液性区,或扩张的胃泡,应高度怀疑本病。可为出生后早期诊断、早期手术提供依据。

(五)治疗

术前放置鼻胃管减压,纠正脱水与电解质失衡,适量补充血容量,保暖,给予维生素K和抗生素。

术时必须仔细探查有无其他先天性畸形,如肠旋转不良或环状胰腺,闭锁远端需注入生理盐水使之扩张,按顺序检查全部小肠,注意有无多发闭锁与狭窄。根据畸形情况选择术式,隔膜型闭锁采用隔膜切除术,做切除时须慎防损伤胆总管入口处。十二指肠近远两端相当接近,或同时有环状胰腺者,可做十二指肠十二指肠侧-侧吻合术。十二指肠远端(水平部)闭锁与狭窄可选择十二指肠空肠吻合术,但术后可产生盲端综合征。亦可将扩张段肠管裁剪整形后吻合,可以促进十二指肠有效蠕动的恢复,缩短禁食时间,减少并发症。

近年主张十二指肠闭锁患儿手术恢复肠道连续性同时,做胃造瘘并放置空肠喂养管。胃造瘘可保证胃排空,防止误吸;空肠喂养管术后立即灌输营养液,早日进行肠内营养,同时可减少长期胃肠外营养的并发症。

目前随着新生儿呼吸管理、静脉营养、肠内营养技术及各种监测技术的不断改进,十二指肠闭锁的病死率已大大降低,影响其预后的因素包括:①早产或低体重儿;②伴发严重畸形;③确诊时间;④病变及肠管发育程度。近端十二指肠瘀滞、功能性肠梗阻是影响患儿存活的关键。研究发现闭锁近端肠壁的环纵肌肥厚增生且比例失调，肠壁内肌间神经丛和神经节细胞减少，产生巨十二指肠伴盲端综合征、胆汁反流性胃炎、胆汁淤积性黄疸、胃食管反流及排空延迟等并发症，是影响术后肠道功能恢复的因素。

二、空、回肠闭锁与狭窄

空、回肠闭锁与十二指肠闭锁的发生率之比为 2∶1。近年报道空、回肠闭锁的发生率较高，达 1/1 500～1/4 000，男女相等，1/2 多发性闭锁为低出生体重者。肠闭锁可发生于同一家庭或孪生子女中。

（一）病因

与十二指肠闭锁病因不同，空回肠胚胎发育过程中无暂时性充实期，其并非由管腔再通化异常造成闭锁，而是肠道血液循环障碍所致。胎儿期肠管形成后，肠道再发生某种异常的病理变化，如肠扭转、肠套叠、炎症、穿孔、索带粘连及血管分支畸形等，造成肠系膜血液循环发生障碍，以致影响某段小肠血液供应，导致肠管无菌性坏死和(或)穿孔、吸收、修复，出现相应部位的肠管闭锁或狭窄，有时受累肠管消失，出现不同程度小肠缩短。据认为多发性肠闭锁为隐性遗传。回肠近端闭锁伴肠系膜缺损和远端肠管围绕肠系膜血管旋转，也属隐性遗传。

（二）病理

闭锁或狭窄可发生于空、回肠的任何部位，空肠比回肠略多见。闭锁于近段空肠的病例占 31%，远段空肠的病例 20%，近段回肠的病例 13%，远段回肠的病例 36%。＞90% 的病例为单一闭锁，6%～10% 的病例为多发闭锁。可分为以下 5 种类型。

1.隔膜型

近端扩张肠段与远端萎瘪肠段外形连贯，其相应的肠系膜完整无损，隔膜为黏膜及纤维化的黏膜下层构成。有时隔膜中央有一小孔，少量气体和液体可进入梗阻以下肠腔。

2.盲端Ⅰ型

两盲端间有索带相连：近侧盲端肠腔膨大，肠壁增厚。远侧肠段萎瘪细小，直径仅 0.3～0.6 cm，相应的肠系膜呈"V"型缺损或无缺损。

3.盲端Ⅱ型

两盲端间无索带粘连，相应的肠系膜呈"V"型缺损，有时肠系膜广泛缺损，远端肠系膜完全游离呈一索带，血液供应仅来自回结肠、右结肠或结肠中动脉，远侧细小的小肠以肠系膜为轴，围绕旋转，形成一种特殊类型，称之为"苹果皮样闭锁"，此型约占 10%，多发生于空肠闭锁，常为低体重儿伴有多发畸形。整个小肠长度可缩短，因缺乏肠系膜固定容易发生小肠扭转。

4.多节段型

闭锁远端肠段与近侧完全分离，肠系膜缺损，远端肠段有多处闭锁，其间有索带相连，状如一串香肠。但亦有远侧肠段内多处闭锁而外观完全正常者。

5.狭窄型

病变部有一段狭窄区域或呈瓣膜样狭窄，仅能通过探针；有时表现为僵硬肠段，而其内腔细小，远侧肠腔内有少量气体。

正常小肠的全长，成熟儿为 250～300 cm，未成熟儿 160～240 cm，肠闭锁者较正常儿明显缩短，仅 100～150 cm，甚至更短。闭锁近端肠腔因内容物积聚而高度扩张，直径可达 30～40 mm，肠壁肥厚、蠕动功能差，血运不良，甚至坏死、穿孔。闭锁远端肠管细小萎陷，直径不足 4 mm，腔内无气，仅有少量黏液和脱落细胞。有时合并胎粪性腹膜炎。伴发畸形有肠旋转不良、肠扭转、腹裂、肛门直肠闭锁、先天性心脏病和先天愚型等。

（三）临床表现

主要为肠梗阻症状，其出现早晚和轻重取决于梗阻的部位和程度。呕吐为早期症状，梗阻部位愈高出现呕吐愈早，空肠闭锁多在生后 24 小时以内出现呕吐，而回肠闭锁可于生后 2～3 天才出现，呕吐进行性加重,呈频繁呕吐胆汁或粪便样液体。高位闭锁时腹胀仅限于上腹部,多不严重,在大量呕吐或放置胃管抽出胃内容物后,可明显减轻或消失。回肠闭锁时全腹呈一致性腹胀,可见肠型。如腹壁水肿发红,则为肠穿孔腹膜炎征象。肠闭锁者无正常胎便排出,有时可排出少量灰白色或青灰色黏液样物,此为闭锁远段肠管的分泌物和脱落细胞。全身情况可因呕吐频繁很快出现脱水、酸中毒、电解质紊乱及中毒症状,体温不升,并常伴吸入性肺炎,呼吸急促。

(四)诊断

小肠闭锁有 15.8%～45% 伴有羊水过多,尤以空肠闭锁多见。胎儿超声检查可发现腹腔多个液性暗区,提示扩张肠管可能。出生后持续性呕吐、进行性腹胀、无胎粪排出,应怀疑肠闭锁。肛指或灌肠后观察胎粪情况,有助于区别闭锁、胎粪黏滞性便秘或巨结肠。

腹部平片对诊断有很大价值。新生儿吞咽空气 1 小时内到达小肠,12 小时内到达直肠。高位闭锁可见一大液平(胃)及 3～4 个小液平(扩张的小肠),或"三泡征",下腹部完全无气体影。低位闭锁显示较多的扩张肠段及液平,最远的肠袢极度扩张。侧位片示结肠及直肠内无气体。对临床不典型者,少量稀钡做灌肠检查,可显示细小结肠(胎儿型结肠);并可发现合并的肠旋转不良或结肠闭锁,及除外先天性巨结肠。

(五)治疗

按新生儿肠梗阻的要求进行充分的术前准备。根据病变类型及部位,选择合适的术式。凡条件许可者,应常规作肠切除、小肠端-端吻合术,取 3-0～5-0 可吸收线全层间断内翻单层缝合,组织内翻不宜过多。隔膜型可作隔膜切除术,肠壁纵切横缝。高位空肠闭锁,切除扩张肠段有困难时,为改善日后功能,可作裁剪法整形吻合。亦可选择近、远端作端侧吻合及远端造瘘术(Bishop-koop 法)或近、远端作侧端吻合及近端造瘘术(Santulli 法),后者可使近侧肠管充分减压。病变部位在回肠远端,合并肠穿孔、胎粪性腹膜炎和其他严重畸形者,可作双腔造瘘术(Mikulicz 法)。肠狭窄患儿应将狭窄肠管切除后作肠吻合术。

闭锁近端肠管扩张、肠壁功能障碍为术后肠道通行受阻的主要原因。因此术中应彻底切除盲端及扩张肥厚的近端肠段 10～20 cm。远端肠管切除 2～3 cm。小肠切除的长度不应超过其全长的 50%,全部小肠最好能保留 100 cm 以上,使营养代谢不致发生严重紊乱。吻合前应在闭锁远端肠管注入生理盐水,对整条肠管进行全面仔细检查,以免遗漏多发闭锁。肠吻合时两断端管腔直径不等,可将远端肠管斜行 45°切开或沿肠系膜对侧缘纵行切开,进行端-端吻合。手术放大镜进行操作,能提高吻合质量。术后肠道功能恢复较慢,一般需 10～14 天,甚至更长。因此在恢复前需较长时间持续胃肠减压,通过静脉营养,补充足够的水、热量和氨基酸,维持氮平衡或正氮平衡。

(六)预后

小肠闭锁的治疗效果随着目前诊疗技术的提高,特别是胃肠外营养的成功应用,已有明显改善。在专业新生儿外科治疗中心的报道其治愈率 90%,但高位空肠闭锁治愈率略低,为 60%～70%。高位空肠闭锁,仍有较高术后并发症和病死率,近端空肠裁剪术虽可缩小盲端,但其增加吻合口瘘和破坏肠壁肌层的连续性。对高位空肠闭锁,建议术中放置经吻合口下方的小肠喂养管,早期肠内营养可减少静脉营养的并发症。常见致死原因为肺炎、腹膜炎及败血症,未成熟儿、短肠综合征、吻合口瘘与肠功能不良。术后小肠长度>50%者大多可得到正常生长发育。远侧小肠广泛切除,特别缺少回盲瓣者,大多有脂肪、胆盐、维生素 B_{12}、钙、镁吸收不良,腹泻及肠道细菌过度繁殖。应用静脉营养与要素饮食,使余下小肠>35 cm 有回盲瓣者大多能存活,以后可籍小肠绒毛的肥大,肠黏膜细胞的增生及肠壁增厚增粗而逐渐适应营养吸收。

(沙德群)

第三节　肠结核

肠结核是结核分枝杆菌侵犯肠道引起的一种慢性特异性感染。过去在我国比较常见,随着防痨工作的推广以及人民生活水平的提高,现发病率已大为降低。近年来结核病又现死灰复燃趋势,耐药性结核菌株不断增加,肠结核的发病率也呈上升趋势,卫生健康委员会已提出大力防治。

一、病因

肠结核多为继发性,最常见于活动性肺结核患者吞入含有大量结核菌的痰液;肠结核也可经血源感染,多见于粟粒性肺结核;或由邻近器官如女性生殖器官结核直接蔓延而致。原发性肠结核少见,一般饮用了污染牛结核分枝杆菌的牛奶引起。

二、病理

90％以上的肠结核患者病变位于回盲部和回肠,这是由于回盲部具有丰富的淋巴组织,而结核分枝杆菌多侵犯淋巴组织,并且食物在回盲部停留较久,增加回盲部感染机会。肠结核也可发生于肠道其他部位,大致趋向为离回盲部越远、发生概率越低。

本病的病理改变根据机体对结核分枝杆菌的免疫力和变态反应而定。机体变态反应强,病变以渗出为主,并可有干酪样坏死及溃疡,为溃疡型肠结核;机体免疫力好,则表现为肉芽组织增生,并可有纤维化,为增生型肠结核。溃疡型和增生型的分类不是绝对的,这两类病理变化常可不同程度的同时存在。

（一）溃疡型

此型肠结核多见。肠壁的淋巴组织呈充血水肿等渗出性改变,进而发生干酪样坏死,肠黏膜逐渐脱落而形成溃疡,常绕肠周径扩展,大小深浅不一。溃疡边缘和基底多有闭塞性动脉内膜炎,因此少有出血。受累部位常有腹膜粘连,故很少急性穿孔。晚期可有慢性穿孔,形成包裹性脓肿,并可穿透形成肠瘘。在修复过程中产生肠管的环形狭窄,并使肠段收缩变形,回肠与盲肠失去正常解剖关系。

（二）增生型

病变多局限于回盲部。虽可同时累及邻近的盲肠和升结肠,但多数患者仅一处受累。其病理特征是肠黏膜下纤维组织和结核肉芽肿高度增生,有时可见小而浅的溃疡和息肉样肿物。由于肠壁的增厚和病变周围的粘连,常导致肠腔狭窄和梗阻,但穿孔少见。

三、临床表现

肠结核多见于青少年,女性多于男性。溃疡型肠结核常有结核毒血症,表现为午后低热、盗汗、消瘦、食欲缺乏等,此外可同时有肠外结核的临床表现;增生型肠结核少有结核毒血症及肠外结核的临床表现。肠结核的并发症多见于晚期患者,常有肠梗阻,肠出血、穿孔、肠瘘、局限性脓肿等少见。

（一）腹痛

多位于右下腹,反映肠结核多位于回盲部,并可有上腹和脐周的牵涉痛。腹痛性质为隐痛或钝痛,餐后加重,排便后减轻。增生型肠结核并发肠梗阻时,还可有绞痛,伴有腹胀、肠鸣音亢进等。

（二）腹泻和便秘

腹泻是溃疡型肠结核主要临床表现之一,多为水泻或稀便,少有黏液、脓血便及里急后重感。后期病变广泛,粪便可含有少量黏液和脓液,便血仍少见,间或有便秘。腹泻和便秘交替曾被认为是肠结核临床特征,其实是胃肠功能紊乱的一种表现,也可见于其他肠道疾病。增生型肠结核以便秘为主。

（三）腹部肿块

主要见于增生型肠结核。当溃疡型肠结核合并局限性腹膜炎,病变肠段与周围组织粘连,也可出现腹部肿块。肿块多位于右下腹,固定,质地中等,可有轻度压痛。

四、诊断

肠结核的临床表现及体征均无特异性,确诊不易。有医院曾统计过肠结核患者中,有82.1％的病例同时伴有慢性腹痛和发热,因此对于有以上两个临床表现的患者,应考虑有肠结核的可能。X线检查,包括

X 线胃肠钡餐造影和钡剂灌肠造影,具有特异性;溃疡性肠结核多表现为钡影跳跃现象、病变肠段黏膜紊乱、回肠盲肠正常夹角消失等;增生型肠结核则多表现为钡剂充盈缺损。纤维结肠镜可直接观察到肠结核病灶,并可做活组织检查,有很大的诊断价值。血清抗结核抗体 T-spot 的检测具有较高的敏感性及特异性;肠镜病理若能发现病灶并进行活检可明确诊断;聚合酶联反应技术对肠结核组织中的结核分枝杆菌 DNA 进行检测,可提高诊断准确性。化验室检查,如粪便找抗酸杆菌、结核菌素试验以及血沉化验等对诊断有一定帮助。一些疑及肠结核的患者,可试行 2～3 周抗结核的治疗性诊断方法,观察疗效。对于增生型肠结核有时需要剖腹探查才能明确。

五、治疗

肠结核应早期采用敏感药物治疗,联合用药抗结核治疗持续半年以上,有时可长达一年半。常用的化疗药物有异烟肼、利福平、乙胺丁醇、链霉素、吡嗪酰胺等。有时患者中毒毒性症状过于严重,可在有效抗结核药物治疗下加用糖皮质激素,待症状改善后逐步减量,至 6～8 周后应停药。

手术仅限于完全性肠梗阻、慢性肠穿孔形成肠瘘或周围脓肿、急性肠穿孔或肠道大量出血经积极抢救无效等伴发并发症者,对右下腹块难以与恶性肿瘤鉴别时也可剖腹探查以明确。手术方式根据病情而定,原则上应彻底切除病变肠段后行肠吻合术,曾有肠结核穿孔行修补术后并发肠瘘而导致再次手术的惨重教训。如病变炎症浸润广泛而固定时,可先行末端回肠横结肠端-侧吻合术,Ⅱ期切除病变肠段。手术患者术后均需接受抗结核药物治疗。

(沙德群)

第四节　急性坏死性肠炎

急性坏死性肠炎是一种发生于肠管的急性炎症病变,因可有充血、水肿、出血、坏死、穿孔等不同的病理变化,故又有急性出血性肠炎或急性出血坏死性肠炎之称。本病主要发生于回肠末段及升结肠起始部位,国际上将此病称之为坏死性小肠结肠炎。既往认为本病多见于年长儿,在我国 20 世纪 60～70 年代有大量病例报道,可能与不洁饮食史和肠道蛔虫感染有关。以后随着生活水平和卫生状况的改善而锐减。目前,该病多发于早产儿以及人工喂养的婴儿,多在出生后 2 周内发病,也可迟发到 2～3 个月,有时足月儿也可发生。对于体重低于 1 500 g 的婴儿,发病率可高达 10% 左右,且有较高的病死率。随着早产儿存活率的升高,急性坏死性肠炎已经成为新生儿监护病房中较常见的疾病之一,对早产儿的预后具有非常重要的影响。

一、病因及发病机制

本病的确切病因和发病机制尚未完全明确。大量的动物模型研究显示,肠道致病菌感染、肠道缺血再灌注损伤以及肠黏膜发育不成熟,并由此引起的肠道内致病菌群移位在疾病的发生、发展中起了关键的作用。

(一)病原微生物感染

正常机体肠道内菌群主要为双歧杆菌,而患者肠道内通常出现其他致病菌,其中最为常见的是大肠埃希菌及肺炎克雷白杆菌,其他细菌包括葡萄球菌,肠球菌以及铜绿假单胞菌。有时也可出现真菌和病毒等机会感染。一些散发病例出现后,短时间内可出现该病的爆发流行,而对其采取传染病控制手段后,可明显降低发病率,这表明病原微生物的感染在本病的发病中具有重要作用。

(二)肠道缺血

产前妊娠妇女出现重度妊娠期高血压疾病或吸食可卡因等可破坏胎盘血流量,产后新生儿出现先天性心脏病、动脉导管未闭等可导致系统血流量减少。这些因素均可引起患儿肠道缺血,并且引发炎症级联反应及再灌注损伤,导致肠坏死并破坏肠黏膜屏障功能,使致病菌及其内毒素发生移位。

（三）肠黏膜发育不成熟

早产儿存在许多生理以及免疫缺陷,影响了肠道的完整性。早产儿在出生后一个月内,肠道蠕动不协调,各种消化酶分泌不足,包括胃蛋白酶及胰蛋白酶等,后者可将肠毒素水解后失活。早产儿肠道杯状细胞发育不成熟,导致黏液分泌不足。此外,不成熟的肠黏膜不能大量产生分泌型 IgA,如无母乳喂养,肠道内缺乏分泌型 IgA,对细菌及其毒素的防御能力下降。

此外,许多药物被认为有增加急性坏死性肠炎发病的风险。黄嘌呤衍生物,如茶碱及氨茶碱,可减少肠蠕动,同时在代谢成为尿酸的过程中产生氧自由基。吲哚美辛,既往被用于治疗动脉导管未闭,能引起内脏血管收缩,导致肠黏膜缺血。维生素 E 可损害淋巴细胞的功能,与急性坏死性肠炎的发生有关。近期多项研究显示,胃酸抑制药物,如雷尼替丁可增加婴儿罹患急性坏死性肠炎的风险,其原因可能是引起肠道内的菌群失调。

二、病理

本病的典型病理变化为坏死性炎症改变。多发生于回结肠区,也可累及空肠,且病变多位于系膜对侧肠壁。一般呈散在性、节段性分布,也可连接成片状,病变肠段和正常肠段间分界清楚。病变肠段外观失去光泽,有扩张、充血、水肿及溃疡形成,甚至穿孔。穿孔部位多发生在正常与坏死肠段的交界处。肠壁内可见气泡形成。黏膜有肿胀、出血,浆膜表面附有黄色纤维素性渗出或脓苔。可有肠系膜淋巴结肿大,腹腔内伴有脓性或血性渗出。

镜下改变为黏膜水肿伴炎性细胞浸润,有散在出血和溃疡。肌层出血,肌纤维断裂伴玻璃样变性和坏死。血管壁呈纤维素样坏死,腔内也可有血栓形成。肠壁肌神经丛细胞可有营养不良性改变。黏膜和黏膜下层病变范围往往超过浆膜病变范围。

（一）临床表现

本病一般起病急骤,但有时也可缓慢发病,且仅有轻微临床表现。消化道症状主要为腹痛,腹泻及血便。腹痛位于脐周或全腹,呈阵发性绞痛或持续性腹痛伴阵发性加剧。粪便初为黄色稀便,继而为暗红色血便,无里急后重感。腹胀是值得重视的症状,其轻重往往反映了病情的轻重,有时也是诊断的唯一依据。由于腹胀,胃肠潴留,所以呕吐也为常表现。腹泻可以不出现,或出现得较晚。粪便含血少,不加注意观察不易发现,或仅为潜血阳性。烦躁、哭闹可能与腹痛有关,易被忽视。重症病例可见肉眼血便,呈果酱样或洗肉水样。本病全身中毒症状明显,起病即有寒战高热,体温可高达40℃以上。同时伴有精神萎靡、嗜睡等精神症状。重症者在病后1~2天即出现中毒性休克,呼吸循环衰竭以及弥散性血管内凝血,如此时还缺乏腹痛、腹泻等消化道表现,易发生误诊。

主要腹部体征包括腹部膨隆,有时可见肠型。对于出血坏死明显者,可出现腹壁红斑及阴囊颜色改变。肠鸣音减弱或消失。腹部可有轻微压痛,如压痛明显,同时伴有肌紧张及反跳痛等腹膜炎表现,多提示存在肠穿孔可能。

（二）诊断

儿童或青少年有不洁饮食或蛔虫感染的病史,早产儿或低体重儿有缺血、缺氧病史,突发腹痛、腹泻、血便及呕吐,伴发热,或突然腹痛后出现休克症状者,均应考虑本病的可能。血常规检查可发现周围血白细胞和多核粒细胞计数增多,常有核左移,伴红细胞计数和血红蛋白含量降低。若多核粒细胞计数减少或血小板计数进行性降低常提示预后不良。患者可出现代谢性酸中毒、血糖增高、C反应蛋白含量增高等实验室检查异常。粪便中可见大量红细胞或潜血试验阳性。粪便及血液培养阴性并不能排除此病。X线腹部摄片检查可见局限性小肠积气及液平,肠管扩张,肠壁增厚,肠间隙增宽,肠管狭窄。肠穿孔者可见气腹征象。有时可见门静脉内气栓,为预后不良的表现。超声介入下腹部穿刺可吸出血性或脓性液体。重症患者有肠壁内线样或囊肿样积气,积气是由于细菌侵入后产生。虽然肠壁内气体的阳性率较低,但对诊断本病具有较高的特异性。

Bell 首次在 1978 年提出急性坏死性肠炎的临床分期,后结合疾病的胃肠道表现,全身状况以及影像学征象进行改良。该系统有利于对疾病严重程度的分类及指导治疗(表 3-1)。

表 3-1　急性坏死性肠炎改良的 Bell 分期

分期	系统表现	腹部表现	影像学表现
Ⅰ期(疑似病例)	A 体温不稳定,呼吸暂停,心动过缓	轻微腹胀,大便潜血阳性	肠道正常或扩展,轻度肠麻痹
	B 同ⅠA	肉眼血便	同ⅠA
Ⅱ期(确诊病例)	A 同ⅠA	同ⅠB,肠鸣音消失,可有压痛	肠麻痹,肠腔积气
	B 同ⅠA,同时伴有轻微酸中毒及血小板计数减少	压痛明显,腹膜炎,可有蜂窝织炎,右下腹包块	同ⅡA,可有门静脉气体
Ⅲ期(进展病例)	A 同ⅡB,同时伴有低血压,严重窒息,呼吸及代谢性酸中毒,中性粒细胞计数缺乏,弥散性血管内凝血	同ⅡB,伴有明显压痛及腹胀	同ⅡB,伴有腹水
	B 同ⅢA	同ⅢA	气腹

三、治疗

(一)非手术治疗

目的是为了减轻症状,防止肠道的进一步损伤。对于 BellⅠ期的患者,治疗主要包括:禁食、胃肠减压;肠外营养支持(TPN);纠正水、电解质及酸碱失衡;应用针对革兰氏阴性杆菌及厌氧菌的广谱抗生素,控制感染。BellⅡ期患者除上述治疗措施外,还需给予必要的呼吸、循环支持以及液体复苏,必要时反复输少浆血,以免发生呼吸循环衰竭。同时应密切观察病情,评估是否存在手术指征。

(二)手术治疗

手术指征:急性坏死性肠炎并发肠坏死及穿孔是最主要的手术指征。出现下列情况可考虑手术探查:①有明显的腹膜刺激征;②顽固性中毒性休克经积极抗休克治疗病情仍无好转;③经内科治疗后仍反复大量肠道出血;④肠梗阻进行性加重无法缓解;⑤腹部 X 线片出现气腹征;⑥腹腔穿刺有阳性发现;⑦新生儿急性坏死性肠炎出现腹壁红斑及门静脉气栓,多提示肠穿孔可能,为相对手术指征;⑧不能排除其他急腹症。

手术要点:手术前应尽量改善患者的一般情况,给予有效的复苏,纠正贫血及凝血功能障碍等。由于患者肠腔明显扩张,进腹时需注意防止损伤肠管。腹水需常规进行有氧菌、厌氧菌以及真菌培养,同时注意腹水的颜色和性状,如为棕色混浊的液体,表明已出现肠穿孔。进腹后需全面而系统的进行腹腔探查。由于末端回肠及升结肠最常受累,右下腹需特别注意。

手术切除范围仅限于已发生穿孔或明确坏死的肠管,尽可能保留回盲瓣的功能。因黏膜、黏膜下层及肌层病变范围往往超过浆膜病变范围,故行坏死肠段切除时,要注意切缘应在正常肠管处,但绝不可因肠管广泛水肿或点状出血而贸然行广泛的小肠切除,否则会导致短肠综合征。

手术方式的选择主要依据病变肠管的情况、患者的全身状况以及外科医师的个人经验而定。

1.坏死或穿孔肠段切除,远近端肠管造口

坏死或穿孔肠段切除,远近端肠管造口是急性坏死性肠炎的标准术式,待患者病情好转后再进行造口回纳。与肠切除后一期吻合相比,造口术避免了发生吻合口瘘的风险,是一种较为安全的术式。造口回纳一般在首次手术后 8 周进行最为合适,过早进行因腹腔粘连及炎症反应较重致手术较为困难。然而,造口术后有接近 1/3 左右的患者术后存在造口相关的并发症,包括造口周围皮肤的损伤,造瘘口狭窄及回缩,造口旁疝以及切口感染等。此外,高位小肠造口流量较大,易导致大量的营养物质及电解质丢失,且明显延长了 TPN 的时间。

2.肠切除后一期吻合

可避免造口相关的并发症的发生,并且逐渐被用于坏死穿孔局限、其余肠管非常健康、同时一般情况良好的患者的首选术式。回顾性研究显示,与造口术相比,可改善患者的预后,但尚无RCT研究支持。

3.腹腔引流术

可在床边局麻下进行,创伤较小,且RCT研究结果显示近期效果与肠造口术无差异。然而,初步研究显示,与肠造口相比,该术式可能影响胎儿神经发育。且仅有不超过11％的患者将来无须进行肠造口而能治愈的。因此,腹腔引流术目前仅用于病情不稳定,无法进行肠造口的患者。

(沙德群)

第五节　克罗恩病

克罗恩病是一种病因尚不明确的胃肠道慢性非特异性炎症。1932年Crohn等介绍了一种好发于末段回肠的炎症病变,将该病与其他慢性远段小肠炎性病变相区别,因此称为克罗恩病,多见于年轻人,常导致肠狭窄和多发瘘,其临床特点为:病变呈节段性或跳跃式分布,病情进展缓慢,临床表现呈多样化,易出现梗阻或穿孔等各种并发症以及手术后高复发率等表现。内科、外科治疗都可以缓解病情,如手术能切除病变肠段则可以较长时间缓解症状。

一、流行病学

本病见于世界各地,但以北欧、北美为高发区。我国的确切发病率尚不清楚,但国内本病的发病率逐年增高,可见于各种年龄,以青壮年为多,发病年龄多为20～40岁,男性与女性间发生率无明显差别。

二、病因

克罗恩病的发病机制尚未完全明了,有环境、遗传、免疫、炎症细胞因子和介质等参与发病,构成肠黏膜炎症和肠动力紊乱。肠道存在黏膜上皮的机械性屏障和免疫性屏障,正常状态下肠道免疫细胞持续地监控着肠道菌群并维持内环境的稳态,但当上述多种因素可能影响炎症反应的启动,并存在免疫负性调节障碍,免疫细胞包括B细胞,以Th1、Th2、Th17为主的效应性T细胞以及调节性T细胞(Treg)被过度激活,导致组织损伤过程持续增强,难以终止其进行性组织损害。

三、病理

克罗恩病可累及从口腔到肛门的胃肠道任何部位,以末段回肠和右半结肠处最常见,80％的病例可同时累及回肠和结肠,典型的好发部位是距回盲瓣15～25 cm的末段回肠,偶见病变仅累及结肠。

(一)大体病理

病变的肠段界限清晰,呈多个病灶时可被正常肠段分隔开,形成跳跃式病灶。

1.急性期

少见,属早期病变,肠壁明显充血、水肿、增厚,浆膜面有纤维蛋白性渗出物,肠系膜对侧的黏膜面有浅溃疡形成。

2.慢性期

多见,病变肠段壁增厚变硬呈圆管状,浆膜面呈颗粒状,增生的脂肪组织覆盖于肠表面。光镜下见肠壁各层均增厚,以黏膜下层为最显著。肠黏膜呈不同程度的溃疡,线状溃疡可深入肠壁,亦可融合成较大的溃疡。由于病变部位的黏膜下层高度充血、水肿、淋巴组织增生,黏膜呈结节样隆起,再加上有深在的溃疡相掺杂,致黏膜外观呈鹅卵石样。由于慢性炎症使肠壁增厚,管腔狭窄,肠管呈短的环状狭窄或长管状狭窄,肠黏膜面可布满大小不等的炎性息肉。肠系膜增厚,近端肠腔常扩张。

(二)镜下形态

1.早期

整个肠壁明显水肿,尤其是黏膜下层。黏膜层基本正常,无干酪样坏死或肉芽肿。

2.中期

出现不越过黏膜肌层的小溃疡,肠壁增厚主要由于黏膜下纤维化伴大单核细胞广泛浸润及淋巴滤泡的增生。有70%～80%的病例可见到由上皮样细胞和巨细胞组成的类肉瘤样肉芽肿,中心无干酪样坏死,分布在黏膜下层、浆膜下层和区域淋巴结中。

3.晚期

以慢性炎性细胞浸润和纤维化为主要特征。广泛区域黏膜剥脱,存留黏膜岛处绒毛变钝或消失,腺体萎缩,溃疡形成,黏膜下和浆膜有重度纤维化。常可见深溃疡,周围为局灶性化脓,可穿透肠壁全层形成瘘管。约40%的病例缺乏肉芽肿病变。

四、临床表现

本病临床表现多样化,根据其起病急缓、病变范围、程度及有无并发症而异,可分为初发型和慢性复发型。病程常为慢性、反复发作性,逐渐进展,缺乏特异性。有些是在出现并发症如肠梗阻、肠穿孔、肠瘘等才作出诊断。有10%～25%的病例起病较急,表现为脐周或右下腹痛伴有压痛,并可有发热、恶心、腹泻、血白细胞计数升高等,在临床上酷似急性阑尾炎,一般在术前很难做出诊断,往往在手术时才发现阑尾正常而见到末端回肠局限性充血、水肿、肠系膜增厚、系膜淋巴结肿大而才得以确诊。

本病常见症状如下。

(一)腹痛

临床常见脐周或上腹部间歇性腹痛。是由于一段肠管的肠壁增厚、使肠腔环形狭窄引起部分性肠梗阻所致。近端肠袢剧烈的蠕动刺激传入神经产生中腹部反射性阵发性疼痛。当炎症波及壁腹膜时可产生局部腹壁持续性疼痛伴触痛。如病变累及肠系膜可出现腰背部酸痛,易被误诊为骨骼或肾脏病变。

(二)腹泻

80%～90%的病例主诉大便次数增多,每天2～5次,一般为水样便,不含脓血或黏液。腹泻是由于小肠广泛的炎症影响正常的营养吸收;滞留的肠内容物中细菌滋生能加重腹泻;末段病变的回肠不能正常地吸收胆盐,胆盐进入结肠后抑制水和盐的吸收也促进水泻。

(三)腹块

多数是病变的肠段与增厚的肠系膜与邻近器官粘连形成的炎性肿块或脓肿。

(四)全身症状

有活动性肠道炎症时可出现中等程度的间歇性发热,如伴有腹腔脓肿,可出现高热及毒血症状。因慢性腹泻和肠吸收功能降低,加上进食后腹痛加重造成畏食等原因,可引起营养不良、贫血、体重减轻、低蛋白血症、电解质紊乱。

五、并发症

克罗恩病晚期常伴随一些并发症,可以帮助诊断。

(一)肠瘘

容易形成瘘管是本病的一个特点,发病率为20%～40%。病变肠管溃疡直接穿透邻近器官,或先形成脓肿再破溃到邻近脏器而形成内瘘,常见的有回肠乙状结肠瘘、回肠瘘及小肠膀胱瘘。肠内瘘一般很少有症状,除了胃结肠、十二指肠结肠瘘可以引起严重腹泻。肠膀胱瘘典型表现为尿痛、尿气、尿脓(粪)。肠外瘘常发生于手术瘢痕处,可在术后数周或数年后自发性发生,术后近期瘘多为吻合口瘘,晚期瘘则可能为病变复发。

（二）腹腔脓肿

腹腔脓肿也是本病一种较多见的并发症,发生率为15%～20%。脓肿多形成于肠管之间,或肠管与肠系膜或腹膜之间,少见于实质器官内。好发部位多在相当于末段回肠,其次是肝、脾曲处以及盆腔处。临床表现为发热和腹痛,可出现具有压痛的腹块,伴有白细胞计数增高;腹部CT或B超检查有助于诊断;脓液培养多为大肠埃希菌、肠球菌等革兰氏阴性菌属。

（三）肠穿孔

并发肠道游离穿孔者少见,大多数发生在小肠。多数患者有长期病史,但也有以穿孔为首发症状者。

（四）消化道大量出血

发生率低,为1%～2%,一般为深的溃疡蚀破血管后引起。

（五）肛周病变

克罗恩病并发肛周病变者为22%～36%,主要表现为肛周脓肿、肛瘘、肛裂等,肛周、腹股沟、外阴或阴囊处可见多发性瘘口。

（六）肠道外表现

少见,但有很多种如游走性关节炎、口疮性溃疡、皮肤结节性红斑、坏疽性脓皮症、炎症性眼病、硬化性胆管炎、肝病及血栓性脉管炎等。

六、辅助检查

（一）实验室检查

无特异性试验,约70%的患者有不同程度的贫血,活动期血白细胞计数升高。尚可有血沉加快、免疫球蛋白增高、低蛋白血症、大便潜血试验阳性等。

（二）放射学诊断

肠道钡餐检查在克罗恩病的诊断上极为重要,尤其是气钡双重造影,而CT和各种扫描的影像检查帮助不大。早期的改变为黏膜和黏膜下炎症水肿和增厚,在放射学检查时表现为黏膜面变粗钝、扁平,并有黏膜轮廓不规则且常不对称;当肠壁全层炎症、水肿和痉挛时可造成肠腔狭窄,即Kantor线状征,是本病的一种典型X线表现。黏膜病变发展成纵或横向线状溃疡或裂隙时,可形成条纹状钡影,这些不规则的纵横线状溃疡网状交织,结合黏膜下水肿,产生典型的"鹅卵石"征。病变后期黏膜可完全剥脱,X线表现为一个无扩张性的僵硬管道;肠管纤维化狭窄且可产生线状征;病变肠段可单发或多发,长短不一,多发时出现典型的跳跃式病灶;并发肠瘘时可见钡剂分流现象。结肠病变时可作钡剂灌肠,X线改变与小肠相同。

（三）内镜检查和活组织检查

乙状结肠镜或纤维结肠镜检查可了解结肠是否有节段性病变,包括裂隙样溃疡、卵石样改变、肠管狭窄、瘘管等,如黏膜活检见到非干酪性肉芽肿则有助于诊断。

（四）B超和CT扫描

对观察肠壁厚度以及鉴别脓肿有参考价值。

七、诊断

目前尚无统一的"金标准",需结合临床表现、内镜检查、影像学表现及病理结果进行综合判断。临床出现下列表现需考虑克罗恩病可能:①上述炎性肠病的临床症状;②X线表现有胃肠道的炎性病变如裂隙状溃疡、鹅卵石征、假息肉、多发性狭窄、瘘管形成等,病变呈节段性分布。CT扫描可显示肠壁增厚的肠袢,盆腔或腹腔的脓肿;③内镜下见到跳跃式分布的纵向或匍行性溃疡,周围黏膜正常或增生呈鹅卵石样;或病变活检有非干酪样坏死性肉芽肿或大量淋巴细胞聚集。

八、治疗

本病无根治的疗法,手术后复发率高,所以除非发生严重并发症外,一般宜内科治疗,主要为对症治疗包括营养支持、抗炎、免疫抑制剂治疗等。此外,安慰患者,稳定情绪也颇为重要。

(一)内科治疗

1.支持疗法

纠正水电解质紊乱,改善贫血、低蛋白血症状态,病变活动期进食高热量、高蛋白、低脂肪、低渣饮食。近年来应用的要素饮食能提供一种高热量、高蛋白、无脂肪、无残渣的食物,可在小肠上段被吸收,适用于几乎所有病例,包括急性发作者。患者常可因此避免手术或术前准备成最佳状态。

2.抑制炎症药物

适用于慢性期和轻、中度急性期患者,不用于预防该病的复发。①水杨酸柳氮磺吡啶:发作期 4～6 g/d,病情缓解后维持量为 0.5 g,每天 4 次,应注意消化道反应、白细胞计数减少等磺胺类不良反应;5-氨基水杨酸是柳氮磺吡啶的分解产物及有效成分,如美沙拉秦、奥沙拉秦等,正代替柳氮磺吡啶成为治疗克罗恩病的有效药物,美沙拉秦的用法为 3～4 g/d;②甲硝唑:对肠道厌氧菌有抑制作用,临床研究其对克罗恩病治疗有效,往往用在水杨酸制剂治疗无效后。

3.糖皮质激素

类固醇皮质激素仍然是目前控制病情活动最有效的药物,适用于中、重度或爆发型患者。成年人一般起始用量为泼尼松 30～60 mg/d,为病情炎症急性期的首选药物。常用的给药途径有口服和静脉注射(氢化可的松琥珀酸钠)两种,偶尔也用于保留灌肠。用药原则为:①初始剂量要足;②待症状控制后采取逐渐减量维持的办法,在数周至数月内将剂量逐渐递减到 5～15 mg/d,其维持剂量的大小因人而异。目前布地奈德是一种新型皮质激素,不良反应少,可以灌肠及口服。

4.免疫调节药物

如 6-硫基嘌呤、甲氨蝶呤对慢性活动性克罗恩病有效。环孢素宜用于重症克罗恩病,每天 4 mg/kg,起效快,但由于价格昂贵,不能普遍应用。近年来有人应用生物治疗,如针对 CD4 及 TNF-α 的单克隆抗体、重组 IL-10 和黏附分子抑制剂等,取得一定的疗效。

5.生物制剂

包括肿瘤坏死因子阻断剂如英利昔、阿达木单抗,抑制 T 细胞激活药物如嵌合型扩大 CD40 单体(ch5D12),抑制炎症细胞迁移和黏附药物如那他珠单抗,作用于其他细胞因子的药物如 Fontolizumab、IL-6R 单克隆抗体(MRA)。

(二)外科治疗

本病大多为慢性,病程长,易反复发作,所以很多患者最终需要手术治疗。手术虽然不能改变基本病变进程,但多数并发症可经外科治疗获得缓解。

手术指征:经内科治疗无效或有并发症的患者,如梗阻、穿孔、内瘘、腹腔脓肿、肠道出血和肛周疾病等,其中尤以肠梗阻为最常见的手术指征,梗阻通常多为不完全性,并不需急症手术。术后需消化内科进一步治疗控制病情。

手术方式:

1.肠段切除术

适用于肠管局限性病变。关于切除病变肠管周围多少正常肠管,在过去 50 年来争论很多:1958 年,Crohn 等主张 30～45 cm,其后英国和瑞典的报道认为 10～25 cm,现在不少学者提议少切除正常肠管为 2～5 cm,认为复发与切缘有无病变并无密切关系。本病病变常呈多发性,多处的肠切除可导致短肠综合征和营养不良,近年来有人作狭窄段成形术治疗炎症性狭窄。肿大的淋巴结也不需要全部清除,因为这并不能改变复发率,相反易损伤系膜血管。手术最困难的步骤是切断肠系膜,对增厚、水肿、发硬的系膜在结扎血管时需加小心。

2.捷径手术

适用于老年、高危、全身一般情况较差、严重营养不良、病变广泛者。为缓解梗阻症状可先行肠捷径吻合,3 个月后如情况好转再行二期切除吻合术。目前除了对胃十二指肠克罗恩病作胃空肠吻合较切除为好外,一般不主张捷径手术。因病变虽可以静止,但旷置的病变肠腔内细菌易滋生,出现滞留综合征,并容易发生穿孔和癌变。

3.内瘘的手术

对于无明显症状的内瘘患者,一般不需要手术。当因内瘘造成严重腹泻、营养障碍时需及早手术。手术根据两端肠管有无病变而定,原则上切除瘘口处病变肠段,修补被穿透的脏器。外瘘患者同样需切除病变肠管及瘘管。

4.十二指肠克罗恩病

发生率为2%~4%,一般伴回肠炎或空肠炎。主要表现为溃疡病症状即出血、疼痛、狭窄,临床上很难与溃疡病尤其是球后溃疡相鉴别。手术指征为大出血,梗阻,宜作胃空肠吻合加迷走神经切断,以减少吻合口溃疡的发生,但要注意保留迷走神经后支即腹腔支,以免使已存在的回肠炎所致的腹泻加重。

九、预后

克罗恩病是一种自限性疾病,在一次急性发作经治疗缓解后,可出现反复的发作和缓解相交替,很难治愈。少数重症病例可因穿孔、腹膜炎、休克、大出血、严重水电解质紊乱及各种并发症而死亡。多数患者在接受适当的内、外科治疗后都有临床症状的缓解效果。本病复发率很高,文献报道远期复发率可达50%以上,以往认为复发原因为病变肠段切除不够彻底,现在认识到本病是一种全身性的胃肠道疾病,术后复发大多数是发生了新的病灶。手术病死率为4%,远期病死率为10%~15%,原因在于感染或衰竭。克罗恩病可发生癌变,尤其是旷置的肠段。

(沙德群)

第六节 直肠内脱垂

直肠内脱垂(internal rectal prolapse,IRP)是出口梗阻型便秘的最常见临床类型,31%~40%的排便异常患者排便造影检查可发现直肠内脱垂。直肠内脱垂指直肠黏膜层或全层套叠入远端直肠腔或肛管内而未脱出肛门的一种疾病。直肠内脱垂又称不完全直肠脱垂、隐性直肠脱垂。由于直肠黏膜松弛脱垂,特别是全层脱垂,可导致直肠容量适应性下降、排便困难、大便失禁和直肠孤立性溃疡等。最早在1903年由Tuttle提出,由于多发生于直肠远端,也称为远端直肠内套叠。虽然国内外文献对该疾病有不同的名称,但所表达的意思相同。

一、病因与发病机制

(一)直肠内脱垂与直肠外脱垂的关系

直肠脱垂可分为直肠外脱垂和直肠内脱垂。顾名思义,脱垂的直肠如果超出了肛缘即直肠外脱垂,简称为直肠脱垂。影像学及临床观察结果等均表明直肠内脱垂和直肠外脱垂的变化相似;手术中所见盆腔组织器官变化基本相似;因此,多数学者认为两者是同一疾病的不同阶段,直肠外脱垂是直肠内脱垂进一步发展的结果。

但对此表示异议的研究者认为,排便造影检查发现20%以上的健康志愿者也存在不同程度的直肠内脱垂表现,却很少发展成为直肠外脱垂。

(二)直肠内脱垂的病因和可能机制

试图用一个公认的理论来解释直肠内脱垂的发生机制是困难的,因为目前关于直肠内脱垂的分类缺乏国际标准,不同系列的研究缺乏可比性。中医认为直肠脱垂多因小儿元气不实、老人脏器衰退、妇女生育过多、肾虚失摄、中气下陷等导致大肠虚脱所致。从解剖学的角度看,小儿骶尾弯曲度较正常浅,直肠呈垂直状,当腹内压增高时直肠失去骶骨的支持,易于脱垂。某些成年人直肠前陷窝处腹膜较正常低,当腹内压增高时,肠袢直接压在直肠前壁将其向下推,易导致直肠脱垂。老年人肌肉松弛、女性生育过多和分娩时会阴撕裂、幼儿发育不全均可致肛提肌及盆底筋膜发育不全、萎缩,不能支持直肠于正常位置。综合目前的研究,引起直肠脱垂的可能机制有如下几方面。

1.滑动性疝学说

早在 1912 年,Moschcowitz 认为直肠脱垂的解剖基础是盆底的缺陷。冗长的乙状结肠堆积压迫在盆底的缺损处的深囊内,使得直肠乙状结肠交界处形成锐角。患者长期过度用力排便,导致直肠盆腔陷窝腹膜的滑动性疝,在腹腔内脏的压迫下,盆腔陷窝的腹膜皱襞逐渐下垂,将覆盖于腹膜部分之直肠前壁压于直肠壶腹内,最后经肛门脱出。根据这一理论,可以通过修补 Douglas 陷窝达到纠正盆底的滑动性疝从而达到治疗目的。然而,术后较高的复发率证明这一理论并不是直肠内脱垂的主要因素。

2.肠套叠学说

最早由 Hunter 提出,认为全层直肠内脱垂实际上是套叠的顶端。这一理论后来被 Broden 和 Snellman通过 X 线造影所证实。正常时直肠上端固定于骶骨岬附近,由于慢性咳嗽、便秘等引起腹内压增加,使此固定点受伤,就易在乙状结肠直肠交界处发生肠套叠,在腹内压增加等因素的持续作用下,套入直肠内的肠管逐渐增加,由于肠套叠及套叠复位的交替进行,致直肠侧韧带、肛提肌受伤,肠套叠逐渐加重,最后经肛门脱出。肛管直肠测压的研究支持这一理论,但临床患者的排便造影研究并不支持。

3.盆底松弛学说

一些研究者认为直肠缺乏周围的固定组织,如侧韧带松弛、系膜较游离,以及盆底、肛管周围肌肉的松弛是主要原因。正常状况下压迫于直肠前壁的小肠会迫使直肠向远端移位从而形成脱垂。

4.妊娠和分娩的因素

一些学者认为妊娠期胎体对盆腔压迫、血流不畅、直肠黏膜慢性淤血减弱了肠管黏膜的张力,使之松弛下垂。直肠内脱垂80％以上发生于经产妇,也是对这一理论的支持。脱垂多从前壁黏膜开始,因直肠前壁承受了来自直肠子宫陷窝的压力,此处腹膜反折与肛门的距离女性为 8～9 cm。局部组织软弱松弛失去支持固定作用,使黏膜与肌层分离,是发生此病的解剖学基础。前壁黏膜脱垂进一步发展,将牵拉直肠上段侧壁和后壁黏膜,使之相继下垂,形成全环黏膜内脱垂。病情继续发展,久之则形成直肠全层内脱垂。分娩造成损伤也可导致直肠内脱垂,相关因素有大体重婴儿、第二产程的延长、产钳的应用,尤其多胎,产后缺乏恢复性锻炼,易导致子宫移位。分娩损伤在大多数初产妇可很快恢复,但多次分娩者因反复损伤,则不易恢复。

5.慢性便秘的作用

便秘是引起直肠黏膜内脱垂的重要因素,且互为因果。便秘患者粪便干结,排出困难。干结的粪便对直肠产生持续的扩张作用,直肠黏膜因松弛而延长,随之用力排便时直肠黏膜下垂。下垂堆积的直肠黏膜阻塞于直肠上方,导致排便不尽感,引起患者更加用力排便,于是形成恶性循环。

二、临床表现

(一)性别与年龄

直肠内脱垂多见于女性,国内外文献报道的女性发病率占70％以上。成人发病率高峰在 50 岁左右。

(二)临床表现

由于直肠黏膜松弛脱垂造成直肠或肛管的部分阻塞现象,直肠内脱垂的症状以排便梗阻感、肛门坠胀、排便次数增多、排便不尽感为最突出,其他常见症状有黏液血便、腹痛、腹泻以及相应的排尿障碍症状等。少数患者可能出现腰骶部的疼痛和里急后重。严重时可能出现部分性大便失禁等。部分性大便失禁往往与括约肌松弛、阴部神经牵拉损伤有关。但这些症状似乎并无特征性。Dvorkin 等对排便造影检查的896 例患者进行分组:单纯直肠内脱垂、单纯直肠前突和两者兼有。对这三组患者的症状进行统计学分析发现:肛门坠胀、肛门直肠疼痛的特异性最高在 8%～27% 的患者中,直肠内脱垂只是盆底功能障碍综合征的其中之一,患者往往可能同时伴有不同程度的子宫、膀胱脱垂以及盆底松弛。盆腔手术史、产伤、腹内压增高、年龄增加和慢性便秘都可以成为这一类盆底松弛性疾病的诱因。有研究发现这类盆底脱垂的患者存在盆底肌肉的去神经支配改变。类似的现象也表现在 Marfans 综合征患者,因为盆底支持组织的松弛,发生盆底器官脱垂和尿失禁。有报道手术治疗的直肠内脱垂患者伴有较高比率的尿失禁(58%)和生殖器官脱垂(24%)。

三、直肠内脱垂的分类

1997 年,张胜本等依据排便造影对直肠内脱垂的分类进行了详细的描述。直肠内脱垂分为套入部和鞘部。按照套入部累及的直肠壁的层次,分为直肠黏膜脱垂和直肠全层脱垂;按照累及的范围,分为直肠前壁脱垂和全环脱垂;按照鞘部的不同,分为直肠内直肠脱垂和肛管内直肠脱垂,肛管内脱垂一般为全层脱垂。

通过排便造影和临床观察,发现直肠内脱垂多发生在直肠下段,也可发生在直肠的上段和中段,直肠全层内脱垂多发生在直肠的下段。

四、诊断

根据典型的症状、体征,结合排便造影等辅助检查结果,直肠内脱垂的诊断并不难。但在直肠内脱垂的诊断过程中,必须值得注意的问题是:临床或影像学诊断的直肠内脱垂是否能够解释患者的临床症状,是否是引发出口梗阻型便秘系列症状的主要因素。特别是伴随有其他类型的出口梗阻型便秘时,区分主次就显得非常重要,与治疗方法的选择和预后密切相关。

(一)临床症状

典型的临床症状是便意频繁、肛门坠胀、排便不尽感,有时伴有排便费力、费时。多数无血便,除非伴有孤立性直肠溃疡。但包括直肠肿瘤在内的许多疾病都可能出现上述表现,因此直肠内脱垂的诊断必须排除直肠肿瘤、炎症等其他常见器质性疾病。

(二)肛门直肠指诊和肛门镜检查

指诊时可触及直肠壶腹部黏膜折叠堆积、柔软光滑、上下移动,内脱垂的部分与肠壁之间可有环行沟。也有学者报道直肠指诊只能发现括约肌松弛和直肠黏膜堆积,部分患者可触及宫颈状物或直肠外的后倒子宫。典型的病例在直肠指诊时让患者做排便动作,可触及套叠环。肛门镜检查一般采用膝胸位,内脱垂的黏膜往往已经还纳到上方,因此肛门镜的主要价值在于了解直肠黏膜是否存在炎症或孤立性溃疡以及痔疮。

(三)结肠镜及钡灌肠

检查的主要目的是排除大肠肿瘤、炎症等其他器质性疾病。但肠镜退镜至直肠中下段时,适当抽出肠腔内气体后,可以很容易地看到内脱垂的黏膜环呈套叠状,提示存在直肠内脱垂。肠镜下判断孤立性直肠溃疡必须非常慎重,应反复多次活检排除肿瘤后才能确定,而且应该定期随访,切不可将早期直肠癌性溃疡当作直肠内脱垂所引起的孤立性溃疡。

(四)排粪造影

排粪造影是诊断直肠内脱垂的主要手段,而且可以明确内脱垂的类型是直肠黏膜脱垂还是全层脱垂;明确内脱垂的部位:是高位、中位还是低位;并可显示黏膜脱垂的深度。排粪造影的典型表现是直肠壁向远侧肠腔脱垂,肠腔变细,近侧直肠进入远端的直肠和肛管,而鞘部呈杯口状。并常伴有盆底下降、直肠前突和耻骨直肠肌痉挛等。根据严重的临床症状和典型的排便造影而无器质性疾病,其诊断不难。直肠内脱垂的排便造影有以下几种影像学改变。

(1)直肠前壁脱垂:肛管上方直肠前壁出现折叠,使该部呈陷窝状,而直肠肛管结合部后缘光滑延续。

(2)直肠全环内脱垂:排便过程中肛缘上方 6～8 cm 直肠前后壁出现折叠,并逐渐向肛管下降,最后直肠下段变平而形成杯口状的鞘部,上方直肠缩窄形成锥状的套入部。

(3)肛管内直肠脱垂:直肠套入的头部进入肛管而又未脱出肛缘。

5.盆腔多重造影

传统的排粪造影检查不能区别直肠黏膜脱垂和直肠全层内脱垂,也不能明确是否存在盆底疝等疾病。为此,张胜本等设计了盆腔造影结合排粪造影的二重造影检查方法,即先腹腔穿刺注入含碘的造影剂,待其引流入直肠陷窝后再按常规方法行排粪造影检查。如果直肠陷窝位置正常,说明病变未累及肌层,为直肠内黏膜脱垂。如果盆底腹膜反折最低处(正常为直肠生殖陷窝低点)下降并进入套叠鞘部,则说明病变已累及腹膜层,为全层脱垂,从而可靠地区分直肠黏膜脱垂或直肠全层内脱垂。

6.肌电图检查

肌电图是通过记录神经肌肉的生物电活动,从电生理角度来判断神经肌肉的功能变化,对判断括约肌、肛提肌的神经电活动情况有重要参考价值。

五、治疗

直肠内脱垂的治疗包括手术治疗和非手术治疗。研究表明,直肠内脱垂的发生、发展与长期用力排便导致盆底形态学的改变有关。因此,除手术治疗外,非手术治疗也相当重要,很多患者经过非手术治疗可以改善临床症状。

(一)非手术治疗

1.建立良好的排便习惯

让患者了解直肠内脱垂发生、发展的原因,认识到过度用力排便会加重直肠内脱垂和盆底肌肉神经的损伤。因此,在排便困难时,应避免过度用力,避免排便时间过久。

2.提肛锻炼

直肠内脱垂多伴有盆底肌肉松弛,盆底下降,甚至阴部神经的牵拉损伤。坚持定期提肛锻炼,可增强盆底肌肉及肛门括约肌的力量,从而减轻症状。特别是在胸膝位下进行提肛锻炼效果更好。

3.调节饮食

提倡多食富含纤维素的水果、蔬菜等,多饮水,每天 2 000 mL 以上;必要时每晚可口服芝麻香油 20~30 mL,使粪便软化易于排出。

4.药物治疗

针对直肠内脱垂并无特效药物,但从中医的角度来讲,直肠内脱垂属于中气下陷,宜补中益气、升举固脱,可采用补中益气汤或提肛散加减等。临床上应根据患者的症状个体化选择用药。

(二)手术治疗

迄今为止文献报道的针对直肠脱垂的手术方法接近百种,手术的目的是控制脱垂、防止大便失禁、改善便秘或排便障碍。手术往往通过切除冗长的肠管和(或)将直肠固定在骶骨岬而达到目的。按照常规的路径,直肠内脱垂的手术方式可分为经腹和经肛门手术两大类。但是,目前评价何种手术方法治疗直肠内脱垂效果较好是困难的,因为缺乏大宗的临床对照研究结果。临床上应根据患者的临床表现,结合术者的经验个体化选择手术方案。

1.直肠黏膜下和直肠周围硬化剂注射疗法

手术适应证:直肠黏膜脱垂和直肠内脱垂,不合并或合并小的直肠前突、轻度的会阴下降。

手术方法:患者取胸膝位,该体位利于操作,使脱垂的黏膜和套叠的直肠复位,以便于将其固定于正常的解剖位置。黏膜下注射经肛门镜,直肠周围注射采用直肠指诊引导。肛周严格消毒后,经肛旁 3 cm 进针,进针 6 cm 至肠壁外后注射。硬化剂采用 5%鱼肝油酸钠,用量 8~10 mL。一般 2 周注射一次,4 次为 1 个疗程。

手术机制:是通过药物的致炎作用和异物的刺激,使直肠黏膜与肌层之间、直肠与周围组织之间产生纤维化而粘连固定直肠黏膜和直肠,以防止直肠黏膜或直肠的脱垂。

手术疗效:有医院报道了 85 例直肠内脱垂行注射疗法的结果,大多数患者临床症状明显改善。国外

Tsiaoussis 等(1998 年)报道了 162 例直肠前壁黏膜脱垂行硬化剂注射治疗的结果,有效率为 51%。硬化剂注射疗法治疗后不满意的原因是会阴下降和合并直肠前突。

并发症:如果肛周皮肤消毒不严格,可发生肛周脓肿。

2.直肠黏膜套扎法

手术适应证:直肠中段或直肠下段黏膜内脱垂。

手术方法:患者采用折刀位或左侧卧位。局部浸润麻醉。充分扩肛,使肛管容纳 4 个手指以上。在齿状线上方进行套扎,先用组织钳钳夹齿状线上方 1 cm 左右的直肠松弛的黏膜,用已套上胶圈的两把止血钳的其中一把夹住被组织钳钳夹的黏膜根部,然后用另一把止血钳将胶圈套至黏膜的根部,为防止胶圈的滑脱,可在套扎前在黏膜的根部剪一小口,使胶圈套在切口处。

3.直肠黏膜间断缝扎加高位注射术

手术适应证:直肠远端黏膜脱垂和全环黏膜脱垂,以及直肠全层内脱垂。

(1)体位:取左侧卧位。

(2)钳夹折叠缝合直肠远端松弛的黏膜:先以组织钳夹持齿状线上方 3 cm 处的直肠前壁黏膜,提拉组织钳,随后以大弯血管钳夹持松弛多余的直肠前壁黏膜底部,稍向外拉,以 2-0 铬制肠线在其上方缝合两针,两针的距离约 0.5 cm,使局部的黏膜固定于肌层。以 7 号丝线在大弯血管钳下方贯穿黏膜,然后边松血管钳边结扎。将第一次缝合的组织稍向外拉,再用组织钳在其上方 3 cm 处夹持松弛下垂的黏膜,再以大弯血管钳在其底部夹持,要夹住全部的黏膜,但不能夹住肌层。继以 2-0 可吸收缝线在上方结扎 2 针,再如第一次的方法用丝线结扎黏膜。

(3)硬化剂注射:距肛门缘约 8 cm,在其相同的高度的左右两侧以 5 号针头向黏膜下层注入 1∶1 消痔灵液 5～8 mL,要求药液均匀浸润,然后,再将消痔灵原液注射于被结扎的黏膜部分,2 分钟后,以血管钳将被结扎的两处黏膜组织挤压成坏死的薄片。至此,对直肠前壁黏膜内脱垂的手术完毕。如果属于直肠全周黏膜脱垂,则在直肠后壁黏膜内再进行一次缝扎。

(4)直肠周围注射法:药物以低浓度大剂量为宜,用左手示指在直肠做引导,将穿刺针达左右骨盆直肠间隙,边退针边注药,呈扇形分布。然后穿刺针沿直肠后壁进针 4 cm 左右,达直肠后间隙,注入药物。每个部位注入药物总量 10～15 mL。

手术原理:手术的要点在于消除直肠黏膜的松弛过剩,恢复肠壁解剖结构。本手术方法中的间断缝扎,能使下垂多余的黏膜因结扎而坏死脱落,消除其病理改变。另外肠线的贯穿缝合,能使被保留的黏膜与肌层粘连,有效地巩固远期疗效;同时也有效地防止了当坏死组织脱落时容易引起的大出血。间断缝扎可以直达直肠子宫(膀胱)陷窝的底部,加固了局部的支持结构。经临床观察,凡直肠黏膜脱垂多起于直肠的中、下瓣,尤以下瓣为多,下瓣的位置正好距离肛缘 8 cm 左右。在其两侧壁注射硬化剂,能使两侧的黏膜与肌层粘连,局部纤维化,与间断缝扎产生协同作用,加强固定,增强疗效。

手术疗效:本手术具有方法简单、容易掌握、创伤小、疗效佳、设计符合解剖生理学要求等优点。有报道 32 例,经 3 个月至 1 年的随访,疗效优者 16 例(50%),良者 8 例(25%),中等者 5 例(15.6%),差者 3 例(9.4%),总有效率 90.6%。

4.改良 Delorme's 手术

Delorme's 手术是 1900 年第一次报道用于治疗直肠外脱垂的一种手术方法。

(1)手术适应证:直肠远端黏膜脱垂、直肠远端和中位内脱垂。特别适应于长型内脱垂(4～6 cm)。

(2)手术方法:①术前准备同结肠手术,最好采取行结肠镜检查的肠道准备方法。②两叶肛门镜(带有冷光源)牵开肛门,在齿线上 1.5 cm 处四周黏膜下注射 1∶20 万单位去甲肾上腺素生理盐水,总量为 50～80 mL,使松弛的黏膜隆起。③环行切开直肠黏膜,用电刀在齿线上 1～1.5 cm 处环形切开黏膜层。④游离直肠黏膜管,组织钳夹住远端黏膜边缘,一边向下牵拉一边用组织剪在黏膜下层做锐性分离,显露直肠壁的肌层。环形分离一周,一直分离到指诊发现直肠黏膜过度松弛的情况消失,无脱垂存在,整个直肠黏膜呈平滑状态时为止。一般游离下的黏膜长度为 5～15 cm。黏膜管游离的长度主要依据术前排便造影所显示的直肠内脱垂的总深度而定。注意切勿分离过长,避免黏膜吻合时张力过大。⑤直肠环肌的垂直折叠缝合:Delorme's 手术要求将分离后的黏膜下肌层做横向折叠缝合,一般用 4 号丝线缝合 4～6 针。如果将黏膜下肌层做垂直折叠缝合一方面加强盆底的功能,另一方面可以减少肌层出血,同时关闭无效腔。⑥吻合直肠黏膜:切断黏膜行黏膜端吻合前须再用硫柳汞消毒创面,用 0 号铬制肠线做吻合,首先上、下、左、右各缝合 4 针,再在每两针间间断缝合,针距为 0.3 cm 左右。⑦吻合完毕后:用油纱条包裹肛管,置入肛管内,可起到压迫止血的作用。⑧术后处理:术后 3～5 天进普食后常规应用缓泻剂以防止大便干燥。患者正常排便后即可停用缓泻剂。

(3)手术注意事项:①Delorme's 手术强调剥离黏膜为 5～15 cm,有时手术操作困难,黏膜容易被撕破。对重度脱垂者剥离 15 cm,一般剥离到黏膜松弛消失为止,如果过多黏膜剥离可导致吻合处张力过大,发生缺血坏死,近端黏膜缩回等严重并发症。②Delorme's 手术强调折叠直肠肌层,在剥离黏膜长度<15 cm 时,可以不做肌层折叠缝合。这样可简化手术步骤,术中行黏膜吻合前彻底止血,加上术后粘连,同样起到肌层折叠的作用。肌层折叠还有导致折叠处狭窄的可能。③若合并直肠前突,在吻合直肠黏膜前,用 4 号丝线间断缝合两侧的肛提肌,加强直肠-阴道隔。④本手术严重的并发症为局部感染,因而术前肠道准备尤为重要,术中严格无菌操作,彻底止血,防止吻合口张力过大。

(王丽艳)

第七节　直肠外脱垂

一、病因和发病学

直肠外脱垂(external rectal prolapse)是指肛管、直肠、甚至乙状结肠下段向外翻出脱垂于肛门之外。直肠全层脱出,因括约肌收缩,直肠壁静脉回流受阻,不及时回纳,可发生坏死、出血,甚至破裂。

(一)发病率

各种年龄均有发病,小儿 1～3 岁高发,与性别无关,多为直肠黏膜脱垂,5 岁内常常自愈。男性 20～40 岁高发,女性 50～70 岁多见,多次妊娠妇女及重体力劳动者多发,临床并不常见。

(二)病因

直肠脱垂与多种病因有关。

1.解剖因素

年老衰弱,幼儿发育不全者,盆底组织软弱,不能支持直肠于正常位置;小儿骶骨弯曲度小、过直;手术外伤损伤肛管直肠周围肌肉或神经。

2.腹压增高

发病多与长期腹泻、习惯性便秘,排尿困难,多次分娩等因素相关,腹内压增高,促使直肠向外推出。

3.其他

内痔或直肠息肉经常脱出,向下牵拉直肠黏膜,造成直肠黏膜脱垂。

目前多数学者赞同直肠脱垂的肠套叠学说。该学说认为正常时直肠上端固定于骶骨岬附近,由于慢性咳嗽、便秘、腹泻、重体力劳动等引起腹内压增高,使此固定点作用减弱,就易在直肠、乙状结肠交界处发生肠套叠,在腹内压增强因素的持续作用下,套入直肠内的肠管逐渐增加,由于肠套叠及套叠复位的交替进行,致使直肠侧韧带、肛提肌受损,肠套叠逐渐加重,直肠组织松弛,最后经肛门脱出。

二、病理学

脱垂的黏膜常形成环状,色紫红,有光泽,表面有散在出血点。脱出时期长,黏膜增厚,呈紫色,可伴糜烂。如脱出较长,由于括约肌收缩,静脉回流受阻,黏膜红肿及糜烂。如在脱出后长时间未能回复,肛门括约肌受刺激收缩持续加强,肠壁可因血循不良发生坏死、出血及破裂等。

三、临床表现

排便时直肠由肛门脱出,便后自行回缩到肛门内,以后逐渐发展到必须用手托回,伴有排便不尽和下坠感。严重时不仅大便时脱出,在咳嗽、喷嚏、走路等腹压增高的情况下,均可脱出。随着脱垂加重,病史延长,引起不同程度的肛门失禁。常有大量黏液污染衣裤,引起肛周瘙痒。当脱出的直肠被嵌顿时,局部水肿呈暗紫色,甚至出现坏死。

检查时令患者蹲位用力,使直肠脱出。不完全性脱垂仅黏膜脱出,可见圆形、红色、表面光滑的肿物,黏膜皱襞呈"放射状"。指诊只是两层折叠黏膜。完全性脱垂为全层肠壁翻出,黏膜呈同心环状皱襞,肿物有层层折叠,如倒"宝塔状"。

四、诊断和鉴别诊断

根据病史,让患者下蹲位模拟排便,多可做出诊断。内脱垂常需排便造影协助诊断。黏膜脱垂和全层脱垂的鉴别方法有扪诊法和双合指诊法。扪诊法是用手掌压住脱垂直肠的顶端,稍加压做复位动作,嘱患者咳嗽,有冲击感者为直肠全层脱垂,否则为黏膜脱垂。双合指诊法是用示指插入脱垂直肠腔,拇指在肠腔外作对指,摸到坚韧弹性肠壁者为全层脱垂,否则为黏膜脱垂,同时注意检查脱垂直肠前壁有无疝组织。与环形内痔鉴别较容易,除病史不同外,环形内痔脱垂呈梅花状,痔块之间出现凹陷的正常黏膜,括约肌收缩有力,而直肠脱垂则脱出物呈宝塔样或球形,括约肌松弛无力。此外,肛门手术后黏膜外翻易与之混淆,但该病一般有痔、肛瘘等手术史,脱出黏膜为片状或环状,可有明显的充血、水肿和分泌物增多,用手不能回纳,色鲜红。

五、外科治疗

(一)注射疗法

直肠黏膜下注射硬化剂,治疗部分脱垂患者,按前后左右四点注射至直肠黏膜下,每点注药 $1\sim2$ mL。注射到直肠周围可治疗完全性脱垂,造成无菌炎症,使直肠固定。常用药物有 5％甘油溶液等。

(二)手术疗法

1.脱垂黏膜切除

对部分性黏膜脱垂患者,将脱出黏膜做切除缝合。

2.肛门环缩术

麻醉下在肛门前后各切一小口,用血管钳在皮下绕肛门潜行分离,使二切口相通,置入金属线(或涤纶带)结成环状,使肛门容一指通过,以制止直肠脱垂。

3.直肠悬吊固定术

以重度的直肠完全性脱垂患者,经腹手术,游离直肠,用两条阔筋膜(腹直肌前鞘、纺绸、尼龙布等)将直肠悬吊固定在骶骨胛筋膜上,抬高盆底,切除过长的乙状结肠。常用术式包括以下几种。

(1)Ripstein 手术:经腹切开直肠两侧腹膜,将直肠后壁游离到尾骨尖,提高直肠。用宽 5 cm Teflon 网悬带围绕上部直肠,并固定于骶骨隆凸下的骶前筋膜和骨膜,将悬带边缘缝于直肠前壁及其侧壁,不修补盆底。最后缝合直肠两侧腹膜切口及腹壁各层。该手术要点是提高盆腔陷凹,手术简单,不需切除肠管,复发率及病死率均较低。但仍有一定的并发症,如粪性梗阻、骶前出血、狭窄、粘连性小肠梗阻、感染和悬带滑脱等并发症。

(2)Ivalon 海绵植入术:此术由 Well 医师首创,故又称 Well 手术,也称直肠后方悬吊固定术。方法:经腹游离直肠至肛门直肠环的后壁,有时切断直肠侧韧带上半,用不吸收缝线将半圆形 Ivalon 海绵薄片缝合在骶骨凹内,将直肠向上拉,并放于 Ivalon 薄片前面,或仅与游离的直肠缝合包绕,不与骶骨缝合,避免骶前出血。将 Ivalon 海绵与直肠侧壁缝合,直肠前壁保持开放 2~3 cm 宽间隙,避免肠腔狭窄。最后以盆腔腹膜遮盖海绵片和直肠。本法优点在于直肠与骶骨的固定,直肠变硬,防止肠套叠形成,病死率及复发率均较低。若有感染,海绵片成为异物,将形成瘘管。本术式最主要的并发症是由植入海绵薄片引起的盆腔化脓。

(3)直肠骶岬悬吊术:早期 Orr 医师用大腿阔筋膜两条将直肠固定在骶岬上。肠壁折叠的凹陷必须是向下,缝针不得上,每条宽约 2 cm,长约 10 cm。直肠适当游离后,将阔筋膜带的一端缝于抬高后的直肠前外侧壁,另一端缝合固定骶岬上,达到悬吊目的。近年来主张用尼龙或丝绸带或由腹直肌前鞘取下两条筋膜代替阔筋膜,效果良好。

(4)直肠前壁折叠术:1953 年沈克非根据成人完全性直肠脱垂的发病机制,提出直肠前壁折叠术。方法:经腹游离提高直肠。将乙状结肠下段向上提起,在直肠上端和乙状结肠下端前壁自上而下或自下而上做数层横形折叠缝合,每层用丝线间断缝合 5~6 针。每折叠一层可缩短直肠前壁 2~3 cm,每两层折叠相隔 2 cm,肠壁折叠长度一透过肠腔,只能穿过浆肌层。由于折叠直肠前壁,使直肠缩短、变硬,并与骶部固定(有时将直肠侧壁缝合固定于骶前筋膜),既解决了直肠本身病变,也加固了乙、直肠交界处的固定点,符合治疗肠套叠的观点。有一定的复发率(约 10%),主要并发症包括排尿时下腹痛、残余尿、腹腔脓肿、伤口感染。

(5)Nigro 手术:Nigro 认为,由于耻骨直肠肌失去收缩作用,不能将直肠拉向前方,则盆底缺损处加大,"肛直角"消失,直肠呈垂直位,以致直肠脱出,因此他主张重建直肠吊带。Nigro 用 Teflon 带与下端直肠之后方及侧位固定,并将直肠拉向前方,最后将 Teflon 带缝合于耻骨上,建立"肛直角"。手术后直肠指诊可触及此吊带,但此吊带无收缩作用。此手术胜于骶骨固定之优点是:盆腔固定较好,由于间接支持了膀胱,尚可改善膀胱功能。此手术难度较大,主要并发症为出血及感染,需较有经验的医师进行。

4.脱垂肠管切除术

(1)Altemeir 手术:经会阴部切除直肠乙状结肠。Altemeir 主张经会阴部一期切除脱垂肠管。此手术特别适用于老年人不宜经腹手术者,脱垂时间长,不能复位或肠管发生坏死者。优点是:从会阴部进入,可看清解剖变异,便于修补;麻醉不需过深;同时修补滑动性疝,并切除冗长的肠管;不需移植人造织品,减少感染机会;病死率及复发率低。但本法仍有一定的并发症,如会阴部及盆腔脓肿,直肠狭窄等。

(2)Goldberg 手术(经腹切除乙状结肠、固定术):由于经会阴部将脱垂肠管切除有一定的并发症,Goldberg 主张经腹部游离直肠后,提高直肠,将直肠侧壁与骶骨骨膜固定,同时切除冗长的乙状结肠,效果良好。并发症主要包括肠梗阻、吻合口瘘、伤口裂开、骶前出血、急性胰腺炎等。

(王丽艳)

第八节 直肠前突

一、概述

直肠前突(Rectocele,RC)几乎不涉及男性,是指直肠前壁通过直肠-阴道隔的薄弱处向阴道后壁疝入形成的直肠疝,也称阴道后壁膨出。它是女性阴道后壁支持组织缺陷的表现之一,在经产女性中极为常见,但许多患者因没有明显的症状而不就医,故具体发病率不明确。直肠前突是出口梗阻型便秘的常见原因之一,占女性功能性排便障碍的 30%~60%。

二、解剖基础与危险因素

正常阴道后壁衬以鳞状上皮,其下为疏松的固有层结缔组织,再下方则是一层纤维肌性组织,由平滑肌、胶原纤维、弹力纤维组成,即所谓的直肠-阴道筋膜/膈,概念上可以把它视为包绕、支持盆腔脏器的盆内筋膜的延续。固定直肠-阴道膈的上下位点分别是宫颈和会阴体,在阴道中段,阴道的轴线从下而上由垂直转向水平,提肌板从耻骨延伸至骶骨/尾骨为此提供支持(DeLancey阴道三水平支持理论)。在提肌板平面或下方如果直肠-阴道膈的完整性存在缺陷,那么直肠将会通过薄弱处向阴道腔内突入形成典型的直肠前突。阴道分娩的创伤通常会导致会阴撕裂,以及球海绵体肌和会阴横肌的削弱,这样形成的直肠前突位置更低。

经阴道分娩是发生直肠前突最重要的危险因素,怀孕和分娩过程中由于盆内筋膜的过度伸展、分离或撕裂导致直肠-阴道膈薄弱,分娩过程对阴部神经的过度伸展使阴道支持组织去神经化,也可形成直肠-阴道隔的薄弱。像肥胖、慢性阻塞性肺部疾病和慢性便秘等疾病因慢性腹压增加也能带来阴部神经的过度伸展损伤。耻骨直肠肌失弛缓以及由此带来的排便困难也会造成盆腔肌肉组织支配神经的反复过度牵拉,间接导致阴道后壁损伤。还有一些难以干预的病因,如胶原紊乱性疾病、老龄化和绝经后状态等。

三、症状

直肠前突可以无症状,也可以表现为多种多样的症状,如梗阻性排便障碍、性功能障碍、下腹部或者肛门下坠感(盆腔压迫沉重感)、会阴部疼痛等。典型的症状是,妇女主诉需要压迫会阴或用手指伸入阴道压迫阴道后壁以协助排便。下坠感是一种重力效应,通常在傍晚或长时间站立后加重。症状在个体之间差异很大,而且症状与前突程度之间不一定成正比。当女性患者因出口梗阻性便秘而寻求帮助时,临床医师需要能够从症状上区分出盆底肌运动紊乱性疾病(或称排便协同失调),这种状况只对生物反馈治疗或饮食调整有反应,手术解决不了排便问题。不断增大的直肠前突甚至可以突出于处女膜环外,则阴道黏膜就可能发生溃疡,出现出血等症状。

四、体格检查

全面的体格检查可帮助外科医师决定个体化的术式。直肠前突的突出部分发生于从提肌板至会阴部皮肤这段范围内,并且可向下扩展,导致会阴体的过度伸张。直肠指诊可以发现直肠向阴道方向突出,呈盲袋样;双合诊可发现阴道中段的球形膨出以及会阴体纤维肌性组织的缺失。因直肠前突在排便过程中表现更明显,故指诊时应同时让患者做模拟排便的动作。除前突部分的检查外,还需要评估肛提肌的收缩力和张力,这是决定手术远期效果的重要因素,方法是将手指置于直肠或阴道内约5 cm处5点及7点部位,让患者收缩肛提肌及阴道,即可感知其收缩力和持续收缩时间,同时检查者另一只手置于患者腹部以排除是否收缩了腹肌。体格检查时还需确定是否存在相关的其他盆腔支持组织缺陷,例如阴道穹隆脱垂、膀胱膨出等,因为如果忽视了阴道前壁和顶部的小裂损,那么在修补直肠后壁以后就可能会增大。其他因素如阴道壁厚度、雌激素水平等也需要检查评估。

五、影像学检查

结直肠肛门外科医师评估直肠前突最常采用的检查方法是排便造影。根据造影结果可直接测量前突的大小或深度,判断有无同时存在的直肠黏膜脱垂,结合其他腹腔造影、膀胱造影等还可确定是否存在肠疝、膀胱脱垂、盆底下降等异常。然而Altman等人证明,体格检查、排便造影、症状的严重程度和排便功能紊乱症状的发生率之间相关性较差。近年来,MRI及动态MRI以及超声排便造影分别因软组织分辨率更好、无放射性危害等优点也逐渐受到关注,但因更难模拟真实的排便过程而尚未普及。

六、分型与分度

采用POP-Q评估体系可对直肠前突程度进行定量描述,具体方法是沿阴道后壁确定两点(Ap、Bp),测量最大力做Valsalva运动时它们距处女膜环的厘米数,妇科医师应用较多。结直肠外科医师则更关注排便困难的症状和直肠方面的变化,一般按前突的长度和深度进行分度,测量方法(图3-1):沿肛管前壁向上描记出正常直肠前壁的轮廓,测量轮廓线的长度即为前突的长度,测量前突最顶端距此线的垂直距离即为深度,国内通常按深度将直肠前突分为三度:Ⅰ度,RC 深度为 6～15 mm;Ⅱ度,RC 深度为 16～30 mm;Ⅲ度,RC 深度＞31 mm 和伴有其他异常者。也可依据排便造影的力排相结果将其分为三型:Ⅰ型,前突呈指状,或单纯向阴道内膨出;Ⅱ型,前突呈大囊状,直肠-阴道隔松弛,直肠前壁黏膜脱垂,Douglas 窝深陷呈袋状,常伴随小肠疝;Ⅲ型,前突与直肠套叠或脱垂相关(图 3-2)。

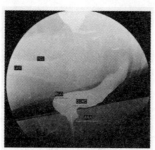

图 3-1　直肠前突长度、深度的测量方法

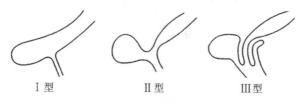

图 3-2　直肠前突的分型

自左向右依次为Ⅰ、Ⅱ、Ⅲ型

七、治疗

对于无临床症状的直肠前突者,可建议其多进富含纤维素的食物,Kegel 法等盆底训练方法有助于预防症状的产生,并进行定期随访。必须严格把握手术的适应证,术前必须进行全面的盆底解剖及功能评估,以确定直肠前突是造成患者临床症状的主要原因方可选择手术治疗。对非常严重的便秘,通常直肠前突并不是唯一主要的病因,单纯修补直肠前突未必能改善患者症状。因此,术前需要详细评估便秘的潜在病因。研究显示,对于需要用手指在阴道内辅助排便的患者,手术疗效较好,排便造影显示直肠前突有钡剂残留者也可作为手术适应证。对合并结肠慢传输的患者,单纯修补直肠前突的疗效不佳。

手术方法包括经肛门、经直肠、经阴道、经会阴及经腹入路,手术方式的选择需要综合考虑直肠前突的程度、临床症状及其他合并的盆底异常。

Ⅰ、Ⅱ型直肠前突通常采用经肛、经会阴或经阴道入路手术,根据情况可选用生物材料加固。经肛门入路手术时,患者取折刀位,于齿线上直肠前壁黏膜下注射血管收缩剂。做倒"T"形切口,其横行切口一般位于齿线上,纵向切口达直肠前突的上缘。向两侧游离直肠黏膜瓣膜,以可吸收线纵行缝合直肠肌层加强直肠壁及直肠-阴道膈,也有报道采用横行缝合直肠前壁肌层,冗余的直肠黏膜切除后缝合切口。但对位置较高的直肠前突,经肛门修补比较困难,而且由于过度的扩张暴露肛管,肛门失禁的风险增加。

吻合器经肛门直肠切除术(Stapled transanal rectal resection,STARR)是近年出现的手术方式,该手术的目的是去除冗余的直肠壁、恢复正常直肠解剖、恢复直肠正常容量和顺应性,并同时纠正直肠前突和直肠套叠脱垂。患者取折刀位,采用 33 mm 管形吻合器,经肛门置入透明扩肛器并固定,于齿线上2～5 cm直肠前壁(通常为黏膜最松弛处),用 7 号丝线做三个直肠全层半周荷包缝合,每个荷包上下间距1 cm。在扩肛器后方置入挡板于直肠内,以阻隔防止直肠后壁黏膜滑入吻合器钉仓。安装第 1 把吻合器,用带线钩将荷包线尾端从吻合器侧孔中拉出,将荷包线收紧使直肠前壁牵入钉仓。击发后退出吻合器,剪断黏膜桥,仔细检查吻合口,如有搏动性出血,用 3-0 可吸收线缝扎止血;然后在直肠后壁做两个全层半周荷包缝合,在扩肛器前方置入挡板于直肠内,更换第 2 把吻合器,余法同第 1 次吻合。该手术对直肠前突及直肠黏膜脱垂套叠导致的出口梗阻型便秘具有较好的疗效。近年有学者在 STARR 基础上改用弧形切割吻合器进行直肠前突切除吻合,初步的研究也取得了较好的疗效。

经会阴入路时,于会阴部做横行切口,于肛门外括约肌和阴道后壁间平面向上游离直至盆底,充分显露直肠-阴道膈,暴露肛提肌,注意不要打开盆底腹膜,然后横行拉拢缝合肛提肌,局部可以植入生物补片以加强直肠前壁及直肠-阴道膈。

经阴道手术是妇产科医师常用的入路,患者取截石位。阴道黏膜下注射血管收缩剂后做横行切口切开阴道后壁,向上游离至宫颈或道格拉斯窝,推开盆底腹膜,游离显露肛提肌及耻骨直肠肌,拉拢并间断缝合肛提肌及耻骨直肠肌,缝合时可以带上 1～1.5 cm 表浅的直肠肌层,有助于提升直肠壁,防止直肠黏膜脱垂。如局部合并肛门括约肌的断裂或薄弱,可同时行括约肌成形术。

经腹手术常用于 Ⅲ 型直肠前突患者,可行开放手术或在腹腔镜下完成。手术原则是固定直肠、修补直肠前突、抬高道格拉斯窝,必要时纠正膀胱、子宫脱垂。术中切开直肠-阴道膈,向远端游离直至会阴体,将会阴体与直肠-阴道膈缝合加固,同时确定直肠-阴道膈薄弱缺损处,予以缝合加固,根据需要可植入生物补片。采用腹腔镜手术的优点在于视野良好、术后疼痛少、恢复快。缺点在于手术时间长,需要较好的腹腔镜技术。

(王丽艳)

第九节　直肠癌

一、病因

直肠癌是指直肠齿线以上至乙状结肠起始部之间的癌肿。病因与直肠腺瘤、息肉病、慢性炎症性病变有关,与饮食结构的关系主要是致癌物质如非饱和多环烃类物质的增多,以及少纤维、高脂肪食物有关。少数与家族性遗传因素有关,如家族性直肠息肉病。近 20 年我国结直肠癌的发病率由低趋高,结直肠癌占全部癌症的约 9.4%。直肠癌占大肠癌约 70%。2005 年我国的发病数和死亡数已经超过美国。结直肠癌男多于女,但女性增加速度较快,男女比例由 1.5∶1 增加至 1.26∶1,且发病年龄提前,并随年龄增加而增长。有资料表明合并血吸虫病者多见。在我国直肠癌约 2/3 发生在腹膜反折以下。

二、病理

乙状结肠在相当于 S_3 水平处与直肠相续接。直肠一般长 15 cm,其行程并非直线,在矢状面有一向后的直肠骶曲线,过尾骨后又形成向前会阴曲。在额状面上形成 3 个侧曲,上下两个凸向右面,中间一个凸向左面。由于上述特点,直肠癌手术游离直肠后从病灶到直肠的距离可略有延长,使原来认为不能保留肛门的病例或许能做保留肛门的手术。直肠于盆膈以下长 2～3 cm 的缩窄部分称为肛管,肛管上缘为齿状线,其上的大肠黏膜由自主神经支配,无痛觉;齿状线以下的肛管由脊神经支配有痛觉。直肠肠壁分为黏膜层、黏膜肌层、黏膜下层、肠壁肌层及浆膜层(腹膜反折下直肠无浆膜层)。黏膜下层有丰富的淋巴管和血管网。齿状线上的淋巴管主要向上引流,经直肠上淋巴结、直肠旁淋巴结以后注入肠系膜下动根部淋巴结。淋巴管分短、中、长 3 类,其中大部分为短的,它们直接引流至直肠旁淋巴结。而中、长两类淋巴管则可直接引流至位于肠系膜下动脉分出的左结肠动脉或乙状结肠动脉处的淋巴结。所以临床上可见有些患者无直肠旁及直肠上动脉旁淋巴结转移,但已有肠系膜下动脉旁淋巴结转移。在淋巴结转移的患者中约有 12% 的病例可发生这种"跳跃性转移",所以直肠癌手术应考虑高位结扎和切断肠系膜下动脉,以清除其邻近之淋巴结。

腹膜反折下的直肠淋巴引流除上述引流途径外,还存在向两侧至侧韧带内的直肠下动静脉旁淋巴结,然后进入髂内淋巴结的途径,以及向下穿过肛提肌至坐骨直肠窝内的肛门动静脉旁的淋巴结再进髂内淋巴结的途径。

(一)病理分型

1.大体分型

(1)肿块型(菜花型、软癌):肿瘤向肠腔内生长、瘤体较大,呈半球状或球状隆起,易溃烂出血并继发感染、坏死。该型多数分化比较高,浸润性小,生长缓慢,治疗效果好。

(2)浸润型(缩窄型、硬癌):肿瘤环绕肠壁各层弥漫浸润,使局部肠壁增厚,但表面无明显溃疡和隆起,常累及肠管全周,伴纤维组织增生,质地较硬,肠管周径缩小,形成环状狭窄和梗阻。该型分化程度较低,恶性程度高,出现转移早。

(3)溃疡型:多见,占直肠癌一半以上。肿瘤向肠壁深层生长并向肠壁外浸润,早期可出现溃疡,边缘隆起,底部深陷,呈"火山口"样改变,易发生出血、感染,并易穿透肠壁。细胞分化程度低,转移早。

2.组织分型

(1)腺癌:结直肠癌细胞主要是柱状细胞、黏液分泌细胞和未分化细胞。主要是管状腺癌和乳头状癌,占75%～85%,其次为黏液腺癌占10%～20%。还有印戒细胞癌以及未分化癌,后两者恶性程度高预后差。

(2)腺鳞癌:亦称腺棘细胞癌,肿瘤由腺癌细胞和鳞癌细胞构成。其分化程度多为中度至低度。腺鳞癌主要见于直肠下段和肛管,临床少见。

直肠癌可以在一个肿瘤中出现两种或两种以上的组织类型,且分化程度并非完全一致,这是结直肠癌的组织学特点。

(二)临床分期

临床病理分期的目的在于了解肿瘤发展过程,指导拟订治疗方案以及估计预后。国际一般沿用改良的 Dukes 分期以及 TNM 分期法。

1.我国对 Dukes 补充分期

癌仅限于肠壁内为 Dukes A 期。穿透肠壁侵入浆膜和(或)浆膜外,但无淋巴结转移者为 B 期。有淋巴结转移为 C 期,其中淋巴结转移仅限于癌肿附近如直肠壁及直肠旁淋巴结者为 C_1 期;转移至系膜淋巴结和系膜根部淋巴结者为 C_2 期。已有远处转移或腹腔转移或广泛侵及邻近脏器无法手术切除者为 D 期。

2.TNM 分期

T 代表原发肿瘤,Tx 为无法估计原发肿瘤;无原发肿瘤证据为 T_0;原位癌为 Tis;肿瘤侵及黏膜下层为 T_1;侵及固有肌层为 T_2;穿透肌层至浆膜下为 T_3;穿透脏腹膜或侵及其他脏器或组织为 T_4。N 为区域淋巴结,Nx 无法估计淋巴结;无淋巴结转移为 N_0;转移至区域淋巴结 1～3 个为 N_1;4 个及 4 个以上淋巴结为 N_2。M 为远处转移,无法估计为 Mx;无远处转移为 M_0;凡有远处转移为 M_1。

(三)直肠癌的扩散与转移

1.直接浸润

癌肿首先直接向肠管周围及向肠壁深层浸润生长,向肠壁纵轴浸润发生较晚,癌肿浸润肠壁 1 周需1～2年。直接浸润可穿透浆膜层侵入邻近脏器如子宫、膀胱等,下段直肠癌由于缺乏浆膜层的屏障,易向四周浸润,侵入前列腺、精囊腺、阴道、输尿管等。

2.淋巴转移

此为主要转移途径。上段直肠癌向上沿直肠上动脉、肠系膜下动脉及腹主动脉周围淋巴结转移。发生逆行转移的现象非常少见。如淋巴液正常流向的淋巴结发生转移且流出受阻时,可逆性向下转移。下段直肠癌(以腹膜反折为界)向上方和侧方发生转移为主。大量的现代研究表明,肿瘤下缘 2 cm 淋巴结阳性者非常少见。齿状线周围的癌肿可向上、侧、下方转移。向下方转移可表现为腹股沟淋巴结肿大。淋巴转移途径是决定直肠癌手术方式的依据。

3.血行转移

癌肿侵入静脉后沿门静脉转移至肝脏;也可由髂静脉至腔静脉然后转移至肺、骨、脑等。直肠癌手术时有10%～15%已有肝转移,直肠癌梗阻时和手术中挤压易造成血行转移。

4.种植转移

十分少见,上段直肠癌时偶有种植发生。

三、临床表现

直肠癌早期无明显症状,癌肿破溃形成溃疡或感染时才出现症状。一般为症状出现的频率依次为便血(80%～90%)、便频(60%～70%)、便细(40%)、黏液便(35%)、肛门疼痛(20%)、里急后重(20%)、便秘(10%)。

（一）肿瘤出血引起的症状

1.便血

肿瘤表面与正常黏膜不同,与粪便摩擦后容易出血。尤其是直肠内大便干硬,故为常见症状。

2.贫血

长期失血超过机体代偿从而出现。

（二）肿瘤阻塞引起的症状

肿瘤部位因肠蠕动加强,可发生腹痛,侵及肠壁或生长到相当体积时可发隐痛。肠管狭窄时可出现肠鸣、腹痛、腹胀、便秘、排便困难。大便变形、变细。

（三）肿瘤继发炎症引起的症状

肿瘤本身可分泌黏液,当继发炎症后,不仅使粪便中黏液增加,还可出现排便次数增多腹痛,病灶越低症状约明显。

（四）其他原发灶引起的症状

当肿瘤位于直肠时常无痛觉,当肿瘤侵及肛管或原发灶起于肛管时可出现肛门疼痛,排便时加剧,有时误认为肛裂。

（五）肿瘤转移引起的症状

1.肿瘤局部浸润引发症状

直肠癌盆腔有较广泛浸润时,可引起腰骶部酸痛、坠胀感;肿瘤浸润或压迫坐骨神经、闭孔神经根,可引起坐骨神经痛及闭孔神经痛;侵及阴道或膀胱可出现阴道流血或血尿;累及两侧输尿管时可引起尿闭、尿毒症。

2.肿瘤血行播散引起的症状

距肛门6 cm以下的直肠癌其血行播散的机会比上段直肠癌高7倍。相应的出现肺、骨、脑等器官的症状。

3.种植引起的症状

肿瘤穿透浆膜层进入游离腹腔,种植于腹膜面、膀胱直肠窝或子宫直肠窝等部位,直肠指检可触及该区有种植结节。当有腹膜广泛种植时,可出现腹腔积液及肠梗阻。

4.淋巴转移症状

左锁骨上淋巴结转移为晚期表现。也可有腹股沟区淋巴结肿大。

（六）某些特殊表现

1.肿瘤穿孔

可出现直肠膀胱瘘、直肠-阴道瘘。可有尿路感染症状或阴道粪便流出等。

2.晚期肿瘤

体重下降、肿瘤热等。肿瘤坏死、感染、毒素吸收引起的发热一般在38 ℃左右。腹腔积液淋巴结压迫髂静脉可引起下肢、阴囊、阴唇水肿。压迫尿道可引起尿潴留。

四、诊断

直肠癌的诊断根据病史、体检、影像学、内镜检查和病理学诊断准确率可达95％以上。临床上不同程度的误诊或延误诊断,常常是患者或医师对大便习惯或性状的改变不够重视,或警惕性不高造成的。通常对上述患者进行肛门指检或电子结肠镜检查,发现有直肠新生物的结合活检病理检查即可明确诊断。

（一）直肠肛门指检

简单易行,是直肠癌检查最基本和最重要的检查方法。一般可发现距肛门7～8 cm的直肠内肿物,若嘱患者屏气增加腹压则可达更高的部位。检查前先用示指按摩肛门后壁,使肛门括约肌松弛,在嘱患者张嘴哈气的同时将示指缓慢推进。检查时了解肛门是否有狭窄,如有肿块应注意其位置、大小、硬度、基底活动度、黏膜是否光滑、有无溃疡、有无压痛、是否固定于骶骨、盆骨。如病灶位于前壁,男性必须查明与前列腺的关系,女性应查明是否累及阴道后壁。直肠完全固定的患者由于会阴部受侵袭,其各部位检查时都有狭窄的感觉。了解肿瘤下缘距肛门的距离有助于手术方式的选择。对于肥胖或者触诊不佳的患者可采用膝直位（站立屈膝）。

（二）实验室检查

1.大便潜血试验

简便易行,可作为直肠癌普查初筛方法。

2.血红蛋白检查

肿瘤出血可引起贫血。凡原因不明的贫血应建议做钡剂灌肠或电子结肠镜检查。

3.肿瘤标志物检查

目前公认最有意义的是癌胚抗原CEA,主要用于预测直肠癌的预后和监测复发。

（三）内镜检查

凡有便血或大便习惯性状改变、经直肠指检无异常发现者,应常规行电子结肠镜检查。内镜检查可直接观察病灶情况并能取活体组织做病理学诊断。取活检时要考虑不同部位的肿瘤细胞分化存在差异,所以要多点性活检。如果活检阴性,应重复活检,对有争议的病例,更需了解病变的大体形态。

（四）影像学检查

1.钡剂灌肠检查

钡剂灌肠检查是结肠癌的重要检查方法,对直肠癌的诊断意义不大,用以排除结、直肠癌多发癌和息肉病。

2.腔内B超检查

用腔内探头可检查癌肿浸润肠壁的深度及有无侵犯邻近脏器,可在术前对直肠癌的局部浸润程度进行评估。

3.腹部超声检查

由于结、直肠癌手术时有10％～15％同时存在肝转移,腹部B超应列为常规。

4.CT及磁共振（MRI）检查

可以了解直肠癌盆腔内扩散情况,有无侵犯膀胱、子宫及盆壁,是术前常用的检查方法。腹部的CT或MRI检查可扫描有无肝转移癌。对肿瘤的分期以及手术方案的设计均有帮助。

5.正电子发射计算机断层显像（PET）

PET是一种能够检查功能性改变的仪器。它的显像技术分别采用了高科技的医用回旋加速器、热室和PET扫描仪等,是将极其微量的正电子核素示踪剂注射到人体内,然后采用特殊的体外测量装置探测这些正电子核素在体内的分布情况,通过计算机断层显像方法显示人的大脑、心脏及人体其他主要器官的结构和代谢功能状况。其原理是将人体代谢所必需的物质,如葡萄糖、蛋白质、核酸、脂肪酸等标记上短寿命的放射性核素（如^{18}F）制成显像剂（如氟代脱氧葡萄糖,简称FDG）注入人体后进行扫描成像。因为人体不同组织的代谢状态不同,所以这些被核素标记了的物质在人体各种组织中的分布也不同,如在高代谢的恶性肿瘤组织中分布较多,这些特点能通过图像反映出来,从而可对病变进行诊断和分析。PET 是目前唯一可在活体上显示生物分子代谢、受体及神经递质活动的新型影像技术,是一种代谢功能显像,能在分子水平上反映了人体的生理或病理变化。现已广泛用于多种疾病的诊断与鉴别诊断、病情判断、疗效评价、脏器功能研究和新药开发等方面。其特点是灵敏度高、特异性高、全身显像、安全可靠,对微小癌灶有较高的检出率。但由于其费用昂贵目前尚不能在临床上普及。

(五)其他检查

低位直肠癌伴有腹股沟淋巴结肿大时应行淋巴结活检。肿瘤位于直肠前壁的女性患者应做阴道检查及双合诊检查。男性患者有泌尿系症状时应行膀胱镜检查。

五、鉴别诊断

直肠癌过去易被误诊为痔疮、菌痢、阿米巴痢疾、血吸虫病和慢性直肠炎,主要原因是患者和医师忽视病史及直肠指检。对于经久不愈的肛瘘需注意恶变的可能性,钳取活体组织病理检查有助诊断。对慢性经久不愈的肠腔溃疡、证实为血吸虫肉芽肿者、女性子宫内膜异位症异位于直肠者均需警惕,密切观察,必要时活检病理明确诊断。

(一)类癌

可见于胃底至肛门整个消化道。起于近肠腺腺管底部之嗜银细胞。癌细胞大小、形态、染色较均匀一致,典型的类癌细胞呈多边形,胞质中等,核圆,染色不深,常见巢团状、缎带状、腺泡状和水纹状 4 种结构。类癌侵入黏膜下层时,一般认为不致转移,可以局部切除治疗,担当侵入肠壁肌层时,则可发生转移。肿瘤<2 cm常无转移,超过 2 cm可有转移。

类癌综合征:由于 5-羟色胺水平异常而表现为皮肤潮红、腹泻、哮喘、发绀、呼吸困难、指间关节疼痛、精神失常及心内膜纤维病变。临床上出现类癌综合征十分罕见。直肠癌和直肠类癌可通过病理诊断鉴别。

(二)腺瘤

直肠黏膜上任何可见的突起,不论其大小、形状及组织学类型,均称为息肉,与直肠癌发病有关的仅为新生物性息肉,即腺瘤。直肠腺瘤为一重要的癌前病变。对于早期的直肠癌需要与之鉴别。主要是内镜下的鉴别。

1.管状腺瘤

以直肠和乙状结肠内最为多见。腺瘤大多有蒂,呈球状或椭圆形,表面光滑,色泽较红,0.2～2.5 cm大小,绝大多数在 1 cm以内,有的似米粒或绿豆大小,在内镜下可活检整个咬除或圈套器电烧切除。其癌变率为 10％～15％。

2.绒毛状腺瘤

表面有一层绒毛和乳头状突起,伴有黏液附着。外形似草莓或菜花状,有的呈分叶状结构,基底通常较宽,有的可有蒂,大小为 0.6～0.9 cm,组织松软塌附在肠壁,较脆,触之易出血,癌变率约50％。

3.混合性腺瘤

即管状-绒毛腺瘤,具有管状和绒毛状腺瘤的两种特征。可有蒂或无蒂,一般体积较大,50％超过1.5 cm。癌变率为 30％～40％。

4.多发性腺瘤

腺瘤呈多发散在各个肠段,2 个以上 100 个以下,绝大多数是在 50 个以下,大小为 0.2～1.5 cm。有时腺瘤密布一处,伴有溃疡、坏死,常提示有癌变,癌变率为 25％～100％。

5.家族性多发性腺瘤病

又称遗传性息肉病,是一种遗传基因失常引起的疾病,有明显的家族史。腺瘤在 100 个以上,呈弥漫性分布,左半结肠为多,其次为盲肠,大小从 0.2～2 cm,大多有蒂似葡萄样悬挂在肠壁,多可达上千或上万个无法计数,如腺瘤呈巢状分布在一处极易发生癌变,癌变率25％～100％。家族性多发性腺瘤病术前应做电子结肠镜检查全结肠和末端回肠,若末端回肠内有腺瘤,全结直肠切除就失去根治的意义。

六、治疗

直肠癌的治疗方法目前公认的为外科手术、化疗、放疗、生物学治疗,采取外科综合疗法直肠癌的5年生存率已大为提高。

（一）手术治疗

手术切除仍然是直肠癌的主要治疗方法。凡是能切除的直肠癌如无手术禁忌证都应尽早实施直肠癌根治术,切除的范围包括癌肿、足够的两端肠段、已侵犯的邻近器官的全部或部分、四周可能被浸润的组织及全直肠系膜和淋巴结。如不能进行根治性切除时,也应该进行姑息性切除,使症状得到缓解。如伴发能切除的肝转移癌应该同时切除。外科治疗的目标已经从最初单纯追求手术彻底性转向根治和生活质量兼顾两大目标。通过对直肠癌病理解剖的研究,手术操作技术的改进和器械的发展,直肠癌可行保肛手术的比例明显提高,一度被认为是直肠癌的"金标准手术"——腹会阴切除术已被直肠系膜全切除(TME)所取代。近年的临床实践表明,TME的操作原则为低位直肠癌手术治疗带来了4个结果:降低了局部复发率;提高了保肛手术成功率;保全了术后排尿生殖功能;提高了术后5年生存率。

Heald等在1982年提出全直肠系膜切除术(total mesorectal excision,TME)或称直肠周围系膜全切除术(complete circumferential mesorectal excision,CCAQ)。TME正得到越来越广泛的认可和应用,并已成为直肠癌手术的"金标准"。

TME技术的关键是在直视下沿脏层筋膜和壁层筋膜之间的无血管间隙进行锐性分离,分别距主动脉和脾静脉1 cm处结扎肠系膜下动静脉。清扫附近淋巴结,然后在直视下用剪刀沿盆腔壁、脏层筋膜之间进行解剖,将左右腹下丛内侧的盆脏筋膜、肿瘤及直肠周围系膜完全切除,下端至肛提肌平面。切除时沿直肠系膜外表面锐性分离,分离侧方时,在直肠系膜和盆腔自主神经丛(pelvic autonomic nerve plexus,PANP)之间进行锐性分离,使光滑的盆脏筋膜完好无损,就能避免损伤盆壁筋膜,也保护了PANP。分离"直肠侧韧带"时要尽可能远离肿瘤,避免损伤PANP,否则可能导致副交感神经的损伤。分离后方时,沿骶前筋膜进行,其中只有细小血管,电凝处理即可。在S_3平面之下,可遇到直肠骶骨筋膜,它由盆筋膜壁层和脏层在后中线融合而成,将其剪断,使既前间隙充分暴露,然后锐性解剖至尾骨尖。分离前方时,在直肠膀胱/子宫陷窝前1 cm处将盆腔腹膜切开,腹膜切口应包括全部腹膜反折。在膀胱后方正中,可辨认出分离层次。沿Denonvilliers筋膜前面锐性解剖至触及前列腺尖端或至直肠-阴道隔的底部,将筋膜和其后方的脂肪组织与标本一并切除。该步骤因此处间隙狭窄颇为困难,须使用深部骨盆拉钩、牵引和对抗牵引。一般在肛提肌上方的肿瘤很少侵犯该肌,因此多可紧贴该肌筋膜分离至肛门:将直肠周围组织松解后,肿瘤远端常可延长出4～5 cm的正常肠壁。目前认为直肠癌远端系膜切除5 cm肠管是安全的,对低分化癌灶,若远端切除少于2 cm或术中有怀疑的患者应将远端吻合圈行术中冷冻切片检查,以保证远端无癌细胞。吻合器技术的进步使得低位吻合变得更加容易,直肠残端在肛提肌以上保留2～4 cm(吻合口一般距肛门缘5～8 cm)即能安全吻合,如果做腹会阴切除,应待盆腔解剖至肛提肌的肛缝时再开始会阴组手术。TME切除了包裹在盆脏筋膜内的全部直肠系膜,其目的在于整块地切除直肠原发癌肿及所有的区域性播散。若在正确的平面中进行操作,除直肠侧血管外无其他血管,直肠侧血管剪断后可用纱布压迫,一般无须结扎(图3-3,图3-4)。

临床上将直肠癌分为低位直肠癌(距齿状线5 cm以内),中位直肠癌(距齿状线5～10 cm);高位直肠癌(距齿状线10 cm以上)。手术方式的选择根据癌肿所在部位、大小、活动度、细胞分化程度以及术前的排便控制能力等综合因素判断。

1.局部切除术

适用于早期瘤体<2.5 cm、局限于黏膜或黏膜下层、分化程度高的直肠癌。手术方式主要有:①经肛局部切除术;②借助专门的直肠腔内手术器械电视下完成切除。

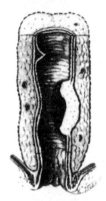

图 3-3　TME 示意图

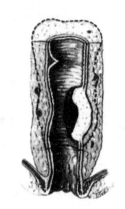

图 3-4　传统手术示意图

2.腹会阴联合直肠癌根治切除术(Miles 手术)

适用低位直肠癌无法保留肛门者。①癌肿下缘距肛缘 5 cm 以内;②恶性程度高;③肛管、肛周的恶性肿瘤。切除范围包括乙状结肠远端、全部直肠、肠系膜下动脉及其区域淋巴结、全直肠系膜、肛提肌、坐骨直肠窝内脂肪、肛管及肛门周围 3~5 cm 的皮肤、皮下组织及全部肛门括约肌,于左下腹永久性乙状结肠单腔造口。

3.经腹直肠癌切除、结肠直肠骶前吻合术(Dixon 手术)

经腹直肠癌切除、结肠直肠骶前吻合术(Dixon 手术)是目前最多的直肠癌根治术式,适用于中高位直肠癌。遵循 TME 原则。由于吻合口位于齿状线附近,在术后一段时间内大便次数增多,排便控制较差。

4.腹腔镜直肠癌切除术(腹腔镜 Miles 或 Dixon 手术)

为近年来逐渐成熟的术式。利用腹腔镜专门的器械如电刀、超声刀、智能电刀、结扎锁、切割闭合器、吻合器等进行,据有创伤小,解剖精密清晰,术后恢复快等优点。使得患者总体保肛可能性扩大,改善了术后生存质量。遵循 TME 原则。需要掌握适应证。

5.经腹直肠癌切除、近端造口、远端封闭手术(Hartmann 手术)

适用全身一般情况很差,不能耐受 miles 手术或急性梗阻不宜行 Dixon 手术的直肠癌患者。

6.其他

晚期直肠癌当患者发生排便困难或肠梗阻时,可行乙状结肠双腔造口。

(二)化学治疗

化疗作为根治性手术的辅助治疗可以提高 5 年生存率,对于不能手术切除癌肿的患者亦能有效。给药途径有动脉灌注、门静脉给药、术后腹腔灌注给药及温热灌注化疗等。通常采用联合化疗,静脉给药亦即全身化疗。主要的方案有:FOLFOX4 或 mFOLFOX6(奥沙利铂+亚叶酸钙+氟尿嘧啶);FOLFIRI(伊立替康+亚叶酸钙+氟尿嘧啶);CapeOX(奥沙利铂+卡培他滨)等。为提高疗效可根据病情采用"三明治"方案即手术前辅助放化疗+手术+手术后放化疗。

(三)放射治疗

放疗作为手术切除的辅助疗法有提高疗效的作用。对于无法手术的患者也可单独或联合化疗使用。术前的放疗可以令癌症降期提高手术切除率,减低术后的复发率。术后放疗仅适用于晚期或手术未达到根治或术后复发的患者。

(1)放疗野应该包括肿瘤或者瘤床及 2~5 cm 的安全边缘、骶前淋巴结、髂内淋巴结。T_4 肿瘤侵犯前方结构时需照射髂外淋巴结,肿瘤侵犯远端肛管时需照射腹股沟淋巴结。

(2)应用多野照射技术(一般 3~4 个照射野)。应采取改变体位或者其他方法尽量减少照射野内的小肠。

(3)腹会阴联合切除术后患者照射野应包括会阴切口。

(4)当存在正常组织放疗相关毒性的高危因素时,应该考虑采用调强治疗(IMRT)或者断层治疗。同时也需要注意覆盖足够的瘤床。

(5)治疗剂量。盆腔剂量 40～50 Gy,用 25～28 次。对于可切除的肿瘤,照射 45 Gy 之后应考虑瘤床和两端 2 cm 范围予加剂量。术前追加剂量为每 3 次 5.4 Gy,术后放疗为每 3～5 次 4.3～9 Gy。小肠剂量应限制在 45 Gy 以内。肿瘤切除后,尤其是 T_4 或者复发性肿瘤,若切缘距肿瘤太近或切缘阳性,可考虑术中放疗(IORT)作为追加剂量。如果没有 IORT 的条件,应尽快在术后、辅助化疗前,考虑予局部追加外照射 10～20 Gy。对于不可切除的肿瘤,放疗剂量应超过 54 Gy。

(6)放疗期间应同期使用以 5-FU 为基础的化疗。可以每天 1 次持续灌注,也可以静脉推注。

(四)生物学治疗

直肠癌的生物治疗目前主要为分子靶向治疗。分子靶向治疗是现在肿瘤治疗领域的突破性和革命性的发展,代表了肿瘤生物治疗目前的最新的发展方向。

靶向治疗分为三个层次:器官靶向、细胞靶向和分子靶向。分子靶向是靶向治疗中特异性的最高层次,它是针对肿瘤细胞里面的某一个蛋白质的分子,一个核苷酸的片段,或者一个基因产物进行治疗。肿瘤分子靶向治疗是指在肿瘤分子细胞生物学的基础上,利用肿瘤组织或细胞所具有的特异性(或相对特异的)结构分子作为靶点,使用某些能与这些靶分子特异结合的抗体、配体等达到直接治疗或导向治疗目的的一类疗法。

分子靶向治疗是以病变细胞为靶点的治疗,相对于手术、放化疗三大传统治疗手段更具有"治本"功效。分子靶向治疗具有较好的分子选择性,能高效并选择性地杀伤肿瘤细胞,减少对正常组织的损伤,而这正是传统化疗药物治疗难以实现的临床目标。

分子靶向治疗在临床治疗中地位的确立源于 20 世纪 80 年代以来的重大进展,主要是对机体免疫系统和肿瘤细胞生物学与分子生物学的深入了解;DNA 重组技术的进展;杂交瘤技术的广泛应用;体外大容量细胞培养技术;计算机控制的生产工艺和纯化等。特别是 2000 年人类基因组计划的突破,成为分子水平上理解机体器官以及分析与操纵分子 DNA 的又一座新里程碑,与之相发展并衍生一系列现代生物技术前沿:基因组学技术、蛋白质组学技术、生物信息学技术和生物芯片技术。除此之外,计算机虚拟筛选、组合化学、高通量筛选都加速了分子靶向治疗新药研究进程。1997 年 11 月美国 FDA 批准 Rituximab 用于治疗某些 NHL,真正揭开了肿瘤分子靶向治疗的序幕。自 1997 年来,美国 FDA 批准已用于临床的肿瘤分子靶向制剂已有十余种,并取得了极好的社会与经济效益。

针对直肠癌的分子靶向治疗药物目前有爱必妥、贝伐单抗、西妥昔单抗。目前分子靶向治疗药物必须与化疗药物一起使用方能起效。

(王丽艳)

第十节 坏死性结肠炎

本病为起于结肠黏膜,随后累及结肠全层的急性出血坏死性炎症。成年人多见,夏秋季发病较多,常为散在性发病。多数有不洁饮食史,早期症状为腹泻、腹痛和血水样大便,随后出现腹膜炎、感染中毒性休克。发病急,来势凶,预后不良。本病少见。有学者曾报道 1973—1987 年收治 40 例,均经手术,死亡36 例。病因不清,可能与厌氧菌混合感染、非特异感染引起的变态反应有关。病变仅累及结肠,起于盲肠,经升结肠、乙状结肠,继续发展到全结肠。

一、症状与体征

根据病情发展和症状可分 3 期。

(一)一期

一期局限于黏膜和黏膜下层。结肠黏膜坏死、剥脱和明显变形,使钠和水分吸收减少,引起腹泻,大便次数增多,稀水样便,每次排便时黏膜下暴露的肉芽组织挤出大量血液,随后出现鲜红或暗红色血水样大便。肠道炎症刺激引起肠痉挛,出现腹痛,阵发性加重。少数伴有发热、恶心、呕吐,多为反射性呕吐胃内容物,其后因肠麻痹可有充溢性呕吐,呕吐物为有粪臭味的内容物。

（二）二期

二期病变向深部发展累及结肠全层,结肠黏膜散在病灶融合成片,基层的平滑肌纤维变性、坏死、断裂,肌间神经节细胞退变,甚至消失,结肠壁水肿增厚,肠腔扩张,结肠浆膜面可见点状、片状暗红色病灶,有炎性渗出液刺激腹膜而致局限性腹膜炎。左、右下腹有固定的压痛、轻度腹肌紧张和反跳痛。会阴部因腹泻多次擦拭而表皮脱落。肛周炎症。

（三）三期

三期结肠全层坏死,中心部位穿孔,肠内容物进入腹腔引起弥散性腹膜炎,腹痛加重,波及全腹,明显腹胀,高热或常温,全腹压痛及反跳痛,肠鸣音消失,全身中毒症状进行性加重,精神萎靡,烦躁,面色灰暗无光,并发中毒性休克,多数死亡。

二、诊断

依据上述症状和体征,腹穿可抽出浑浊脓性或血性液体,腥臭,腹部透视可见肠不同程度的积气征象,便常规可见大量脓细胞和红细胞,血常规白细胞总数和中性粒细胞增多,核左移见中毒颗粒。须与中毒性菌痢、急性坏死性小肠炎、缺血性结肠炎、急性阑尾炎鉴别。

三、治疗

早期先用非手术疗法,即抢救休克,纠正水和电解紊乱,控制感染,禁食减轻消化道负担。无效应及时手术探查,如无明显肠段坏死,仅见结肠浆膜面局限性点片状暗红色病灶,可做病变肠段切除吻合术,术中若发现结肠浆膜面有多处散在点片状暗红色病灶,肠管壁有水肿、增厚时,应果断地做全结肠切除术、回肠造口、直肠远端关闭。

（王丽艳）

第十一节 溃疡性结肠炎

一、溃疡性结肠炎的临床

（一）病理

溃疡性结肠炎是一种局限于结肠黏膜及黏膜下层的炎症过程。病变多位于乙状结肠和直肠,也可延伸到降结肠,甚至整个结肠。炎症常累及黏膜上皮细胞包括隐窝细胞。急性期和早期浸润的炎细胞主要是中性和酸性白细胞,慢性期和极期,则浆细胞、淋巴细胞充斥于黏膜固有层。炎细胞侵入形成隐窝脓肿,许多细小脓肿融合、扩大,就形成溃疡。这些溃疡可延结肠纵轴发展,逐渐融合成大片溃疡。由于病变很少深达肌层,所以合并结肠穿孔、瘘管形成或结肠周围脓肿者少见。少数重型或暴发型患者病变侵及肌层并伴发血管炎和肠壁神经丛损害,使肠生变薄、肠腔扩张、肠运动失调而形成中毒性巨结肠。炎症反复发作可使大量新生肉芽组织增生,形成炎性息肉;也可使肌层挛缩、变厚,造成结肠变形、缩短、结肠袋消失及肠腔狭窄,少数病例可有结肠癌变。

（二）临床表现

溃疡性结肠炎的好发年龄为20～40岁,临床症状差异很大,轻者仅有少量出血、重者可有显著的全身和消化道症状甚至危及生命。常见症状有腹痛、腹泻、便血等,严重病例可有发热及体重减轻。出血原因可以是溃疡、增生和血管充血所致的炎症以及黏膜假息肉。腹泻多继发于黏膜损害,常伴有水、电解质吸收障碍、血清蛋白渗出。直肠炎时可使直肠的激惹性增加。腹痛常为腹泻的先兆。偶可有肠外表现,甚至掩盖了肠道本身的症状。约10%患者可有坏疽性脓皮病、结节性红斑、虹膜炎、口腔阿弗它性溃疡和多关节炎。

（三）实验室检查

患者并无特异性检查的异常。贫血较常见,且为失血量的一种反映,但慢性患者的贫血可由慢性疾病所致。急性期、活动期或重症病例可有白细胞增多。和低钾血症、低蛋白血症一样,血沉亦为疾病严重程度的一种反映。首发病例须做寄生虫学检查及粪便培养,以除外特殊原因所致的腹泻:如阿米巴病、志贺氏菌痢疾和螺旋菌感染。

（四）内窥镜检查

溃疡性结肠炎直肠-乙状结肠镜检查适用于病变局限在直肠与乙状结肠下段者,病变向上扩展时做纤维结肠镜检查有重要价值,可赖以确定病变范围。镜检可见黏膜弥漫性充血、水肿,正常所见的黏膜下树枝状血管变成模糊不清或消失,黏膜表面呈颗粒状,脆性增加,轻触易出血。常有糜烂或浅小溃疡,附着黏液或脓性分泌物;重型患者溃疡较大,呈多发性散在分布,可大片融合,边缘不规则。后期可见炎性息肉,黏膜较苍白,有萎缩斑片,肠壁僵直而缺乏膨胀性,亦可见癌瘤。

（五）X线检查

溃疡性结肠炎应用气钡双重对比灌肠检查,有利于观察黏膜形态。本病急性期因黏膜水肿而皱襞粗大紊乱;有溃疡及分泌物覆盖时,肠壁边缘可呈毛刺状或锯齿状。后期纤维组织增生,结肠袋形消失、肠壁变硬、肠管缩短、肠腔变窄,可呈铅管状。有炎性息肉时,可见圆或卵圆形充盈缺损。重型或暴发型患者一般不宜做钡灌肠检查,以免加重病情或诱发中毒性巨结肠。钡餐检查有利于了解整个胃肠道的情况,特别是小肠有无受累。

（六）诊断和鉴别诊断

溃疡性结肠炎的主要诊断依据包括慢性腹泻、脓血或黏液便、腹痛、不同程度的全身症状、反复发作趋势而无病原菌发现。内镜或X线检查有炎症病变存在,且有溃疡形成等。因本病缺乏特征性病理改变,故需排除有关疾病(包括慢性痢疾、克隆氏病、结肠癌、血吸虫病、肠激惹综合征、肠结核、缺血性肠炎、放射性肠炎、结肠息肉病、结肠憩室炎等)方能确诊。

二、溃疡性结肠炎的内科治疗原则

溃疡性结肠炎的内科治疗目标是终止急性发作、预防复发和纠正营养及水电失衡。

在着手治疗前必须考虑四种因素。

（一）病变的部位

除了偶然的例外,溃疡性结肠炎只累及结肠。在结肠范围内,病变可累及局部或全部结肠(全结肠炎)。病变的范围与预后相关,并是决定疗效的一个重要因素。

（二）疾病的活动性

急、慢性溃疡性结肠炎有着不同的临床表现,其治疗效果也各有不同。治疗方案也必须与病情严重程度相适应。

（三）病程的长短

病程长短也是影响疗效的一项重要因素。

（四）全身状况

患者一般状况较差时,其疗效亦稍逊。某些病例常有心理因素存在,可能成为疾病慢性化的因素之一。

此外,在策划治疗方案时还有一些其他因素应当考虑,如起病年龄超过50岁时,多呈轻型经过并可伴发另外系统的疾病。患者既往发作的严重性也与患者可能出现的治疗反应有关。

如果已经确诊,医师须进一步确定治疗目标及与之相关的生命质量。由于存在着少数患者不能彻底治愈的可能性,医师与患者还应就"治疗失败"问题达成共识。不切实际的奢望可构成制约疗效的重要因素,并可损害医患之间的友善关系,妨碍治疗计划的实施。

三、溃疡性结肠炎的治疗方式

(一)营养

患者的营养状况与疗效息息相关,良好的营养状况可以增进疗效。但实际上许多患者的体重低于正常标准10%～20%,还有不少患者呈现出特殊性营养缺乏的症状。过去对避免粗糙食物代之以易消化、高蛋白饮食强调颇多,目前至少仍适用于急性期患者。对已发展成慢性营养不良者(低于标准体重20%以上),更应采取营养治疗。

(二)对症治疗

对症治疗既可改善患者的一般状况和营养,又可减轻症状。临床上常可遇到这样的情况,患者为减轻症状而过度或过久地用药,一旦药物成瘾又对健康构成新的危害。再者麻醉药品可影响肠道运动甚至诱发中毒性巨结肠。非麻醉性镇痛药可酌情使用,但也应随时警惕毒副反应,少数溃疡性结肠炎患者服用阿司匹林后促发了消化性溃疡。

抗胆碱能药物也有促发中毒性巨结肠之虞,而且对缓解腹部痉挛不一定有效。一般来讲,对溃疡性结肠炎患者最好不用这些药物,除非对非活动期或轻、中型患者做短时间的应用。

对症治疗的关键是抗腹泻制剂,尤其是苯乙哌啶和氯苯哌酰胺(易蒙停)。虽然两者均属"局限药品",且后者很少毒副反应。但抗腹泻制剂的成瘾性仍不容忽视。有些患者为急于控制腹泻常自行超量服药。从某种程度上讲,这类药物的效力要基于不间断地服用。因此,对于控制腹泻所需的剂量及用药指征都应有一个严格的标准,以保无虞。

在支持治疗中多种维生素和铁剂常被应用,患者亦常诉服用上述药品后症状有所改善,但是维生素、矿物盐和其他补品(除已出现缺乏症外)仍属经验用药,几乎没有证据支持"大剂量维生素"疗法。

急性期或危重患者可能需要输液、输血或静脉滴注抗生素。但对溃疡性结肠炎患者来讲,抗生素并不常用,而且也无证据表明溃疡性结肠炎患者须长期使用抗生素。抗生素应用的主要指征是:存在或疑有腹腔内感染或腹膜炎,后者可见于中毒性巨结肠病例。当有败血症和营养不良存在时,由中毒性巨结肠而致死的病例增加。在这种情况下,适当地使用抗生素可能会挽救生命。McHenry指出:大多数腹腔内感染是由需氧和厌氧菌混合性败血症所致,因此所选用的抗生素应能兼顾这两类细菌。一般公认氨基糖甙类抗生素对需氧的革兰氏阴性杆菌有效,而氯霉素、林可霉素、头孢噻吩、甲硝唑或羧苄西林等则可针对厌氧菌群。业经证实庆大霉素与林可霉素联用对腹腔内感染的有效率为68%～93%,可谓安全有效。庆大霉素与甲硝唑联用或托布霉素与甲硝唑联用也有良好的效果。Harding等通过前瞻随机对照性研究发现林可霉素,氯霉素分别与庆大霉素联用治疗腹腔内感染同样有效。

静脉高营养或全胃肠道外营养(TPN)在以下情况时十分有价值:①严重营养不良者或需切除结肠者的一种术前辅助治疗;②已做过结肠切除术者的术后治疗。一般来讲,TPN应连续进行2～3周,长期应用的价值不大。目前认为:TPN作为一种主要治疗手段时很少有效,而作为一种辅助治疗则具有一定价值。

(三)机能锻炼

溃疡性结肠炎患者,每天坚持一定的体力或脑力活动十分重要。因为慢性疲劳、不适、抑郁、忧虑等症状可能都很突出,而坚持机体的功能活动则可减轻这些症状。值得指出的是:当患者一般状况欠佳时,医师和患者家属均有鼓励患者休息的倾向,但实际上那些坚持功能锻炼的患者却更常获得症状改善,甚至治疗效果会更好。

(四)住院治疗

下列原因适于住院治疗:

（1）轻型病例经 1 个月治疗未见显著改善者。住院可实现两个目标：摆脱加重病情的环境、给医师提供进行更有效的强化治疗的条件。

（2）伴厌食、恶心、呕吐、发热和腹泻难控制的严重病例（急性暴发型）。这类患者立即住院不仅可及时提供必要的治疗措施，还可预防并及时识别并发症（如中毒性巨结肠）。

（3）发生了全身或局部并发症：如严重出血及贫血、严重的低清蛋白血症或疑有癌变等。外科治疗的指征不仅针对结肠的并发症（中毒性巨结肠、行将发生的穿孔），也包括多种内科治疗无效的顽固性病例，这些病例均须住院治疗。

（4）为了排除来自家庭或工作环境中的心理负担。

（五）心理治疗

保持医患之间长期友谊十分重要，但偶尔也需要心理科或精神科医师的会诊。安定药或抗抑郁药的应用只限于那些有显著忧虑或抑郁症的患者，它能帮助年轻患者克服他们自己过于简单的想法，并使其病情好转。

（六）局部治疗

对远端溃疡性结肠炎，尤其是直肠炎和直肠-乙状结肠炎，氢化可的松灌肠（100 mg 氢化可的松加于 60 mL 生理盐水之中）已证实无论对缓解症状或减轻炎症反应均十分有效。每天用药连续三周之内不致引起肾上腺的抑制。虽然尚无一项有关类固醇局部治疗与安慰剂或口服类固醇治疗的对照性研究，但在临床上常用氢化可的松灌肠以治疗溃疡性直肠炎或直肠-乙状结肠炎，取得一定疗效。氢化可的松灌肠还可对全结肠炎型溃疡性结肠炎伴显著里急后重和直肠出血的患者有一定的辅助治疗价值。

柳磺吡啶（SPSP）及其各种衍生物局部灌肠已引起医家注目。业经证实，5-氨基水杨酸（5-ASA）灌肠或制成栓剂可有效地治疗远端结肠炎或直肠炎，与皮质激素不同，这一疗法虽长期应用亦不会发生肾上腺抑制。

某些患者对 5-ASA 的反应迅速，症状可于 1～2 天内消失。大多数患者病情在 1～3 周内逐渐改善，也有经 1～3 个月治疗后好转者，足见敏感性和有效率在人群中有很大差异。一般来说，取得乙状结肠镜下的改善常需较长时间，而取得组织学的改善则需更长时间。

用 5-ASA 灌肠所达到的缓解大部分在停药几个月之内复发，尽管 SASP 还在维持用药。Allen 认为这种高复发率应归结为接受治疗者多是顽固病例或经安慰剂对照实验证实为耐药的病例。因为在许多使用 5-ASA 局部灌肠治疗的研究中，大多数患者都有对各种疗法失效的历史。

由于 5-ASA 局部灌肠治疗的费用昂贵，"疗程以多长为宜？是否须坚持到组织学上的炎症消失？"成了人们关注的问题。许多经验表明：如只达到临床症状缓解就停止灌肠，短期内即可复发；如能达到乙状结肠镜下或组织学上的缓解，则疗效较为持久。

停用灌肠后有些病例又有急性发作，此时可再行灌肠治疗 BiddLe 等用 1 mg 5-ASA 维持保留灌肠使得 12 例患者 9 例 1 年没有复发。而 13 例随机对照病例中有 11 例在平均 16 周内复发。隔天或每 3～4 晚维持灌肠一次的疗法正在评估之中，虽也有成功的报道，但最理想的维持疗法尚未确立。

虽然持续维持治疗或隔天灌肠治疗已显著降低了恶化的可能性，但这一结论并非完全正确。有时某些未知因素可以破坏已取得的成果。据 Allen 的经验：病变范围超过 45～55 cm，尤其是在同一时期病变范围＞60 cm 的病例即使在灌肠治疗中也有病情恶化的可能。如果肠壁的全层已受累及、伴有肥厚、狭窄或瘘管存在时，仅作用于黏膜层的局部疗法难以奏效。

（七）难治性直肠-乙状结肠炎的处理

约 15％的远端溃疡性结肠炎患者有复发倾向且对多种疗法不起反应。患者可有直肠出血，却常无腹泻或其他症状。难治的焦点有二：①频发性直肠出血和里急后重；②持续性直肠出血。这些症状如已持续多年，其扩散的危险性很低；据 Richard 报道，多数患者的病情扩散发生在起病的两年之内。

对难治性病例，澄清下列情况特别重要。①确认无其他感染（如螺旋菌、难辨性梭状芽孢杆菌）的存在；②如有可能，通过结肠镜检查确定肠管内炎症损害的范围及其上界。

几乎所有的难治性病例均已接受过某种形式的治疗,但仍可重新使用这些药物,尤其是联合用药。因此,定期氢化可的松灌肠 3 周、类固醇栓剂局部治疗与 SASP 口服治疗就构成了针对这种情况的最常应用的方法。此外,有的患者夸大病情,此时应鼓励他恢复信心。

四、特异性药物治疗

(一)SASP

SASP 是治疗溃疡性结肠炎时最常使用的药物。许多临床实验已证实了它的应用价值,但其确切的作用机制还不十分清楚。

1.体内过程

SASP 是 5-ASA 和磺胺吡啶(SP)以偶氮键相互结合的产物。摄入量大部分自小肠吸收,约 10％经肾脏排泄,其余部分经胆汁无变化地返回肠道。在靠近结肠部位,SASP 被细菌分解为 5-ASA 和磺胺吡啶,以原型存留于粪便中者极少。偶氮键可在结肠菌丛的作用下分离,释放出的磺胺吡啶大部分被吸收并由尿中排泄,而约占半数的 5-ASA 滞留于结肠并经粪便排泄。若将抗生素与 SASP 同服,就会因结肠菌丛的变化而影响到菌丛对 SASP 的分解。IBD 的腹泻加速了肠道排空过程也会影响到对细菌 SASP 的分解。

2.作用机制

多年来有关 SASP 作用机制的研究颇多,仁智各见,尚无一个系统完整的理论。据已发表的资料,SASP 的作用机理可归纳为以下几方面:①SASP 可做为其活性代谢产物——5-ASA 的运输工具,使后者以口服难于达到的浓度运抵结肠,从而在结肠局部发挥抗感染作用。②SASP 及其代谢产物的局部和全身免疫作用。体外实验证实 SASP 和 SP 均可抑制有丝分裂所致的淋巴细胞毒;溃疡性结肠炎患者服用 SASP 后,可使异常的免疫功能恢复正常,这一免疫学变化并与临床症状的改善相符;进一步研究证实:SASP 和 SP 可抑制自然性 T 细胞介导细胞毒,而 5-ASA 则可抑制免疫球蛋白的分泌。③SASP 及 5-ASA 对 IBD 的治疗作用主要是它影响了花生四烯酸代谢和一个或几个环节。研究表明:有两种花生四烯酸的代谢产物可能是肠道炎症的重要调节者,这两种代谢产物是环氧化酶产物(主体是前列腺素)和脂氧化酶产物(主体是白细胞三烯)。在活动性溃疡性结肠炎患者的直肠黏膜、门脉血和粪便中前列腺素含量的增加已得到证实。体外实验也证实了 SASP 与 5-ASA 能抑制前列腺素的合成与释放,并抑制前列腺素合成酶的活性。④有些学者注意到一些非甾体抗炎药如吲哚美辛、氟吡咯酚均比 SASP 和 5-ASA 有更强的前列腺素合成抑制作用,服用此类药物后虽血清和直肠黏膜中前列腺素水平下降,但临床情况并未随之改善。这表明前列腺素并非肠道炎症的主要调节者,也表明 SASP 和 5-ASA 的治疗作用并非源于前列腺素含量的下降。进一步研究发现:5-ASA 的确可促进前列环素的合成、SASP 也的确可抑制前列腺素-F_2 的破坏,于是又有人提出一种对立的理论即:前列腺素对结肠黏膜行使着一种细胞保护作用。⑤新近的几项研究又指出了 SASP 和 5-ASA 的另一作用——反应性氧气清除剂作用可对 IBD 的疗效有重要的影响。

3.临床应用

(1)初始治疗:轻症病例第一周内 SASP 按 4 g/d 的剂量服用,第 2～3 周按 2 g/d 剂量服用,3 周后 80％患者症状改善,25％患者完全缓解(依临床和乙状结肠镜的标准)。重症病例多联用其他药物,原则上并不单用 SASP 治疗。

(2)维持治疗:1965 年 Misiewicc 等对 34 例溃疡性结肠炎患者进行了前瞻、随机、对照性观察,追踪 12 个月后发现:每天服 SASP 2 g 维持治疗者的复发率是 28％,而对照组复发率竟达 72％。其他几项研究表明:约 86％处于临床静止期患者每天服用 2 g SASP 后仍然没有症状,而不足 20％的对照组患者则复发。这些研究充分证明了维持治疗的必要性。在一项 172 例的随机试验中,复发率与维持量的大小有关,每天服 1、2、4 g SASP 患者的复发率分别是 33％、14％和 9％(随诊时间 12 个月)。无论在初始治疗或维持治疗阶段,剂量越大疗效越高,但不良反应也越多。权衡起来,2 g/d SASP 当属耐受性最佳的维持剂量,也是复发率较低的维持剂量。如遇严重复发,此剂量可酌增至 3～4 g/d。维持治疗所需的时间还存有争议。多数学者认为:在主要症状缓解后,持续至少一年以上的维持治疗是适宜的。

(3)药物间的相互作用:因为 SASP 的代谢取决于正常肠道菌群,如同时服用抗生素就会延缓此药的代谢。对人类的观察表明:由壅塞症、盲袢综合征或憩室病所致的菌群失衡可导致药物更快的代谢和吸收。如将硫酸亚铁与 SASP 同时服用可导致血中 SASP 含量的下降。这是由于 SASP 与铁离子螯合,从而干扰了铁的吸收。此外,SASP 还可加强抗凝剂、口服降糖药和保太松类的作用。SASP 而非 SP 或 5-ASA 还可竞争性地抑制叶酸轭合酶来抑制叶酸的吸收。消胆胺与 SASP 联用会妨碍后者在肠道的吸收。同时服用SASP 及地高辛,可使后者的生物利用度减少 25%。

(4)SASP 的主要毒副作用:文献报道在治疗 IBD 过程中,SASP 不良反应的发生率为 20%～45%。

(二)肾上腺皮质激素

肾上腺皮质激素(简称激素)是治疗急性期、重型或暴发型溃疡性结肠炎的首选药物,而泼尼松则是最常应用的激素类型。其作用机理是激素有助于控制炎症、抑制自身免疫过程、减轻中毒症状。具体剂量、用药途径和疗程依病变部位、范围及严重程度而定。

1.轻型发作

轻型发作是指每天腹泻少于四次,伴有或不伴有血便,无全身症状而炎症范围超出直肠以外的病例。此类患者同时口服激素及激素保留灌肠。疗程至少需 3～4 周,如病情缓解,再用 3～4 周后可将泼尼松减量。如在疗程中或减量期中病情恶化,应按中度发作处理甚至住院静脉输液治疗。

2.中型发作

中型发作的表现介于轻、重型发作之间。每天腹泻超过 4 次,但一般状况好,无全身症状。这类患者也需在口服泼尼松龙(40 mg/d)的同时给予激素灌肠治疗。第 2 周口服激素剂量减至 30 mg/d、第 3 周减至 20 mg/d 维持 1 个月。此疗法可令大多数患者达到缓解,口服激素剂量可以减少到 0。如患者未获缓解,则应住院、按重型发作治疗。

3.重型发作

此型发作的表现为伴有全身症状的严重发作(伴发热、心动过速、贫血、低蛋白血症或血沉增快等)。重型患者均须住院治疗,可予输液的同时加用激素(氢化可的松 400 mg 或泼尼松龙 64 mg/d),并加用局部灌肠治疗(氢化可的松 100 mg 加于 100 mL 生理盐水中保留灌肠,1 天 2 次)。静脉输液期间除饮水外,禁用其他食物,但营养不良者需给静脉高营养。

尽管静脉滴注氢化可的松对严重发作是有效的,但仍有四分之一患者需做紧急结肠切除术。

与安慰剂相比,无论可的松(50 mg/d×1 年)或泼尼松龙(15 mg/d×6 个月)均未显示其维持缓解的作用,因此,肾上腺皮质激素无须用作维持治疗。

(三)免疫抑制药

由于多数溃疡性结肠炎病例可用 SASP 和(或)肾上腺皮质激素治愈,外科手术对溃疡性结肠炎的疗效也很好,所以临床医师并不经常使用免疫抑制药来治疗溃疡性结肠炎。但若遇到下列情况则可考虑使用免疫抑制药:①疾病转为慢性且经激素和 SASP 治疗无效者;②出现激素的毒副作用如高血压、骨质疏松、糖尿病和精神病时;③激素剂量>15 mg/d,用药超过 6 个月而仍未获缓解者;④直肠-乙状结肠炎患者对常规口服和局部治疗[SASP、5-ASA 和(或)激素]无效者。

免疫抑制药如 6-MP、硫唑嘌呤、甲氨蝶呤可使 70%的溃疡性结肠炎获得缓解,一旦达到缓解,这类药物须维持治疗 2～3 年。

(四)其他药物

鉴于复发性溃疡性结肠炎患者常有主细胞数量的增加,有人提出主细胞稳定剂——色甘酸钠可有治疗作用,但还未被公认。

五、溃疡性结肠炎的外科治疗

切除病变的结肠或直肠可治愈大多数的溃疡性结肠炎。为此患者须经受一定的手术风险。十余年前几乎没有术式选择的余地,多主张行"短路"手术,认为这种手术操作简单,对患者打击小,效果同样可靠。但经长期随诊观察发现这类"短路"手术不仅会引起"盲袢综合征",而且多数在术后复发。今天,已有多种术式开展成功,临床上可根据病变性质、范围、病情及患者全身情况加以选择。

(一)手术指征

肠穿孔或濒临穿孔;大量或反复严重出血;肠狭窄并发肠梗阻;癌变或多发性息肉;急性结肠扩张内科治疗 3~5 天无效;结肠周围脓肿或瘘管形成;活检显示有增生不良;长期内科治疗无效,影响儿童发育。

(二)术前准备

全面的斟酌在过去的数十年中,外科治疗溃疡性结肠炎的方式比较恒定,患者多需接受并非情愿的回肠造口术。至今,直肠结肠切除术与末端回肠造口术仍是溃疡性结肠炎外科治疗中最常应用的方法。

医师在与患者谈论手术问题时,首先要取得患者的信任。向患者详细介绍回肠造口术的相关资料,以求最大限度地增强患者对这一造口术的心理承受能力。一般来讲,术前病情越紧急、病体越虚弱者,其心理承受力越强。如有可能,向患者提供图解资料并安排患者与性别相同、年龄相近、康复较好的回肠造口病友会面。

尽管做了这些努力,仍有些患者不愿或拒绝外科手术。此时有两种选择:①节制性回肠造口术;②盆腔内贮藏的回肠-肛门吻合术。明智的做法是在外科会诊前将这两种选择余地告知患者。患者可能对手术提些问题以及可能出现哪些并发症等。医师所做的答复可能因人而异,Victo 的意见是应当告诉患者,术后伤口愈合不良、阳痿及某些回肠造口术的并发症可能出现。

全身的准备有贫血时可输全血或红细胞来纠正。电解质紊乱也需纠正。结肠炎急性发作时可发生严重的低钾血症。低清蛋白血症则反映了慢性营养不良状态或继发于急性暴发型结肠炎所致的大量蛋白的渗出。术前输注清蛋白可恢复正常水平,也可考虑给予全胃肠道外高营养(TPN)。TPN 适用于严重营养不良有可能帮助患者渡过急性发作的险关并于术前改善患者的一般情况,凝血障碍可用维生素 K 纠正。

如果患者已用皮质类固醇半年以上,术前或术后仍需使用。

抗生素可注射和口服同时应用。术前日,于下午 1 点、2 点和晚上 10 点钟各服红霉素及新霉素 1 g。对需氧或厌氧的革兰氏阴性杆菌敏感的抗生素,应于术前即刻静脉滴注并维持到 24 小时之后,如发生手术污染,抗生素应延长到 5 天以上。实践证实,联用妥布霉素与克林霉素或甲硝唑特别有效。

判断结肠炎的活动性可用导泻法。在某些病例中,小剂量(100 mL)枸橼酸镁或 10% 甘露醇常能较好耐受。

术前安排 2~3 天的要素或半要素饮食也有一定的价值。

造口处的标记对将做回肠造口术者应于术前做好腹壁造口处的标志。定位是否得当关系到患者能否长期恢复工作,因此可视为决定手术是否成功的关键。Frank 主张切口位置选定于左正中线旁为宜,此切口便于放置结肠造口袋。如切口过低或太靠外侧,会给回肠造口的照顾和功能带来严重问题。造口处应位于腹部脂肪皱襞的顶峰,并避开瘢痕和皮肤的褶折。

(三)手术方法

如果选择应根据患者年龄、病程、病变范围及患者意愿予以综合考虑。具体可供选择的术式有:

1.回肠造口术

不做结肠切除或结肠-直肠切除术的单纯回肠造口术目前已很少施行,因病变结肠仍在,大出血、穿孔、癌变和内瘘等并发症仍可发生。但在下列特殊情况下仍可采用:①患者营养不良而不可能实施全身或胃肠道高营养者,通过单纯回肠造口术可使结肠得到休整,为二期手术做准备;②作为中毒性巨结肠治疗程序中的一个步骤;③结肠炎性质未定,有逆转可能性者。但所有这些理由都存有争议。

2.全直肠-结肠切除术及回肠造口术

这是目前治疗溃疡性结肠炎患者的标准术式之一。术后可消除所有的结肠症状、复发的威胁和癌变的危险并恢复健康,手术可选择最佳时机进行。紧急手术却有较高的病死率,尤其是在那些极少见过这种严重病例的医院,病死率达 7%～15%。当患者情况允许时,可先行一期手术。对急腹症患者、极度虚弱患者或已做了次全结肠切除及回肠造口术的患者,可于数月后再做二期的直肠切除术。某些有经验的外科医师认为,即使在急症情况下,也能安全完成全直肠-结肠切除术;保留直肠所招致的不良影响更甚于疾病自身(存在着癌变的危险)。

虽尚无外科手术方法能有效地逆转肝胆或脊柱关节的并发症,但大多数病例,经直肠-结肠切除术后溃疡性结肠炎的肠外表现可以缓解。

全结肠切除术后回肠造口术的要点是切除病变肠管,远端闭合,取回肠末端于腹壁造瘘,形成永久性人工肛门。造口肠段的长度也很关键,应拉出皮肤表面 13.2 cm 长,这样当肠段顶端本身反折时在皮肤表面还留有 6.6 cm。这样反折可防止浆膜发炎,并保证回肠"乳头"有较多的组织突出腹壁,从而使回肠内容物排入回肠造口袋时不致污染皮肤。回肠造口袋用来收集肠内容物。

此简易装置不仅可防止术后皮肤发炎,还便于患者适应新的生活。

3.Kock 氏内囊袋手术

切除病变结肠,游离出一段带系膜的末端回肠,长约 45 cm,将近侧 30 cm 长肠管折叠,并在系膜对侧行浆肌层侧侧缝合。距缝合线 0.5 cm 纵行切开肠壁,然后行全层缝合,使成一单腔肠袋,再将远端 15 cm 长肠管向近端套叠,成一人工活瓣,使长约 5 cm,于其周围缝合固定瓣口,将内囊袋固定于壁层腹膜上,其末端行腹壁造瘘。

这种术式的并发症主要与活瓣的机械结构有关。套叠而成的活瓣沿着肠系膜方向有滑动或脱出的倾向。由此可造成插管困难、失禁和梗阻。

并非所有内科治疗无效的溃疡性结肠炎均可接受这一手术。凡有精神病倾向者均不宜行此手术。次全结肠切除术伴回-肛肠内囊袋吻合术者也不宜做此手术,因为内囊袋周围的粘连会给继后的直肠切除术造成很大的困难。

4.直肠黏膜剥脱、回-肛肠吻合术

切除全部结肠及上 2/3 直肠,保留 5～8 cm 一段直肠。在直肠黏膜与肌层之间,从上向下或自齿线向上将黏膜剥去,留下肌性管道,将游离的回肠(注意保留良好血运)在没有张力情况下自扩张的肛门拉出,与直肠肛管交界处的直肠黏膜残缘进行吻合。吻合旁放置引流管自会阴部戳创引出,然后进行腹壁回肠造瘘。术后 2～4 天拔去会阴部引流,术后 10 天行肛门扩张,并开始做肛门括约肌练习,每周一次,3～6 个月后,回-肛肠吻合完全愈合,再关闭腹壁回肠造瘘口。

之所以将直肠黏膜剥脱,意在消除暴发型炎症和癌变的危险,这两种情况均可发生于回-肛肠吻合术后。而且,与保存肛管手术相比较,此术式可相应减轻某些持续存在的未完全消除的肠外表现。

此种术式的并发症有盆腔脓肿、出血、瘘管及括约肌障碍。

5.直肠黏膜剥脱、回-肛肠内囊袋式吻合术

Parks 等认为如将回肠、直肠缝合成内囊袋形,会有比回-结肠切除兼回-肛吻合术更理想的功能改善。具体方法是:全结肠切除、直肠黏膜剥脱后,游离回肠,将其末端折叠成 S 型,再将系膜对侧的三排折叠肠祥剪开,行侧侧吻合,形成 S 形内囊袋,长约 6 cm,容量大约 100 mL,游离端与肛管吻合。术后 4～6 周内囊袋扩张,平均容量约 245 mL。

(四)术后护理

任何重要的肠管手术之后都有相似的护理常规。在肠功能恢复之前应予静脉输液并记录 24 小时出入量。肠蠕动恢复前应行胃肠减压术。回肠功能的恢复一般须 2～4 天,但仍须随时密切观察肠功能的状况。当有稀薄而淡蓝色流出物伴白色物质出现时,常提示着回肠或高位小肠梗阻。胃肠减压术应继续维持。术后抗生素治疗应维持 24 小时,如有术后感染,应延长应用抗生素 5～7 天。回-肛吻合术后的早期阶段可有腹泻,一般无须服药,但若腹泻持续 2～3 天,则应想到反跳的因素,由此还可引起肠梗阻。

如术中包括直肠切除,则须保留尿管一周,提前拔管会引起尿潴留。拔除尿管的同时应做尿液细菌培

养。对连续用类固醇激素的患者要安排一个减量方案,减药剂量和速度须参照术前用药情况。

做过 Kock 氏内囊袋手术者需特别护理。囊袋中须留置一导管,以利于术后 48 小时内每隔 2 小时用少量盐水冲洗囊腔。导管周围的固定缝线于术后第三天剪除,另附一护板将导管随体位固定,使患者更觉舒适。出院前教会患者如何做囊袋内插管,如何佩戴腿袋,以保证患者在行走中能得到满意的连续引流。

腹部造口处应安放一种 Karaya 橡胶垫并与一种清洁塑料袋相联结。安息香酊因可刺激皮肤而不宜使用。塑料造口袋应用简便、效果佳良。术后第 6～7 天开始学习造口的护理,经过 3～4d 学习,熟练掌握了造口护理的专门技术后始可出院回家。出院前最好能把造口医师的电话号码告诉患者,以便及时咨询。

六、溃疡性结肠炎的预后

溃疡性结肠炎的长期预后取决于下列四种因素。

(一)病变部位

病灶较局限者预后较病灶广泛者为好。

(二)疾病活动性

本病活动程度各有不同(急性、重型、暴发型、慢性复发型、慢性持续型等),预后各异。即使非活动期,其潜在的癌变危险亦不容忽视。

(三)病程

罹病时间长短除与临床类型有关外,还与患者营养状况、疗效、不良反应有关。此外病程长短也是决定应否手术的重要参考因素。

(四)疾病对患者的总体影响

这些影响包括患者参与社会、经济活动的能力、心理状态、家族史、患者对溃疡性结肠炎的适应能力以及生命质量等。

直肠炎或直肠-乙状结肠炎患者中 90% 以上的预后良好。这些患者病情稳定、很少或全无症状、无须连续治疗。另外的 10% 病例炎症扩散、波及全部结肠,其预后与全结肠型患者相似。

如将直肠炎与直肠-乙状结肠炎两组病例的预后相比较,就会发现前者的预后较后者略好。追踪观察还表明:即使大多数患者的预后良好,确定其中个例的预后仍有困难。

(刘　辉)

第十二节　结肠阿米巴病

结肠阿米巴病是溶组织阿米巴原虫侵入结肠壁而引起的急性或慢性病变,最多见于盲肠,依次为升结肠、乙状结肠及直肠。临床上表现为急性或慢性痢疾症状。结肠阿米巴病与外科有关的问题除阿米巴肝脓肿外,还有结肠穿孔、阿米巴肉芽肿及阑尾炎等。

一、诊断依据

(一)临床表现

1.急性期

急性期可表现为肠炎或痢疾症状,有腹痛、腹泻、脓血便,可伴有头痛、乏力、低热,后期可有里急后重。

2.暴发型

部分患者可表现为暴发型,表现为起病急,高热、寒战、谵妄,肠麻痹等中毒症状。剧烈腹部绞痛与里急后重,腹部压痛明显、不同程度脱水与电解质紊乱,患者可极度衰竭、出现休克、腹膜炎、肠出血、肠穿孔。

呕吐频繁,腹泻每天可达 20～30 次。

3.慢性期

通常为急性感染的延续,病情持续数月至数年,腹泻症状时轻时重。腹痛部位不定,常在下腹部或脐周;腹泻与便秘可交替出现。症状常因疲劳、受凉、暴饮、暴食、冷食、饮酒可引起复发。可有消瘦、贫血、营养不良,常易并发阑尾炎、肝脓肿。

4.肠内并发症

(1)阿米巴肉芽肿:较常见于盲肠、乙状结肠、降结肠及直肠。常见症状为局限性腹痛及压痛,局部有时可扪及肿块,可引起肠梗阻、肠穿孔、肠套叠、肠出血。

(2)肠穿孔:其发生率为 1%～4%,多发生于暴发型及有深溃疡者。穿孔部位多位于盲肠、阑尾及升结肠下部,其次为直肠乙状结肠交界处。穿孔引起局限性或弥漫性腹膜炎或腹腔脓肿,病情险恶,病死率达 74%。慢性穿孔因先已形成肠粘连,穿孔后感染形成局部脓肿,或穿入附近器官,形成内瘘,如直肠膀胱瘘、结肠空肠瘘。

(3)阑尾炎与阑尾脓肿:临床上慢性阿米巴性阑尾炎较常见,表现为食欲缺乏,阑尾部位反复发作性疼痛及压痛,或在右髂窝有持续不适感。有时起病急,类似急性阑尾炎,此种病例多伴有化脓菌感染,未及时治疗者易穿孔或形成阑尾脓肿。

(4)肠道大出血:大出血可发生于阿米巴痢疾或肉芽肿患者。深溃疡可侵蚀黏膜下层及肠壁较大血管,出血量多,易发生休克,并可继续发展至肠穿孔。

(5)结肠癌或直肠癌:慢性阿米巴肠病与结肠癌或直肠癌可同时存在。肠道的慢性刺激及炎症性息肉均有利于癌变。

(二)辅助检查

1.大便检查

大便检查可见滋养体、脓血、包囊。

2.钡剂灌肠造影

钡剂灌肠造影见病变处肠腔狭窄,但局部肠壁仍可扩张而不僵硬,肿块部之肠黏膜比较规则。由于肿块附近细小阿米巴脓肿或肉芽组织突入肠腔,致有锯齿状阴影出现。对有恶变患者亦有一定参考价值。

3.纤维内镜检查

纤维内镜检查可见溃疡常较表浅,大小不一,附有黄色脓液,边缘略突出,稍充血,溃疡与溃疡间的黏膜多正常。正常黏膜上见到散在的典型溃疡,基本可以肯定诊断。典型的溃疡为散在的圆形或长圆形溃疡,边缘充血隆起,中央开口下陷,内含黄色或暗红色分泌物。

4.血清学检查

间接血凝试验比较敏感。此外,尚有乳胶试验,微量免疫电泳,间接免疫荧光试验等方法。对肠内阿米巴病和肠外阿米巴病,血清反应阳性率可达 90% 左右,且基本上无假阳性。

二、治疗方法

(一)非手术治疗

1.一般治疗

急性期应卧床休息,肠道隔离至症状消失、大便连续 3 次找不到滋养体及包囊。流质或半流质饮食,必要时输液。暴发型给予输血、输液等支持疗法。慢性患者应加强营养,增强体质。

2.病原治疗

病原治疗主要为抗阿米巴治疗。常用有如下药物。

(1)甲硝唑(灭滴灵)0.4～0.8 g,每天 3 次,口服,连服 5～10 天,儿童为每天每千克(公斤)体重 50 mg,每天 3 次,口服,连服 7 天。

(2)甲硝磺胺咪唑,为甲硝唑的衍生物。剂量每天 2 g,儿童为每天每千克体重 50 mg,清晨 1 次服,连服 3～5 天。疗效与甲硝唑相似或更佳。

(3)吐根碱:对组织内滋养体有极高的杀灭作用,但对肠腔内阿米巴无效。剂量按每天每千克体重 1 mg,成人每天不超过 60 mg,每次 30 mg,每天 2 次,深部皮下或肌内注射,连续 6 天。

(二)手术治疗

手术治疗主要是肠道并发症的治疗。

1.阿米巴性肠穿孔

急性肠穿孔发生后,应急症进行开腹探查手术,小的穿孔可予以缝合,并对该部位的腹腔进行充分引流。如果穿孔大或肠壁有大片坏死,缝合后难以愈合,有发生肠瘘的可能,在这种情况下可行结肠切除及两断端造口,或做穿孔肠段外置术,以后再做 2 期肠吻合手术。

2.阿米巴性肉芽肿

确诊为阿米巴病后,即可进行药物治疗,肉芽肿有可能缩小,梗阻症状缓解。如经药物治疗后,梗阻症状不缓解,即需进行手术治疗,切除肉芽肿肠段。

3.阑尾炎

阿米巴性阑尾炎切除阑尾后,由于阿米巴病变的存在,阑尾残端可能愈合不良,形成局部脓肿,切开引流后常可发生阑尾残端瘘,经久不愈。瘘的分泌物内或肉芽组织的病理学检查可找到阿米巴滋养体,经抗阿米巴药物治疗后瘘可能愈合。

4.癌变

并发癌变者按大肠癌处理。

三、临床好转、治愈标准

(1)好转标准:非手术治疗后症状缓解。
(2)治愈标准:手术治疗后症状消失,切口愈合,无并发症。

(刘　辉)

第十三节　结肠癌

结肠癌是胃肠道常见的恶性肿瘤。近年来,我国的结肠癌发病率呈明显上升且有多于直肠癌的趋势,以 51～60 岁居多。好发部位依次是乙状结肠、回盲部、升结肠、降结肠、横结肠。

一、病因

结肠癌的发病原因可能是多方面的。近年来认为结肠癌的发生与发展是经过黏膜增生、腺瘤及癌变的多步骤多基因起作用的遗传性疾病。

(一)癌前疾病

(1)腺瘤:目前国内外研究已取得共识,认为结肠癌约半数左右来自腺瘤的癌变。

(2)溃疡性结肠炎:特别是长期慢性溃疡性结肠炎,由于肠黏膜反复破坏和修复,因而癌变率随病史的延长而增高,其病变程度及范围也与癌变呈相关。

(二)膳食和运动

食物中过多的动物脂肪及动物蛋白的摄入,缺少新鲜菜果及纤维素食品,缺乏适度的体力活动,使肠的蠕动功能下降,肠道菌群发生变化,肠道中胆酸和胆盐含量增多等,其结果都会引起或加重肠黏膜损害。

(三)环境因素

下列因素也与结肠癌的发病有关:①精神因素;②钼的缺乏;③阳光与维生素 D 的缺乏。

二、病理与分期

绝大多数结肠癌为腺癌。

（一）根据肿瘤的大体形态分类

（1）肿块型：肿瘤向肠腔内生长，好发于右侧结肠，特别是盲肠。

（2）浸润型：肿瘤沿肠壁浸润，易引起肠腔狭窄和肠梗阻。多发生于左侧结肠，特别是乙状结肠。

（3）溃疡型：肿瘤向肠壁深层生长并向周围浸润，是结肠癌的最常见类型。

（二）结肠癌的分期普遍采用 Dukes 分期法

A 期：癌仅局限于肠壁内。又分为三个亚期，即 A_0 期，癌局限于黏膜内；A_1 期，癌穿透黏膜达黏膜下层；A_2，癌累及黏膜肌层但未穿透浆膜。

B 期：癌穿透肠壁但尚无淋巴结转移。

C 期：癌穿透肠壁且有淋巴结转移。又分为两个亚期，即 C_1 期，淋巴结转移限于结肠壁和结肠旁淋巴结；C_2 期，肠系膜淋巴结，包括系膜根部淋巴结转移。

D 期：远处淋巴结转移或腹腔转移，或广泛侵及邻近脏器而无法切除。

结肠癌的转移方式主要为淋巴转移，首先转移到结肠壁和结肠旁淋巴结，再到肠系膜血管周围和肠系膜根部淋巴结。血行转移多见于肝，其次是肺、胃等，也可直接浸润邻近器官和腹腔种植。

三、临床表现

结肠癌早期症状不明显，发展后可出现以下症状。

（一）排便习惯和粪便性状的改变

排便习惯和粪便性状的改变常为最早出现的症状。多为排便次数增多，粪便不成形或稀便，粪便带血、脓或黏液，亦可发生便秘。

（二）腹部不适

腹部不适也是早期症状之一。常为定位不确切的持续性隐痛、不适或腹胀感，初为间歇性，后转为持续，发生肠梗阻则腹痛加重。

（三）腹部肿块

在结肠部位出现呈结节状质硬肿块，横结肠和乙状结肠部位肿块可有一定活动度。如肿块肠外浸润或并发感染，则肿块固定且有明显压痛。

（四）肠梗阻症状

肠梗阻症状是结肠癌的后期症状。多呈慢性低位不完全肠梗阻。一旦发生完全肠梗阻则症状加重。

（五）全身症状

患者可出现贫血、消瘦、乏力、低热等。晚期还可出现肝大、黄疸、水肿、腹水、锁骨上淋巴结肿大及恶病质等。

由于右侧结肠和左侧结肠癌病理类型不同，临床表现也有区别。一般右侧结肠癌的临床表现以全身症状、贫血和腹部肿块为主，而左侧结肠癌则以肠梗阻、便秘、腹泻、便血等症状为主。

四、诊断

（一）早期症状

结肠癌的早期症状多较轻或不明显，易被忽视。应重视对高危人群和怀疑为结肠癌患者的监测。凡40 岁以上有以下任何一种表现者应视为高危人群。

（1）直系亲属中有结直肠癌患者。

（2）有癌症史或有肠道癌前病变。

（3）大便潜血试验持续阳性。

（4）具有以下 5 项中的两项以上者：慢性腹泻、慢性便秘、黏液血便、慢性阑尾炎史及精神创伤史。

（二）辅助检查

下列辅助检查方法可供选择。

（1）X 线钡剂灌肠或气钡双重造影及乙状结肠镜或纤维结肠镜检查，有助于明确诊断。

（2）B 型超声和 CT、MRI 对了解腹内肿块和肿大淋巴结、肝内转移灶及肠外浸润等均有帮助。

（3）血清癌胚抗原（CEA）约 60％患者高于正常，虽特异性差，但对判断复发和预后有帮助。

（4）直肠黏液 T-抗原试验或大便潜血试验可作为对高危人群的筛查。

五、治疗

原则应采用以手术为主的综合治疗。

（一）手术治疗

1.术前准备

结肠癌术前肠道准备十分重要，主要方法是：术前 3 天进流质饮食，并发肠梗阻时应禁饮食、补液、胃肠减压；口服肠道抗生素（如新霉素、甲硝唑等）和缓泻剂（如蓖麻油或硫酸镁）；术前晚及术日晨做清洁灌肠。

2.结肠癌根治性手术

切除范围包括肿瘤所在肠袢及其系膜和区域淋巴结。适用于 Dukes A、B、C 期患者。

（1）右半结肠切除术：适用于盲肠、升结肠、结肠肝曲的癌肿。切除范围包括右半横结肠、升结肠、盲肠和末端回肠 15～20 cm。对结肠肝曲的癌肿应加切整个横结肠和胃网膜右动脉组淋巴结。

（2）横结肠切除术：适用于横结肠癌，切除范围包括结肠肝曲和脾曲的全部横结肠及胃结肠韧带的淋巴结组。

（3）左半结肠切除术：适用于结肠脾曲、降结肠癌，切除范围包括横结肠左半、降结肠及部分或全部乙状结肠。

（4）乙状结肠癌根治术：切除范围包括全部乙状结肠和全部降结肠或部分降结肠及部分直肠。

3.其他术式

姑息性切除术、结肠造口术、单纯肠吻合旁路术，适用于 Dukes D 期和不能根治的 Dukes C 期患者。

（二）化学药物治疗

辅助化疗用于根治术后 Dukes B、C 期结肠癌的综合治疗。化学治疗配合根治性手术，可提高 5 年生存率。目前常用的化疗方案均以氟尿嘧啶为基础用药。最常用静脉化疗，也可经肛门用氟尿嘧啶栓剂或乳剂用药的方法，以减轻化疗的全身毒性。还有经口服、动脉局部灌注及腔内给药等方法。常用的化疗药物有氟尿嘧啶、铂类、表柔比星、羟喜树碱等。

（刘　辉）

第十四节　痔

痔是最常见的肛肠疾病。肛垫的支持结构、静脉丛及动静脉吻合支发生病理性改变或移位称为内痔；齿状线以下静脉丛的病理性扩张或血栓形成称为外痔；内痔通过静脉丛吻合支与相应部位的外痔相互融合称为混合痔。痔确切的发病率很难统计，很多患者已经有了临床症状但并不去就诊，任何年龄都可生痔，随年龄增长，发病率逐渐增高，痔的症状也逐渐加重。据不完全统计，痔手术占肛肠外科手术的 50％以上，是肛门手术中最基本的手术。

一、病因

痔的致病原因还未完全清楚,静脉回流障碍、肛垫脱垂、饮食结构和行为因素等均是导致痔症状恶化的因素。

(一)静脉回流障碍

在正常应力情况和排便时痔充血,接着就会恢复正常,但如果患者内痔部分承受应力时间延长,如慢性便秘、妊娠、慢性咳嗽、盆腔肿物、盆底功能障碍或腹水状态等,由于腹内压增高,内痔静脉回流受阻,内痔就会持续淤血。也会呈现和慢性便秘相同的状况。门静脉高压症与痔的发生无直接关系。

(二)肛垫脱垂

1975 年 Thomson 指出痔由肛垫形成,包含血管、结缔组织、Trietz 肌和弹性纤维构成。Trietz 肌起于联合纵肌,对痔起到支撑作用,将痔固定于内括约肌。这些支持组织一旦变弱,痔就会变得越来越有移动性并可以出现脱垂,痔脱垂后,静脉回流受阻,痔体积增大,痔支持组织就会进一步弱化,形成恶性循环。

(三)饮食结构和行为因素

饮食结构和行为方式也是产生痔症状的因素。低纤维饮食使得大便干硬、便秘,从而使痔组织承受过多应力,使痔组织脱垂。干硬大便还能损伤局部组织,引起出血。如厕习惯和排便方式被广泛认为可以影响痔症状的进展,长时间坐便使得痔组织承受更长时间的应力。

便秘可以加重痔的临床症状,而腹泻和肠运动增快也会引起相同的结果。区别于其他因素,高龄是一个独立的影响因素,组织学证据表明 Trietz 肌随着年龄的增长,支持作用逐渐下降。

(四)湿热学说

中医学论痔是湿热所致,大肠湿热应随粪便排出,如排出不畅,蓄积日久,肛门和直肠受其毒害,则生成痔。

二、分类

按痔所在解剖部位分为 3 类。

(一)内痔

发生在齿线上方、被覆直肠黏膜,常位于直肠下端左侧、右前、右后位置。根据痔的脱垂程度将痔分为 4 度:Ⅰ度——内痔位于肛管内,不脱垂;Ⅱ度——大便时内痔脱出肛门外,可自行还纳;Ⅲ度——内痔脱出,需用手协助还纳;Ⅳ度——内痔脱出无法还纳。

(二)外痔

发生在齿线下方,被覆肛管皮肤。外痔分为血栓性外痔、结缔组织性外痔、静脉曲张性外痔和炎性外痔。

(三)混合痔

发生在齿线附近,有内痔和外痔两种特性。当混合痔逐步发展,痔块脱出在肛周呈梅花状时,称为"环形痔"。

三、临床表现

内痔可能表现为便血、脱出、疼痛、瘙痒和肛周不洁等。

(一)便血

特征性的内痔便血为大便时鲜红色血便,患者往往描述为卫生纸染血、便盆内滴血或者喷血。内痔出血一般发生在排便结束时,由于大便损伤了增大的痔组织从而导致出血。该症状必须和血与大便混合的混合血便相鉴别,后者往往预示着结直肠恶性肿瘤。

(二)痔脱出

内痔内脱垂可引起便后充盈感、便急、或排便不尽感。如果内痔完全脱垂,患者会感到肛门外肿块,常常引起肛周潮湿或污染。当黏膜脱垂时,黏液、血、大便可以污染肛周。脱出的内痔可自动还纳或需用手协助还纳。

（三）疼痛

单纯性内痔无疼痛,可有肛门部坠胀感。如有嵌顿、感染和血栓形成则有疼痛。

（四）瘙痒

痔脱出时分泌物增多,刺激肛门周围皮肤,引起瘙痒。

外痔可以表现为肛周多余组织、包块、便血或者便后清洁困难,另外外痔可以引起肛周炎症,症状往往没有内痔那么严重,部分患者表现为轻微的肛门急性疼痛,这种疼痛往往在腹泻或便秘以后出现,有时也可以没有明显的诱因。

四、诊断和鉴别诊断

痔的诊断主要依靠病史和肛门直肠检查。

（一）病史

详细询问病史,包括排便习惯、便秘、腹泻、便急、便频以及便血情况等。比如混合血便和排便习惯改变,往往预示着恶性病变,慢性腹泻引起肛门疼痛往往提示 CD,肛周包块流脓往往提示脓肿或肛瘘,不伴有便血或脱垂的慢性肛门瘙痒往往提示皮肤炎症,大便后肛门疼痛往往提示肛裂等,如有间断性出血或肿块脱出,应想到内痔。

（二）肛门直肠检查

肛门直肠检查时视诊可以分辨外痔、皮赘、内痔脱出、直肠脱垂、皮肤损伤、肛裂、肛瘘、脓肿、肛管癌、皮疹或皮炎。对硬结、压痛区、包块或外痔血栓应仔细触诊。如为痔,可见突出肿块,其下部被覆皮肤,上部被覆黏膜,上方黏膜可见灰白色鳞状上皮,部分严重患者可见局部溃烂。指诊发现肛门松弛,部分患者可触及软块或纵行褶皱。

直肠镜或肛门镜检查发现在齿线上方可见曲张静脉突起或圆形痔块,红紫色,黏膜光滑,有时可见出血点或溃烂。

五、治疗

痔的治疗就是针对痔临床症状的治疗,由于痔组织是正常解剖结构的一部分,没有必要全部去除。

痔的治疗措施分为三大类:①保守治疗,包括饮食疗法和行为治疗;②门诊治疗;③手术治疗。

治疗时应遵循以下 3 个原则:①无症状的痔无须治疗;②有症状的痔无须根治;③以非手术治疗为主。

（一）保守治疗

在痔的初期,增加纤维进食、增加饮水、改变不良排便习惯即可改善症状,不需特殊治疗。坐浴治疗缺乏客观证据支持,然而,许多患者感到坐浴可以缓解痔的症状,考虑到坐浴成本低、风险小,还是应该继续向患者推荐坐浴疗法。

（二）注射疗法

注射疗法是一种内痔固定技术,这种门诊治疗技术是应用化学药剂来形成局部纤维化并将痔固定于内括约肌,同时,硬化剂破坏内痔血管,使得痔缩小。临床有多种硬化剂,常见硬化剂包括 5%苯酚植物油、5%奎宁尿素水溶液、4%明矾水溶液等。治疗时在齿状线近端 1～2 cm 处的内痔基底部或接近基底部注入 2～3 mL 硬化剂。硬化剂应注入黏膜下层,尽量避免注入黏膜层或肌层,后者会引起局部黏膜脱落,从而导致溃疡形成或引起剧烈疼痛。注射疗法的并发症通常是由于将硬化剂注射到了错误的解剖间隙,从而引起严重的炎性反应,形成脓肿,引起尿潴留,甚至阳痿。

（三）红外线凝固疗法

适用于Ⅰ度、Ⅱ度内痔,红外线凝固疗法采用红外辐射产生热量,使蛋白凝固,局部纤维化、瘢痕形成,从而将内痔固定。该疗法复发率高,且相比套扎疗法昂贵,目前临床应用不多。

（四）胶圈套扎疗法

适用于Ⅰ度、Ⅱ度及Ⅲ度内痔，是一种最常用的内痔门诊治疗方法。由于其疗效好，安全性高，成本低，临床上被广泛采用。胶圈套扎术的治疗原理是通过将一个橡胶圈置入内痔根部，使痔缺血坏死，诱发炎症反应，局部纤维化，从而将内痔固定。胶圈套扎器种类很多，主要有牵拉套扎器和吸引套扎器两类。一次套扎多个痔核是安全的，没有证据表明会明显增加术后并发症。但一次性套扎多个痔核术后相对较痛，出于这个原因，一些外科医师会选择先套扎一个痔核，间隔一段时间后，再套扎更多的痔核。

（五）手术治疗

1.痔切除术

对于非手术治疗无效、症状进行性加重、不适合非手术治疗或外痔严重需要手术切除的患者以及合并其他肛门直肠疾病的患者，如肛裂、肛瘘或脓肿，此时应行痔切除术。另外，无法忍受门诊治疗或抗凝治疗的患者需要确切止血时也适合手术治疗。外科手术治疗方法主要有痔切除术和吻合器痔上黏膜环切术（PPH术），对于血栓性外痔，采用血栓剥离术。

痔切除术的安全性和有效性经受了数十年的考验，相对于其他治疗方法，仍是手术的标准。痔切除术的方法很多，根据切除痔核后肛管直肠黏膜以及皮肤是否缝合分为开放式和闭合式痔切除术两大类。由于闭合式痔切除术存在伤口愈合不良需要再次敞开的风险，目前国内主要采用开放式痔切除术，具体方法如下：取截石位、折刀位或侧卧位，骶管麻醉或局麻后扩肛至4～6指，充分显露痔块，钳夹提起痔块，取痔块基底部两侧皮肤V形切口切开，将痔核与括约肌剥离，根部钳夹后贯穿缝扎，离断痔核。齿状线以上黏膜用可吸收线缝合，齿状线以下皮肤创面用凡士林纱布填塞，丁字带加压包扎。

2.PPH术

主要适用于Ⅲ～Ⅳ度内痔、多发混合痔、环状痔及部分合并大出血的Ⅱ度内痔。另外，对于直肠黏膜脱垂、直肠内套叠以及Ⅰ～Ⅱ度直肠前突的患者，也适用于该术式。其方法是通过吻合器环形切除齿状线上2cm以上的直肠黏膜2～3cm，从而将下移的肛垫上移并固定。目前该术式已在国内外广泛应用，临床疗效良好。对于不需要完全环形切除直肠黏膜的患者，可采用经该术式改进的选择性痔上黏膜切除术（TST术）。

3.血栓性外痔剥离术

该术式特异性针对血栓性外痔，于局麻下梭形切开痔表面皮肤，通过挤压或剥除的方式将血栓清除，伤口可一期缝合，但大多数外科医师选择伤口内填塞凡士林纱布后加压包扎。

4.其他治疗方法

如内痔插钉术、内痔扩肛术、环状切除术（Whitehead术）以及冷冻疗法等由于疗效以及安全性等原因，在临床上已逐步被淘汰。

（六）手术后并发症的预防与处理

痔切除术后常见并发症包括：尿潴留、出血、粪便嵌塞、肛门狭窄、肛门失禁以及感染等。

1.尿潴留

由于麻醉、术后疼痛、肛管内填塞纱布、前列腺肥大等因素，术后尿潴留发生率较高。手术后限制液体，尽早取出肛管内纱布，会阴部热敷，鼓励患者站立排尿等方式可减少尿潴留，也可皮下注射新斯的明，必要时导尿。

2.出血

术后严重迟发性出血不到5%，但出血仍是常见的痔切除术后并发症。原发性出血是指手术后48小时内出血，这可能更多和技术因素相关。而迟发性出血主要考虑与感染有关。针对大量出血，需在麻醉下找到出血点，结扎或缝合止血。如弥漫性出血，可采用压迫止血，同时补液及抗感染治疗。

3.粪便嵌塞

因肛门部疼痛不敢排粪，导致直肠内蓄积粪块。手术后半流质粗纤维饮食，口服液状石蜡，可防止便秘。一旦出现粪便嵌塞时可采用液状石蜡保留灌肠，然后用盐水灌肠，必要时手辅助排便。

4.肛门狭窄

多因过多切除肛门部皮肤或结扎过多黏膜引起。术后10天左右开始扩肛,每周1~2次,直至大便恢复正常。

5.肛门失禁

多因括约肌损伤过多、大面积损伤黏膜致排便反射器破坏、肛门及周围组织损伤过重至瘢痕形成,肛门闭合功能不全等引起。术中尽量减少组织损伤,避免大范围瘢痕形成,注意保留足够的黏膜皮肤,保留排便感受器,预防术后肛门失禁。对于完全性肛门失禁可行手术治疗,但疗效欠佳。

(刘　辉)

第十五节　肛　瘘

一、概述

肛瘘是在肛门、肛管和直肠下部周围的瘘管,一端与肛管或直肠相通,一端在肛门周围皮肤,是常见的肛门直肠疾病。多是肛门直肠脓肿破溃或切开后脓腔缩小,成为管状,外部破口缩小,成为肛瘘。由外口、瘘管、支管、内口组成。

二、分类

（一）按内外口分类

1.单口内瘘

单口内瘘又称为内盲瘘,只有内口与瘘管相通,无外口。

2.内外瘘

内外瘘瘘管有内外口,外口在体表,内口在肛窦,下有瘘管相通。此种肛瘘在临床上最为多见。

3.单口外瘘

单口外瘘又称为外盲瘘,只有外口下连瘘管,无内口。此种肛瘘较少见。

4.全外瘘

全外瘘瘘管有2个以上外口相互有管道通连而无内口,此种肛瘘临床上较少见。

（二）按瘘管的高度分类

1.高位肛瘘

瘘管在肛提肌和肛管直肠环上方。

2.低位肛瘘

瘘管在肛提肌和肛管直肠环下方。

（三）按肛管的发病机制分类

1.非特异性肛瘘

非特异性肛瘘即化脓性肛瘘。

2.特异性肛瘘

特异性肛瘘又分为结核性肛瘘、梅毒性肛瘘和放线菌性肛瘘3种。

（四）中国肛肠病协会分类方法

以外括约肌深部画线作为标志,瘘管经此线以上为高位,此线以下为低位。

1.低位单纯性肛瘘

只有一个瘘管,并通过外括约肌深部以下,内口在肛窦附近。

2.低位复杂性肛瘘

瘘管在外括约肌深部以下,外口和瘘管有 2 个以上者,内口在肛窦部位(包括多发性瘘)。

3.高位单纯性肛瘘

仅有一个瘘管,瘘管穿过括约肌深部以上,内口位于肛窦部位。

4.高位复杂性肛瘘

有 2 个以上外口及瘘管有分支,其主管通过外括约肌深部以上,有 1 个或 2 个以上内口。

三、形成的机制

肛周脓肿虽然破溃或切开引流,但原发感染源、肛窦炎或肛腺感染仍可继续存在,肠腔内容物也可从内口继续进入瘘管。肠腔中的粪便肠液和气体继续进入瘘管,刺激管壁,使管壁结缔组织增生变厚,管腔难以塌陷闭合。脓腔引流不畅,或外口缩小,时闭时溃,脓液蓄积腔内导致脓肿再发,并穿破而形成新的支管或窦道。管道多在不同高度穿过肛门括约肌,括约肌收缩阻碍脓液排出,以致引流不畅。

四、临床表现

(一)疼痛

一般情况下无疼痛,当脓液排出不畅时,可发生肛周疼痛。

(二)排出黏液或脓水

反复发作的肛瘘排出脓液时多时少,有时带血及粪便,急性期流脓多,慢性期流脓少。

(三)肛周湿痒

反复脓液流出,刺激肛周皮肤发生瘙痒,有时形成湿疹。

(四)排便不畅

多见于蹄铁形肛瘘,因瘘管围绕肛管,形成半环状纤维索环,因而影响肛门舒张,可出现排便不畅。

(五)全身症状

反复发炎及肿胀,可伴有贫血、消瘦、食欲缺乏。

五、瘘管的检查

检查的目的在于了解肛瘘内、外口的位置和数目,瘘管的走行及与括约肌的关系,病变的性质、范围等。常用的检查方法有视诊、触诊、探针检查、管道染色、内镜检查、X 线造影等。

(一)视诊

检查时注意肛门外形、病变范围和外口的数目、部位、形态及其周围组织的变化等。

1.肛门外形及病变范围

注意肛门有无移位凹陷或缺损,病变范围大小,占据肛周几个象限。

2.外口的数目、部位及形态

如只有 1 个外口,一般多为单纯性肛瘘。如 2 个外口左右分居肛门后位而两口之间亦有条形隆起时,常为蹄铁形瘘,但有不少患者两口之间条形隆起不明显,亦有管道贯通两口之间;有时即使隆起显著,却无管道存在。结核性肛瘘的特征是前位肛瘘,其外口距肛门较远者常向阴囊皮下侵及,在视诊前位外口的同时,应注意阴囊与股根部皮肤的变化,观察有无与外口相关的条形隆起或结节肿块。

如较多外口居于肛门一侧或两侧,则管道复杂。复杂性肛瘘病变广泛者,皮肤表面可凹凸不平,外口数目不一,形貌各异。

一般外口近肛门者,管道较浅;远肛门者,管道较深。但有不少患者,外口距肛门较近,管道却深;外口距肛门虽远,管道却浅,仅于皮下蔓延不向深部穿凿。

外口形态的观察,对了解肛瘘的性质及病程可提供参考。新生的瘘管,外口处常无增殖结节。患病已久,外口处常形成肉芽组织的突起,或纤维化的结节或瘢痕性凹陷,结节或凹陷的中央有瘘口存在。有时外口开于结节根部的一侧或闭锁,有时瘘管与结缔组织性外痔并存,无外口,如不细查常被忽略。

一般炎症性肛瘘的外口多有结节形成,结节的大小、外貌以及突起皮肤的高度不尽相同。结核性肛瘘外口不规则,常无突起小结,外口边缘向内凹陷卷曲,肉芽组织呈灰白色。

3.分泌物

脓液多而稠厚者,多是急性炎症期;脓液混有鲜血或呈淡红色,多为脓肿溃破不久;脓液清稀或呈米泔样,可能为结核杆菌感染;脓液色黄而臭者,多为大肠杆菌感染;脓液带绿色,多为绿脓杆菌感染;脓液有均匀黄色小颗粒,多为放线菌感染;脓液呈透明胶冻样或呈咖啡色血性黏液,并伴有特殊恶臭,应考虑恶变。

4.肛瘘病变区的皮色变化

复杂性肛瘘尤其是结核性者,外口周围常有褐色圆晕。如管道区皮肤呈现弥漫的暗褐色,或变化的皮色间有正常皮色,显有明显或暗淡的褐色圆晕时,其皮下常有空腔,腔隙可为单个或几个,或呈蜂窝样。

(二)触诊

通过触诊可直接辨别肛瘘的不同体征。如瘘管的行径是笔直或弯曲,蹄形或钩形;单管孤存或分支蔓延;内口的位置、数目、直肠环的情况,以及管道与括约肌的关系和括约肌的功能等,均可通过触诊获得。

1.肛外触诊

慢性炎症性肛瘘常可触及硬韧的条索状物,由瘘的外口通向肛门。初发、短小的结核性肛瘘常无硬索触及。

如几个外口距肛缘较近时,并应触摸外口间的组织,以区别管道与纤维性变的括约肌束,后者不如管道硬韧。如数个外口居于肛门同侧或异侧,管道可有分支,应细细触摸分支状况,但复杂性肛瘘,因病变区常较硬韧并凹凸不平,不易确切触知管道的分支及行径。

在低位肛瘘,硬索与周围组织界线较为明显,容易触摸,但高位肛瘘其主道多与肛管平行或近平行,因而行肛外触诊时,常不能触及明显硬索,而仅能触及外口区的孤立硬结。

2.肛内触诊

手指伸入肛道后,应由外而内先后触摸。黏膜下脓肿及瘘管可触及包块和硬索。内口应于齿状线区寻找,可触及突起或凹陷小结,但内口闭锁且无明显结节时,不易触清。直肠环区的变化亦应重视,注意环区纤维化的程度和范围,纤维化与管道和内口的关系等。如触摸直肠区上部应使指曲为钩形。高位肛瘘常有一明显体征,即行探针指诊复合检查时,肛内的手指可于主道顶端对应区之肠壁感触探针的冲撞。另外并应检查括约肌的收缩力如何。

3.复合触诊

即肛肠内外的手指于病区同施压力,加压移动互相触摸。这样更有助于诊查管道的情况。

(三)了解内外口关系和管道曲直的有关规则

1.所罗门定律

于肛门中央画一横线,如瘘管外口位于此线前方,且距肛门不超过5 cm时,则管道较直,内口居同位齿状线上,与外口相对;如外口位于此线后方,则管道多弯曲不直,内口多居肛门后中位齿状线上,不与外口对应。

2.哥德索规则

在肛门中央画一横线,如瘘管外口位于此线前方,或肛门横线上,且距肛缘在2.54~3.81 cm以内时,则管道较直,内口居同位齿状线区;如外口位于此线后方,则主管弯曲,内口居后中位齿状线区;如外口距肛缘超过2.54~3.81 cm,无论外口居此线前后,则主管均弯向后中位。

(四)探针检查

探针检查的目的在于弄清瘘管的行径、长短、深浅与肛门括约肌的关系及内口的位置等。检查时,将戴有指套的示指沾润滑剂伸入肛道,触于内口处。然后另一手取粗细适宜的探针,一般使用银质或铝合金球头棒状探针,使用时,参照肛门视触诊的情况,将探针插入管道,如为弯管可将探针弯成一定弧度,探入时将探针端指向肛门中心。动作应尽可能细致轻柔,切忌粗暴,以防造成假道或人工内口,一般以患者不觉剧痛、不出血为准。肛内手指应与探针互应,探查管道行径及有无贯通。如内口闭锁或管道平行、近平行肛管时,探针与手指的呼应检查,亦可测知瘘管与肛管间的距离厚度,并于内口处与管道顶端感触探针的冲撞。若探针进入受阻,可能是方向不正确,可以旋转角度,调整方向后试进,若仍不能探入,可能是管道狭窄或闭塞,不可强行进入。若瘘道弯曲,探针不易从内口穿出,可以将探针按管道弯曲后探查,若瘘道弯曲度太大,探针难以探入。对于复杂性肛瘘,可同时插入几根探针,探查各管道是否相通和内口部位是否在同处。如探针于管道某处碰触,则瘘管于此处分支。探针由几处探入肛道时,内诊的手指即可发现通入的不同部位。

(五)肛镜检查

检查前将肛镜前端涂润滑剂,慢慢将肛镜插入肛道。肛镜插入后,抽出镜芯对好灯光即行窥查。然后徐徐外退,随肛镜视野的外移注意观察肠黏膜的变化。一般肛瘘患者,齿状线区可充血肿胀,或见有红肿发炎的隐窝及突起之结节。由于扩张肛管,挤压瘘管壁,有时可见脓水自内口向肠腔流溢。如瘘管注入染色剂,可看到内口着色区。另外,注意肛管及直肠下段有无充血、溃疡、新生物等。

(六)管道液体注入法

1.注入染色剂检查法

将染色剂从肛瘘外口注入瘘管,以使瘘管管壁着色,显示内口位置,确定瘘管范围、走行、形态和数量。临床上常用的染色剂为2%的亚甲蓝或2%亚甲蓝与1%过氧化氢混合液等。

(1)纱卷填塞:取窥镜涂润滑剂插入肛道,抽出镜芯,再把卷好的纱卷放入肛内,或用二翼镜扩开肛门将纱卷放入,然后缓慢取出肛镜,使纱卷留于肛道。也可直接挟取纱卷放入肛内,如用此法,纱卷必须保持一定硬度并须涂足润滑剂,否则不易放入。

(2)染色剂注入:取空针吸1%～5%亚甲蓝溶液适量,由瘘管外口慢慢注入,所取针头以钝针头为宜,如外口较大可去掉针头直接注入。当患者感觉胀痛时,迅速将空针取出,用手紧堵管口,按揉1～3分钟再将纱卷取出。

(3)着色区的观察:内口着色区的观察可分直接观察和间接观察。于注射药液的同时,扩开肛门直接窥视着色点的部位称直接观察;而纱卷着色区的辨识则为间接观察。当由肛道取出纱卷后,首先观察有无着色,如发现蓝色圆形或不规则的着色区时,则证明有内口存在。同时可借助着色区的部位及与纱卷外端的距离,测知内口的位置,但着色范围广泛时,辨清内口位置即有困难。如内口闭锁、管道迂曲或括约肌痉挛时,染色液常不易或不能通过内口染及纱卷。故纱卷没有着色并不能否定内口存在。

2.普鲁卡因溶液加压注入法

此法简单易行,但应直接窥视。取空针吸入0.25%普鲁卡因溶液适量,由外口加压注入。未注前取窥镜插入肛内,注射、窥查同时进行。如药液由肛内某处射出或溢出,此处即为内口。

(七)X线检查

对复杂性肛瘘,反复多次手术的患者,病因不明,瘘管的走行、分支、内口的位置不清者,或疑为囊肿性肛瘘,或骶前囊肿、畸胎瘤破溃后成瘘,或骨结核。克罗恩病、溃疡性结肠炎并发的肛瘘或骨盆疾病者,可作骨盆摄片和X线造影检查。

1.X线平片

骨盆正、侧位片,可以显示骨盆及骶尾骨骨质。若为骨结核或骨髓炎,则可见骨质破坏,有脓腔、死骨等。若为畸胎瘤,可见毛发钙化点、骨骼和牙齿等,常有直肠向前移位。

2.碘油造影

造影前,先将一链状金属条(每节1 cm)放入肛管或直肠内插入橡胶肛管以标记直肠,在肛门缘安置金属丝以标记肛门口。用细导尿管或硅胶管从外口缓慢插入瘘管,直到有阻力为止,稍退后,在外口处作一金属标记。然后缓缓注入40%碘油或其他含碘的造影剂,边注药边观察,满意时摄片,也可待造影剂注满瘘管(溢出为度)将导尿管拔出,堵塞外口,拍摄正、侧位片,可以显示瘘管走行、深浅、有无分支、内口的位置、与直肠的关系、与周围脏器的关系等。若为骶前囊肿,可显示囊腔的形态、大小、位置及与周围脏器的关系,为手术提供可靠的依据。

应用 X 线检查时须注意:①直肠内须放入一定的标记物,以判断瘘管是否与直肠腔相连通和瘘管之深度;②肛门缘、瘘管外口同样须作标记,可进一步判断瘘管的长短、深浅;③与染色检查相似,因括约肌收缩可阻碍碘油进入瘘管,不能显影,碘油未进入肠腔并不能说明无内口;④一般肛瘘不必作为常规检查。

（八）病理检查

为了明确肛瘘的病因和性质,对可疑病例或病史在 5 年以上者,在术前、术中或术后取活检组织进行病理检查,可以确定肛瘘有无癌变,是否为结核性的等。若一次检查为阴性或不能确诊,可多次取活组织检查。但须注意如何取得正确的标本,所取标本应包括瘘管壁及与管壁相连的组织,或特异变化的组织。

六、诊断

肛瘘外口常在肛门周围和臀部的皮肤表面,表现为凹陷或突出,有脓液流出,周围皮肤的表皮剥脱,有的有肉芽组织由口内突出。结核性肛瘘的外口大,形状不整齐。深部的瘘管在皮下可摸到绳索状硬条,由外口行向肛门,以指轻压,由外口排出脓液。深部的瘘管在肛管直肠环附近有硬的瘢痕,多在后方和两侧,坐骨直肠窝也有大块的瘢痕,有的在直肠壁内摸到瘢痕。内口位于齿状线黏膜附近和直肠下部,可摸到小块硬结,硬结中央凹陷,多在肛管后部正中线上或稍偏一侧。内肛瘘排便时肛门部疼痛,由肛门常流出脓液,瘘管在直肠壁内,可以摸到或用窥器看到。

根据病史、临床表现以及检查所见较易诊断。

七、肛瘘的并发症

肛瘘常见的并发症有肛门直肠狭窄、肛门失禁、肛门畸形和肛瘘癌变。

（一）肛门直肠狭窄

肛瘘病变是侵犯肛门、肛管、直肠壁,使结缔组织增生,形成环形或半环形瘢痕;或因手术损伤组织过多,形成瘢痕,瘢痕挛缩,使肛门、肛管、直肠腔道狭窄,以致发生大便变细、变扁、大便困难,肛门直肠坠胀疼痛,甚至发生腹胀、恶心、呕吐等肠梗阻症状。有的肛管窄小,不能通过手指,有的能摸到坚硬的纤维带或环状狭窄,肛门部带有粪便或分泌物,有时有浅裂损。高位狭窄可作钡灌肠 X 线摄片检查,以明确狭窄位置、范围。对可疑病例可进行活体组织学检查,以确定病变性质。

（二）肛门失禁

肛瘘反复发作可导致肛管直肠周围肌肉和软组织广泛感染,出现大量结缔组织的增生而变硬,失去弹性,影响肛门的功能。肛瘘所致失禁多为不完全性失禁。

（三）肛门畸形

因肛瘘手术后瘢痕挛缩或缺损可引起肛门畸形。肛门畸形常与肛门狭窄、失禁合并存在。

（四）肛瘘癌变

肛瘘癌变比较少见。但近年来的文献报道看似有增加趋势。1931 年 Rosser 报道 7 例,其中 5 例为原发性腺癌,1 例为继发于肛瘘外口的扁平上皮癌,1 例为肛瘘创面附近息肉恶变。

八、治疗

（一）手术原则

手术时要保护括约肌,避免发生大便失禁。

（二）手术方法

肛腺感染是肛瘘形成的主要原因,应彻底切除感染的肛隐窝、肛门腺导管和肛门腺。

1.瘘管切开术

首先要找到瘘管内口,将探针从外口插入,顺瘘管走行方向从内口穿出,并拉出肛门外,顺探针切开瘘管,刮除坏死组织及管腔,同时扩大外口,使引流通畅。注意保护括约肌,防止发生大便失禁。

2.挂线治疗

适用于高位肛瘘,首先切开内外口之间的皮肤及肛管黏膜,然后贯穿内外口挂线,可用粗丝线或橡皮筋,定期紧线,将瘘管缓慢切开,使伤口周围组织粘连。优点可避免切断括约肌造成大便失禁,但愈合时间相对较长。

(三)手术后切口的处理

(1)手术后 24 小时取出伤口内的凡士林纱布,较深、大的伤口可 48 小时取出。

(2)开放伤口常有排出物和排便污染,应每天坐浴 1~2 次,每次排便后坐浴 1 次。

(3)伤口较深和排出物较多先用过氧化氢溶液冲洗,再用抗菌溶液冲洗,利用压力冲洗到伤口各部。然后将凡士林纱布、盐水纱布或抗菌溶液纱布放入伤口深部,覆盖肉芽组织,使伤口由深部向外生长,防止伤口粘连和外部过早闭合,但不可填塞太紧,以免妨碍生长。外部敷以纱布,吸收排出物。

(4)定期检查伤口生长情况,如深部生长缓慢或形成脓腔,以示指或止血钳分开粘连的肉芽组织,以免在下方生成瘘管;如有肉芽组织过长可用硝酸银棒烧去或剪去;如外部伤口生长太快,引流不畅,需开大外部伤口,刮除伤口内的肉芽组织。

(四)手术后并发症

1.出血

手术时注意结扎和灼烙止血。大型和深的伤口容易渗血用纱布紧压,并用胶布固定,以免敷料移位。如有出血应即检查伤口,结扎和压迫止血。

2.尿潴留

肛瘘手术后发生尿潴留的较少。不缝合伤口,减少结扎,肛管内只放一窄条凡士林纱布,可以避免或减少尿潴留。

3.肛门功能不良

主要表现为大便失禁。

4.复发

多在术后 5~25 个月内复发,2 年后复发的少见。发病率为 0~26.5%,括约肌外侧瘘为 2%~12.8%,蹄铁形肛瘘为 0~24%。

(刘　辉)

第十六节　肛周脓肿

一、肛周脓肿的概述

(一)概念

肛门直肠周围脓肿是肛窦、腺体细菌感染而引发的肛管直肠周围间隙化脓性炎症,简称肛周脓肿。本病是肛肠外科的一种常见病,多发病。任何年龄均可发病,但多见于 20~40 岁的青壮年,婴幼儿也时有发生,男性比女性发病率高,春秋季多发。其临床特点为:多发病急骤、疼痛剧烈伴寒战高热,溃破后大多形成肛瘘。

中医学把肛肠直肠周围脓肿归于肛门"痈疽"范畴。本病最早的论述见于《灵枢·痈疽》云:"发于尻,名曰锐疽,其状赤、坚、大,急治之,不治三十日死矣。"指出"锐疽"发生在骶尾骨部,形状挟锐,颜色红赤,质地坚硬,与肛痈表现相符。后世根据肛痈发生的不同部位,又分出不同名称,如肛门痈、悬痈、坐马痈、跨马痈、鹳口痈、盘口痈等。中医辨证属阳证。

本病的发展过程较为迅速,如延误治疗可使病情加重,并使病情复杂化。因此,应早期进行一次性根治手术,防止进一步感染,造成局部感染加重,破溃后形成肛瘘,甚至全身感染加重,形成败血症,严重的形成感染性休克。

（二）病因病机

中医学认为肛周脓肿的发病原因有以下几点。

1.火毒郁结

感受火热邪毒,随血下行,蕴结于肛门,经络阻隔,淤血凝滞,热盛肉腐而成脓。《灵枢·痈疽》云:"寒气客于经脉之中则血泣,血泣则不通,不通则卫气归之,不得复反,故痈肿寒气化为热,热盛则肉腐,肉腐则为脓。"

2.湿热壅滞

饮食醇酒厚味,损伤脾胃,酿生湿热,湿热蕴结肛门。《外科正宗》云:"夫脏毒者,醇酒厚味,勤劳辛苦,蕴结流注肛门成肿块。"

3.阴虚毒恋

素体阴虚,肺、脾、肾亏损,湿热瘀毒乘虚下注魄门而成肛痈。《疡科心得集·辨悬痈论》云:"患此者俱是极虚之人,由三阴亏损湿热积聚而发。"

西医学认为肛门直肠周围有许多蜂窝组织容易因感染而形成化脓性急性炎症,这种化脓性炎症即肛周脓肿。99%的肛门直肠周围脓肿的发生与肛门腺体感染化脓有关,感染多顺肛腺管沿肛腺及其分支直接蔓延或经淋巴向外周扩散而致。另外,许多疾病如肛裂、直肠炎、直肠狭窄、克隆氏病、内外痔、肛门直肠损伤等,都能引起脓肿。此外,还有营养不良、贫血、糖尿病、结核、痢疾等使身体处于免疫机能低下状态,抵抗力低下也是致病诱因。肛管直肠周围脓肿的发病过程是感染物质首先进入肛窦产生肛窦炎症反应,肛窦炎继续沿肛窦炎-肛腺管-肛管直肠周围炎-肌间脓肿(又称中央间隙脓肿,肛管直肠周围多间隙脓肿的途径进行播散、扩大,最终形成各种脓肿。

（三）分类

肛门直肠脓肿根据位置可以分为4种类型:肛周的脓肿、坐骨直肠间的脓肿、括约肌间的脓肿、肛提肌上的脓肿。

因此,肛门直肠周围有7个易发生脓肿的结缔组织间隙,间隙内充满含有丰富小血管和小淋巴管的疏松结缔组织和脂肪,这7个间隙分别是:深部的左、右直肠盆骨间隙,均位于肛提肌上方;浅部的左、右坐骨肛门间隙和皮下间隙,均位于肛提肌下方;以及位于直肠黏膜与肌层之间的黏膜小间隙。黏膜下间隙脓肿形成时脓液可向上、向下或环绕直肠蔓延;其他各间隙之间也有结缔组织通道,当一个间隙形成的脓肿处理不及时,可因脓液增多、压力增大,扩散到其他的间隙,因此脓肿诊断一经确立,应按急症进行手术。

二、肛周脓肿的临床表现

（一）病史

患者多喜食醇酒厚味,既往有或无肛门部肿块突起,用药或自然消退史。

（二）症状

1.肛周脓肿

肛周脓肿常发生于肛管皮下或肛周皮下间隙内。局部呈剧烈持续性跳痛,但全身症状常较轻微。肛门旁皮肤可见一网形或卵形隆起,红肿,触痛明显。若已化脓,可有波动感。有时肛门检查能发现脓肿从肛隐窝排除或位于慢性肛裂上。

2.坐骨直肠间隙脓肿

本病常发生于坐骨直肠间隙内,是肛门直肠周围肿胀中最常见的一种类型。初起时,肛门部坠胀不适合,患者局部疼痛较轻,继而出现发热、寒战、脉速、倦怠、食欲缺乏等全身症状;局部症状也很快加重,肛门部灼痛或跳痛,行走或排便时加剧,有时可有排尿困难。局部观察,患者肛旁皮肤隆起,高于对侧,触之发硬,压痛明显。直肠指诊时,发现肛门括约肌紧张,患者肛管饱满,压痛明显,坐骨直肠间隙穿刺时,有脓液吸出,当脓液穿入皮下组织时,有波动感。

3.括约肌间脓肿

本病常发生在直肠黏膜下层括约肌间隙内,有人也叫黏膜下脓肿,但脓肿不在黏膜下,有的全身症状较显著,发热、倦怠、食欲缺乏等症状明显。直肠下部有坠胀感及疼痛,行走及排便时加重,并有排便困难。

4.肛提肌上脓肿

肛提肌上脓肿位于骨盆直肠间隙内,主要症状:急骤,发热、寒战明显,腰骶部酸痛,便意频繁。因部位较深,局部外观无明显变化,严重时会阴部红肿。

5.肛门后深部脓肿

肛门后深部脓肿位于直肠后间隙内,全身症状显著,有周身不适,发热、头疼、倦怠、食欲缺乏等症状。腰骶部酸痛,排便时肛门部有明显坠痛。因部位较深,外观肛门局部无变化,肛门与尾骨之间,可有深压痛。

三、肛周脓肿的诊断与鉴别诊断

(一)诊断要点

肛门直肠周围脓肿在诊断上应明确两点:一是脓肿与括约肌的关系,二是有无内口及内口至脓腔的通道。

本病的临床特征:一是肛门直肠处疼痛、坠胀,局部红肿热痛,或破溃流脓,或有脓自肛门流出;二是有与肛门局部症状相应的全身症状,如全身不适,恶寒、发热或寒热交作,食欲欠佳,大便秘结,小便短赤等,但一般单纯、低位脓肿局部症状较重。因此,根据其临床特征,做出正确的诊断并不困难,但是需要注意的是,深部脓肿局部外观常无明显变化,这时直肠指诊是重要的检查手段。此外,一切辅助检查,常可提供有力的佐证,如血常规检查,可见白细胞计数及中性粒细胞比例明显增高;肛门直肠内超声检查,可发现肛门直肠周围组织内有局限的液性暗区,而且这种技术还可决定近2/3患者脓肿与括约肌间的关系,对于多数脓肿找内口有帮助。

(二)鉴别诊断

本病在诊断过程中应注意与以下疾病相鉴别。

1.肛门周围皮肤感染

肛门周围毛囊炎和疖肿等皮肤感染范围局限,顶端有脓栓,容易识别。肛周皮下脓肿局部疼痛虽然明显,但与肛门直肠无关,与肛窦无病理联系,一般无坠胀感,对排便影响不大。臀部疖肿病灶多限于皮下,且一般距肛门较远,破溃后不形成肛瘘。肛旁皮脂腺囊肿感染也可见于肛旁红肿热痛,但追问病史一般在感染前局部即有肿物,呈圆形,表面光滑,肿块中央有堵塞的粗大毛孔形成的小黑点,本病肛内无原发内口,故肛内无压痛点,溃后也不形成肛瘘。

2.骶前囊肿和囊性畸胎瘤感染

成人骶前囊肿和隐匿性骶前囊肿感染也常误诊为肛管后脓肿。详细询问病史一般能发现某些骶前肿物的迹象。较小的畸胎瘤症状与直肠后脓肿早期相似,但指诊盲肠后肿块光滑、分叶,无明显压痛,有囊性感;X线检查时将盲肠推向前方或一侧可见骶骨与直肠之间的组织增厚和肿瘤,内有不定型的散布不均的钙化阴影和尾骨移位。

3.肛周结核性脓肿

少数骶髂关节结核、耻骨坐骨支结核可以出现在肛周,一旦发生混合感染就容易与肛周脓肿混淆。结核性脓肿属"寒性脓肿",初现时没有明确的炎症,病程长,病史清楚,有全身症状、骨质变化,炎症与肛门直肠无病理联系。

4.肛门会阴部急性坏死性筋膜炎

本病为肛门或会阴部、阴囊部由于细菌感染而使肛门部周围组织大面积坏死,有形成瘘管者;本病病变范围广,发病急,常蔓延至皮下组织及筋膜,向前侵及阴囊部,但肛门内无内口。

5.化脓性汗腺脓肿

本病多在肛门与臀部皮下,脓肿较浅而病变范围广,病变区皮肤变硬,急性炎症与慢性瘘管并存,脓液黏稠,呈白粉粥样,有臭味。肛管直肠内无内口。

6.克罗恩病

克罗恩病发生肛周脓肿占肛周脓肿的20%左右,肛门常有不典型的肛裂与瘘道。局部肿胀、发红,多自溃,但无明显疼痛及全身症状。

四、肛周脓肿的治疗

(一)治疗原则

肛周脓肿的治疗在于早期切开引流,这是控制感染的关键。近年来又主张一次性切开术,但应掌握手术适应证。手术时应注意切口的部位、方向和长度等,并保持引流通畅。

(二)非手术治疗

1.辨证论治

(1)火毒蕴结证。

证候:肛门周围突然肿痛,持续加剧,伴有恶寒、发热、便秘、溲黄。肛周红肿,触痛明显,质硬,表面灼热,舌红苔薄黄,脉数。多见于脓肿早期。

治法:清热解毒,消肿止痛。

方药:仙方活命饮加减。

(2)热毒炽盛证。

证候:肛门肿痛剧烈,可持续数天,痛如鸡啄,夜寐不安,伴有恶寒发热,口干便秘,小便困难,肛周红肿,按之有波动感或穿刺抽脓,舌红苔黄,脉弦紧。多见于脓肿中期。

治法:清热解毒,透脓托毒。

方药:透脓散加减。

(3)阴虚邪恋证。

证候:肛门肿痛、灼热,表皮色红,溃后难敛,伴有午后潮热,心烦口干,夜间盗汗,舌红少苔,脉细数。多见于脓肿晚期。

治法:养阴清热,祛湿解毒。

方药:青蒿鳖甲汤合三妙丸加减。

(4)正虚邪伏证。

证候:素体虚弱,疮形平塌,皮色紫暗不鲜,按之不热,触之痛轻,脓成缓慢,或溃后久不收口,脓水清稀;纳食不香,腹胀便溏,舌质淡,苔薄白或白厚,脉沉细。

治法:益气补血,托毒敛疮。

方药:托里消毒散加减。

(5)湿痰凝结证。

证候:结块散漫绵软无头,不红不肿,肛门酸胀不适;日久暗红,微热成脓,溃后脓水稀薄如败絮淋漓不尽,疮面灰白潜行不敛;伴有潮热盗汗,形体消瘦,痰中带血;舌红苔少或厚白,脉细数或滑数。

治法:燥湿化痰消肿。

方药:二陈汤合百合固金汤加减。

2.中成药治疗

常用的有犀黄丸、一清胶囊等。

3.西药治疗

根据不同的致病菌株选用敏感的抗生素进行抗感染治疗,可选用磺胺类、青霉素、链霉素、四环素、庆大霉素、卡那霉素等治疗,并适当补充维生素 C 等增强抵抗力。如果结核性脓肿还应配合抗结核药治疗。

4.其他治疗方法

(1)熏洗法:该法选苦参汤,煎水 1 500～2 000 mL,先熏后洗。

(2)外敷法:本病初期,可用金黄散或黄连膏外敷患处,每天一次。属虚证者,以冲和膏外敷。溃脓后期,用提脓丹或九一丹外敷,化腐提脓,祛腐生肌,敛创收口。

(3)微波疗法:该法局部用圆形辐射器,间隔 10 cm;输出功率:浅层用 40～60 W,深层用 70～90 W,每天一次,每次 10 分钟。适用于早期脓肿切开排脓后的创面。

(三)手术治疗

本病脓成则应尽早切开引流,引流要通畅,不留无效腔。对发生在肛提肌以下的低位脓肿如已找到可靠的内口,应争取一次性手术处理,以防形成肛瘘。对发生在肛提肌以上的脓肿,如尚未找到可靠的内口,宜先切开排脓,待形成肛瘘后再行二次手术。

1.手术方法

(1)低位脓肿单纯切开引流术。

适应证:肛周皮下间隙脓肿,肛管浅间隙脓肿,坐骨直肠间隙脓肿,低位马蹄形脓肿。

禁忌证:血液病者,凝血障碍者。

术前准备:①器械,手术刀或手术剪 1 把,中弯钳 2～4 把,10 mL 注射器上 7 号针头 1 具;②药物与材料,1%普鲁卡因或利多卡因 10～20 mL,灭菌干棉球,无菌纱布块,胶布适量,引流油纱条 1 条。

麻醉:骶管麻醉或腰部麻醉或长效局麻。

体位:取截石位或侧卧位。

手术步骤:①肛周常规消毒,麻醉生效后,于肛缘 1.5 cm 以外脓肿波动处做放射状切口,即见脓液流出。修剪皮瓣使成梭形;②以示指伸入脓腔,分离纤维隔,使引流通畅。清除脓腔内坏死组织,用过氧化氢溶液及生理盐水反复冲洗脓腔后,填引流纱条包扎。

术后处理:合理应用适宜抗生素,配合清热解毒、活血化瘀的中药坐浴。术后前几天,用祛腐生肌的纱条换药,以脱去坏死组织,当肉芽组织生新之际,改用生肌散纱条换药,促进肉芽组织的生长。

术中注意点:放射状切口只切至皮下层,勿深入肌层,以免切断括约肌。

(2)Ⅰ期切扩引流术。

适应证:同低位脓肿单纯切开引流术。

禁忌证:直肠周围间隙脓肿未成者;伴有痢疾者;或腹泻患者;伴有恶性肿瘤者;伴有严重肺结核、高血压、糖尿病、心脑血管疾病、肝脏疾病、肾脏疾病或血液病的患者;临产期孕妇。

术前准备:同低位脓肿切开引流术,加球头软探针及槽探针。

麻醉方法与手术体位:同低位脓肿切开引流术。

手术步骤:①麻醉满意后,常规消毒铺巾。放射状切开皮瓣,方法同切开引流术;②以球头探针自切口伸入,在示指于肛内引导下,查得内口位置并引出肛外;③沿探针切开内、外口间皮肤及皮下组织。清除坏死腐烂组织,修剪皮瓣使引流通畅,结扎出血点,填引流纱条包扎。

术后处理:同低位脓肿切开引流术

术中注意点:探查内口时要认真仔细,不可求速或盲目制造假口,以免复发。

(3)直肠黏膜下间隙脓肿切开引流术。

适应证:患者诉肛内剧痛,指诊触及齿线上直肠黏膜明显隆起,并有波动感者。

禁忌证:同低位脓肿Ⅰ期切扩引流术。

术前准备:同上,免备麻药,加备生理盐水适量。

麻醉方法与手术体位:不需麻醉。侧卧位。

手术步骤:①将肛镜轻轻纳入肛内,在黏膜突起处以针管穿刺抽吸见脓者,即脓肿部位;②固定好肛门镜,拔出针头,改用手术刀纵向切开黏膜,放出脓液。用针管吸生理盐水冲洗脓腔。填痔疮栓及引流油纱条,退出肛镜,纱布敷盖肛门,包扎。

术后处理:同低位脓肿切开引流术。

术中注意:①穿刺吸脓时针尖勿刺入过深;②切开黏膜引流时勿切得过深;③手术刀纵向切开脓肿黏膜要充分,不要遗留袋状窝致引流不畅。

(4)肛周脓肿切开挂线术。

适应证:坐骨直肠窝脓肿,肌间脓肿,骨盆直肠间隙脓肿及脓腔通过肛管直肠环者。

禁忌证:同低位脓肿Ⅰ期切扩引流术。

术前准备:①器械。软质圆头探针1支,肛镜1个,注射器2副,手术刀1把,弯止血钳2把,4号、7号、10号丝线数根,橡皮筋1根。②药物与材料。络合碘棉球、酒精棉球、无菌纱布、胶布、九华膏、1%利多卡因或普鲁卡因,必要时亚甲蓝1支。③术前清洁灌肠。苯巴比妥0.1 g于术前30分钟肌内注射。

麻醉:骶管阻滞麻醉或连续硬膜外麻醉。

体位:侧卧位或截石位。

手术步骤:①络合碘肛周常规消毒3遍,铺无菌孔巾,待麻醉生效肛门松弛后消毒肛内;②在脓肿最高处做一放射状切口,止血钳分开脓腔放出脓液;③一手示指伸入肛内引导,一手持探针从切口处轻轻探入,自内口穿出。切忌操作粗暴造成假内口;④将探针头引出内口后折弯,拉出肛外。在探针尾部系一丝线,丝线下端拴一橡皮筋,然后将探针自肛内完全拉出,使橡皮筋经瘘管从内口引出,另一端留在外口外面;⑤将内、外口之间表面皮肤及皮下组织切开,拉紧橡皮筋;⑥紧贴挂线组织,用止血钳夹住橡皮筋,拉紧,于止血钳下方用粗丝线将拉紧的橡皮筋结扎两次,剪除多余部分。注意橡皮筋末端要留1～2 cm以防滑脱;⑦充分扩创外面切口,以利引流;⑧九华膏纱条压迫创口,无菌纱布敷盖,酒精棉球皮肤脱碘后宽胶布固定。

术后处理:随橡皮筋松紧,适度紧线。余同低位脓肿切开引流术。

术中注意点:①正确寻找内口是手术成败的关键。挂线前可先注射亚甲蓝染色,减少盲目乱探,造成人工假道形成的危险;②术后创口的处理与疗效密切相关。创口需底小口大,引流通畅,防止假性愈合;③对于高位脓肿,术中不仅要切开内、外口之间的皮肤,还须切开高位脓肿的低位部分,对高位部分挂线;④挂线力度不宜太紧,以10天左右脱落为宜。

2.疗效判断

(1)痊愈:治疗后症状、体征消失,伤口完全愈合。

(2)显效:症状、体征消失,伤口基本愈合。

(3)有效:症状、体征改善,伤口愈合欠佳。

(4)无效:症状、体征无改变,伤口不愈。

3.预防与调护

(1)忌食辛辣、油炙煎炒、肥腻、酒等刺激性食物,防止便秘和腹泻。

(2)注意肛门清洁卫生,锻炼身体,增强抗病能力。

(3)积极预防和治疗痢疾、肠炎、肛裂、肛窦炎、肛腺炎、肛乳头炎、直肠炎、内痔、外痔等肛门直肠疾病,防止感染形成脓肿。

(4)肛门会阴部损伤应及时处理。

(5)如肛门部位有坠胀、灼热刺痛、分泌物等症状,应早期治疗。

(6)患病后应注意卧床休息,减少活动,积极配合治疗。

4.体会

门诊遇到部分肛周脓肿患者由于前期不正确治疗而延误病情,造成炎症扩散,使治疗更加困难,增加患者痛苦。对于肛周脓肿治疗采取一次性根治的方法,可以避免二次手术的痛苦,只是需要医师更加细致及丰富经验。术前及术中超声技术的应用使定位准确减少盲目探查及遗漏潜在脓腔。对于脓腔范围大、位置深的部分患者我科采用脓肿切开引流术,待炎症局限或形成瘘管后再行手术治疗,这样可以最大程度较少肛周组织的损伤。

5.总结

肛周脓肿为肛肠科急症,是肛腺受细菌感染后在肛门周围软组织引起的化脓性疾病。这一理论已经被世人广泛认同。这些脓肿通常发生在肛门直肠周围的各个间隙,尤其多间隙肛周脓肿,一直是外科领域难治性疾病之一,也是目前研究的热点之一,病情急且复杂,成脓后往往需要手术方能根治,如果失治或误治往往形成复杂性肛瘘。手术仍是首选的治疗方法,并提倡一次性根治,以免形成肛瘘。现代医学认为这种非特异性肛周脓肿和肛瘘是一个疾病发展的两个阶段。据统计,肛周脓肿自溃或切开引流后遗肛瘘发生率为97%,单纯切开引流术后肛瘘形成或脓肿再发需再次手术者占42%~65%。对于全身状况欠佳、不能耐受一期切开或切开挂线术的患者,可以考虑先行单纯切开引流术后长期带瘘生存;对于感染内口不明确者,宜先行单纯切开引流术,待3~6个月后择期行肛瘘手术亦不失为明智之举。因肛周脓肿绝大多数为肛腺感染蔓延所致的瘘管性脓肿,故手术的原则是充分引流,正确处理内口,即彻底清除原发感染的肛窦、肛腺及瘘管是手术的关键。同时手术应权衡括约肌切断的程度、术后治愈和功能损伤程度。如何减少创伤、减轻术后疼痛,促进功能恢复,将现代外科学微创理念与传统中医学治疗方法有机结合,将是未来研究发展的方向。

（丁丽玲）

第十七节　肛周湿疹

一、前言及流行病学

肛周湿疹是专指发生于肛门周围皮肤的一种变态反应性皮肤病,是湿疹的一种类型。病变多局限于肛门口及其周围皮肤,但也有累及臀部、会阴及阴囊等处,临床上具有多形性皮损、明显渗出倾向、反复发作、病程不定、经久不愈及易复发等特点。湿疹是根据皮损的临床特点和形态学特征来命名的疾病,它包含了一群疾病。许多有湿疹样表现的疾病,一旦查明原因,即按独立的疾病进行处理,例如接触性皮炎。

二、病因病理

本病病因较为复杂,多由于外因与内因相互作用所致,其他影响因素亦较多,常常难以追寻和去除。

（一）内因

1.体质与遗传

患者具有过敏体质是本病的主要因素,个体素质及健康状况可以导致其对生活和工作环境中的许多物质过敏,有些患者改变环境,经过锻炼,体质增强后,再接受以往刺激因子,可不再发生湿疹,说明湿疹的发生与体质有密切关系。本病与遗传也有一定关系,遗传性过敏体质者对致病因子有较高的敏感性。

2.精神因素与自主神经功能紊乱

精神紧张、失眠、焦虑压抑、过度劳累等,常可诱发湿疹,或使症状加重。

3.消化系统功能障碍

胃肠功能紊乱可造成黏膜的分泌物吸收功能失常,使异性蛋白或变应原进入体内而发生湿疹。

4.内分泌紊乱

女性内分泌紊乱,月经不调,糖尿病等也易并发湿疹。

（二）外因

外因包括各种物理和化学因素,例如创伤、摩擦、人造纤维、局部环境的湿热或干燥、尘螨、食物中的鱼虾蟹等。在肛肠专科疾病中,痔、直肠脱垂、肛瘘、肛管上皮缺损、肛门失禁等疾病的分泌物刺激肛门周围皮肤也可引起湿疹。

（三）发病机制

肛周湿疹的发病机制复杂,多认为是在内因和外因的作用下引起的一种迟发型变态反应,有些往往无明确的变应原,说明患者反应性的改变,常涉及多方面的因素,有些还不清楚,有待进一步研究。

（四）病理

病变部位多局限于肛门周围皮肤,少数可累及会阴部。根据湿疹发病的不同阶段,可见红斑、丘疹、水疱、脓疱、渗出、糜烂、结痂、脱屑等多形性皮损,常呈对称性分布。

三、临床表现

按发病过程和表现可分为急性湿疹、亚急性湿疹和慢性湿疹。各型湿疹的主要特点有:显著瘙痒,不同程度的红斑,水疱,苔藓样变,脱屑。

（一）急性湿疹

急性湿疹起病迅速,初起在红斑的基础上出现小丘疹、丘疱疹、小水疱并可融合成片,在皮损的周边出现散在的丘疹、水疱,边界不清,在肛门周围呈对称性分布。病程一般为1～2周,愈后容易复发。

（二）亚急性湿疹

亚急性湿疹皮损以小丘疹、鳞屑、结痂为主,糜烂、渗出明显减轻。

（三）慢性湿疹

慢性湿疹可由急性、亚急性湿疹反复发作迁延而来,也可以一开始即为慢性。表现为皮肤粗糙、浸润肥厚、苔藓样变、抓痕、色素沉着,皮损边缘较清楚。

（四）肛周症状

1.肛门瘙痒

肛门瘙痒是肛门湿疹的最主要表现,呈阵发性奇痒,严重者可影响睡眠。

2.肛门潮湿、溢液

水疱和脓疱破裂后,浆液或脓液流出,可引起肛门潮湿不适,甚者导致肛门皮肤磨损或糜烂。

3.肛门疼痛

若肛周皮肤继发感染发炎,可产生肛门疼痛和排便时疼痛。

四、诊断

根据病史,皮疹呈对称性分布,呈红斑、丘疹、丘疱疹、水疱等多形损害,易于渗出,瘙痒剧烈,易复发及慢性期皮肤肥厚、苔藓样变等特征易于诊断。

五、鉴别诊断

肛周湿疹主要与肛周接触性皮炎进行鉴别。肛周接触性皮炎的病因以外因为主,病因明确,而肛周湿疹以内因为主,病因不明;接触性皮炎的疹型多较单一,边界清楚,而湿疹皮疹多形性边界欠清,常对称分布;接触性皮炎的病程具有自限性,而湿疹病程较长,反复发作,容易转为慢性。

六、治疗

肛周湿疹的治疗大多以对症治疗为主,主要有如下几个方面。

（一）一般治疗

1.寻找病因

尽可能对患者的工作环境、饮食习惯、嗜好及思想情绪等方面进入深入的了解,寻找潜在的病因,并对全身情况进行全面检查,了解有无慢性病灶、内脏器官疾病及肛门直肠疾病。

2.避免刺激

避免各种可能致病的外界刺激,如过度的搔抓、洗拭、潮湿、积汗、皮毛制品、刺激性的食物等。

（二）外用疗法

（1）急性期红斑、糜烂、渗出以 1∶20 醋酸铝液湿敷,每天 2～3 次,如渗液过多可持续湿敷。

（2）亚急性期可选用油剂、霜剂、糊剂,如氧化锌糖皮质激素霜。

（3）慢性湿疹选用软膏剂、糊剂或加焦油制剂,小范围慢性湿疹可应用糖皮质激素软膏。

（三）内服治疗

（1）抗过敏:常选用组胺类药物以止痒,必要时可两种药物配合或交替使用,或配服镇静药。因湿疹多在夜间瘙痒剧烈,服药时间可在晚餐后或睡前;急性或亚急性泛发性湿疹时,可予 5％溴化钙、10％葡萄糖酸钙或 10％硫代硫酸钠溶液静脉注射,每天一次,每次 10 mL,10 次为 1 个疗程。

（2）抗生素的应用:当合并广泛感染者则应配合应用有效的抗生素治疗。

（3）慎用激素:糖皮质激素虽对消炎、止痒及减少渗出的作用较快,此药口服和注射一般不宜使用,停用后很快复发,长期应用易引起较多不良反应。老年患者滥用糖皮质激素后,易发展成继发性红皮病。

（4）此外,B 族维生素、维生素 C 以及调节神经功能的药物亦有帮助。

（四）注射治疗

有人配制蓝罗液(由亚甲蓝、甲磺酸罗哌卡因、2％利多卡因注射液、生理盐水、地塞米松注射液配合成混合液)在肛周湿疹皮损内呈扇形皮下注射,疗效可靠。

七、预防

（1）参加体育锻炼,增强体质,避免过度疲劳和精神过度紧张。

（2）避免刺激性食物,如鱼、虾、咖啡等,不抽烟、饮酒。

（3）肛门最佳清洁剂是水,冷水冲洗后再用烘干器干燥,对肛门湿疹的预防和治疗颇有益处。勿用热水或肥皂水清洗,不乱用止痒药物。

（4）治愈后应避免各种外界不良刺激,以免复发。

（丁丽玲）

第十八节　肛窦炎与肛乳头炎

一、肛窦炎与肛乳头炎的病因病理

中医认为本病的形成,多因饮食不节,过食肥甘厚味和辛辣等刺激性食品,所致湿热下注,浊气内生;或湿热与气血相互搏结,经络阻塞而发病。或由脾虚中气不足,或肺、肾阴虚,湿热乘虚下注,郁久酝酿而成。

现代医学认为由于肛门局部的解剖关系,肛窦开口向上,平时肛腺分泌黏液,润滑肛管部、以助排便,对肛门有保护作用。如患肠炎、痢疾、腹泻或干硬粪便损伤肛瓣致肛窦内存积粪便和分泌物堵塞,细菌感染(图 3-5)。因发炎的肛窦常发生于肛管后方的一侧,炎性变化在肛管表层下扩散,使局部发生水肿、发硬而增厚。至于肛窦附近的肛乳头,同样也有炎症变化,乳头增大,但大小不定,形状也不一,有的只简单增长,有的乳头顶端较锐,有的相当肥大,有的其直径可达 7 cm 以上,长 2～3 cm。

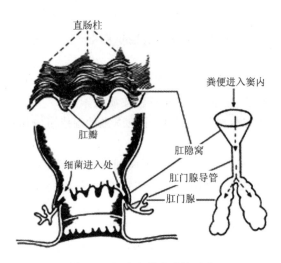

图 3-5　肛隐窝发炎感染过程

二、肛窦炎与肛乳头炎的分期

肛窦炎和肛乳头炎可分为急性期和慢性期。急性期即急性发炎阶段,肛内刺激,肛管灼热,肛门发胀,下坠,排便时疼痛加重,肛窦分泌物增多,渗出少量脓性或脓血性黏液,肛瓣、肛乳头红肿,触痛加重。慢性期肛窦炎和肛乳头炎无明显症状,排便后有肛门短暂时间的微痛或不适,病史多较久。

肛窦炎和肛乳头炎中医学分为实证和虚证。实证者,肛窦周围及肛瓣肿胀,灼热,触痛敏感,肛窦溢出分泌物稠厚而黏,味臭,肛乳头潮红、充血、胀痛,大便秘结,小便短赤,舌红苔黄,脉弦滑数。虚证者,肛窦色淡红或白,窦内溢出分泌物稀薄,周身倦怠,疲乏无力,面色苍白,肛乳头肥大,色淡红或乳白,大便稀软,小便清长,舌淡,苔薄白,脉细或濡数。

三、肛窦炎与肛乳头炎的临床表现

(一)肛窦炎

急性期患者主诉肛门部刺激,肛管灼热,肛门发胀,下坠感,排便时因局部刺激疼痛加重,常向臀部及下肢后侧放射,并有少许黏液或血性分泌物,可伴有肛瓣及肛乳头红肿,触痛明显。慢性期肛窦炎无明显症状,仅有排便时肛门短暂的轻痛或不适。

(二)肛乳头炎

自觉肛门内有异物感,初期仅有米粒或黄豆大小,单发或多发,随着乳头增生肥大,排便时乳头可脱出肛门外,并引起疼痛,肿大乳头被刺激或破溃后,可使肛腺分泌增加,引起肛门部潮湿和发痒。病久可致肛乳头纤维增生,肥大,有学者临床所见最大肛乳头瘤约 5 cm×5 cm。个别乳头瘤出现分叶状,巨大肛乳头瘤长期在肛外,可引起缺血坏死,但要注意和直肠黑色素瘤的鉴别,黑色素瘤外观呈黑紫色,质坚韧,脆弱易出血,表面光滑有点状溃疡,恶性程度较高,应引起重视。

四、肛窦炎与肛乳头炎的诊断和鉴别诊断

肛窦炎结合体征并在指诊和肛门镜检查下诊断不难。患者排便时肛门疼痛数分钟,以肛门灼痛感为主,以后有短暂的阵发性刺痛。有时见少许黏液从肛内溢出。肛门指诊:肛门部紧缩,在齿线附近可摸到稍硬的隆起和凹陷,有压疼,或摸到发硬的肥大乳头。用肛门镜检查,可发现病变的肛隐窝充血或色泽发白,黏膜触之容易出血。肛窦与肛瓣红肿、充血、水肿,轻按肛窦即有脓血水流出。如用铜探针探查发炎的肛隐窝,探针可顺利探入其内,感觉疼痛,肥大乳头常为褐色,表面质硬,不光滑,头大有蒂。

肛乳头炎和肛窦炎需与以下疾病鉴别。

(一)肛乳头炎与直肠息肉和肛管黑色素瘤的鉴别

直肠息肉生在齿线上的直肠黏膜,多见于儿童,蒂小而长,覆盖黏膜,质软,不痛,易出血;肛管黑色素瘤多呈灰褐色,表面分叶状,光滑有蒂,质坚韧,多见于成年人;乳头炎则增生在齿线附近,呈锥形,表面为上皮,色淡或呈乳白色,质硬,不易出血。

(二)与肛瘘内口的鉴别

肛瘘的内口基本在齿线部位,内口处有明显的凹陷,未感染发作时,一般没有脓性分泌物,也没有肛门下坠的感觉,仔细检查时,自肛窦内口有所条状物通向肛门外。

五、肛窦炎与肛乳头炎的治疗

(一)非手术治疗

临床中,肛窦炎与肛乳头炎运用中药口服及灌肠即可获得很好效果,如为急性发作期,需配合补液抗感染治疗才能更好地配合。

1.内服药

根据祖国医学理论,我们在临床多以湿热下注,大肠热毒或气滞血瘀或虚火上炎或兼有气虚进行辨证治疗。湿热表现为肛窦鲜红,乳头水肿,以五味消毒饮和黄连解毒化裁;气滞血瘀表现为肛窦暗红,胀痛明显,肛乳头肥大色暗,刺痛,以复元活血汤化裁;虚火型表现为肛窦暗红或肛乳头暗红,伴大便干燥,给予增液汤加减治疗;如兼有气虚表现者,可配合补中益气中药如补中益气汤化裁治疗。

2.外用药

用安氏熏洗剂坐浴熏洗,肛门内可用痔疮宁栓,炎症明显者用红霉素栓,也可用氨基甙类药物灌肠,如庆大霉素 8 万单位,每天 2 支灌肠。或用中药灌肠。湿热下注者灌肠方:大黄、黄柏、地丁、黄连;气滞血瘀前方加元胡、威灵仙,水煎 50 mL,早晚两次保留灌肠,效果显著。

(二)手术疗法

在药物治疗无效,局部炎症不减轻,而逐渐发展,或已成脓或伴有隐性瘘管者,可考虑手术治疗。

1.肛窦切开术

患者取侧卧位,病侧在下,局部常规消毒,局部麻醉。扩肛,消毒肛内。在充分麻醉下,用肛门镜寻找到病灶后,用有钩切开刀,从肛窦探至肛门缘切开。注意操作时不可暴力,修剪创缘,有出血者可从两侧结扎,或用棒状探针弯成钩状探针至病灶再行切开也可。如其他处肛窦充血,可酌情给予切开,以防遗漏,创面用油条压迫止血固定。术后每天坐浴,局部换药(图 3-6)。

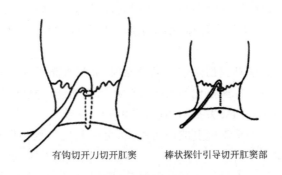

有钩切开刀切开肛窦　　棒状探针引导切开肛窦部

图 3-6　肛窦切开术

2.肛乳头切除术

患者取截石位或侧卧位,局部消毒,麻醉下,扩肛,暴露病灶,用止血钳将肛乳头基底部夹住,贯穿结扎后切除,然后用油条压入创面内,术后每天坐浴,局部换药(图 3-7)。

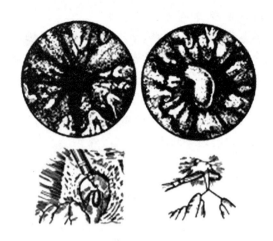

图 3-7　肥大乳头切除术

（丁丽玲）

第十九节　肛门失禁

一、概述

　　肛门失禁俗称大便失禁,是指因各种原因导致的肛门自主控制出现障碍,不能随意控制大便和排气,为多种复杂因素参与而引起的一种临床症状。据相关文献报道,肛门失禁在正常人群中发生率为0.5%～1.5%,在老年人中发生率可高达30%。女性多于男性,发生率之比约为8∶1。

　　一般来说,对于发育尚未健全者,偶有对稀便和排气失控、肛门有黏液溢出或肛肠病术后短期内肛门不洁,临床上不视为大便失禁。中医称本病为"肛门失禁"或"大便滑脱"等。

(一)病因病理

　　中医学认为,本病多为久痢泄泻,体虚脱肛,中气下陷;或年老体虚,或病后亏损,脾肾亏损而致大便控制无权。

　　西医学认为,完整的肛门排便控制机制包括三个因素,即大便的储存机能、直肠反射弧的完整、灵敏的括约机能。这三个因素中,任何一个发生障碍,都能引起不同程度的肛门失禁。

　　1.病因

　　(1)肛管直肠环损伤:肛管直肠环损伤是较常见的原因,肛门直肠手术切断肛管直肠环;肛门直肠大面积深度烧伤等均可以导致肛管直肠环瘢痕化而失去肛门括约肌功能;分娩时Ⅲ度会阴撕裂,也可导致肛管直肠环损伤。肛管直肠环损伤时肛门失去括约功能,发生肛门失禁。

　　(2)括约肌功能性障碍:长期的重度脱肛或内痔脱出,可引起肛门括约肌疲劳致松弛;或局部瘢痕,导致括约肌功能障碍而使肛门闭合不严。

　　(3)肛管组织损伤:多因肛瘘手术过程中切除肛管皮肤或周围组织过多,形成较深的瘢痕沟而导致肛门失禁。

　　(4)手术瘢痕收缩:手术瘢痕收缩使肛管和直肠的生理性角度被破坏,直肠壶腹失去正常的暂时储存粪便的功能,导致肛门失禁。

　　(5)神经性疾病:中枢神经障碍、脊髓神经或会阴部神经的损伤,致使支配肛门的神经失去正常功能,肛门括约肌不能任意收缩、舒张而引起肛门失禁。

　　(6)肛管直肠先天性疾病:先天性无括约肌、肛管直肠环发育不全及脊柱裂等疾病,也可出现肛门失禁。

2.病理

(1)肛管括约肌结构和功能异常:如肛管直肠括约肌先天发育不良或矫治手术不当;肛周手术时括约肌损伤过多造成耻骨直肠肌和肛门内、外括约肌张力下降或肛直角消失而失禁。

(2)肛管直肠感觉下降:正常排便时,粪便进入直肠,直肠受调节抑制排便,盆膈的横纹肌及肛门外括约肌强烈地收缩,使粪便返回入直肠近端。如果粪便进入直肠而排便感受器无法感知,则大脑皮质无法反馈和调控盆底肌群的活动。

(3)肛管直肠容量和顺应性下降:各种损伤造成肛管直肠内瘢痕增生,可以引起肛门直肠紧迫性失禁。

(4)神经通路不健全:到压力而扩张,肛管内括约肌随之舒张,从而产生便意。如果排便条件不允许,大脑皮质可。

排便控制的神经调节是一个复杂的过程,如中枢神经系统、外周神经、传入感受器等结构和(或)功能的异常,都可能造成控便能力的下降。

(二)临床分型

1.按程度分类

(1)不完全性肛门失禁:稀大便及气体不能控制,但干大便可以控制。

(2)完全性肛门失禁:干大便、稀便和气体均不能控制。

2.按性质分类

(1)感觉性失禁。①真性失禁:为中枢神经系统病变(如脊髓瘤),粪便通过直肠时无感觉或无足够的随意收缩。②部分失禁:气体或稀便通过肛门时无感觉或无足够的收缩,或两者同时存在,多见于内痔环切术后或括约肌的部分损伤。③溢出失禁:由于直肠过度扩张,内、外括约肌松弛或疲劳无力收缩。如老年人术后直肠粪嵌顿仅有稀便和黏液溢出。

(2)运动性失禁。①应力性失禁:在腹内压突然增高时(如咳嗽、喷嚏)迫使液体便或气体泻出,是肛门随意性括约肌群减弱之故。在感到有便意时可坚持40～60秒。②紧迫性失禁:随意性括约肌群损伤而内括约肌完整,此类患者有便意须立即排便。③完全性失禁:随意性和非随意性括约肌全部损伤,不论有无便意,患者均不能控制排便。

二、临床表现

(一)病史

发病缓慢,以中老年患者居多,多伴有肛门直肠部疾病,或有肛门直肠手术史。

(二)症状

患者不能随意控制排便和排气;完全失禁时,粪便自然流出,污染内裤,睡眠时粪便排出污染被褥,肛门、会阴部潮湿;不完全失禁时,粪便干时无失禁,但控制稀便困难,尤其对腹泻不能控制。

(三)体征

1.局部视诊

内衣有粪便污染,肛周可有溃疡、湿疹、皮肤瘢痕或黏膜脱出、肛门收缩无力。

2.直肠指诊

肛门括约肌收缩力、肛门直肠环的张力减退。

(四)实验室检查

肛门失禁可以通过一些特殊检查明确诊断。

1.肛管直肠测压

包括肛门内括约肌控制的静息压,肛门括约肌随意收缩时最大压力,舒张时刺激的知觉阈。患者静息压、收缩压降低,内括约肌反射松弛消失,直肠顺应性下降。

2.内镜检查

观察直肠黏膜的颜色,有无溃疡、出血、肿瘤、狭窄和窦道等情况。

3.肌电图检查

可反映盆底肌肉和括约肌的生理活动,通过量化运动单位来评价外括约肌情况,是了解神经、肌肉损伤部位和程度的客观依据。

4.排粪造影检查

该检查是对排粪造影学方面的动态记录。通过肛直角的改变可判断耻骨直肠肌的状态和损伤程度。

5.生理盐水灌肠试验

将细导管插入直肠,注入生理盐水 1 500 mL,记录露出两和最大保留量,了解排便自控能力。大便失禁时保留量下降或为零。

6.超声检查

肛管直肠超声检查可以直接发现内外括约肌的损伤与否。

7.阴部神经末梢运动潜能的测试

主要是观察阴部运动神经原的反应速度来判断有无阴部神经损伤。如阴部神经损伤,可发现潜伏期延长。但由于阴部神经两侧交叉分布于外括约肌,即使是潜伏期正常也不能排除损伤病变。

三、肛门失禁的诊断与鉴别诊断

(一)诊断

1.症状

患者不能随意控制排出粪便和气体,会阴部经常潮湿,污染内裤。

2.查体

肛门视诊可见皮肤瘢痕、肛门畸形、皮肤缺损、肛门部粪便污染、肛周皮疹、糜烂、溃疡、用力时见直肠黏膜和内痔脱出。肛门指诊可判断失禁的状态,收缩能力,松弛程度,有无内脱、外翻等。

(二)鉴别诊断

鉴别诊断见表 3-2。

(三)并发症

肛门失禁患者最常见的并发症是会阴部、骶尾部、肛周皮肤炎症,部分患者还可出现逆行性尿路感染或阴道炎及皮肤红肿、溃烂。这是因为粪便对皮肤黏膜产生刺激,使会阴部皮肤经常处于潮湿和代谢产物侵袭的状态,加上皮肤间的摩擦,形成皮肤红肿、溃烂。

表 3-2 肛门失禁的鉴别诊断

项目	克罗恩病	结直肠癌术后	直肠脱垂	肛门直肠损伤	脊髓截瘫后
肛门失禁	偶尔	偶尔	可伴有	严重时有	常见
腹泻	中度	中度	偶尔	偶尔	偶尔
腹痛	中度	中度	偶尔	偶尔	不常见
里急后重	不常见	偶尔	偶尔	不常见	不常见
粪便性质	伴有黏液血便或水样便	少数伴黏液血便	伴有黏液便	伴有血便	可伴有水样便或便秘
发热	低热	少见	少见	低热	少见
肛门会阴部病变	偶见潮湿、湿疹样改变	偶尔见潮湿、湿疹样改变	潮湿、湿疹样改变	充血、红肿	皮肤皱襞干涸样改变
肠黏膜特点	鹅卵石样	局部皱襞	放射状皱襞	充血、红肿	黏膜粗糙
病变过程	慢性表现	慢性表现	反复发作	持久不愈	持久不愈

四、肛门失禁的治疗

（一）非手术治疗

1.内治

（1）辨证论治。

气虚下陷证：①证候，不能控制排便排气，轻重程度不一；伴肛门坠胀，神疲乏力，食欲缺乏；舌淡，苔薄白，脉细。②治法，补气提升，收敛固摄。③方药，补中益气汤加减。

脾肾亏虚证：①证候，排便排气控制难；纳呆，头昏耳鸣，腰膝酸软；舌淡，苔薄白，脉细无力。②治法，健脾温肾，补气升提。③方药，金匮肾气汤合补中益气汤加减。

（2）中成药治疗：常用的有补中益气丸、金匮肾气丸等。

（3）西医治疗：肛管直肠有炎症可服用抗生素。出现腹泻或便秘，口服止泻剂或润肠药对症治疗。如肛周皮肤有炎症应经常保持肛周清洁，外用药涂擦。

2.外治

适用于各种类型的大便失禁导致的肛门疼痛不适、潮湿等。

（1）熏洗法：该治疗具有活血止痛、收敛消肿等作用，常用的方剂有五倍子汤、苦参汤、止痛如神汤等。以药物加水煮沸，先熏后洗。

（2）敷药法：该法有消肿止痛、收敛祛腐生肌作用，常用药有消痔膏、九华膏等。

（3）塞药法：该法是将药物制成各种栓剂塞入肛内，依靠体温将其融化，直接敷于肛门直肠皮肤黏膜，起到清热消肿、止痛止血作用。常用药有痔疮栓、太宁栓等。

3.非药物治疗

（1）饮食调节：多吃含纤维素高的及富有营养的食物，避免刺激性食物。

（2）排便训练：为了建立规律性排便习惯，可以根据患者以前的排便时间，在同一时间使用栓剂或开塞露，建立反射性排便，配合腹部按摩，持续 3～4 周。

（3）肛门括约肌锻炼：嘱患者收缩肛门（提肛），每天提肛 500 次左右，每次坚持数秒钟，这样可增强肛门括约肌的功能。

（4）刺激肛门括约肌收缩：适用于神经性肛门失禁者，将刺激电极置于外括约肌内，用电刺激肛门括约肌及肛提肌，使之产生有规律的收缩。

（5）针灸治疗：主穴：提肛、长强，配穴：肾俞、命门、百会、足三里、三阴交、关元；艾灸：取上述穴位，点燃艾条，艾火距皮肤约 3 cm，灸 10～20 分钟，以灸至皮肤温热红晕，而又不致烧伤皮肤为度。

（6）按摩治疗：按摩足三里、关元、长强等穴位。

（二）手术治疗

对于症状明显，严重影响学习、工作、生活者，经长期饱受治疗无效者，可采用手术治疗。手术治疗应严格掌握适应证。

1.修补术

（1）经肛旁肛门括约肌修补术。

适应证：外伤或手术等所致肛门括约肌损伤，无功能部分未超过 1/3 者。

禁忌证：严重的心、肝、肾疾病及糖尿病、高血压患者；凝血功能障碍与瘢痕体质。

术前准备：①损伤或手术切断病例，应待创面愈合、感染控制后，方行手术修补括约肌，多在 3～6 个月后；②术前 1 天进流质饮食；③术前晚及术晨清洁灌肠，排净灌肠液后擦净肛周皮肤，备皮；④术前 3 天起，口服卡那霉素和甲硝唑等。

麻醉：椎管内阻滞麻醉或腰部麻醉。

体位：截石位或侧卧位。

手术步骤：①以肛门括约肌附近的瘢痕组织为中心，作弧形切口。为避免术后切口感染，切口应稍远离肛门。②向肛门侧翻起皮瓣及瘢痕组织,显露肛门括约肌断端,分离松解其与周围组织粘连。③用丝线作两括约肌断端褥式或"8"字缝合。若缺损过大,可分期手术,此时应尽量拉近两括约肌断端,并固定于周围软组织上,3个月后视失禁情况决定是否再次手术。④缝合皮肤切口。必要时留置皮下橡皮引流片。

术后处理:①术后预防性应用抗生素,防止感染;②若置引流条应于36~48小时内拔除;③术后流质饮食3~5天;④术后5天开始口服液体石蜡,保持大便通畅;⑤术后肛门部保持清洁干燥;⑥如有感染形成脓肿,应及时拆线或切开引流;⑦2周内不做指诊检查,4周内不做肛门镜检查;⑧恢复后应坚持提肛运动,以增强肛门部肌肉的功能。

术中注意点:①肛门直肠手术时如损伤括约肌,应立即修补,如有感染应在3~6个月内修补。肛门直肠外伤后多有不同程度感染或肌肉坏死,应行乙状结肠去功能造口、肛门局部清创引流,除局部条件良好可作1期修补术外,多数应待伤口愈合,即3~6个月后行2期修补。②游离括约肌断端时,应切除断端之间的瘢痕组织,可以保留少许瘢痕组织有利于缝合修补。③若内括约肌有损伤,应与外括约肌分离后先作修补,有助于恢复肛门正常功能。④缝合皮肤时,可开放伤口下部,以利引流。

(2)臀大肌修补肛提肌术。

适应证:肛提肌损伤或肛提肌发育不良者。

禁忌证:①严重的心、肝、肾疾病及糖尿病、高血压患者;②凝血功能障碍与瘢痕体质。

术前准备:同经肛旁肛门括约肌修补术。

麻醉:椎管内阻滞麻醉。

体位:折刀位,臀部垫高。

手术步骤:①麻醉满意后,常规消毒铺巾。于尾骨尖下作凹面向肛门的弧形切口,切开皮肤、皮下,术者以左手示指置肛管直肠内作引导,分离显露直肠后壁及括约肌。②继续向两侧分离,分别游离暴露左、右侧臀大肌的内侧部,每侧取血运良好、宽5cm、厚2cm的臀大肌肌瓣。③将切取好的左右两侧臀大肌肌瓣盖于直肠后方,拉拢两肌瓣,以直肠内手指感觉肌瓣向前推压直肠至适度,在直肠后方缝合。肌瓣的下缘固定于外括约肌环形纤维上。于肌瓣表面置橡皮引流片,缝合切口。

术后处理:①术后取俯卧位,36~48小时后拔除橡皮片;②其他同经肛旁肛门括约肌修补术。

术中注意点:①为避免术后切口感染,应严格无菌操作。肛管指诊后应更换已污染的手套,并重新消毒肛门。②缝合两侧臀大肌肌瓣应使直肠前移,以肛管直肠结合部最显著,使肛直肠角变锐为宜,故要求切取臀大肌肌瓣时宽度要合适,以免缝合后过松,必要时缝合前可修去多余部分。

(3)Parks肛管后方盆底修补术。

适应证:适用于原发性失禁、扩张术后引起的失禁和肛管直肠脱垂,固定术后仍有失禁者。

禁忌证:同经肛旁肛门括约肌修补术。

术前准备:同经肛旁肛门括约肌修补术。

麻醉:同经肛旁肛门括约肌修补术。

体位:膀胱截石位。

手术步骤:①麻醉满意后,常规消毒铺巾。在距离肛门2~3cm处作肛门后方弧形切口。②向前翻转皮片,在内外括约肌之间向上分离。③将内括约肌和肛管拉向前方,向上继续分离到耻骨直肠肌上方,显露直肠后方脂肪、髂骨尾骨肌、耻骨尾骨肌。④间断缝合两侧耻骨直肠肌,使其作用弓缩短,肛直角前移;⑤同法折叠缝合松弛的外括约肌。缝合皮肤切口。

术后处理:同经肛旁肛门括约肌修补术。

术中注意点:①术中应识别和暴露肛门内、外括约肌间沟,沿此间沟分离可避免出血;②充分分离耻骨直肠肌及肛提肌,暴露直肠后壁及两侧约2/3周肠壁,以利缩缝,分离时避免直肠穿孔;③两侧肛提肌、耻骨直肠肌用不可吸收缝线间断缝合,缝合张力不宜过大,以免造成肌肉坏死。

2.肛门括约肌折叠术

(1)肛门前方外括约肌折叠术。

适应证:因肛管直肠脱垂、会阴异常下降等造成肛门括约肌松弛而无缺损的肛门失禁者。

禁忌证:同经肛旁肛门括约肌修补术,妇科急慢性阴道炎。

术前准备:同经肛旁肛门括约肌修补术。

麻醉:同经肛旁肛门括约肌修补术。

体位:膀胱截石位。

手术步骤:①麻醉满意后,常规消毒铺巾,在肛门前方距肛缘 1～2 cm 处作一半圆形切口。②切开皮肤及皮下组织,游离皮片并将其向后翻转覆盖肛门。向深处分离,显露两侧外括约肌向会阴体方向,在两侧内、外括约肌之间可见一三角形间隙。③用丝线间断折叠缝合内、外括约肌,闭合原三角形间隙,缩紧肛管;④间断缝合皮下组织和皮肤,外用无菌纱布压迫,丁字带固定。

术后处理:同经肛旁肛门括约肌修补术。

术中注意点:①缝合两侧外括约肌时,应达到外括约肌深部,可分层折叠;②应避免过多缝合肌纤维,只缝合肌膜,以免肌肉坏死;③可行肛管内指诊调节折叠程度,达到有效折叠而无肛管狭窄,但应严格无菌原则。

(2)经阴道外括约肌折叠术。

适应证:肛门括约肌松弛的女性患者。

禁忌证、术前准备、麻醉、体位:同肛门前方外括约肌折叠术。

手术步骤:①经阴道后缘黏膜与皮肤交界处作一长 4～5 cm 横切口,将阴道后壁向上剥离,显露外括约肌前部。将外括约肌向前方牵起,判断其松弛程度;②折叠缝合松弛的外括约肌,并于其上方缝合两侧肛提肌脚;③缝合阴道后壁。

术后处理:①便后予 1:10 的洁尔阴液坐浴;②术后第 2 天起口服缓泻剂,使排便通畅。

术中注意点:①做切口前,可于阴道黏膜下注射肾上腺素生理盐水,既有利于分离,又减少渗血;②折叠时应只缝肌膜,少缝肌纤维。折叠后肛管应只能通过示指末节;③缝合直肠-阴道膈时进针不宜过深,以防穿透直肠黏膜。

3.肛门括约肌成形术

(1)肛门前侧括约肌成形术。

适应证:分娩或外伤所致的陈旧性会阴Ⅳ度撕裂,致肛门失禁的女性患者。

禁忌证:①严重的心、肝、肾疾病及糖尿病、高血压患者。②凝血功能障碍与瘢痕体质。

术前准备:应行阴道分泌物检查,有滴虫、真菌感染者应先治疗;避开经期;其余同经肛旁肛门括约肌修补术。

麻醉:椎管内阻滞麻醉。

体位:膀胱截石位。

手术步骤:①用两把 allis 钳夹住会阴缺损部位两侧,另在阴道后壁中线缺损的上缘上方 2～3 cm 处也置 allis。将缺损两侧 allis 钳对合,判断预定修复的高度。②拉紧缺损两侧 allis 钳,使成横行,便于区分直肠与阴道间的间隙,用手术刀或电刀分离,尽量靠近阴道壁分离,以免损伤直肠。③充分分离直肠侧方及上方。常可遇到两侧凹陷处,相当于撕裂、回缩的肛门外括约肌断端,游离断端并留少许瘢痕组织。④用 allis 钳将括约肌两断端拉近,分离其覆盖组织,用 2～3 行可吸收线"U"形缝合。示指插入肛门,确定括约肌两端是否已有效地缝在一起,括约肌缝线打结后肛管应明显缩紧。⑤缝合会阴浅、深筋膜,加强会阴体。阴道后联合成形,尽可能修复前庭、阴唇外观。采用"Z"形皮瓣转移法缝合会阴部皮肤,延长阴道口与肛管间的距离。

术后处理:①术后预防性应用抗生素,防止感染;②术后给予流质饮食 1 周;③术后第 9 天,开始做肛门括约肌锻炼。

手术注意点：手术一般选择在伤后3～6个月无炎症时进行。如伤后长期得不到修复，则肛门括约肌回缩、萎缩加重，对修复肛门括约肌带来困难。成年女性如有阴道炎，应请妇科会诊，先治疗阴道炎，如阴道炎不治愈，术后易发生感染而致手术失败。

（2）股薄肌移植括约肌成形术。

适应证：适用于神经性肛门失禁，其他方法处理失败或有禁忌证者；肛管直肠发育不全、先天性无括约肌、肛门完全性失禁者；早期直肠癌患者行腹会阴联合切除，术后无局部复发及远处转移，需原位肛门重建者。括约肌损伤无法修补或多次修补失败者。

禁忌证：严重的心、肝、肾疾病及糖尿病、高血压患者；凝血功能障碍与瘢痕体质；股薄肌及其支配神经受损或有病变者，如硬皮病等；会阴部脓肿或克罗恩病者；装有心脏起搏器者；6岁以下的小儿。

术前准备：①应向患者讲清手术的性质及失败的可能性，让患者有足够的思想准备。②肛门切除需重建原位肛门者，造口位置也应在术前选定好，并做好标记。③其余同经肛旁肛门括约肌修补术。

麻醉：椎管内阻滞麻醉。

体位：膀胱截石位。

手术步骤：①麻醉满意后，常规消毒铺巾。在股上部内侧股薄肌浅面与肌肉平行开一5～8cm切口；膝关节内侧上方与肌肉下1/3平行开一3～4cm切口；胫骨结节下方开一3～4cm斜切口。②由股上部内侧切口切开皮肤和皮下组织，在内收长肌内侧显露股薄肌，切开股薄肌肌膜，以指和止血钳将肌肉游离。由肌肉深面穿过一条布带，牵起肌肉向上方游离，应注意避免损伤由后方进入肌肉的神经血管束。再向下尽量游离到肌腱部分。③由膝关节内侧上方切口以指向深处分离，在缝匠肌后方摸到股薄肌的圆形肌腱，以纱布带牵出网腱，向上以血管钳分离到股薄肌上部，向下分离可见肌腱绕过股骨内踝后方，沿前弯向胫骨内踝。分离时应切断肌腱与关节相连的纤维组织，使肌腱游离。④牵开胫骨结节下方切口，由膝关节上方切口牵拉肌腱可见在缝匠肌肌腱下方股薄肌鱼尾状扁腱止于胫骨，将肌腱由骨膜切断。⑤将肌腱断端牵出膝上部切口，并向上将肌腱和肌肉完全游离。由股上部切口牵出股薄肌，以纱布在肌肉的深面向上分离，直到看见血管神经束为止，并避免损伤。以盐水纱布包裹，放入股上部切口内以备移植，缝合下部两个切口。⑥在肛门前方和后方，距肛门缘1.5～2cm各开一纵或横切口，切开皮肤和皮下组织，并由切口向外分离。保留肛门前和后正中缝，因正中缝对移植后的股薄肌有稳定或滑车作用。⑦由肛门前方切口与股上部切口之间做一能通过二指的隧道，使肌肉在隧道松弛活动。以长血管钳由肛门前方切口，在对侧肛管外侧向后到肛门后方切口做一隧道。再由肛门后方切口到肛门前方切口在同侧做一隧道。在对侧耻骨结节开一2～3cm切口，并与肛门前方切口做一隧道。⑧在股薄肌肌腱末端穿入牵引线，将股薄肌牵入隧道，将牵引线经过肛门前方切口，再经过对侧隧道，由肛门后方切口穿出。⑨牵拉肌腱牵引线将股薄肌肌腱由肛门后方切口牵出，再牵拉肌腱，使股薄肌牵入隧道。⑩股薄肌腱由肛门后方穿过同侧隧道到肛门前方，将肌腱经过股薄肌深面由前方切口牵出。⑪将肌腱经过肛门前方切口并通过耻骨结节隧道由耻骨结节切口牵出。⑫改为平卧位，让两下肢伸直，再将取肌肉的大腿内收，牵紧肌腱，确定肛管的紧度，一般伸入指尖即可，但越紧越好。对男患者需将精索推向上方，将肌腱固定于耻骨结节骨膜，一般固定2～4针。股薄肌移植后固定于解剖部位，最后缝合各部伤口。⑬身体矮小肥胖患者的股薄肌肌腱较短，可将其固定于坐骨结节上。对着坐骨结节开一切口，显露坐骨结节和肛提肌。由该切口与肛门前方切口做一隧道，将肌腱通过隧道牵出，并将肌腱末端分为两半，一半固定于坐骨结节，一半与肛提肌固定。

术后处理：①流质饮食数天，逐渐改为普通饮食。卧床2～3天；②给全身抗生素7天；③控制排便4～7天，然后每天早餐后盐水灌肠，训练定时排粪；④会阴部每天无菌换药；⑤股薄肌活动训练：有排粪感觉时内收两侧大腿，手压腹下部，躯干弯向前方，增强排粪反射。外展小腿可使肛门紧缩，内收大腿和弯曲躯干可使肛门松弛；⑥第二步手术是植入波动发生器，使股薄肌保持连续压力，增加功能。第一次手术后6周，患者取截石位，在股上部股薄肌移植突出处切开皮肤，显露肌肉。在血管神经进口的远侧将发生器的阳极植入肌肉并固定。距血管神经进口的远侧2～3cm将阴极同法植入。再将两极导线经皮下隧道由下腹切口穿出。植入后第2天开始电刺激训练，使肌肉逐渐能持续收缩。

术中注意点:术中游离股薄肌时,切勿损伤股薄肌近端的主要神经血管束,是保证股薄肌成活及手术成功的重要环节。在分离股薄肌中上 1/3 时,应该注意勿损伤神经和血管。注意用磁控开关开启波动发生器刺激股薄肌,防止该肌肉萎缩失去控制大便的作用。

(3)臀大肌移植括约肌成形术。

适应证:①肛门失禁不能行肛门括约肌修补术或修补后失败者。②因手术、外伤或疾病致肛门括约肌破坏或松弛造成失禁者。③直肠癌行 Miles 术后会阴部造口者。

禁忌证:严重的心、肝、肾疾病及糖尿病、高血压患者。凝血功能障碍与瘢痕体质。

术前准备:①应向患者讲清手术的性质及失败的可能性,让患者有足够的思想准备;②肛门切除需重建原位肛门者,造口位置也应在术前选定好,并做好标记;③其余同经肛旁肛门括约肌修补术。

麻醉:椎管内阻滞麻醉。

体位:倒置位。

手术步骤:①取倒置位,在臀部两侧由中线的外侧到坐骨结节各开一斜切口。②切开一侧皮肤和皮下组织,显露臀大肌下缘。分离肌肉下部、肌腱和变厚的筋膜到骶尾止点,并由骶尾附着处切断。再由外侧分离肌肉,分离出宽 3～4 cm 的肌片,向外翻转肌片到伤口外,注意保护臀下神经和血管,避免损伤。③沿肌纤维将肌片下部切开,分成相等的两部分。④同法分离和切开对侧肌片,并对着两侧坐骨直肠窝.距肛门缘 2～3 cm 各开一弯切口。⑤围绕肛管在肛门前方和后方做皮下隧道,并由臀部切口和肛门外弯切口之间做成隧道。⑥将左右两侧下部肌肉断端通过隧道牵向会阴,并将两断端重叠缝合。上部肌肉断端牵向后方,围绕肛管重叠缝合。这样使两侧臀大肌片围绕肛管代替括约肌。⑦缝合各部伤口,放置皮片或引流管。

术后处理:①术后预防性应用抗生素,防止感染;②若置引流条应于 36～48 小时内拔除;③术后流质饮食 3～5 天;④术后 5 天开始口服液体石蜡,保持大便通畅;⑤术后肛门部保持清洁干燥;⑥如有感染形成脓肿,应及时拆线或切开引流;⑦2 周内不做指诊检查,4 周内不做肛门镜检查。恢复后应坚持提肛运动,以增强肛门部肌肉的功能;⑧手术后数周应避免坐位,3～4 周不攀登楼梯,3 周后可进行生物反馈训练肛门括约肌。

术中注意点:①本手术主要并发症是创口感染及臀大肌坏死,是该手术失败的主要原因。为避免术后切口感染,应严格无菌操作。肛管指诊后应更换已污染的手套,并重新消毒肛门;②分离臀大肌肌片时尽可能保护好肌腱和神经束及血管;③缝合皮肤时,可开放伤口下部,以利引流。

4.可控式水囊人工肛门植入术

(1)适应证:①先天畸形。高位肛门直肠闭锁。②各种神经源性肛门失禁。③各种重症肛门失禁:肛门括约肌缺如超过半周的创伤性肛门失禁、产伤性肛门失禁、医源性肛门失禁。④直肠癌 Miles 术后会阴原位造口。⑤各种肛门括约肌修补术、肛门成形术失败,需行永久性结肠造口者。

(2)禁忌证:①潜在感染:肛门周围组织感染未控制、肛周皮肤破溃者。②解剖异常:直肠-阴道瘘、直肠-阴道膈薄弱、严重会阴下降者。③肛周有广泛性瘢痕者;肛管直肠狭窄;严重直肠炎者。④恶性肿瘤未根治者;近期盆腔放疗者。⑤小儿和婴幼儿患者;对医用硅胶材料过敏者。⑥能通过括约肌修补术或肛门成形术治愈的各种肛门失禁者。

(3)术前准备:①让患者及家属了解手术的性质、人工肛门括约肌的构造和使用方法。括约带环绕肛管周围,控制泵放置在阴囊或大阴唇皮下,调压囊放置在膀胱前间隙。整个装置充满液体。正常情况下,调压囊将液体压入括约带,使肛门闭合。排便时,反复按压控制泵数次,液体自括约带回流到调压囊内,肛门开放。排便结束后数分钟,液体自调压囊自动压入括约带,肛门重新闭合。②肠道准备同肛门括约肌修补术③预防性应用抗生素④慢性腹泻患者应行结肠造口转流粪便。

(4)麻醉:全麻。

(5)体位:膀胱截石位。

(6)手术步骤。

人工肛门括约肌的配件的准备。人工肛门括约肌为可植入性弹性硅胶假体,主要由 3 个配件组成:括约带、控制泵、调压囊。将配件均浸入专用填充液中。用无损伤针头将括约带填满后再抽空,排出空气。将控制泵连接导管的两端均浸入填充液,反复轻轻挤压控制泵使空气完全排出。用 40 mL 左右的填充液使调压囊充满,并排出空气。

植入括约带。①肛门周围皮下隧道的分离:距肛缘 2～3 cm,在肛门前方做一个弧形切口或在肛门两侧做垂直切口,切口长 3～5 cm。围绕肛门钝性做皮下隧道。②选用合适的括约带:括约带宽度有 2.0 cm、2.9 cm、3.4 cm 三种型号,长度有 9～14 cm 六种型号。选择标准是:宽度等于分离的肛管长度,长度等于肛管周围皮下隧道的周长。用专用的括约带量尺测量,同时行直肠指诊协助判断。③放置括约带:利用量尺作引导,将括约带围绕于肛管周围,并扣好括约带,将括约带两端边缘用专用无损伤针线间断缝合数针。

植入调压囊。①选用合适的调压囊:调压囊有 80～120 cm 水压压力四种型号。根据括约带大小和患者排便情况进行选择。括约带大及经常排稀液便患者,应选用压力较大的调压囊。②放置调压囊:耻骨上横切口,长 3～5 cm,分开腹直肌,钝性分离,将调压囊放入耻骨后、膀胱前方的陷窝内,注水55 mL充盈调压囊。③验证系统:调压囊与括约带通过导管相连,60 秒后括约带充盈增压,术者可通过直肠指诊或肛管测压方法检查肛管压力,从而判断能否理想地控制排便。如果肛管过紧或过松则需更换合适的括约带或调压囊。检验结束后,夹闭导管括约带保持充盈,抽出调压囊内的液体,再注入 40 mL 填充液后,夹闭导管。

植入控制泵。通过耻骨上切口向阴囊或大阴唇钝性分离,形成一个间隙。将控制泵放入间隙内,注意使控制钮向前,使用时容易操作。应用专用接头将各个导管连接,按压控制泵上的关闭钮,使括约带松弛,人工肛门括约肌系统暂时不起作用。

缝合切口仔细止血,按层次用可吸收缝线仔细缝合切口。一般不放置引流。

(7)术后处理。①术后 24 小时内控制泵周围冷敷和压迫,避免血肿。②术后静脉应用抗生素。③未行结肠造口患者禁食 3 天。④会阴部伤口每天换药。⑤出院后会阴部应用尿垫,保持干燥,肛门周围避免压迫。⑥3～6 周后进行随访和肛管直肠功能检查。⑦6～8 周开始教患者如何使用人工肛门括约肌。⑧结肠造口患者术后 3 个月左右行造口关闭术,造口期间应暂时关闭人工肛门括约肌。⑨如果人工肛门括约肌系统内液体减少,可自皮下用无损伤针穿刺加液。

(8)术中注意点:肛门前方的弧形切口可有效减少切口张力。选择括约带的型号相当重要,手术中要经常进行直肠指诊检查肛管压力,要求括约带排空时肛管可以完全张开,括约带充盈时肛管可以完全闭合。括约带最佳位置为肛管、直肠交界处,不宜过浅。整个系统均用专用填充液注满,必须排空气泡。避免用普通血管钳夹压人工肛门括约肌假体的任何配件。

(三)疗效判断

1.治愈

能随意控制气体、液体、成形粪便排出。

2.好转

可控制成形粪便排出,不能控制气体、液体,肛门括约肌功能不全。

3.未愈

肛门控制功能无改善。

(四)预防与调护

(1)手术时应注意肛门括约肌的解剖位置,正确掌握切断内、外括约肌的原则。

(2)肛门直肠先天性畸形在做修复或成形术时,必须重视原有肛门括约肌的利用,特别是肛管直肠环的重建,是术后恢复控便功能的关键。

(3)对高位肛瘘需要切开肛门括约肌时,应注意保护肛管直肠环的完整,不能将括约肌斜行切断。

(4)对两处以上的多发性高位肛瘘行挂线治疗时,不应两处同时切开,也不宜两处同时紧线。

(5)及时正确地处理肛门直肠损伤所造成的肛门功能损害。

(丁丽玲)

第二十节　肛门直肠狭窄

一、肛门直肠狭窄的概述

肛门直肠狭窄是指由于先天性肛门直肠缺陷或者因外伤、医源性损伤、局部炎症刺激及新生物等原因引起的一种以肛门直肠管径变小为主要病理特点,以排便功能障碍(甚至不能排便)为主要临床表现的一种疾病。婴幼儿患者多系先天性缺陷,成年患者多因医源性损伤或继发于其他病症。中医属便秘、锁肛痔的范畴。

二、肛门直肠狭窄的病因病理

(一)西医学认识

1.先天性因素

对于肛门直肠狭窄,大多数学者认为系在胚胎发育过程中,外胚层由外向内、向上形成原始肛道的融合阶段出现了障碍。这种障碍一旦出现将直接导致肛门直肠形成不完全或不充分,从而引起肛门直肠狭窄甚至闭锁。

2.外伤因素

肛门直肠外伤,可直接导致肛门、肛管皮肤及肌肉的损害。创伤在愈合恢复过程中,由于肛门平时多呈持续收缩状态,致使局部创伤愈合面积缩小,愈合后形成的窄小、僵硬而缺乏弹性的瘢痕反过来又会制约肛门的随意开放程度,从而引起狭窄。

3.医源性创伤

肛门直肠不正确的手术方式、注射疗法、肛门直肠部放射治疗、枯痔散的使用等均可能引起肛门、直肠的损伤,引起狭窄。

4.新生物因素

肛门、直肠新生物(包括肿瘤、疣体等)可占据部分或全部肛门直肠腔径,形成阻挡及狭窄。

5.炎症

溃疡性结肠炎、克罗恩病、肛瘘、肛门直肠结核、放射性肠炎也可引起肛门直肠狭窄。

(二)中医学认识

由于气机郁滞、肠道淤血内阻,以致腹部胀满疼痛,肠鸣不爽,腑气不通,大便细而不畅。正如《外科大成》所云:"锁肛痔,肛门内外如竹节锁紧,形如海蜇,里急后重,便粪细而带扁,时流臭水……"。

(三)病理改变

肛门直肠管径变小、呈环形、镰状、管状狭窄,部分患者伴肛裂、直肠炎或结直肠溃疡。肛周瘢痕组织肿硬,弹性降低。

三、肛门直肠狭窄的临床表现

(一)症状

1.排粪不畅

本病患者不能随意通畅排出大便,排便时间延长,须临厕努挣方能少量排出。需长期服用泻药、灌肠、注射开塞露等帮助排便,否则不能解出大便。

2.腹部不适

腹部不适以腹痛、腹胀为主,尤以左下腹明显。

3.便血

肛门有裂口者便血色鲜红,量多少不等,便前、便后均可发生。溃疡及肠炎患者可有黏液样血便。

4.疼痛

肛门、腹部疼痛,尤以排便前后明显,疼痛时间从数分钟至数十分钟不等。

5.假性失禁

由于肛门弹性差,部分大便、肠液因肠内压的增高而被挤出肛门。

(二)体征

1.肛门狭窄

肛门仅存一小孔,或仅容一指通过甚至不能进入。

2.直肠狭窄

直肠内可有镰状狭窄带或环形狭窄带,直肠腔因此而明显缩窄。

3.结肠直肠炎

直肠或结肠可发生炎性水肿,溃疡形成。

4.裂口

肛管部呈放射状存在一至数条裂口,可深达肌层。

5.腹部体征

腹部胀满压疼,左下腹常扪及肠型积粪。

6.粪石

直肠内存留大量粪便,甚至形成粪石。

7.瘢痕

肛周瘢痕形成,皮肤肌肉弹性减退。

(三)实验室检查

本病患者的血、尿常规一般无明显变化。

四、肛门直肠狭窄的诊断与鉴别诊断

(一)诊断依据

(1)排便不畅或变细。

(2)有肛门直肠外伤、医疗史。

(3)足以引起排便障碍的肛门、直肠狭小。

(二)鉴别诊断

1.功能性出口梗阻

由于直肠黏膜内套叠、耻骨直肠肌痉挛、直肠前突等引起的排便不畅,肛门直肠无器质性狭窄。

2.肛门闭锁

肛门直肠不相通,肛门不能解出大便。局部检查未见肛口形成。

(三)分类

肛门直肠狭窄根据形态、病因、轻重的不同而存在不同的分类法。

1.形态分类

(1)管状狭窄:狭窄部宽度在 2 cm 以上者。

(2)环状狭窄:狭窄部宽度在 2 cm 及以下者。

(3)镰状狭窄:狭窄部仅占据肛门直肠部分周径者。

2.病因分类

(1)先天性狭窄:婴幼儿出生后即出现肛门直肠狭小,排便障碍者。

(2)后天性狭窄:由于后天因素(外伤、医疗、炎性、新生物等)而引起的肛门直肠狭窄。

五、肛门直肠狭窄的治疗

（一）保守治疗

1.辨证施治

（1）湿热下注型：排便不畅，大便黏滞，便中带血或伴有黏液，腹胀，肛门灼痛，神倦乏力，口干苦，溲黄赤，舌质红，苔黄腻，脉滑数。治宜清热利湿。用芍药汤加减。

（2）气滞血瘀型：腹胀甚，排便不畅，肛门肿痛较甚，小便黄，舌红有瘀斑，苔薄黄，脉弦。治宜宽肠理气，祛瘀软坚。用翻肛散加丹参、乳香、没药等。

（3）阴虚肠燥型：大便干结难解，口干苦喜饮，小便黄少，舌质红乏津，苔薄黄，脉细数。治宜养阴增液，润肠通便。用增液汤合麻仁丸加减。

（4）气阴两虚型：大便干燥，排便乏力，面白无华，少语懒言，心悸气促，舌质淡，苔薄白，脉细无力。治宜益气养阴，润肠通便。用补中益气丸合润肠丸加减。

2.扩肛疗法

对病症较轻的患者，可采用肛镜或手指进行扩肛治疗。扩肛时以患者可以耐受为度，并随着扩肛的进行逐渐增大扩肛工具的管径、延长每次扩肛持续时间。经过扩肛治疗后，患者能较顺利排出大便为佳，并注意经常复查。

3.坐浴

坐浴采用中药苦参汤，适量加入丹参、丹皮、川芎等活血化瘀药物，除了能清热除湿外，可以活血化瘀，促进血循环，帮助软化局部瘢痕组织。

（二）手术疗法

对较严重的肛门直肠狭窄，必须采取手术治疗。

1.纵切横缝术

纵切横缝术适合于各种狭窄。

在腰俞穴麻醉下，取膀胱截石位，局部消毒、铺巾后于狭窄部做纵向切口（最好选在肛门后侧或直肠后壁），切口的长度超过狭窄部的宽度，切口深度的掌握应以切断狭窄部瘢痕组织达到松软而富于弹性的组织为佳。然后间断全层横形缝合切口，使狭窄部管径得到放大。放大的程度应以在麻醉状态下轻松放入两指为度。缝合时张力过度时，应加强切缘周围瘢痕组织的游离，以防伤口因张力过度而撕裂，影响疗效。术毕，肛内置凡士林纱条压迫，外敷纱布，胶布固定。术后进食流质饮食3天，控制排便3天，适当应用抗生素，每次便后用1∶5 000高锰酸钾水坐浴，用复方紫草油纱条伤口换药至痊愈。

2.切开术

切开术适于肛管部环形狭窄。

在腰俞穴麻醉下，取膀胱截石位，局部消毒、铺巾后，沿后正中肛管做放射状切口，切断环形狭窄带，术中会立刻体会到肛门得到松解，并不断调整切口深度、长度，达到手术目的。术中应注意切口一定要呈直线，切口适当加长，利于粪渣、分泌物的排出，促进伤口尽快愈合。术毕，肛内置凡士林纱条，外敷纱布，胶布固定。术后处理同上。

3.挂线术

挂线术多用于婴幼儿患者或较轻的肛门、直肠狭窄。

在腰俞穴麻醉下，取膀胱截石位，局部消毒、铺巾后，用止血钳在狭窄部下缘穿入，经狭窄部基底由上缘穿出，套入橡皮筋。肛管部狭窄需切开肛管皮肤。收紧橡皮筋，根部结扎固定。挂线术可使狭窄部肌肉由组织因缺血而逐渐坏死断开，而不致肌肉回缩产生失禁。术毕，肛内置凡士林纱条，外敷纱布，胶布固定。术后处理同上。

4.V-Y肛门成形术

V-Y肛门成形术适用于肛门直肠管状狭窄者。

在腰俞穴麻醉下,取膀胱截石位,局部消毒,铺巾后,在肛门外周做多个或连续的"V"形切口,向肛门游离皮瓣,使切口与肛门间皮肤向肛门移行,减轻皮肤张力,"Y"形缝合切口,使肛管皮肤得到补偿而扩大。术毕,肛内置凡士林纱条,外敷纱条,胶布固定。术后处理同上。

5.Y-V 肛门形成术

Y-V 肛门形成术适用于肛门直肠管状狭窄者。

在腰俞穴麻醉下,取膀胱截石位,局部消毒,铺巾后,于肛门前后侧做"Y"形切口,游离切口中呈箭头状皮瓣,然后向肛内拉入皮瓣并缝合固定于切口顶端,使肛管管径扩大。术毕,肛内置凡士林纱条,外敷纱布,胶布固定。术后处理同上。

术后除了积极抗感染外,挂线术后注意观察橡皮筋是否松动,如产生松动应及时紧线。肛门成形术后,应注意观察皮瓣的血运情况及有无感染。拆线后可辅以中药坐浴、扩肛等治疗巩固提高疗效。

(三)综合治疗方案

在肛门直肠狭窄的治疗上除了手术外,还应积极配合中药内服或外用,增强疗效。

(丁丽玲)

第二十一节　肛管癌

肛管癌指起源于肛管或主要位于肛管的肿瘤。最常见的类型是与 HPV 相关的鳞状细胞癌和腺癌。肛管癌是少见的肿瘤,通常发生在中年,在下消化道肿瘤中占 4%,占肛门直肠癌的 3.9%。女性病例稍多于男性。在肛管癌中,75%~80%的患者是鳞状细胞癌。约 15%为腺癌。资料表明,1998 年美国有 3 300 例新发的肛管癌患者,包括 1 400 例男性和 1 900 例女性。据估计每年将有约 500 人死于本病。肛管癌的发生率大约是 1/100 000。英国每年约有新发病例 500 例,美国大约为 3 500 例。近 50 年来,肛管鳞状细胞癌的发病率显著上升。人类免疫缺陷病毒(HIV)阳性的患者中,肛管癌的发生率高于阴性患者的 2 倍,大多数肛管鳞状细胞癌可检测到 HPV-DNA,在有肛门性交的男性患者中,肛管癌的发生率高达 35/100 000。

一、病因病理

(一)感染

肛管癌的发病因素并不清楚,其中人类乳头瘤病毒(HPV)的感染是肛管癌最重要的发病因素。在 HPV 的众多亚型中,HPV216 与肛管癌的关系最为密切。在肛管的鳞癌中 HPV216 的阳性率有文献报道可以达到 56%,应用分子技术,相当多的肛管癌可以检测到 HPV 的 DNA。

(二)免疫功能低下

患者的免疫功能与肛管癌有明显的相关性,艾滋病(AIDS)患者的肛管癌发病率明显增加。患者危险度的增加一般认为可能是因为患者免疫功能低下,在这种情况下增加了 HPV 的易感性;同样,在进行肾移植的患者罹患肛管癌的危险明显增加,是普通人群的 100 倍。此外放射治疗是肛管癌的危险因素,可能是因为机体的免疫系统受到抑制的缘故。

(三)肛门周围的慢性疾病、局部刺激和损伤

这类人群中肛管癌的危险度较普通人群明显增加。有研究显示,41%的患者在出现肛管癌之前存在肛瘘和其他良性疾病,但是这些疾病与肛管癌的直接关系还存在争论。

肛管癌的肿瘤的中心位于齿状线的 2 cm 以内。按组织学分,发生于黏膜上皮,无论是腺上皮,移行上皮还是鳞状上皮,均称为肛管癌;发生于皮肤或远端黏膜皮肤交界处的,称为肛缘癌。

WHO 肛管癌的病理分类分为鳞状细胞癌、腺癌、黏液腺癌、小细胞癌和未分化癌。病理类型有地域

的变化,在北美和欧洲,鳞癌占80%,在日本仅20%的肛管癌是鳞癌。在WHO分类中,除了80%的鳞癌外,剩下的20%上皮肿瘤主要为结直肠黏膜型的腺癌,以及少见的,来自肛管腺体或肛窦的黏液腺癌、小细胞癌和未分化癌。

肛管上皮性癌的播散方式主要是直接浸润和淋巴转移。血行转移较少见。早期即可有括约肌和肛周组织的直接侵犯。约有50%的病例肿瘤侵犯到直肠和(或)肛周区域。进展期的肿瘤可浸润骶骨或骨盆壁。女性常浸润至阴道,然而,男性的前列腺浸润则不常见。进展期肿瘤的局部转移较盆腔外转移更常见,仅10%的患者在诊断时发现已有远处转移,发生远处转移的常见部位是肝脏和肺。

齿状线以上肿瘤的淋巴主要引流到直肠周围、髂外、闭孔和髂内。Boman的报道显示,在经腹会阴切除术中,发现30%的肛管癌有盆腔淋巴结转移,16%有腹股沟淋巴结转移。位于远端肛管的肿瘤引流至腹股沟-股骨区域、髂外和髂总淋巴结。15%～20%的患者在就诊时已有腹股沟淋巴结转移,通常是单侧腹股沟转移,而10%～20%是在以后的检查时发现的。约30%淋巴结转移浅表,60%可为深部。

约有5%患者在初次就诊时已有盆腔外转移,转移的途径多通过门静脉系统或体静脉系统,常见的转移部位为肝脏和肺。

二、解剖学基础

肛周是指肛门周围半径6 cm以内的区域,其特征是被覆具有毛囊和汗腺的鳞状上皮。从肿瘤学的角度分析,肛管疾病与肛周疾病存在很大的差别。肛管的定义有外科肛管和病理学肛管之分。外科肛管的上界是以内括约肌为标志,包括远侧的直肠并一直延伸到肛缘;其平均长度男性约为4.14 cm,女性约为4.1 cm。外科肛管从上部的直肠黏膜、中部肛管移行区黏膜、到下部非角化鳞状上皮。病理学的肛管是指从肛管上皮移行区开始至肛缘的范围。国内学者对于肛管的定义多数是以病理学肛管为标准。因为在外科肛管的范围中包括了直肠远端的腺癌,其治疗应该按照直肠癌的规范进行,这里肛管按照病理学肛管的范围定义。肛管以齿状线为界可以分为肛管移行区和肛梳,齿状线上方的肛管移行区有肛柱,肛柱近齿状线处有肛乳头和肛窦。肛管移行区包括齿状线区,由范围不同的移行上皮和鳞状上皮覆盖,在此区域内可以见到内分泌细胞和黑色素细胞。肛梳由非角化的鳞状上皮所覆盖(图3-8)。

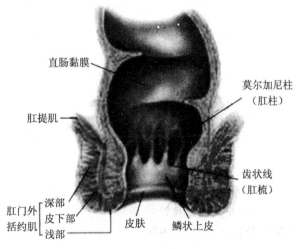

图3-8 肛管解剖示意图

三、临床表现

(一)肛门部刺激症状

早期肛管癌可无症状,至溃疡形成后可出现局部疼痛,疼痛常是肛管癌的主要特征,疼痛呈持续性,便后加重。另外常有肛门不适、异物感、瘙痒等。累及肛门括约肌时可出现便意频频、里急后重、排便困难、大便失禁,同时有粪条变细、变窄,粪中有黏液及脓血等,开始有少量便血,随着病情发展而逐渐加重。

（二）肛门部肿块表现

初起时肛管部出现小的硬结,逐渐长大后表面溃烂,形成溃疡,其边缘隆起,并向外翻转,呈紫红色,有颗粒结节,底部不平整,呈灰白色,质地较硬,有触痛。也有的呈息肉状或蕈状。

（三）晚期消耗衰竭及转移症状

晚期患者有消瘦、贫血、乏力等恶病质表现。腹股沟淋巴结肿大。若转移至肝脏、肺及侵犯前列腺、膀胱、阴道后壁、宫颈等周围组织器官时,可出现相应症状。

（四）辅助检查及分期

影像学检查对于肿瘤的分期有很大的帮助,进行这些检查的目的在于了解肿瘤对于周围组织的侵犯情况、是否存在区域淋巴结的转移、是否存在远处的转移。包括胸部的 X 线检查、腹部的超声或者 CT 检查、盆腔的 CT 检查,有条件的单位可以进行肛管直肠内的腔内超声检查,对于判断病变的侵犯深度有帮助。盆腔的 CT 检查对于判断肛管癌的侵犯深度和区域淋巴结的情况有很大帮助。

目前肛管癌的分期最为公认的是 AJCC/UICC 的 TNM 分期系统（表 3-3）。与肠道系统的其他的 T 的分期不同,肛管癌分期中 T 采用的是肿瘤的大小而非肿瘤的侵犯深度。

表 3-3　AJCC/UICC 的 TNM 分期

T	原发肿瘤
Tx	原发肿瘤无法评价
T_0	没有原发肿瘤
Tis	原位癌
T_1	肿瘤最大直径不超过 2 cm
T_2	肿瘤最大直径超过 2 cm,但短于 5 cm
T_3	肿瘤的最大直径超过 5 cm
T_4	肿瘤侵犯邻近器官（阴道、尿道、膀胱）,不论肿瘤的大小;肿瘤侵犯括约肌不属于 T_4
N	淋巴结转移
Nx	区域淋巴结无法评价
N_0	区域淋巴结无转移
N_1	直肠周围淋巴结存在转移
N_2	存在单侧的髂内淋巴结转移和（或）腹股沟淋巴结转移
N_3	直肠周围淋巴结存在转移和腹股沟淋巴结转移和（或）双侧髂内淋巴结转移和（或）双侧腹股沟淋巴结转移
M	远处转移
Mx	远处转移无法评价
M_0	无远处转移
M_1	存在远处转移
临床分期	
0 期	$TisN_0M_0$
Ⅰ 期	$T_1N_0M_0$
Ⅱ 期	$T_2N_0M_0$;$T_3N_0M_0$
ⅢA 期	$T_4N_0M_0$;T 任何 N_1M_0
ⅢB 期	$T_4N_1M_0$;T 任何 $N_{2,3}M_0$
Ⅳ 期	T 任何 N 任何 M_1

四、诊断和鉴别诊断

（一）诊断

（1）对有肛门刺激症状,肿块结节等或原有肛门部疾病者,局部出现硬结或溃疡时应考虑到有本病的可能性而进行进一步检查。

（2）肛门部视诊、肛门指检、肛门镜检查可见肛管部有硬结或癌性溃疡,晚期肛门括约功能松弛,肛门指检可明确癌肿的性质、扩展范围及固定程度等。

（3）本病的最后确诊有赖于肿块的活组织检查,阳性者即可确定诊断。

（4）腹股沟淋巴结触诊检查,若发现淋巴结肿大而坚韧者,应进行淋巴结活检,明确其性质。

（二）鉴别诊断

本病应注意与下列疾病鉴别。

1.直肠癌

直肠癌可以侵犯到肛管,甚至可以到达齿线处。诊断要靠病理检查。但直肠腺癌的预后较鳞状细胞癌为佳。

2.肛瘘

感染性肛瘘的表现有时类似肛管癌,肛瘘多在肛管后、前正中处,并与齿线处相连,肛管黏膜完整,探针检查有助于鉴别。

3.恶性黑色素瘤

该肿瘤在肛管处少见。典型的黑色素瘤外观似血栓性痔,但触诊为硬性结节,偶有压痛。若表面有色素及溃疡,则诊断不难,但半数黑色素瘤无色素,易误诊,活检可明确诊断。

五、治疗

（一）中医治疗

1.早期

肛管癌早期正盛邪实,局部出现肿块,舌脉大多如常,饮食起居正常。治则以清热解毒消肿,理气活血散瘀。方用乌龙散或消瘤散,局部敷二味拔毒散。

2.中期

正虚邪实,癌肿不断扩大,形体日渐消瘦,倦怠无力,饮食日减,大便或溏或结,小便短赤,舌淡,脉细无力。治则以扶正为主,兼以祛邪。全身用消瘤散合归脾汤加减。局部用二味拔毒散加皮癌散,未破溃者用凡士林调敷,已溃破者,药面干撒,每天1次。

3.晚期

正气衰败,癌肿坚硬如石。身体消瘦、面黄食少,精神衰弱,呈恶病质状态。治则以扶正为主,方用人参养荣汤加白头翁、大麦芽等。局部可用二味拔毒散加艾粉散。

（二）西医治疗

治疗原则:对于鳞癌和未分化癌,目前的治疗方式是以放疗和化疗为主的综合治疗;手术治疗适用于疾病的组织病理活检确诊或者在综合治疗效果不佳的情况下的补救措施;单纯放疗在有明显的化疗禁忌证的情况下采用;一般不将化疗单独作为肛管癌的治疗方法。

1.手术治疗

手术治疗是治疗肛管癌的主要方法。影响术式选择的因素主要有肿瘤大小、浸润深度、淋巴结转移及患者全身情况等。

（1）局部切除术:原发瘤不大于2 cm的肛管癌行局部肿瘤切除,多可获治愈性效果。但目前,临床诊断时肛管癌原发瘤小于2 cm者仅占少数。尽管局部肿瘤切除是患者最易接受的术式,但作为肛管癌治疗的唯一手段(不加术后放疗等)时应严格掌握其指征。对原发瘤大于2 cm者,效果不理想。

（2）腹会阴联合切除：20世纪70年代以前，肛管癌的最主要的治疗方式是广泛的腹会阴联合切除术。对大多数肛管癌来说，腹会阴联合切除是标准而有效的治疗手段。其手术切除范围与直肠癌腹会阴联合切除相似。但肛管癌的淋巴转移途径有上方向、侧方向和下方向三个方向，其上方向的淋巴转移率较直肠癌为低，且多发生于左结肠动脉分支以下。但其侧方向的淋巴转移明显，且还有相当数量的下方向的腹股沟淋巴结转移。这种淋巴转移方式决定了肛管癌根治术与直肠癌根治术不可能完全相同。肛管癌的腹会阴联合切除术对上方向的淋巴清扫只清除到左结肠动脉分支以下即可，而对侧，同方向的淋巴清扫则必须彻底。对于下方向淋巴清扫首先要充分切除肛周的皮肤，至少要切除肛门周围 3 cm 以上的皮肤。一般前方应切至阴囊基部与皮肤交界处，女性为阴道口同与肛门之间的中点，若癌肿位于肛管前壁，应将阴道后壁一并切除。后方应切至尾骨，两侧切至坐骨结节内侧，皮下组织及坐骨直肠窝 1 cm 内脂肪也应充分切除。

肛管下方向的腹股沟淋巴结转移，由于腹股沟淋巴清扫术后常发生淋巴瘘、下肢水肿、下肢感染、会阴部肿胀等明显影响生活质量的并发症，因此一般不主张常规做腹股沟淋巴结清扫。对无明显淋巴结转移者，原发瘤治疗后对腹股沟淋巴结随诊即可，一般术后 6 个月内应每月检查 1 次，6 个月后至 2 年内应每 2 个月复查 1 次。对临床已有腹股沟淋巴结转移可疑的病例，局限的腹股沟淋巴结清除加术后放疗并不比扩大的髂腹股沟淋巴结清除效果差，但可明显降低下肢水肿等并发症。

2.放射治疗

20世纪70年代以前，放射治疗仅作为那些不能手术的晚期或复发后病例的姑息性治疗。自从 Nigro 等提出对于肛管鳞癌进行术前放疗同时行化疗的综合治疗方法后，对肛管癌的治疗观念发生了根本性的变化，肛管癌的治疗从以手术为主转变为放化疗结合的综合治疗。其优势在于可以保留肛门，提高患者的生活质量，而疗效与手术治疗是相似的。越来越多的放射治疗结果显示了其对肛管癌的良好疗效及其保留肛门功能方面的作用。对于 T_1、T_2 及较小的 T_3 期肿瘤，放疗治愈率较高，对于较大的肿瘤，采用放疗加手术的联合治疗方法可使部分病例达到根治目的。

3.化疗

肛管癌对化疗有一定敏感性。常用的化疗药物有 5-FU、丝裂霉素、博来霉素等。5-FU 作为放疗的增敏剂可明显延长无瘤生存期及远期生存率。5-FU 与丝裂霉素联合应用可减少单药的剂量而提高局部控制率及远期生存率。

4.放化疗联合治疗

放射治疗与化疗结合的方案可以获得满意的无病生存和总体生存率，被认为是肛管癌的标准治疗方案。目前在欧美，综合治疗作为肛管癌的治疗措施已经得到公认。对 T_1、N_0 的患者，NCCN 指南要求采用放射治疗（RT 50～59 Gy）±丝裂霉素（MMC）或 5-FU。对 $T_{2\sim4}$、N_0 或任何 T 淋巴结阳性的患者，主张采用丝裂霉素或 5-Fu＋放射治疗（RT 50～59 Gy），并包括腹股沟淋巴结的照射。

目前在美国被广泛接受的综合治疗方案是患者接受持续的盆部放疗，总剂量达到 45 Gy（其中 30 Gy 为全盆照射，15 Gy 为真骨盆照射），并且同时进行两个周期（第 1 周和第 5 周）的持续的 5-FU 输注（1 000 mg/m²，第 1～4 天），和单次的丝裂霉素（10 mg/m²，第 1 天）给药；如果在治疗结束 6 周以后没有达到完全缓解，患者接受为期 1 周的补充治疗，具体包括 1 个周期的化疗［持续的 5-Fu 输注，1 000 mg/m²，第1～4 天；单次给予顺铂（CDDP）10 mg/m²，第 2 天，同时进行 9 Gy 的原发肿瘤的照射］，在经过补充治疗后6周如果进行活检仍然存在残余病灶，则进行补救性手术。手术方式为腹会阴联合切除。

综合治疗可以同时进行或顺序进行。若顺序治疗，化疗先于放疗。有报道显示，顺序治疗的效果差于同时进行的效果，因此对于肛管癌的综合治疗多数是同时进行。需要强调的是，尽管同时进行综合治疗的患者施行补救性手术的机会较低，但是在这方面有随机性的前瞻性研究资料。对于某些存在高危因素的患者（如 T_4 期肿瘤），首先进行诱导化疗，然后同时进行放疗和化疗可能效果更好，这方面需要更加深入的研究。

（三）中西医结合治疗

目前中西医结合治疗本病的方法多是用中药配合放疗和（或）化疗，以减少放化疗的不良反应，增强机体免疫力。中药多以扶正培本为基本法则，在此基础上辨证论治。

（丁丽玲）

第四章

肝脏疾病

第一节　肝脏外伤

　　肝脏外伤是指由锐性或钝性暴力而引起的肝脏完整性被破坏,病理学可分类为被膜下破裂、中央型肝破裂和真性肝破裂。病因分为因锐性外力所致的开放性肝外伤和钝性暴力所致的闭合性肝外伤。肝外伤的临床表现因肝脏损伤的病理类型、损伤范围和严重程度而不同。最常见的为右上腹痛和腹膜刺激征,严重者会有休克表现。休克发生率及病情分级和肝外伤的严重性呈正相关。严重肝外伤导致肝内的大量血液和胆汁的混合液积聚在肝脏周围,可刺激膈肌,放射致右下胸及右肩痛。腹膜刺激征较胃穿孔等消化液直接刺激为轻。积血量大者可伴明显腹胀。肝脏外伤较轻者仅有局限性小的裂伤或肝被膜下破裂,患者症状局限,可仅表现为右上腹疼痛和不明显的压痛。

　　注意:肝右叶比肝左叶更易遭受外伤,平均高达4~7倍。以右膈顶部外伤最多见。肝内血肿若与胆道相通可致胆道出血,血肿的继发感染可出现肝脓肿,血肿压迫可致肝组织缺血坏死。

一、诊断要点

　　(一)病史与体检

　　(1)病史:①上腹痛为主,可伴有腹胀、恶心、呕吐。②往往有暴力或锐器直接或间接作用于胸腹部的外伤史。③不断加重的腹腔内出血和腹膜刺激征。注意:肝硬化及肝癌患者,仅需轻度外伤即可破裂。部分肝癌患者甚至出现自发性肝破裂。

　　(2)体格检查:①右上腹出现压痛、反跳痛,伴随局限性甚至全腹肌紧张。②被膜下的血肿可表现为右上腹胀痛、肝区包块、肝脏浊音区扩大。③积血量大者可有腹部移动性浊音和直肠刺激症状。④右上腹、右下胸或右腰部皮肤挫伤及右胸部第六肋以下骨折应考虑肝外伤。

　　(二)辅助检查

　　(1)腹部超声、超声造影:彩超可检查腹腔和腹膜后积血,显示肝脏被膜连续性破坏的部位和形态。发现可疑无回声区,有凝血块出现时显示异常高回声。超声造影能更清晰地显示肝脏创面,尤其通过静脉造影剂发现肝脏异常增强区可判断活动性出血的部位和出血量。注意:超声造影相较于超声更易检测出创面的活动性出血,可显著提高肝外伤的诊断率。

　　(2)诊断性腹腔穿刺术、腹腔穿刺灌洗术:诊断性腹腔穿刺术抽出不凝血证实腹腔内出血的正确率达80%以上,腹腔穿刺灌洗术的正确率几乎为100%。腹腔内出血是手术探查的重要指征。注意:腹腔穿刺术出血量少可能有假阴性的结果。一次结果阴性不能除外肝脏损伤可能,怀疑肝脏创伤者,需在不同位置及时间,重新穿刺检查。

　　(3)实验室检查:疾病早期可有白细胞计数、血清丙氨酸氨基转移酶(谷丙转氨酶)和天冬氨酸氨基转移酶(谷草转氨酶)升高。随病情加重,红细胞计数、血红蛋白和血细胞比容会逐渐下降。注意:血清谷丙转氨酶在肝中选择性浓缩,肝损伤后大量释放,所以肝外伤时谷丙转氨酶较谷草转氨酶更有诊断意义。怀疑腹腔内出血时需定期复查血常规,以免延误病情。

(4)X线检查:X线征象多为间接表现。肝创伤时可能显示肝区阴影增大,右侧膈肌升高,右侧胸腔积液,甚至右侧肋骨骨折。X线透视可见膈肌运动减弱。

(5)CT:肝脏被膜下破裂会在肝被膜与肝实质之间形成新月形或凸透镜形低密度区。中央型肝破裂显示肝实质内边缘模糊的异常低密度区。真性肝破裂可见肝脏一处或多处不规则线性低密度影。

(6)MRI:MRI能更精确地显示肝损伤程度。急性肝外伤 T_2WI 出现明显高信号,6～8 天后转变为血肿外缘高信号并逐渐向中心转变。注意:当血流动力学不稳定时,切忌苛求完善各种影像学检查而延误诊治。

(7)肝动脉造影:肝动脉造影既是检查手段又是治疗方法,必要时可及时栓塞外伤所致的出血动脉以控制出血。

(三)分级标准

较为通用的是美国创伤外科学会(AAST)的肝外伤分级标准,共分 6 级。

Ⅰ级:包膜下血肿,<10％表面积的非膨胀性血肿裂伤;包膜下涉及实质深度<1 cm 的撕裂。

Ⅱ级:包膜下血肿,占肝脏表面积 10％～50％的实质内血肿,直径<10 cm 的非膨胀性血肿;裂伤,包膜撕裂长度<10 cm,深度在 1～3 cm 之间。

Ⅲ级:包膜下血肿,大于肝脏 50％表面积的血肿或进行性扩张的膨胀性血肿;实质内血肿,直径>10 cm的血肿或膨胀性血肿;裂伤,实质裂伤深度>3 cm。

Ⅳ级:裂伤,实质裂伤累及 25％～75％肝叶,或在一肝叶中累及 1～3 个肝段。

Ⅴ级:裂伤,实质裂伤累及>75％肝叶,或在同一肝叶内累及 3 个以上肝段;血管,近肝静脉的损伤。

Ⅵ级:肝血管性撕脱伤。

(四)鉴别诊断

(1)胸腹壁挫伤:局限性的压痛,皮下淤血、血肿。做腹肌收缩动作时疼痛加重,屈身侧卧位时疼痛减轻。鉴别要点:胸腹壁挫裂症状往往更局限,病情变化波动小,少有全身症状,挫伤广泛时可有发热。

(2)脾脏破裂:左上腹腹痛为主,左上腹体征明显,腹式呼吸受限。鉴别要点:脾脏破裂可扪及左上腹固定包块,伴脾大的 Balance 征。

(3)小肠损伤:腹胀、腹痛症状明显,伴恶心、呕吐,腹膜刺激征强烈。创伤后肠鸣音消失。鉴别要点:小肠破裂时,诊断性腹腔穿刺可抽出肠液、胆汁以及食物残渣。

(4)结直肠损伤:腹膜内结肠破裂诊断性腹腔穿刺液呈粪便样液体,腹膜外结肠破裂者腰部压痛较腹部压痛更明显,影像学检查发现腹膜后积气及腰大肌阴影模糊。直肠损伤时直肠指诊指套染血。

(5)胰腺损伤:上腹部深入腹腔的损伤都要考虑。腹腔穿刺或腹腔灌洗液淀粉酶升高。彩超及 CT 方便证实。鉴别要点:胰腺损伤后血清淀粉酶测定缺乏特异性。

二、治疗

(一)非手术治疗

卧硬板床休息,加强腰背肌锻炼,辅以理疗、NSAIDS 类药物及牵引治疗。

非手术治疗指征包括以下几点。

(1)患者血流动力学稳定。

(2)患者神志清楚,无昏迷、休克。

(3)有影像学资料证实肝实质裂伤轻微或肝内血肿,无活动性出血。

(4)未合并其他需手术的腹内脏器损伤。

注意:血流动力学稳定且无腹膜刺激征的患者,无论损伤程度,应以保守治疗为主。

方法:绝对卧床休息,禁食,胃肠减压,预防性广谱抗生素应用(以减少形成肝脓肿和腹腔脓肿),定期监测肝功,定期腹部 CT 检查,选择性肝动脉造影。

(二)手术治疗

(1)适应证:①肝脏外伤休克患者;②积极补液治疗,血流动力学仍不稳定者;③创伤性肝血肿进行性增大者;④创伤性肝血肿并发感染者;⑤经观察,病情不好转甚至加重者。

(2)禁忌证:高龄体弱及血友病患者慎行手术治疗

(3)术前准备:①完善常规术前检查;②肝脏及腹部彩超或 CT 等影像学诊断依据;③迅速建立输液通道;④积极交叉配血并术中备血。

(4)手术方式:①单纯缝合术;②局部清创加大网膜填塞及缝合修补术;③筛网肝修补术;④肝动脉结扎术;⑤填塞法;⑥肝切除术;⑦肝移植术;⑧腹腔镜破裂修补术;

(5)手术常见并发症:①感染;②出血;③创伤性胆道出血;④胆漏⑤创伤性肝囊肿⑥肝肾综合征

(6)术后康复:①开腹手术术后 2~3 天可下地活动。②腹腔镜破裂修补患者,术后 1 天后可下地活动。③排气后即可拔除胃肠减压管;④术后第 1 天间断性夹闭尿管,患者有憋尿感后拔除尿管;⑤排气后即可进食,如无合并腹腔内其他脏器损伤,建议早期进食或肠内营养;⑥术后 1 个月可适当进行轻体力劳动。

三、健康教育

了解患者一般状况,把握患者心理动态,客观阐述病情,指导患者及家属配合。

因急诊入院,术前无充足时间详细指导,故术后应加强指导呼吸功能锻炼,重视消毒卫生重要性,练习有效排痰,加强活动及卧床指导,加强营养指导。

注意:尤其是钝性所致肝外伤,诊断难度较大,病死率高于开放性肝外伤,更要教促患者积极就诊。

四、转诊条件

(1)涉及医疗服务内容超出医疗机构核准登记的诊疗科目范围的。
(2)依据卫生健康委员会规定,基层医疗卫生机构不具备相关医疗技术临床应用资质或手术资质的。
(3)重大伤亡事件中伤情较重及急危重症,病情难以控制的。
(4)在基层医疗卫生机构就诊 3 次以上(含 3 次)仍不能明确诊断,需要进一步诊治的。
(5)病情复杂,医疗风险大、难以判断预后的。

(张建成)

第二节 肝囊肿

肝囊肿按其病因是否为寄生虫引起和多发或单发分为以下几种:①非寄生虫性孤立性肝囊肿;②非寄生虫性多发性肝囊肿,即多囊肝;③寄生虫性肝囊肿,即肝棘球蚴。

一、非寄生虫性孤立性肝囊肿

以往认为非寄生虫性孤立性肝囊肿发病率较低,如今随着腹部影像技术的不断发展和普及,肝囊肿发病率逐渐增加,无症状的肝囊肿并不少见,尸检检出率为 1%,B 超及 CT 检出率不同文献报道为 2.5%~4.75%,其中 61.2% 为单纯性肝囊肿,其中 92% 以上患者的年龄超过 40 岁,而 60 岁以上的发病率明显增加。女性更为常见,无症状患者女性与男性的比率为 1.5:1,有症状患者女性与男性的比例为 9:1。

(一)病因与病理

非寄生虫性孤立性肝囊肿的病因可分为先天性、肿瘤性、外伤性及炎症性 4 种,其中先天性多见,其他原因所致者均少见。囊肿又有单房与多房之分,以单房囊肿为多见。

先天性肝囊肿病因目前尚未完全清楚,多数学者认为在胚胎发育时局部胆管或淋巴管因炎症上皮增生阻塞,导致管腔内容物潴留,逐渐形成囊肿。肿瘤性囊肿主要包括囊腺瘤和囊腺癌。外伤性囊肿为肝挫伤后肝实质产生血肿,血肿液化坏死后形成一假性囊肿,囊肿壁无上皮内衬。炎症性肝囊肿为肝内胆管多发结石阻塞或炎症狭窄梗阻,在梗阻以上或两段梗阻之间的胆管囊性扩张,乃肝内结石的并发症。后两种均系假性囊肿,治疗方法亦不同,在诊断时需加以鉴别。

非寄生虫性孤立性肝囊肿多发生于肝右叶。囊肿的大小差异很大,囊内为浆液,不与胆管想通,所含液体由数毫升至十余升。此种囊肿发生于肝实质内,较大囊肿突出于肝表面。囊肿突出肝脏部分的表面为肝脏腹膜所覆盖,表面光滑呈圆形或椭圆形,有少数囊肿与肝脏脏面相连呈悬垂状。囊壁内衬以柱状或立方上皮,外层为纤维组织。周围肝组织因受压而发生萎缩变性。囊内液体多为清亮透明,不含胆汁;若肝囊肿曾经合并囊内出血、感染等并发症,囊液可变为棕褐色混浊液。

(二)临床表现

本病虽多为先天原因,中年女性多见,因需相当长时间囊内液体才能达到足够数量。

大多数非寄生虫性孤立性肝囊肿是无症状的。多为无意中或查体时被医师发现右肋缘下或上腹有一肿物。较大囊肿可能出现压迫症状,如压迫胃肠道可出现饭后上腹不适,向上压迫胸腔可能有气短,不能平卧等。囊肿压迫下腔静脉可引起双下肢水肿,压迫门静脉可导致门静脉高压症,囊肿压迫胆管引起黄疸。囊肿若发生出血、继发感染可有上腹痛及发热等。

查体可发现在上腹或右上腹可触及一无痛性肿块,随呼吸移动,表面光滑有韧性或囊性;有时可触及肝边缘,因囊肿将肝向下推移所致。化验室检查无异常,肝功能试验一般为正常。

(三)影像学检查

1.B超

B超是最简单而准确的诊断方法,典型表现为肝内单个或多发圆形边界清楚的无回声区,壁薄且光滑。它可明确囊肿的部位、大小、并可与肝、腹腔囊肿,肝棘球囊肿等相鉴别。其敏感性和特异性均超过90%以上,是首选的诊断方法。

2.CT

CT平扫单纯性肝囊肿呈单发或多发低密度影像,边缘光滑锐利,其CT值范围在 $10\sim15$ HU,增强后扫描肝囊肿不强化。如发现囊肿分隔多腔或囊腔内有乳头状突起,并有强化时,应考虑囊腺瘤或囊腺癌的可能。

3.MRI

肝囊肿具有很长的 T_1 和 T_2 弛豫时间,在 T_1 加权图像上较大肝囊肿一般呈极低信号区,信号强度均匀,边界清楚锐利,T_2 加权图像上,肝囊肿呈均匀高信号,边界清楚。

(四)治疗

本病发展缓慢,绝大多数单纯性肝囊肿保持无症状,较小囊肿可用B超检查定期观察。较大囊肿因能压迫邻近肝组织导致萎缩,具有压迫症状或感染、出血等并发症时,以手术治疗为宜。

1.手术方法

包括开腹或腹腔镜下手术。随着腹腔镜技术的日益成熟,具有微创、恢复快、复发率低等优点,目前已被广泛应用于有症状的单纯性肝囊肿的治疗。①囊肿切除术:囊肿多与正常肝组织之间有较清楚的界限,能较容易地从肝脏解剖出来将囊肿完全切除,将肝断面缝合;适于单纯性肝囊肿诊断不够明确、不能排除胆管囊腺瘤(癌)以及合并感染出血等情况患者。②肝叶切除术:囊肿如位于左外侧叶可将左外侧叶与囊肿一并切除;因肝叶切除手术风险较高尤其适于考虑囊腺瘤或囊腺癌患者。③囊肿开窗术:适用于较表浅的囊肿。如囊肿与周围肝组织粘连紧密不易分离,或囊肿位置接近肝门或第2肝门处可将囊肿壁剪开,吸尽囊内容,再用甲醛溶液涂布在囊内壁,破坏囊内壁上皮,用生理盐水洗净后,放粗硅胶管于囊腔内引流,以后囊壁受腹腔内脏器压迫自然闭合,引流管无分泌物后拔除。肝囊肿开窗术中应尽量选择低位、无肝实质的囊壁处,尽量切除多一些囊壁(>1/3);应先穿刺抽液确认不含胆汁后才能实施;囊壁应以氩氦刀、电凝等破坏内皮细胞,消除其分泌功能。

2.B超、CT定位引导经皮穿刺注射硬化剂治疗肝囊肿

B超、CT定位引导经皮穿刺注射硬化剂治疗肝囊肿在很多单位已经成为常规治疗方法,是经B超、CT定位引导经皮穿刺至囊腔,将囊内液体抽吸后注入无水乙醇,方法简便,尤其在彩色多普勒超声显像,更具有优越性,因囊内分隔,产生大量强回声干扰,往往影响辨别针尖位置,彩色多普勒超声波显像则可克服这一不足,而且还可以避开(血管及重要脏器结构,降低出血等严重并发症发生机会。该方法具有创伤小、恢复快、简便易行等优点。缺点是治疗后肝囊肿复发率仍较高,反复治疗有并发感染可能,尤其是对巨大肝囊肿。囊液内含有胆汁疑与胆道相通者则不适于此方法治疗;合并感染或压迫胆道引起黄疸患者,可先穿刺减压,病情明确后再进一步处理。

二、非寄生虫性多发性肝囊肿

非寄生虫性多发性肝囊肿又叫多囊肝或肝囊性病。本病为先天性原因,多囊肝是一种常染色体显性遗传病。目前已知与多囊肝相关基因包括:独立型多囊肝基因PRCKSH、SEC63,多囊肾病基因有PKD1与PKD2。多囊肝好发于女性。因肝内管道系统的连接异常,在肝内形成无数的潴留性囊肿。管道畸形主要为淋巴管异常,囊内液体为淋巴性。

(一)临床表现

患者多无黄疸,此与先天性肝内胆管闭锁不同。本病有时合并其他脏器的多发性囊肿,如肾、胰、肺、脾等。本病与单发囊肿相似,出现症状多在中年以后。首先出现的症状是上腹及右肋下肿块,不痛,除囊肿很大能出现压迫症状外无其他异常。随着病情进展,肝内囊肿不断增大、增多,患者逐渐出现加重的腹胀、餐后饱胀、食欲缺乏、恶心甚至呕吐,可扪及上腹部包块;囊肿压迫胆管可引起黄疸;压迫下腔静脉时,患者可出现下肢水肿等症状;晚期可引起肝衰竭。

(二)影像学检查

B超和CT检查可见到肝内有无数大小不等的囊肿,囊肿彼此相连,多呈簇状分布,多房融合成分隔,之间多无正常肝组织,囊肿所占肝体积50%以上。

(三)分型

Gigot等于1997年提出根据CT扫描所显示的肝内囊肿数目、大小及剩余肝实质量将多囊肝分为以下3型:①Ⅰ型是指肝内有数目<10个的大囊肿(直径>10 cm);②Ⅱ型是指肝内弥漫分布多发、中等大小的囊肿,数目>10个,但还剩余较多量正常的肝实质;③Ⅲ型是指肝内弥漫分布多发、小至中等大小的囊肿,且仅剩余少量正常的肝实质。

(四)治疗

本病的最后转归为多为囊肿压迫肝组织萎缩最后导致肝功能不全,外科手术不能得到根治。超声引导肝囊肿穿刺抽液、硬化剂注射治疗,起到暂时缓解症状的目的。对囊肿较大有压迫症状者可做开腹或腹腔镜手术,对大囊肿逐一做开窗术,以后囊内液体溢至腹腔内可通过腹膜吸收,能达到延缓病程和解除压迫的作用。可用于GigotⅠ型、部分Ⅱ型的多囊肝患者,为暂时姑息治疗。开腹或腹腔镜下肝囊肿切除术,适用于肝功能好、至少有部分肝脏没有明显病变的GigotⅡ型、Ⅲ型的多囊肝患者;多囊肝有肝功能不全的威胁,不合并其他器官多囊性变者,是肝移植的适应证。合并多囊肾导致肾功能不全的必要时可行肝肾联合移植术。

三、寄生虫性肝囊肿

寄生虫性肝囊肿主要指肝棘球蚴病,又称肝包虫病。棘球蚴病70%发生于肝脏;约20%发生于肺部;发于心、脑、肾脏、眼眶、骨髓腔者约占10%。肝棘球蚴病包括囊型与泡型两类:大多数为囊型棘球蚴病,即细粒棘球绦虫的蚴侵入肝脏引起的单房型棘球蚴病;少部分为多房型棘球绦虫的蚴引起的多房型棘球

蚴病,即泡型棘球蚴病。本病在世界范围内均有流行,为畜牧区常见病,好发地区包括中亚、我国西北和西南地区、俄罗斯、澳洲、南美、地中海区域、中东及非洲等地。近年随着旅游贸易发展,频繁的人口流动等影响,分布更加广泛,使该病逐渐成为全球性公共卫生问题。

（一）病因与病理

棘球蚴病是由棘球属虫种的幼虫所致的疾病。目前被公认的致病虫种有细粒棘球绦虫、多房棘球绦虫、伏氏棘球绦虫、少节棘球绦虫。其形态、宿主和分布地区略有不同,我国主要以细粒棘球绦虫最为常见,少部分为多房棘球绦虫。

细粒棘球绦虫终末宿主是犬、羊、猪、牛以及人为其中间宿主。主要感染途径为与犬的密切接触。成虫长数厘米,具有头节、颈、一个未成熟体节、一个已成熟体节与一个妊娠体节。成虫寄生于犬小肠,妊娠体节破溃后,虫卵随粪便排出、常附着于犬的皮毛。与犬接触的人类容易经口直接感染,或通过人畜共饮水源间接感染。虫卵经小肠孵化后进入门静脉,70％在肝脏中被滤出,形成囊肿,其余可能透过肝脏侵入,发于肺、心、脑、肾脏、眼眶、骨髓等处。细粒棘球绦虫引起的囊型棘球蚴病多为囊球形、充满无色囊液的单房型囊肿。囊壁分为内囊与外囊,内囊分为内外两层,内层为白色具有弹性的生发层,外层为非上皮细胞化的角皮层。这种寄生虫性囊肿逐渐生长,导致宿主组织异物反应,遂包裹空囊周围形成很厚的纤维组织层,也就是外囊。

囊内充满无色液体,上层漂浮着大量带蒂、有生殖细胞的子囊与头节,称为囊沙,子囊由生发层生出,子囊又生出头节。囊液内营养成分被子囊与头节消耗,导致虫体死亡,囊壁钙化。囊液也含有毒素,使宿主产生变态反应。包虫囊生长缓慢,病程较长,临床多见囊肿小至 200～500 mL,大至超过 10 000 mL。随着囊肿生长,囊壁可能破裂,头节排出至周围组织形成继发性囊肿,此外还经常会形成囊内分隔及母囊周围的囊肿。

关于细粒棘球绦虫病的免疫反应机制已经有大量研究,早期囊肿发展过程中,细胞免疫主要涉及巨噬细胞、中性粒细胞及嗜酸性粒细胞,感染早期的 IgE,IgG2 与 IgG4 水平显著增高,IgE 水平增高与变态反应相关,会引起包括皮肤瘙痒、荨麻疹、过敏性休克等症状。细粒棘球绦虫病还可以诱导 TH_1 与 TH_2 反应,TH_1 细胞因子,尤其 IFN-γ 是水平升高;而 TH_2 细胞因子,例如 IL-4,IL-5 与 IL-6 水平也显示升高。但是通常来说,TH_1 与 TH_2 反应是互相抑制的,因此二者为何均被诱导机制尚不明确。而在患者经过化疗、外科手术后,TH_2 反应迅速下降,TH_1 反应占据主要地位。

（二）临床表现

1.症状与体征

本病多见于畜牧区居民,患者常有多年病史,男性居多。因为囊肿生长缓慢,在肝脏内直径每年大概生长 1～5 mm,所以大多患者早期没有症状,逐渐长大则可能产生各种压迫感,具体症状与囊肿的大小、数目、位置及周围器官组织有关。例如位于肝上部的囊肿,因横膈上抬可能影响呼吸,而位于肝下部囊肿则可能压迫胆道、胃肠道、门静脉而相应引起黄疸、胆囊增大、恶心、呕吐、门脉高压症等表现。

囊肿破裂除了可能引起变态反应外,还会导致继发性囊肿。如果破裂入胆道引起剧烈胆绞痛和黄疸,破入腹腔引起剧烈腹痛和腹膜炎,破入胸腔引起胸膜炎或支气管瘘或支气管-胆管瘘。5％～40％患者的囊肿会出现感染并发展为肝脓肿。有部分学者统计胆道穿孔发生率在 90％以上。此外还会出现荨麻疹、皮肤瘙痒、呼吸困难、咳嗽、发绀等现象,晚期患者可有贫血、消瘦、乏力等表现。

2.实验室检查

血常规嗜酸性粒细胞计数增多,若囊肿破入消化道,则粪便或呕吐物中可能发现虫卵。包虫囊液皮内试验具有简单、易行、阳性率高（90％～95％）等优点。间接血凝试验可显示包虫囊液或膜的特异性 IgM 抗体,阳性率为89％,敏感性与特异性较高,交叉反应少,假阳性率低,目前已经广泛应用。Weiberg 补体结合试验阳性率为80％～90％,缺点为囊肿切除后半年左右时间或棘球蚴死亡时,该实验结果可靠性较差。

（三）影像学检查

1.B超检查

超声检查简单便宜,敏感性比较高,但特异性稍差,浆液性良性囊肿、脓肿、肿瘤可能会显示出相似影像。因此可作为对疫区筛查及术后检测的首选手段。根据发育阶段的不同,可将肝包虫囊肿分为五型:①Ⅰ型,单纯囊液积聚;②Ⅱ型,Ⅰ型伴有囊壁分裂;③Ⅲ型,Ⅰ型伴有囊内分隔;④Ⅳ型,囊内杂乱回声;⑤Ⅴ型,囊壁增厚。声像图为囊肿壁呈内外双层结构,囊腔一般为无回声区。若内囊破裂,可见囊液中弯曲折叠的回声带,形似"水百合花"形,液性暗区充于内外囊间,塌陷或浮动于囊液中的内囊壁;单纯型囊壁底部可见细小光点堆积(棘球蚴砂),改变体位可移动,一个大的囊腔内,可出现大小不一、数目不等的圆形或椭圆形小囊,此为(棘球蚴病特有的囊中囊征象);囊壁呈强回声甚至"蛋壳样"改变提示为钙化。

2.CT

CT可对囊肿进行准确定位,泡球蚴型肝棘球蚴病CT下无明显界限,常呈类实质斑块状,其内可见弥散分布的点状、斑片状钙化影及病灶内坏死腔呈岩洞样改变。若囊肿破入胆管,则CT显示肝内胆管扩张,肝实质内树枝状低密度影,胆总管内可显示"串球"样低密度影。若囊肿破裂,则内囊分离形成双层囊壁"双边征"内囊。

3.MRI

T_1加权图像上呈单发或多发,圆形或卵圆形低密度影,边界清晰。T_2加权图像上呈高信号,母囊信号强度高于子囊。MRI检查具有比CT更好的特异性,该检查能够更好地显示囊肿的形态与密度。在对泡型棘球蚴病的影像学评估中,MRI也能更好地显示其相对于CT的优越性。

（四）诊断

肝棘球蚴病的诊断一般根据有无疫区生活史,有上腹部囊性肿块,病程较久而健康状况可者,应怀疑肝棘球蚴病。结合包虫抗体实验和影像学诊断即可诊断肝棘球蚴病。在鉴别诊断中,需注意囊肿合并感染者往往诊断为肝脓肿而忽视肝棘球蚴病,若囊肿破入胆道后子囊与碎屑堵塞胆道时,可误诊为胆石症,以上情况需结合病史参考。

（五）治疗

肝棘球蚴病的治疗目的包括:①彻底清除寄生虫;②阻止复发;③降低病死率及发病率。因此要对患者的病情进行准确评估。包括囊肿的数量、大小、部位、囊肿胆管是否相通等,此外还要考虑患者的身体条件以及外科与介入科医师技能熟练度。

肝囊型棘球蚴病的治疗方法主要有三种:药物治疗、手术(开腹或腹腔镜)治疗与穿刺治疗。手术仍被认为是治疗肝棘球蚴病最有效的方法,也是唯一有望根治肝棘球蚴病的治疗方法。

1.穿刺治疗

当患者已经不能耐受手术,且包虫侵犯多个器官,又伴有感染,可以采用经皮穿刺囊肿引流缓解症状;对于泡型肝包虫无法根治性切除,又不具备做肝移植的条件但又造成胆道梗阻者,可以行PTCD缓解症状。

2.手术治疗

手术方法:包括非根治性手术与根治性手术。

(1)非根治性手术:①内囊摘除术与外囊部分切除术,切口一般选择在上腹包块隆起较显著处,充分显露病变部位后,先用过氧化氢溶液(或10%甲醛溶液)纱布垫在包虫周围,避免在手术操作过程中囊液外流导致过敏性休克。用包虫穿刺针穿刺包虫囊腔,并用吸引器连接于穿刺针将其囊液吸出,将囊壁切开取出内囊,然后用过氧化氢溶液(双氧水)反复冲洗包虫囊腔并擦洗囊壁,注意有无胆汁,缝合囊壁内的毛细胆管,将大网膜填入以消灭残腔,可在残腔内放置孔胶管一根穿于体外,术后引流管内无明显引流物,夹闭引流管2天左右若患者无明显不适即可拔管。该术式简单安全,但因残留部分外囊,故复发率高;且易发生胆漏。②肝脏部分切除术,其优势在于切除病灶彻底,没有残腔的产生。适用于局部多发病灶和大病灶,包虫囊壁厚,合并囊内感染或者囊壁并发其他病症,能够耐受此手术患者均可行肝脏部分切除术。治疗囊型棘球蚴病时,相对于保守的手术,积极的肝切除术应该是优先被考虑的。病灶巨大,剩余肝脏不能够代偿者,是该手术的禁忌。③姑息切除术,该法是针对晚期复杂的泡型肝棘球蚴病,包虫已侵犯重要血管或胆道系统,造成胆道梗阻或静脉回流障碍,患者又不具备做肝脏移植的条件,通过切除大部分病灶后再配合药物治疗,使患者的症状得到缓解,甚至临床症状消失。目前通过观察,做姑息切除的患者生存时间和生活质量并不低做肝脏移植的受体,但姑息切除患者的治疗费用要远远低于肝脏移植所需要的巨额费用。

(2)根治性手术:肝切除术为根治性方法,囊性和泡型均适用。由于肝泡状棘球蚴病行为方式类似慢性生长的肝癌,故又称虫癌,自1985年起肝移植被广泛应用于治疗该病,Koch等报道5年生存率为71%,无复发的6年生存率可达58%,肝棘球蚴病外科处理失败或多次手术导致肝衰竭者也可考虑行肝移植术。

3.药物治疗

在肝脏广泛受损,高龄孕妇,存在其他合并症,难以手术的复杂囊肿,部分稳定或已经钙化的囊肿以及患者拒绝手术的情况下,可以考虑药物治疗。苯并咪唑的复合衍生药物,阿苯达唑(albendazole,ALB)和甲苯达唑(mebendazole,MZB)已经被7个随机对照临床试验所研究。从1984年到1986年,世界卫生组织在欧洲进行了2个多中心研究,比较ALB与MBZ,发现两者的临床疗效相似,但MBZ需要更高的剂量,且疗程不固定。Franchi等的随机对照临床试验结果提示ALB的临床疗效优于MBZ。在一篇系统评价中,我们可以认为ALB优于安慰剂,该药可以使疗程缩短,在口服3个月的疗效后,通过影像学观察囊肿减小程度,发现具有更好的疗效与治愈率。当然,已经发表的7篇文献中,有5篇认为单独应用ALB治疗肝棘球蚴病,治愈率不到60%。而联合手术治疗,则治愈率大于90%,因此可以认为,苯并咪唑衍生物单独应用无法消除病灶。ALB剂型分乳剂、胶囊和片剂等,一般乳剂效果好于片剂和胶囊。

(张建成)

第三节 布-加综合征

布-加综合征(Budd-Chiari syndrome,BCS)是由肝静脉(HV)和(或)其开口以上段下腔静脉(IVC)阻塞性病变引起的不伴或伴有下腔静脉高压为特点的一种肝后性门脉高压症。最早由Budd和Chiari提出,Budd首先报道了3例肝静脉血栓形成,后Chiari描述了肝静脉开口处的原发性闭塞。故后人将此征称Budd-Chiari综合征。Okuda等从历史背景、临床病理学表现、流行病学、病因学方面比较了下腔静脉闭塞症和BCS的不同。认为IVC阻塞与经典的BCS应分开,建议废弃布-加综合征这一名称而代之以可以包括阻断部位、病理形态及病因学的新命名。

一、病因、病理及病理生理

(一)病因学

布-加综合征的病因复杂多样,30%～40%可发现其基础病变,为继发性BCS;大部分患者原发于HV/IVC局部的病变,为原发性BCS。

继发BCS病因为外在压迫或机械性阻塞导致肝静脉和(或)下腔静脉的阻塞,包括肿瘤、包虫囊肿、外伤血肿、大结节、阿米巴脓肿、纤维粘连带的压迫。

原发性BCS的病因包括先天性发育异常、血栓形成、免疫紊乱、中毒、感染等。

1.先天发育异常

肝段下腔静脉由卵黄静脉的近心段及肝内部分血窦融合而成。在融合过程中有的窦壁或小静脉壁未消失,随着胚胎的发育逐渐形成膜状结构。下腔静脉瓣通常为半月状内膜皱襞,若胚胎期某些因素致畸而形成筛状瓣,或 Chiari 网的网眼过小,形成近似膜状结构,附壁血栓机化使下腔静脉狭细。因先天性发育异常者发病早,最早者 2.5 岁。

2.血栓形成

易发生血栓性疾病(红斑狼疮、口服避孕药、原发性骨髓增生症、红细胞增多症、阵发性夜间血红蛋白尿、妊娠、高凝状态、结缔组织病和感染等)的患者,发生下腔静脉和肝静脉血栓形成。血栓机化形成膜,机化的大小决定膜的厚薄。血栓易发生于下腔静脉肝段的原因,与横膈的呼吸运动损伤血管的内膜有关,另外肝静脉和下腔静脉连接时成直角,血流漩涡正发生于这段,咳嗽可加重这种机械性损伤。

另外,免疫功能紊乱、某些毒物中毒、腹腔内的感染可导致本综合征。

很长时间以来,人们就已经认识到,BCS 发病的易感因素、解剖学类型在东西方国家间有很大差异,列举了这些不同之处。腔静脉的膜性闭塞在西方很罕见,但在中国、日本、印度这些东方国家以及南非却很常见。在西方,单纯的肝静脉主干血栓形成比 IVC 血栓形成或者闭塞要常见得多,而在印度、中国和日本,IVC 闭塞则远多于单纯性肝静脉闭塞。在北美,急性 BCS 多发,慢性 BCS 则较少见;而在东方可以观察到相反的情况。在西方,妊娠期和产褥期很少发生 BCS,而在印度,妊娠是 BCS 的主要诱发因素。感染性疾病的发生率也有相似的差异性,比如阿米巴肝脓肿,这种病在西方很罕见,但却经常见于来自印度的关于 BCS 的报道。此外,在普遍服用避孕药的美国,BCS 的发生经常与服用这类药物相关,而在东方国家中这种病例少见,因为这些国家的女性服用避孕药的要少得多。

(二)流行病学

本病以男性患者多见,男女之比约为 2∶1,发病的高峰年龄为 20~40 岁。日本 1990 年的调查显示,BCS 患病率为 214/10 万,每年约有 20 例新病例被发现。国内尚无有关 BCS 的详细流行病学调查资料,但北方报道的病例略多于南方。

(三)病理

分为急性期和慢性期。BCS 的急性期病理表现为:病变的血管壁充血、水肿、急性炎性细胞浸润,如为感染所致,可发现相应的病原菌;肝脏明显肿大,呈暗红色,肝损害常不均匀,可累及一支或多支肝静脉,受累区肝坏死明显,镜下主要表现在中央小叶萎缩、出血性坏死,肝窦扩张。BCS 的慢性期病理表现为:病变的下腔静脉壁及隔膜有纤维组织增生;肝变小、变硬,外形不规则,尾叶明显增大。中央小叶纤维化最显著,纤维索条从中央瘢痕区向外呈现网状扩展,窦旁纤维使得肝窦扩张,小叶中央静脉内可见栓塞;小叶间纤维组织增生,周围肝细胞再生显著时形成假小叶,最终导致肝硬化。

(四)病理生理

布-加综合征的主要病理生理因素为肝静脉回流受阻、肝静脉压力明显升高造成肝中央静脉和肝静脉窦扩张、淤血,进而导致门静脉高压。如果累及下腔静脉则产生下腔静脉高压。血流不断通过肝动脉和门静脉进入肝脏,而肝静脉血又不能回流入右心,必然引起门静脉压力不断升高,在肝静脉血无出路的情况下,血浆流入肝淋巴间隙,导致超负荷的肝淋巴液通过肝纤维囊漏入腹腔,形成顽固的、难以消退的腹水。由于肝脏充血、压力增高,导致肝和脾脏肿大,食管和胃底静脉曲张等门静脉系统压力增高的表现。同时,小肠静脉淤血,引起消化不良。此时如肝静脉回流得以解决,病变便可回逆。若此种病理状态不予解决,日久后纤维组织不断增生,最终也可继发肝硬化,少数可形成肝癌。下腔静脉阻塞不仅引起双下肢、会阴部肿胀和胸腹、腰背部静脉曲张,尚可致肾静脉回流受阻,并导致肾功能不全。由于血液淤滞在下半躯体,回心血量明显减少,心脏缩小。因心排血量减少,患者常有心悸,甚至轻微活动即可引起心慌、气短等心功能不全症状。

肝静脉的流出道梗阻可出现病理性的侧支通路,包括体循环、门-体循环、肝内通路,下腔静脉阻塞后自下肢和盆腔的血流经侧支血管回流到右心房,其较常见的途径有:①经髂总静脉→腰升静脉→奇静脉、半奇静脉→右心,这是最常见的途径;②输尿管静脉丛→左卵巢静脉或左精索静脉→左肾静脉、腰静脉、腰升静脉→半奇静脉→右心;③髂外静脉→腹壁下静脉、腹壁上静脉与乳内静脉的吻合支→锁骨下静脉→上腔静脉→右心;④髂静脉回旋支→腹壁浅静脉→胸外静脉→腋静脉;⑤髂内静脉→直肠静脉丛→肠系膜下静脉→脾静脉→门静脉；⑥脐旁静脉→肝静脉。

二、诊断与鉴别诊断

(一)诊断

1.临床表现

(1)急性 BCS 的表现：患者起病突然，腹痛、腹胀较重，部分患者出现发热。随即出现肝大、腹水、下肢水肿、腹壁静脉曲张、尿少、程度不同的肝脏损害。严重者出现休克或肝衰竭，短期内死亡，部分患者经治疗后转为慢性期。

(2)慢性 BCS 的表现：①肝静脉血液回流障碍，患者出现乏力、腹胀、食欲下降、恶心甚至呕吐，部分患者出现肝区或脐周的疼痛，以胀痛或钝痛为主。体检发现肝脏肿大，部分患者脾脏肿大，腹水严重者腹部膨隆，不能平卧，生活不能自理。少数患者出现胸腔积液，门脉高压、食管、胃底静脉曲张破裂可致消化道出血。②下腔静脉血液回流受阻，患者出现下肢酸胀感、水肿，严重者出现全下肢、会阴部及腹壁水肿。患者下肢皮肤出现色素沉着，甚至形成溃疡。患者胸腹壁及腰背部皮下浅静脉扩张、迂曲，血流自下向上流，部分患者出现下肢静脉曲张，少数患者出现精索静脉曲张。③回心血流量不足的表现，患者可出现心慌、气短、头晕，并有尿少、尿色加深，这些症状多见于腹水量多、下肢水肿明显者。

(3)继发性 BCS 的患者还有原发疾病的临床表现。单纯的肝静脉阻塞者，以门静脉高压症状为主，合并下腔静脉阻塞者，则同时出现门静脉高压和下腔静脉阻塞综合征的症状。下腔静脉阻塞后，侧支循环建立，胸、腹壁及腰背部静脉扩张和曲张，以部分代偿下腔静脉的回流。腰背部静脉曲张和血流向上的下腹壁静脉曲张不是单纯门脉高压症所能引起，而恰恰提示下腔静脉阻塞性病变。晚期患者由于腹水严重，为减轻症状而反复腹腔穿刺行腹腔减压，蛋白不断丢失，最后死于严重营养不良、食管曲张静脉破裂的消化道大出血，或肝、肾衰竭。有门静脉高压表现并伴有胸、腹壁，特别是背部、腰部及双侧下肢静脉曲张者，应高度怀疑为布-加综合征。

2.实验室检查

(1)血、尿常规及有关血液检查：由于脾大、消化道出血和缺铁等因素，20％～40％的患者贫血、白细胞和血小板降低，少数患者出现不同程度的蛋白尿。肝功能多为轻度异常，少数患者肝功能障碍严重。血液系统疾病、免疫功能紊乱的患者血液学检查可表现出其原发病的特征。

(2)腹水检查：多为漏出液，呈淡黄色，少数可呈乳糜性腹水、血性腹水。40％患者腹水黏蛋白试验阳性。腹水细胞多正常，少数腹水白细胞达$(2.5～5.0)×10^9/L$。腹水蛋白含量 10～60 g/L，平均 32.1 g/L，糖和氯化物正常。合并腹腔感染时，呈渗出性腹水的特征。

(3)肝穿活检：病理活检可见红色斑点状的静脉区与苍白的门管区相区别，镜下见小叶中央区肝静脉周围有充血及血窦扩张，有的中心静脉周围肝细胞坏死，慢性病例肝细胞索中的肝细胞被红细胞取代是本综合征的特征性改变，晚期形成肝硬化时也见肝血窦扩张。

3.影像学检查

(1)B 超：是简单、可靠、方便的无创性筛选手段。诊断准确率达 90％以上。B 超也可在健康检查时发现早期布-加综合征，是诊断布-加综合征的首选方法。使用二维超声观察肝静脉是否通畅，注意其管径、走向、有无交通支和血栓；测量肝静脉宽度；观察有无副肝静脉，并测量其管径；检查肝后段下腔静脉入房处有无狭窄膜状物或血栓。再进一步使用彩色多普勒血流显像(CDFI)及彩色多普勒能量图(CDE)观察肝静脉血流方向、流速及频谱形态，鉴别是狭窄还是闭塞；用同样方法观察下腔静脉及副肝静脉血流速度和频谱形态。超声多普勒表现有：①肝静脉内无血流或逆向血流，肝静脉部分或全部不显示，肝静脉与下腔静脉连续中断；②门静脉有向肝血流或离肝血流或无血流，腔内血栓；③下腔静脉腔内无血流或逆向血流或缓慢血流或双向平行血流。血栓、尾叶增生压迫下腔静脉，非尾状叶所致的长段下腔静脉受压，严重局限性狭窄伴网状改变。结合超声与 DSA 表现，针对介入治疗的需要，根据阻塞部位、形态，B 超将 BCS 分为下腔静脉膜型、下腔静脉节段型、肝静脉型和混合型。彩色多普勒超声检查方便快捷、价廉无创，术后的患者可不定期随访观察疗效,诊断布-加综合征已得到临床肯定。尤其是血管内放置支架者,超声不仅能清楚显示支架的形态、管径、内部回声,还可以观察支架内及两端血管内的血流状况。而 MRI 常因金属支架被列为禁忌,CT 又会因金属伪影影响观察。目前布-加综合征术后观察疗效的首选检查方法仍为超声。

(2)血管造影:诊断本病的最好方法为下腔静脉造影。采用 Seldinger 技术经股静脉插管,将导管经导丝导入下腔静脉,在高压注射器注射造影剂的同时施行连续摄片。也可同时经颈静脉或贵要静脉途径,插入另一导管经上腔静脉和右心房导入下腔静脉上端。两根导管同时注入造影剂,以便清楚地显示病变的部位、梗阻的程度、类型及范围,对治疗具有指导意义。经皮肝穿刺行肝静脉造影,可显示肝静脉有无阻塞,除具有上述方法同样的意义外,在适当病例,可作扩张和支架治疗,还可帮助预测手术效果及预后。

(3)CT 表现:BCS 的 CT 表现取决于肝静脉流出道阻塞的发病急缓、时间的长短和阻塞的部位。急性 BCS 肝脏增大,由于肝实质明显充血,平扫肝脏呈弥漫性低密度改变。增强扫描肝门附近的肝实质呈斑片状强化,而周边部的肝组织则强化不明显。①在亚急性期或慢性期,肝脏缩小,边缘呈结节状,但尾叶往往增大,因为尾叶的血流直接通过多条小静脉回流到下腔静脉,而不受大的肝静脉阻塞的影响。平扫时在肝脏的周边部或萎缩的肝叶由于局部肝组织的坏死或纤维化常可见到斑片状、楔形、不规则形低密度影。增强扫描在肝脏的中央部分出现斑片状强化,周边部呈低密度,延迟扫描时密度逐渐趋于均匀,整个肝脏呈等密度改变,被认为是 BCS 的较为特征性的 CT 表现。肝尾叶往往表现为均匀强化。慢性 BCS 的肝内可出现良性再生结节和肝癌,前者常为多发,而且直径较小,CT 平扫呈高密度影,增强扫描时结节强化明显。②增强后肝静脉不显示是一个重要征象,以肝右静脉多见;肝静脉和下腔静脉之间的连续性中断,以肝左静脉和肝中静脉多见。有时可以直接显示静脉内的栓塞呈低密度影,管腔周围有强化边。当肝静脉内充填有低密度的栓塞时,常伴有肝脏弥漫性低密度改变。下腔静脉内有血栓时则见管腔内低密度的充盈缺损,增强扫描时更为明显。③肝内的侧支血管有两种形式,通过包膜下血管与体循环相交通,阻塞的肝静脉与未阻塞的肝静脉之间交通。侧支血管表现为"逗号"样或迂曲粗大的血管影,走行无规律。肝外侧支血管的出现率达 95%,CT 常可显示的肝外侧支循环有:左肾静脉→半奇静脉通路;腰升静脉→奇静脉通路;腹壁浅静脉通路;膈下静脉→心膈周围侧支血管;副肝静脉。奇静脉和半奇静脉扩张常见,常被误认为主动脉旁肿块或肿大的淋巴管。腹壁静脉曲张在增强扫描时明显,在 CT 图像上腹壁下静脉分布于腹壁内侧,腹壁浅静脉分布于腹壁后外侧。心膈周围静脉可表现为左心膈角处血管性肿块,沿着左心室的左缘上升。当肝静脉阻塞时部分患者通过右下肝静脉(副肝静脉)代偿,使得肝的静脉血流回流到下腔静脉,表现为肝右叶的下份有粗大的血管与下腔静脉的右侧壁相连接。肝炎后肝硬化的侧支血管常出现在肝外,主要表现为门体循环通路,而 BCS 则在肝内和肝外都能显示侧支血管,是 BCS 与肝炎后肝硬化的重要鉴别征象。④BCS 的其他 CT 表现有腹水、脾脏增大、胆囊增大等。螺旋 CT 扫描对于 BCS 的肝实质、肝静脉、下腔静脉和侧支血管显示有更大的优势,CTA 的使用能更直观显示血管情况,有助于评价治疗效果的随访。⑤CT 检查的不足:无法显示下腔静脉的隔膜,对肝内侧支血管的显示不如超声、MRI。

(4)MRI 表现:MRI 具有多参数、多平面、利用流空效应、显示血管情况、无创等优点,轴位可显示肝静脉在肝内的走行和汇入下腔静脉的情况以及肝内侧支循环的有无,矢状位和冠状位则宜于显示下腔静脉的走行及形态、肝脏与邻近器官的相互关系。MRA 可以更为直接显示血管情况,有利于了解大血管的情况以及与右房的解剖关系,对于选择治疗方法和制定介入或手术方案有较大的帮助。①MRI 可以显示 CT 扫描所见的肝脏表现,急性期肝弥漫性肿大,T2 加权像上肝脏充血和坏死区表现为高信号。慢性期肝脏的萎缩和尾叶的增大能很好地被显示,肝实质的信号不均匀,是由于局限性的肝脏充血、中央小叶坏死和含水量增加导致长 T_1 和 T_2 的异常信号,而在 T_1 加权像和 T_2 加权像上均呈低信号的则是纤维化所致。反转序列显示的低信号是低表充血带,在较短的 T_2 时尾叶有相似的表现。MRI 有助于鉴别 BCS 伴有的肝内病灶。再生结节多表现为 T_1 加权像和 T_2 加权像上均呈高信号,信号均匀,而肝癌则多表现为 T_2 加权像上呈高信号,信号不均。②MRI 可清楚地显示下腔静脉和肝静脉主干,尤其是右肝静脉和中肝静脉;肝静脉狭窄或肝静脉影不显示,下腔静脉狭窄、阻塞,下腔静脉隔膜,在冠状位或矢状位显示最佳。

血管内的血栓表现为管腔内的异常信号,SE 序列呈长 T_1 和长 T_2 信号,采用不同的回波有助于鉴别慢血流和血栓。肝内侧支血管,在 SE 序列表现为"逗号样"的血液流空影,也可表现为网状或"蜘蛛网"状血管影,走行无规律。③肝外侧支血管显示,奇静脉、半奇静脉、胃底静脉丛、腹壁静脉、膈下静脉等表现为管径增粗或迂曲扩张的血管影,MRI 可获得与 CT 增强扫描相似的效果。副肝静脉呈粗大扭曲的血管影自肝右叶的下部汇入下腔静脉。脾脏增大、腹水亦可显示。④MRI 检查不足:MRI 不利于显示小血管的异常,有时对于慢血流和血栓鉴别较为困难。对疑有 BCS 的患者行 MRI 检查时宜采用多平面、多序列扫描,有利于对下腔静脉、肝静脉和侧支血管的显示。

(二)临床分型

根据起病急缓分为急性和慢性,按其病因分为原发性和继发性,目前多根据病变类型分类,如 Hirooka 分为 7 种类型,分型最详细,并阐明了下腔静脉、肝静脉的病理特征和相互关系,但较复杂。国内孙衍庆提出的分类方法亦较繁琐(A 型为单纯肝内静脉阻塞或闭塞型;B 型为膈段高位下腔静脉阻塞型,B1 型仅有膈段下腔静脉阻塞。包括隔膜状阻塞与节段型血栓静脉炎的缩窄——完全闭塞或不全阻塞,B2 型的阻塞部位在右心房或右心房的下腔静脉开口处,C 型为肝静脉下腔静脉混合阻塞型,C1 型是三支肝静脉完全闭塞和膈段高位下腔静脉在肝静脉开口上方或上下方也有阻塞的病例,C2 型膈段下腔静脉有阻塞,但只有肝左或只有肝右静脉的闭塞。C3 型膈段下腔静脉以下有广泛的缩窄或闭塞,病变向下直达髂静脉分支上方,肾静脉也受侵犯)。有学者将其分为三种类型,以隔膜为主的局限性狭窄或阻塞型(Ⅰ型)、弥漫性狭窄或阻塞型(Ⅱ型)及肝静脉阻塞型(Ⅲ型)。此法简便易行,适合于临床诊断、治疗的要求。

(三)鉴别诊断

布-加综合征是一种少见疾病,早期诊断与治疗仍然是目前临床面临的难题。误诊率为 71.7%,平均误诊时间 5.3 年。在出现这些症状与体征(肝脾大、腹水、门静脉高压、食管胃底静脉曲张以及胸腹壁和下肢静脉曲张)之后的患者,如不采取积极的治疗措施,不仅生活质量低下,其 5 年生存率仅 10% 左右。相当一部分患者可通过介入放射学血管成形术或血管外科方法得到有效的治疗,达到缓解症状、改善生活质量及延长生存时间的目的。

1.肝硬化

肝脾大是布-加综合征最主要的临床表现,与肝炎肝硬化有症状重叠,但治疗方法和预后不尽相同。52.5% 的患者被误诊为肝硬化,两种疾病的鉴别诊断应引起医师的高度重视。诊断病毒性肝炎肝硬化,病毒标记要呈阳性反应。所以凡遇到有临床肝硬化表现、病毒学标记呈阴性者,应做进一步血管影像学检查,包括超声多普勒、血管造影和 CT 等。

2.大隐静脉曲张、神经性皮炎、精索静脉曲张

(1)布-加综合征以下肢病为主要表现,以首发症状就诊者占 10.8%。包括下肢水肿、下肢色素沉着、下肝静脉曲张、下肢皮肤溃疡,同时具备上述症状者占 84.8%。临床有肝硬化表现的患者,若有下肢病变。要高度怀疑布-加综合征的可能,应进一步做下腔静脉及肝静脉超声多普勒检查,下腔静脉血管造影,以明确诊断。

(2)误诊的原因主要有:①BCS 在临床上较少见,临床医师对该病认识不足;②过分依赖 B 超、CT 检查报道,未能将肝脾大、腹水、下肢水肿及胸腹腰背浅静脉曲张等联系起综合分析。

(3)避免误诊的措施:①对不明原因的肝大、腹水、肝功能正常或异常者要考虑到本病的可能。②重视体格检查是鉴别肝硬化和 BCS 的重要方法。由于下腔静脉血流受阻,下腹部静脉血由下向上从上腔静脉回流入右心;而肝硬化时曲张的腹壁静脉以脐为中心呈离心性排列,引流方向也呈离心性。③结合临床表现,辩证地使用、分析影像学检查。④BCS 时肝脏组织学均可呈现特征性变化,只要临床排除心源性因素,肝活检一般均可做出明确诊断。

3.静脉闭塞性疾病(venous occlusive disease,VOD)

VOD 是类似于 BCS 的一组疾病,但患者涉及完全不同的人群,促成此类疾病的因素也截然不同。与 BCS 不同的是,VOD 发生在肝内肝静脉的小叶下分支、肝静脉终末支以及肝窦,其病理过程涉及血管内

皮细胞损伤导致内皮下层硬化,接着继发血栓形成,从而引起这些小血管的闭塞。VOD 可由一系列毒素、抗肿瘤药物以及肝脏放疗引起。在西半球,VOD 最常见的病因是骨髓移植。

三、治疗

新鲜血栓可用溶栓疗法,溶栓不成功者宜作分流手术,最近也有采用 TIPS 分流术。无下腔静脉阻塞存在时,门腔静脉分流适宜于大多数的病例,有下腔静脉阻塞时下腔静脉-右心房分流术最常用。如阻塞膜很薄可以手术或血管成形破膜。

目前治疗布-加综合征的手术方法大致分为六类:①间接减压术,包括腹膜腔-颈内静脉转流术和胸导管-颈内静脉重新吻合术。②断流术(包括经食管镜硬化法)。③各种促进侧支循环的手术,如脾肺固定术。④直接减压术,包括各型肠系膜上静脉与下腔静脉或前二者与右心房之间的转流手术。⑤病变根治性切除术。⑥肝移植术。

(一)局限性下腔静脉阻塞或狭窄(Ⅰ型)的治疗

1.下腔静脉局限性阻塞伴肝静脉通畅者的治疗

(1)首先采用球囊导管扩张和必要的内支撑架安置术:用 Seldinger 途径,自股静脉插入带阀导管鞘,以特制的塑料或金属破膜器或激光纤维,在活检钳的协助下谨慎地对阻塞进行穿破,然后用球囊导管施行扩张,最后被扩开的部分常为病变最严重之处(葫芦状狭窄处)。一般要反复扩张数次,以获稳定疗效。如若扩张后有回缩现象,应在最大程度扩张后放置直径合适的内支架。

(2)经右房手指破膜术:当阻塞不能被穿破时不应强行穿破,可择期采用经右房手指破膜术。手术方法:开胸显露右心房,将左手示指或戴球囊的示指逐渐伸入右房,手指确切地到达阻塞病变所在,经其中心部使之穿破,并以手指或同时充起球囊施行环状扩张。当不能对阻塞部施行穿破时,可用特制的血管扩张器经置于股静脉的带阀导管鞘插入至阻塞部,以施行"会师"式穿破。

(3)经右房破膜与经股静脉会师式破膜、扩张和内支架术:即在上述"会师"性穿破、扩张术后,在伸入右房的指尖定位下,将内支架置于合适的位置。此法不仅有继续扩张的作用,且可将残余病变压向管壁。

(4)下腔静脉-右心房人工血管转流术:当采用上述方法阻塞病变仍不能被穿破时采用。用带外支撑环的人工血管下段与下腔静脉端侧吻合,人工血管通过右膈前缘的戳口,上端与右房端侧吻合术。

(5)根治性矫正术:由于扩张和支架法的问世,适于此术者已明显减少。局限性阻塞,伴新鲜血栓形成,且纤溶药溶栓无效时,或阻塞段达 1～6 cm(如为血栓病例,也适于长段病变),或在肝静脉开口阻塞必须解决的场合,或局部异物(如纤维激光头端折断),或小儿病例均为手术指征。手术方法:患者左侧卧位,取右第六肋间或肋床切口,推开右肺,在相当于膈神经位置纵切心包,游离并置带套过心包内段下腔静脉,切开膈肌,在肝裸区显露下腔静脉 5～8 cm 长。可用股-股或髂-髂部分性体外循环或用自家输血法或细胞回收器,使术中术野得到清晰地显露,在直视下将病变彻底切除,并将可能发生的大量失血回输。同时探查肝静脉开口,清除阻塞物。在肝静脉开口不能找到者,可在下腔静脉内做肝实质切开和条状肝组织切除,至见肝静脉活跃涌血为度。酌情采用下腔静脉切口直接缝合或补片缝合或置内支架后缝合法。

2.局限性下腔静脉阻塞伴肝静脉阻塞的治疗

球囊导管扩张和内支架法解决下腔静脉阻塞,如食管静脉曲张或腹水在 1～3 个月内仍无明显好转,则需行经皮经肝穿刺肝静脉造影、肝静脉球囊导管扩张和内支架术,如不成功则行肠系膜上静脉——下腔静脉转流术。也可应用上述根治性手术。

(二)下腔静脉长段阻塞或狭窄(Ⅱ型)的治疗

尽管患者存在双下肢静脉回流障碍,但在绝大多数患者,食管静脉曲张出血和顽固性腹水为患者致死的主要原因。此时以缓解门脉高压的方法常可明显缓解病情和恢复轻体力劳动。下肢肿胀可用压力差型医用弹力袜进行治疗。所用手术方法有以下几种。

(1)肠系膜上静脉-右心房人工血管转流术。

(2)脾静脉-右心房人工血管转流术:当肠系膜上静脉因以往手术或其他原因不能施行时采用。

(3)门静脉-右心房人工血管转流术:除上述原因外,对曾做脾切除者只好应用此术。但对肝明显肿大者难完成此术。

(4)肠系膜上静脉-颈内静脉经胸骨后人工血管转流术。

(5)肝静脉流出道成形术。

(三)下腔静脉通畅而肝静脉阻塞(Ⅲ型)的治疗

急性患者应先试用纤溶疗法,取经皮经肝穿刺途径则更好。慢性病例应先做经皮经肝穿刺肝静脉造影,如属主肝静脉开口阻塞,可先试用扩张和内支架术。当以上方法无效时,可取肠-腔、脾-肾、门-腔静脉转流术中的一种方法进行治疗。

(四)其他

肝衰竭、肝性脑病发作或继发严重肝硬化病例,肝移植可能为唯一有效的治疗途径。

只有对那些全身情况异常衰竭,不能耐受手术的晚期患者或拒绝手术的患者才采取非手术治疗。主要包括对症治疗、尿激酶溶栓及中药治疗。

(五)治疗方法的选择

随着放射介入医学的发展,介入支架治疗膜性布-加综合征取得了很大的成功,介入与手术治疗膜性BCS各有优缺点,二者有时可为互补,正确选择适应证为提高疗效、减少并发症及复发率的关键。

1.手术治疗的优缺点

(1)直视下病变隔膜切除术能够达到下腔静脉外瘢痕的游离,病变隔膜的切除及腔内的扩张,同时对肝静脉的膜性闭塞或狭窄者可行手指破膜或扩张。由于术后不残留病变隔膜组织,不易形成血栓而复发。手术有效率高,复发率低。为预防复发,对下腔静脉有狭窄者,应行修补成形术。对复发病例,可行脾静脉-颈内静脉转流术或肠系膜上静脉-颈内静脉转流术。

(2)根治性病变隔膜切除术较介入治疗损伤大、出血多、住院时间长及费用多为缺点。

2.介入治疗的优缺点

介入治疗虽然达到了下腔静脉内的扩张、病变隔膜的破裂,但对病变隔膜未予切除,下腔静脉外的瘢痕压迫未能彻底松解,术后由于瘢痕收缩压迫下腔静脉及静脉内血栓形成,复发率高。对复发病例可行根治性隔膜切除术或肝段下腔静脉与心包外下腔静脉转流术等,对下腔静脉隔膜为斜膜或厚膜的病例扩张后置入内支架或行手术治疗,能够预防复发。与手术组比较,介入治疗损伤小、出血少、住院时间短,费用少且可反复扩张为其优点。

3.膜性 BCS 介入或手术治疗的适应证

(1)理论上对所有膜性 BCS 均应首选介入治疗,但在介入治疗的适应证选择上应注意以下几点:①下腔静脉膜性梗阻至少有 1 支主肝静脉通畅,或第 3 肝门处有代偿扩张开放的副肝静脉;②对下腔静脉膜性梗阻伴有肝静脉膜性梗阻的患者应同时行下腔静脉和肝静脉成形术;③对主肝静脉通畅的病例,应避免放置下腔静脉内支架,内支架可堵塞肝静脉开口,引起继发性肝静脉闭塞;④对主肝静脉闭塞,第 3 肝门处副肝静脉扩张开放的病例,于下腔静脉内放置内支架,可取得一定疗效;⑤对下腔静脉梗阻为斜或厚膜的病例,膜上往往有坚韧的瘢痕,不易破膜,且容易造成并发症,效果亦欠佳。穿刺 2～3 次破膜未成功者,应改行手术治疗;⑥下腔静脉内有血栓的病例禁忌作介入治疗。

(2)直视下病变隔膜切除术适用于所有膜性 BCS 主肝静脉通畅或副肝静脉扩张开放的患者。但对所有膜性 BCS 患者均行手术治疗,似无必要。手术因其固有的缺点,故仅适于以下患者:①介入治疗失败者;②下腔静脉内有血栓者;③介入治疗后复发者。理论上介入治疗复发者,可再次扩张,但在复发病例的手术中观察到,大部分患者下腔静脉内有血栓形成,再次扩张已不可能,故仅能选择手术治疗;④下腔静脉内为斜膜的患者,往往在下腔静脉病变隔膜周围有坚韧的瘢痕,有时斜膜延伸至肝静脉,行介入治疗复发率高,最好行手术治疗。

四、预后

本症的预后与病理类型和病情轻重有直接关系,其中隔膜型效果最好,肝内型效果最差。1989年统计,Ⅰ、Ⅱ期患者较好,可无手术死亡,Ⅲ期患者手术病死率9%,Ⅳ期患者的预后较差,术后病死率可达21%。若就诊较晚,保守治疗者,半年内的病死率可高达87%。

(张建成)

第四节 食管曲张静脉破裂出血

一、病因、发病率及病死率

(一)病因

食管胃底静脉曲张破裂出血是门静脉高压症的临床表现之一。其原发病在我国南方半数以上为血吸虫病所致之肝硬化,北方则大多数为肝炎后肝硬化。欧美国家以酒精性肝硬化为多见,如美国的肝硬化患者90%是酒精性肝硬化。

升高的门静脉压和粗大的曲张静脉是食管曲张静脉出血的基本因素。曲张静脉的大小、血管壁的厚薄及血管壁外组织的抗力决定了曲张静脉血管壁的应力,是曲张静脉破裂的物理基础。诱发出血的因素至今尚未明确。曾有人认为胃液反流引起的食管黏膜糜烂是出血的重要诱因。在食管曲张静脉出血死亡病例的尸检中可见到50%的病例有食管炎,但此种黏膜的改变可能是休克时的循环衰竭、双囊三腔管的压迫和刺激或为死亡后的改变。

Tabagcholi和Dawson发现在肝硬化患者中,不少患者胃酸分泌正常甚至减少。Dogradi在35例食管曲张静脉出血病例中发现,亚急性糜烂性食管炎占10.2%、急性糜烂性食管炎占2.7%,食管溃疡占0.9%。

以上资料可以说明胃液反流与食管新膜糜烂不是诱发出血的主要因素。近年来的试验证明,曲张静脉内流体静压的骤然改变可能是诱发曲张静脉的重要原因。引起食管下段曲张静脉内流体静压改变的因素有呃逆、恶心、呕吐和咳嗽等。食管损伤及溃疡也可以是诱发出血的原因。

(二)发病率及病死率

肝硬化患者伴有食管静脉曲张者占22.5%～63%。Turcoff认为肝硬化患者只有50%发生食管静脉曲张,出血者只占静脉曲张患者1/3(25%～35%),但亦有人报道在食管静脉曲张患者中,有50%～60%并发大出血。

食管曲张静脉出血占上消化道出血的3%～25.4%,居第2位。据国内1篇15个单位的综合报道,上消化道出血中溃疡病出血占48.7%;食管曲张静脉出血占25.4%;胃炎占4.5%;胃肿瘤占3.1%;其他原因出血占18.3%。在上消化道出血中食管胃底静脉曲张破裂出血的病死率最高。在肝硬化患者中约1/3病例死于食管曲张静脉出血。食管曲张静脉出血病死率可高达43%。初次出血病死率为53%(亦有报道为73%)。内科非手术疗法生存率仅14%～17%。可见肝硬化食管曲张静脉大出血的治疗仍然是当今亟待解决的重大问题。

二、诊断

完整的食管曲张静脉出血的诊断需要回答以下3个问题。

(1)患者有无肝硬化。

(2)有无门静脉高压和食管静脉曲张。

（3）出血是由于食管或胃底曲张静脉破裂而不是其他原因。值得注意的是肝硬化患者有 29.3% 合并胃十二指肠溃疡。溃疡出血亦为上消化道出血最常见原因，故应与之鉴别。食管曲张静脉出血病例中有 25% 为急性胃黏膜病变或溃疡出血，如误认为曲张静脉出血而给予手术将会造成很大错误。

三、临床表现

大多数患者以骤然大量呕血到医院就诊。患者常有进食、咳嗽、恶心、呕吐、呃逆或情绪变化时发病。大量呕血时血色鲜红，呕血后不久即可有柏油便或暗红色血便。出血常可引起休克及肝性脑病。多数患者呈现肝病所特有的临床表现，如鼻出血、牙龈出血、面色灰暗并色素沉着，还可有黄疸、肝掌、蜘蛛痣、肌萎缩、下肢水肿、腹壁静脉怒张、肝脾大和腹水等，也有不少患者并不完全具备这些特征。

患者多有肝炎或血吸虫病史。有些患者既往有上消化道出血史，出血发作间歇期不一。食管静脉曲张患者一旦出血在 1 年内再出血的机会超过 90%。个别患者出血间歇期可长达 13 年。

四、实验室检查

（一）免疫学检验

患者入院后应立即检查血、尿、便常规和血型，肝肾功能试验与血液生物化学分析，血气分析及乙肝表面抗原等免疫学检验。

（二）上消化道钡餐检查

待出血已得到控制，病情稳定 1～2 周后，可作上消化道钡餐检查，为 90% 以上的食管静脉曲张患者确诊，并有助于上消化道出血的鉴别诊断。钡餐检查可显示食管轻度扩张。曲张静脉可呈现泡沫样或虫蚀样充盈缺损。静脉曲张通常以食管下段最为显著，病变也可累及胃底乃至全食管。国人门静脉高压症胃底静脉曲张较欧、美人多见。由于食管收缩可使局部曲张静脉空瘪而影响曲张静脉显影，故应在食管松弛时或蠕动过后再摄片。卧位观察较立位好。连续摄片可增加曲张静脉显影阳性率。亦有人主张用右旋糖酐快速静脉滴注（6% 右旋糖酐生理盐水 1 000 mL 于 30～40 分钟内输完），可增高门静脉压以利曲张静脉显影。抗胆碱能药物也可有同样作用。

（三）内镜检查

此法简单易行，可在急诊室床旁进行检查。现已普遍作为急性上消化道出血的常规检查。疑为曲张静脉出血的患者中，至少有 30% 内镜检查无食管静脉曲张。故应注意与非静脉曲张出血疾病相鉴别。

急症内镜检查最好在出血 24 小时内进行，可获较高阳性率（93.9%），48 小时内检查阳性率降到 74.1%。急症内镜检查并发症发生率为 2.5%。检查前需用冰盐水彻底洗胃，直至返回的水清亮时再作检查。检查期间仍应继续灌洗。内镜检查可对出血原因及部位作出明确诊断。对神志障碍或昏迷患者检查时应予气管内插管预防误吸。

（四）脾门造影与脾测压

这一检查对食管曲张静脉出血患者不常需要，但在疑为肝外门静脉梗阻时脾门造影可显示门静脉系统与查明梗阻部位。作脾门造影时可测量脾髓压推测门静脉压。脾髓压为 2.45 kPa（<25 cmH$_2$O）不常发生食管曲张静脉出血。1.96 kPa（<20 cmH$_2$O）极少发出血。有腹水、黄疸与凝血功能障碍应列为禁忌。仅有 1%～2% 的患者做此检查后因严重出血而需输血。

常用的各种特殊检查法有其各自的优点与适应范围，如能正确选用可以大大提高上消化道出血诊断的准确性。有资料报道钡餐检查对食管静脉曲张诊断阳性率为 96%，假阳性 4%。一旦食管静脉曲张被证实，其他病变造成出血的机会不超过 10%。但 X 线检查只能揭示曲张静脉存在，表浅病变则易遗漏。内镜检查可在急性出血情况下直接观察到出血病变对于鉴别诊断帮助较大。选择性动脉造影为一种提示出血部位的方法，对于原因不明的消化道出血可以选用。

五、治疗

急性食管曲张静脉破裂大出血病死率很高，死亡的主要原因是失血性休克和大量出血所造成的肝、肾损害。因此,治疗的关键在于控制出血、预防再出血和保护肝脏功能。治疗方法的选择应根据患者身体条件和出血情况而定,但迄今尚无一种公认的理想治疗方法。

(一)内科疗法

1.迅速补充血容量防治休克

积极以全血补充失血。宜采用24小时内的新鲜血,因肝硬化患者缺乏凝血因子并伴有蛋白凝血因子异常,加以大多数患者皆有血小板计数减少,大量输入库存血往往会加重凝血功能障碍。此外,现已发现肝硬化患者红细胞内缺乏2,3-双磷酸甘油酸,缺乏此物质可影响红细胞对组织的氧转运。由于库存血中2,3-双磷酸甘油酸进行性降低,故应采用新鲜血,这不但可纠正凝血功能障碍,且可改善出血患者的组织缺氧。除了补充失血外,尚应给予维生素K和止血药物,还应补充钙剂。不少报道表明食管曲张静脉出血患者至少有半数病例需补血2.5 L以上方能存活。

应严密观察各项生命指征、血细胞比容、尿量及中心静脉压变化,并准确估计失血量,及时了解血气分析变化。这些指标可为纠正休克、维持循环系统稳定和内环境平衡提供可靠依据。

2.防治肝性脑病

肝病并发神志障碍的机制尚未完全明白,可有多种因素导致肝性脑病。血氨升高、脑缺氧、低钾血症及过量使用镇静药均可引起神志障碍。大量失血时肝脏血液灌注不足及组织缺氧加重了肝细胞损害。因而鸟氨酸循环发生障碍使血氨升高。肠内积血被细菌腐败产生大量氨通过门静脉系统的侧支循环进入体循环,是血氨升高的另一因素。血氨升高可导致肝性脑病。

对肝性脑病防治除了给予高浓度葡萄糖和大量维生素外,应积极清除肠道积血和给肠道抑菌剂,以减少氨的形成与吸收。可经三腔管或胃管用低温盐水灌洗胃腔积血,然后用50%硫酸镁60 mL与新霉素4 g由胃管注入;亦可口服10%甘露醇溶液致泻或盐水清洁灌肠。

忌用肥皂水洗肠,因碱性环境有利于氨的吸收。此外尚可用新霉素2 g溶于200 mL水,或米醋50 mL加水100 mL保留灌肠。半乳糖甘-果糖口服或灌肠也可减少氨吸收。脱氨药物如乙酰谷氨酰胺与谷氨酸盐合用以及左旋多巴(对抗假性神经递质制剂),均可用于防治肝性脑病。支链氨基酸对维持患者营养及防治肝性脑病有重要价值。

3.纠正低血钾与代谢性碱中毒

食管曲张静脉出血患者可因呕吐(吐血)、胃肠吸引从胃腔灌洗等因素造成低血钾与碱中毒。手术创伤或因服用利尿剂均可增加尿钾丢失加重低血钾症。缺钾可加重或导致碱中毒。故患者入院后应注意纠正低血钾和代谢性碱中毒。低血钾的危害已为人们所共知,但碱中毒对机体的影响更为重要。①由于碱中毒使氧血红素离解曲线左移而阻碍了氧向组织中的释放;②碱中毒与低血钾共同作用促使心律失常,对服用洋地黄的患者影响尤著;③使氨中毒的可能性增加并增加氨通过血-脑屏障;④细胞外液钙离子水平下降,患者可发生痉挛。

4.止血措施

(1)药物止血:包括血管升压素、奥曲肽、普萘洛尔、钙通道阻滞剂。

血管升压素:可使内脏小动脉收缩血流减少,因而门静脉血回流量减少,可使门静脉压降低30%。给药后多数患者可暂时止血,但在8小时内未进行手术的病例,多数仍可再出血。血管升压素可经周围静脉滴注或做选择性肠系膜上动脉插管连续滴注。后者旨在使血管升压素在内脏血管内直接而持续地发挥作用。近年来的研究表明,选择性动脉插管滴注加压素常伴有心排血量降低,腹主动脉血氧分压下降,门静脉氧分压下降和血压上升。其初期控制出血效果虽好,但不如周围静脉给药简单和安全。血管升压素20 U溶于10%葡萄糖200 mL,由静脉在20~30分钟内滴完。药物作用持续1小时左右,必要时4小时后再重复给药,如仍不止血,再次给药亦难奏效。长时间用此药可影响重要器官的血液灌注,对冠心病患者应慎用。亦有人主张用较小剂量连续滴注,以图延长止血期。肠系膜上动脉加压灌注加压素的速度一般为0.2 U/min。八肽加压素对门静脉有选择性降压作用,较少引起体循环血管收缩。有人试用Arfo-ned R 0.1%溶液,以一定速度静脉滴注产生控制性低血压,使患者血压降至9.33~10.7 kPa(70~80 mmHg)

可使门静脉压降低 31%,以控制食管曲张静脉出血。联合应用血管收缩剂和血管扩张剂(如硝酸甘油)可加强降低门静脉压作用,并减少和防止垂体后叶素对全身血管以及消化道的影响。

奥曲肽:为人工合成的生长抑素,作用与生长抑素相似,半衰期为 1~2 小时,可选择性减少门静脉血流量和曲张食管静脉内血流量,降低肝静脉楔压,控制出血,其止血率、止血速度,均明显优于垂体后叶素。急诊可用 0.1 mg 加 20%葡萄糖 20 mL 内静脉直接注射,再以 0.5 mg 溶于 5%葡萄糖 1 000 mL 静脉滴注,维持 24 小时,以后用量逐渐减少,可连续用药 3 天。

普萘洛尔:1980 年 lebrec 最早发现普萘洛尔可使门静脉压下降。普萘洛尔连续口服可持久地降低门静脉压,有效地治疗和预防食管曲张静脉出血。普萘洛尔为非选择性心脏 β 受体阻滞剂,可使肝动脉收缩阻力增加肝血流量减少,似对门静脉直接影响不大。服用普萘洛尔可使心脏在安静状态下的心率减少 25%,因而心搏量减少,门静脉血回流量减少,压力降低血流缓慢,有利于出血自停。门静脉压下降幅度可达 25.6%~29.4%。普萘洛尔使肝血流量减少对肝脏的合成代谢及解毒能力可能有影响。有人报道用普萘洛尔后血氨升高,故肝硬化患者用 β 受体阻滞剂应慎重。心力衰竭、哮喘和不稳定糖尿病患者应忌用。也有资料说明预防性使用 β 受体阻滞剂未能改善生存率。

钙通道阻滞剂:粉防己碱可使平滑肌松弛,门静脉血管阻力降低,使门静脉静脉压下降。

(2)食管胃低温止血法:低温疗法可使局部血管收缩并消除胃液消化活力,可获得暂时止血。在胃低温疗法的病例未发现门静脉压的变化。方法是用 10~14 ℃生理盐水 200 mL 加肾上腺素 16 mg 经胃管灌洗胃腔。这只是临时措施不宜长时间使用。

(3)双囊三腔管压迫疗法:1930 年 Westphal 首先介绍了球囊压迫疗法,后经 Sengstaken 和 Blake-More(1950)加以改进方得到普及,即现今广泛采用的双囊三腔管压迫疗法。借充气球囊分别压迫食管及胃底曲张静脉,可使 70%~75%患者获得暂时止血。但有 60%病例于去除球囊压迫后又复出血。因此,应用三腔管压迫疗法的价值仅仅是为了暂时止血与减少失血量。①该疗法主要适用于以下情况:作为术前准备减少失血量与稳定患者情况的暂时措施;由于技术原因不能做硬化剂注射治疗或对药物治疗无反应者;注射硬化剂疗法失败而患者不适合手术者。②应正确使用双囊三腔管,球囊安放位置要准确,充气及牵引力量要适度,否则球囊压迫无效或因滑脱造成窒息。还应避免长时间压迫致使食管黏膜坏死。一般主张牵引压迫 12 小时后放掉气囊气体(先开放食管囊后开放胃囊),观察 20~30 分钟如仍有出血再向气囊充气(先将胃囊充气,后给食管囊充气)。三腔管留置时间最多不超过 72 小时,必要时可适当延长留置时间。气囊放气后观察 24 小时如无出血即可拔管。拔管时先放掉囊内气体并口服液状石蜡,之后徐徐拔管。③这一疗法效果不能令人满意。拔管后又复出血而被迫手术的病例病死率显著上升。过去曾用三腔管压迫作为食管胃底静脉曲张破裂出血的首选非手术治疗,现只用它作为手术准备期间暂时止血的过渡方法,而以注射方法或套扎作为首选的非手术治疗方法。对压迫止血效果不满意的患者应及时手术治疗。此疗法的并发症有肺感染、食管破裂与窒息等。应加强护理避免并发症的发生。

(4)内镜止血:包括硬化剂注射疗法和经内镜食管曲张静脉结扎术。

硬化剂注射疗法:硬化剂注射疗法在国内外已广泛应用于治疗食管曲张静脉出血。尤其在日本和欧美国家已把这一疗法作为治疗食管静脉曲张出血的首选方法。其他各种治疗方法只是在硬化剂疗法失败时才选用。①急症硬化剂疗法可以在初次诊断性内镜检查时立即进行或推迟到非手术疗法控制了出血后再使用。立即注射止血成功率为 65%,延期注射止血率为 90%。如在药物止血失败后再做硬化剂注射其止血效果较差(止血成功率为 55%)。硬化剂注射治疗需要高度熟练的技巧,如能成功可获得立即止血效果。近期再出血率为 30%左右。本疗法优于单独使用三腔管压迫疗法或药物疗法,后二者止血成功率仅 40%~50%。三腔管压迫与药物治疗失败者可选用硬化剂注射疗法。此疗法尤其适用于不能承受手术的肝功能Ⅲ级患者。②常用硬化剂有凝血酶,5%鱼肝油酸钠和油酸己胺等。国内有试用中药制剂作硬化剂亦可获得较好效果。在美国大多数医疗中心采用血管内注射法,而欧洲则多采用血管旁注射法或二者相结合的注射法。有人认为血管内注射法优于血管旁注射法。③经内镜确定食管静脉曲张部位后,即可注入硬化剂,每处注射 3~5 mL。总量不超过 30~50 mL。内镜外加一透明管鞘注射硬化剂的方法已普遍应用。出血初期注射硬化剂止血成功后,需在 3 天或 1 周后重复注射,以后每隔 1 个月注射 1 次,以免血管腔硬化角度出血,10％病例可发生局部。如经注射治疗后未再出血、食管溃疡、食管狭窄、食管坏死穿孔与纵隔炎等并发症。Sodium tetraclecy 与乙醇合用可减少食管溃疡的发生。经两次或多次注射治疗仍未能控制出血,则应考虑手术治疗。硬化剂注射疗法治疗食管曲张静脉出血效果已肯定。但这一疗法是否能改善生存率目前尚有争议。意大利的研究者们对于预防性注射硬化剂疗法颇感兴趣。

经内镜食管曲张静脉结扎术:Stiegmann(1986)创用橡皮圈结扎曲张静脉治疗食管静脉曲张出血,其方法是在贲门上 5 cm 内结扎 6～8 个部位的曲张静脉,出血多数可停止。这一方法安全易行,无注射硬化剂引起的并发症,肝功能属 Child C 级患者亦可采用此法。现已广泛应用于临床。

(5)经皮经肝穿刺曲张静脉栓塞法:经皮经肝门静脉穿刺插管注射血凝块、止血聚合体或硬化剂(如50％葡萄糖加纤维蛋白酶)于冠状静脉,使食管胃底曲张静脉闭塞。这一技术操作较困难,常需较长时间才能将导管插入冠状静脉,成功率不高。国外已很少应用。

(二)外科手术疗法

硬化剂注射疗法和套扎疗法虽已广泛用于治疗食管曲张静脉出血,提高了内科非手术治疗早期生存率。但控制出血后常可复发出血。有资料证明该疗法不能改善生存率。美国的研究表明硬化剂疗法有较高病死率和较多再出血率。死亡病例中 75％与出血有关。故一旦内科非手术疗法未能有效地控制出血而患者情况允许时应积极采用手术治疗。避免延误手术时机。

外科手术治疗急性食管曲张静脉破裂大出血的目的在于控制出血与极力避免术后再出血,可能同时切除功能亢进的巨大脾脏。以下情况应考虑手术治疗:①初次大出血甚为猛烈,非手术疗法未能有效地控制出血;②内科非手术疗法虽曾控制出血但近期又复出血;③反复出血,出血间歇期短,或曾有少量多次出血又骤然大量出血者。此等情况内科非手术疗法常不能奏效。

手术方式大体分急症分流术和门-奇静脉断流术两类。前者可降低门静脉压,后者不降低门静脉压只切断食管胃底黏膜下反常血流。由于分流术减少了肝脏血液灌注其远期效果并不优于门-奇静脉断流术。急症分流术要求患者具备较好条件,且病死率高达 50％,而急症门-奇静脉断流术近期病死率为 36％。故从 20 世纪 70 年代以来,国内外对急性出血病例需手术治疗时大多主张采用急症门-奇静脉断流术和脾切除术。

门-奇静脉断流术优点如下:①近期病死率、远期再出血率不高于其他式式。如患者情况危重可保留脾脏仅结扎脾动脉和做门-奇静脉断流术;②远期效果好,生存病例远期随访无死于肝性脑病者。术后无肝性脑病发生;③手术创伤较小,操作简单,适应证宽,只要无多量腹水,无显著黄疸及肝性脑病均可采用这种手术。

1.门-奇静脉断流术

(1)食管、胃黏膜下曲张静脉结扎术:①经胸食管曲张静脉结扎术,1984 年 Borema 首先介绍这一方法。手术从主动脉弓至膈裂孔作纵切口暴露食管。剖开食管常可见 3 个大的柱状黏膜凸起,将曲张静脉作多个间断缝合结扎,并在两个结扎间注入硬化剂以栓塞曲张静脉。此手术控制和预防出血效果欠佳,故现已很少采用。Crile 所设计的经胸食管曲张静脉结扎术,先游离食管下段及贲门,结扎周围血管并将食管下段前壁横断,继而缝合结扎后壁黏膜下曲张静脉,最后再将食管前壁缝合。曾作脾切术与门-奇静脉断流术或分流术,膈下有粘连地再出血病例可选用此法。②经腹胃底曲张静脉结扎术,此手术方法在1956 年由兰锡钝等首次提出。由于我国门静脉高压症胃底静脉出血者较多,加之此手术较简单,故在20 世纪 60 年代国内较多采用。但此手术止血可靠性差,有些病例术中可见食管仍有血液流出。术后缝线脱落可再次出血,近期和远期再出血率均较高,且易引起膈下感染,故现已很少采用。

(2)食管下段胃底横断或切除术:①经胸食管横断术,此手术较复杂,并发症亦多,常影响食管下段功能。现已很少采用。②经腹腹段食管黏膜横断吻合术(平岛),本术式模仿 Walker 经胸食管横断术,手术安全易做,控制和预防出血效果好,且不影响食管下段功能。该手术分 4 步进行:脾切除;切断胃左血管,断离近半个胃血管;腹段食管黏膜横断;幽门成形术,腹段食管黏膜横断术是在第 2 步操作完成后游离食管下段,以一个软直角钳在膈下水平夹住食管并以 Doyen 钳夹住食管胃连接处。自贲门上方 1 cm 处向上作 4 cm 纵向切口仅切开肌层,暴露黏膜层。以边切边缝的方法横断及吻合食管黏膜 1 周,而后缝合肌层纵向切口。将胃管通过吻合口至胃腔左半侧,最后做幽门成形术。左膈下方置两个引流管。术后病死率为 11.1%。③贲门胃底切除加幽门成形术,此于术较复杂,并发症多。用于术后再出血而又不能做分流术的病例。④膈下胃横断术,此术式较为彻底地切断食管下段和胃底曲张静脉的反常血流,故对控制出血与预防再出血效果较好。国内较多采用。在完成脾切除与结扎胃左血管后,在贲门下 5 cm 处将胃底横断并重新吻合。由于胃底切断吻合后形成较坚实的瘢痕环,故能达到持久止血目的。此外,在切断胃底反常血流后门静脉压升高,则可促进肝门及腹膜后侧支循环并有利于肝功能的改善。此手术有腹腔污染与吻合口瘘的可能。吻合时应注意两端的血液循环,缝合要严密。术后留置胃管 3~4 天。据武汉医学院资料,手术病死率 21%。多因肝衰竭而死亡。随访 3/4 病例未再出血。再出血者常为少量黑便。术后复查食管曲张静脉大部分消失或明显减轻。

(3)贲门胃底周围血管离断,胃冠状静脉结扎与脾切除术:Hassab 积极主张扩大食管胃周围血管离断范围。即于脾切除后结扎胃冠状静脉主干或切除包括胃左动静脉在内的小网膜组织。食管下段游离 6~8 cm 并将近半胃周围血管离断。该手术虽能较彻底离断食管下段与胃周围血管,但未能切断胃及食管黏膜下血管,加之门静脉高压症患者胃黏膜下动静脉短路开放,故黏膜下血管仍可有异常血流;因此,Hassab 手术断流亦不很彻底。术后再出血率不比其他断流术低。

(4)联合断流术:①Sugiura 术式为近年来有代表性的联合断流术式。此手术将肺下静脉平面以下的食管贲门旁血管全部切断并横断食管下段,同时做脾切除及幽门成形术。该手术原是经胸进行,但在日本和我国多数主张采用经腹 Sugiura 联合断流术。更有主张不做食管下段横断术,用胃壁环行缝扎术以阻断黏膜下反常血流。由于 Sugiura 手术切断了食管下段及近半胃周围血管,黏膜下血管的反常血流亦被切断,故断流较彻底再出血率较其他断流术为低。黄耀权等曾介绍在施行食管下段与近半胃广泛血管断离的基础上,再补加胃浆肌层环行切开缝扎黏膜下血管,可进一次阻断黏膜下曲张静脉的反常血流。即于胃小弯侧距贲门 4~5 cm 处环行切开前后胃壁浆肌层达胃周径之 3/4(近大弯侧浆肌不切开),暴露黏膜下血管予以缝扎。尔后将浆肌层切口缝合。此法与胃底横断术比较无腹腔污染及胃瘘之虑。②青木春夫联合断流术与经腹 Sugiura 手术近似,即脾切除后将食管下段胃底周围血管断离,并于贲门下 3~4 cm 处环行缝扎胃壁和做迷走神经切断与幽门成形术。作者体会经腹 Sugiura 手术如能保留迷走神经,以类似高选迷走神经切除方法作食管下段与近半胃周围血管离断术,再加上食管下段管状吻合器横断吻合或作胃浆肌层环行切开黏膜下血管缝扎术,不但断流较为彻底,而且可保留胃窦功能免做幽门成形术。有人认为迷走神经切断与幽门成形术可加重胃黏膜病变。此外,术前如能给患者做食管钡餐或内镜检查,可根据曲张静脉的部位选择食管下段横断或胃黏膜下血管环行缝扎术;如食管静脉曲张显著胃底无明显静脉曲张,可作食管下段横断术,如食管胃底静脉曲张均显著,以胃黏膜下血管环行缝扎术为宜。

(5)经腹胃冠状静脉栓塞法:刘效恭等创用直视下胃冠状静脉栓塞与脾切除术。这一术式是在脾切除后,向冠状静脉分支内注入 8 mL TH 胶(a 氰基丙烯正辛酯),使胃冠状静脉分支及胃黏膜下曲张静脉闭塞。手术虽简单但有远处栓塞可能,故未能推广。马绍华等介绍胃冠状静脉插管滴注硬化剂防治胃底食管曲张静脉出血。术中作冠状静脉主干或分支插管,术后每天经导管滴注 50%葡萄糖 100~200 mL,2~3 小时滴完。连续 7~10 天。近远期效果良好。

2.门-体静脉分流术

(1)急症门腔分流术:此术式能有效地降低门静脉压控制食管曲张静脉出血,为急症门-体静脉分流术中较理想的术式。近期止血率达 90%,远期再出血率低于 10%。但手术病死率较高,约为 50%。此外由于门腔分流术减少了肝血流量所以远期效果不佳,术后肝性脑病及肝性脑病发病率高。限制性门腔分流术能较少地减少肝血流量,取得较好的近远期疗效。近数年来更创用限制环确保了限制性门腔分流的口径,改善了近远期疗效。为降低急症分流病死率应掌握以下适应证:①窦后梗阻门静脉血流量<700 mL/min 宜选用门-奇静脉断流术;②患者年轻,一般情况良好。经输血血压维持在 12.0 kPa(90 mmHg),尿量

20～50 mL/h;③肝功无明显异常,无黄疸、腹水及肝性脑病。此外,术者技术熟练和具有应有的设备,亦为手术所必需的条件。

(2)脾腔分流术:此术式一般应用于择期手术,亦有用于急性出血病例取得成功者。近远期止血率达90%。但此手术操作较复杂,费时较多,急性出血病例很少能耐受。根据天津市第一中心医院统计,急诊门-奇静脉断流术于术病死率为36.36%,择期手术病死率为5.65%。这一结果说明择期手术病死率可显著降低。故对急性出血病例宜先用硬化剂注射或套扎疗法等内科综合治疗措施,如能控制出血,以后施行择期手术最为理想。肝硬化患者是“代谢破产者”,对麻醉、输血及其他药物治疗都缺乏适应性。手术创伤及由于失血引起的长时间低血压和低氧血症均可加重肝脏损害,故应注意维护肝脏功能。如手术控制了出血,则肝性脑病是术后死亡的主要原因。腹水与SGOT升高对病死率有重要影响。严重的肌萎缩和肝性脑病有更高的病死率。由于肝硬化患者有33%～84%(平均63%)死于上消化道出血,30%死于肝性脑病,而肝性脑病又常为出血的后果,故积极治疗出血是挽救患者生命之关键。有的资料证明,除严重肝功能障碍外,黄疸与肝性脑病并不影响手术病死率。因此,对急诊手术应持积极态度,不可由于肝功条件而失去可能挽救患者生命的手术机会。黄疸、腹水、肝功能严重损害者(Child C级),手术病死率高达60%～70%宜采用硬化剂注射或套扎疗法。但当非手术疗法效果不佳而患者情况允许时,也应及时手术治疗。积极的手术有可能挽救一些肝功能Ⅲ级的患者。手术治疗门静脉高压症食管曲张静脉出血只是为了控制出血和预防出血,而肝硬化却沿着它自身固有的进程继续进展。迄今各种手术均不甚理想,手术的打击又可加重肝硬化的进程。近年来,欧、美等国家认为肝硬化门静脉高压症食管曲张静脉出血是肝硬化晚期表现,是肝移植的适应证。肝移植可去除门静脉高压症的根本原因——肝硬化,可有效地防止再出血。近远期疗效均较满意。他们主张凡有反复出血临床表现的临近晚期的肝硬化,如患者健康状况尚可,应考虑肝移植术。

总之,鉴于食管曲张静脉大出血的急症外科手术治疗有效率高于病死率和再出血率高,硬化剂注射或套扎疗法已逐渐成为首选方法,更由于肝移植不但能去除门静脉高压症的根本病因,而且能有效地防止再出血,硬化剂注射和套扎疗法和肝移植术已向既往治疗食管曲张静脉的传统手术——门-体静脉分流术与门-奇静脉断流术提出了挑战。

(三)急症手术患者的术后治疗

1.术后监护

术后患者需给予监护,严密观察生命指标和进行各项实验室检查以了解患者心及肺功能、肝及肾功能、血容量、体液、电解质与酸碱平衡情况,发现问题及时进行处理。

2.液体疗法

由于肝硬化患者在出血或手术前往往已有水潴留和排出障碍,出血和手术创伤促使肾对钠和水的保留而加重了已经存在的体液失调,故对此等患者术后应限制液体摄入。对体液的丢失主要以10%葡萄糖液补充。每天液体摄入量限制在1 500～2 000 mL以内。钠的补充仅需补偿胃管的丢失,每天很少需要超过30～40 mmol/L。钾仅补充尿钾的丢失即可,但应保持血钾于4～5 mmol/L。若有酸碱平衡失调亦应积极纠正。此外,还应根据需要补充血浆、清蛋白和新鲜血。急症门腔分流术后的体液疗法应注意热量的补充,常需给浓缩葡萄糖氨基酸液。尤其应注意支链氨基酸的补充。肠内和肠外营养在手术前后的治疗中有重要价值。

3.防治感染

肝硬化患者体质虚弱,在大量失血、手术创伤以及脾切除术后。患者免疫功能可进一步下降,术后感染率高,尤以左膈下感染为多见。膈下感染的预防应注意术中充分止血,以脾、肾韧带覆盖脾床创面,还要作充分的膈下引流。引流管一般可在术后2～3天拔除,不要留置过久,若有腹水应及时拔管并缝合引流之戳口。肺感染是肝硬化出血患者常见的并发症和死亡原因,由于肝硬化患者常有心肺功能异常和广泛的动静脉短路存在,故术后应持续给氧5～7天,并鼓励患者翻身、咳嗽和深呼吸等胸部体疗法。必要时给予间断正压呼吸。预防性的抗生素要依据患者具体情况来选择。

4.预防高排出量心力衰竭和肺水肿

肝硬化门静脉高压症患者血容量可较正常人多30％～50％。由于血管张力与外周阻力降低,动静脉短路的存在,故心排血量往往增加,使患者的血液循环处在高动力状态。门腔分流术可加重患者血液循环高动力状况。因此在老年和重症肝病患者,易发生高排出量心力衰竭和肺水肿。肝硬化患者水和钠的潴留也是导致肺水肿的重要因素。术后应严格记录液体出入量与限制液体摄入,以防止循环负荷过重。有人提出测量患者术前和术后心排血量,如呈高动力状态(每分钟心排血量超过6 L),在任何心力衰竭症状未出现前即可给予洋地黄化。若出现水过多表现则应给利尿剂。

5.防治胃黏膜病变与应激性溃疡出血

门静脉高压症患者术后上消化道出血不少是胃黏膜病变出血或应激性溃疡出血。故应与静脉曲张出血相鉴别。胃黏膜病变与应激性溃疡不同,前者为门静脉高压症引起的胃黏膜改变,黄志平等对57例门静脉高压症患者的胃镜检查结果证明,有急性胃黏膜糜烂者占47.3％,并发现其发生率与静脉曲张的程度密切相关。门静脉高压症胃黏膜病变的发生是因门静脉高压使胃黏膜更趋于缺血以致黏膜血流量降低和血氧饱和度降低。此外,由于病变黏膜黏液分泌减少和黏膜前列腺素(PG-E2)含量降低,使黏膜防御功能降低,黏膜屏障功能破坏,H^+反渗,导致胃黏膜病变发生。病变黏膜呈现水肿充血、红色斑点或黏膜表面片状剥脱糜烂,重者可致出血。

对术后胃黏膜病变出血的治疗应以非手术治疗为主。抗酸剂及H_2受体阻滞剂效果常不明显。近年来主张以降低门静脉压和保护胃黏膜为目的的药物治疗。如普萘洛尔、丹参、粉防己碱和前列腺素等亦可对出血部位黏膜局部用药,如孟氏液口服或经内镜局部喷洒等。

应激性溃疡大出血非手术治疗失败时可手术治疗。门腔分流术后可出现高胃酸分泌,故术后应避免刺激性饮食,如有症状应给予制酸剂等药物治疗。有人主张门腔分流术后,在拔除胃管后即应开始抗酸治疗并持续终身。

6.肝衰竭

肝衰竭是术后最常见的死亡原因。出血和手术创伤可加重肝损害,故几乎所有的患者在术后2～3天均可出现肝功能恶化的现象。其中许多患者的肝损害在一定时间后可逐步改善,有些患者则可不断恶化并发展为肝性脑病。术后早期出现的肝性脑病多由肝细胞损害所致,并非因肠道氨吸收或门体分流所致之氨中毒。门腔分流术后肝性脑病的发病较其他术式为高。目前对肝性脑病尚无理想的治疗方法,力所能及者只是支持疗法和对症治疗,如提供高热量、补充支链氨基酸、使用肠道制菌剂和清除肠道积血等。血液净化、血浆置换及杂化型(生物型)人工肝,在国内外已成功地应用于临床,为治疗肝衰竭增加了新的治疗方法,亦为等待供肝的重症肝衰竭患者提供了"桥接"的治疗措施。

7.肾衰竭

继发于食管曲张静脉出血和急症手术术后的肾衰竭通常有两种类型。一是由于低血压期间肾血流灌注不足,肾小管坏死所致之急性肾衰竭。其表现为少尿、氮质血症、高钾血症、低尿比重和低渗透压,尿钠增加、尿中出现管型与红细胞;其二是由于肝失代偿使肝代谢发生障碍和解毒功能下降所致肾损害-肝肾综合征:这两处肾衰竭都应忌用利尿剂,因可加重肾小管损害,血管活性物质可改善肾血流量,但不会有重大成效。血液透析能较好地改善患者情况。肝与肾损害并存时病死率高。

(张建成)

第五节　原发性肝癌

肝癌即肝脏恶性肿瘤,可分为原发性和继发性两大类。原发性肝脏恶性肿瘤起源于肝脏的上皮或间叶组织,前者称为原发性肝癌,是我国高发的,危害极大的恶性肿瘤;后者称为肉瘤,与原发性肝癌相比较较为少见。继发性或称转移性肝癌系指全身多个器官起源的恶性肿瘤侵犯至肝脏。一般多见于胃、胆道、胰腺、结直肠、卵巢、子宫、肺、乳腺等器官恶性肿瘤的肝转移。近年，肝癌外科治疗的主要进展包括：早期切除、难切部位肝癌的一期切除和再切除、不能切除肝癌的二期切除、姑息性外科治疗、肝移植等。小肝癌治疗已由单一切除模式转变为切除为主的多种方法的合理选用。

一、流行病学

（一）发病率

原发性肝癌较之继发性肝癌虽为罕见，但在我国其实际发病率却远较欧美为高。据 Charache 统计：美洲原发性肝癌与继发性肝癌之比例在 1：(21~64)之间，Bockus 估计则在 1：40 左右；但在我国，原发性肝癌与继发性肝癌之比则通常在 1：(2~4)之间。

患者大多为男性，其与女性之比为(6~10)：1。患者之年龄则多在中年前后，以 30~50 岁最多见，20~30 岁者次之，其发病年龄较一般癌瘤为低。文献中报道的原发性肝癌，最小患者仅为 4 个月的婴儿。徐品琏等报道，男女之比为3.3：1，年龄最小者为 12 岁，最大者 70 岁，绝大多数患者(50/57 例，87.7％)在 30~59 岁之间。

（二）病因

不同地区肝癌的致病因素不尽相同。在我国病毒性肝炎(乙型和丙型)、食物黄曲霉毒素污染以及水污染，被认为是主要的危险因素。另外，北部地区的饮酒、肥胖、糖尿病、吸烟、遗传等因素，亦可能发挥重要作用。

1.肝炎病毒

在已知的肝炎病毒中，除甲型、戊型肝炎病毒外，均与肝癌有关。HBV 感染与肝癌发生的密切关系已被诸多研究证实。在发达国家肝癌患者血清中 HCV 流行率超过 50％。对于 HBV 与 HCV 合并感染者，发生肝癌的危险性进一步增加，因为两者在发生过程中具有协同作用。

2.慢性炎症

任何病变可导致肝脏广泛炎症和损害者，均可能引起肝脏的一系列变化，并最后导致肝癌之发生。Sanes 曾观察到在肝内胆管结石及胆管炎的基础上发生胆管细胞癌的事实。Stewart 等则曾结扎实验动物的肝胆管使发生胆汁积滞，结果导致胆管黏膜的乳头状及腺瘤样增生，且伴有明显的核深染色及丝状分裂现象。

3.肝寄生虫病

肝寄生虫病与肝癌的发生可能有关。它可能先引起肝脏的硬变，再进而发生癌变；也可能是由于肝细胞直接受到刺激的结果。但不少学者也注意到在印度尼西亚爪哇地方肝癌很常见，而该地既无肝蛭亦无血吸虫流行；在埃及则血吸虫病颇多而肝癌鲜见；因此肝寄生虫病与肝癌的关系尚有待进一步研究。

4.非酒精性脂肪变性肝炎(NASH)

近年的研究表明，肥胖、2 型糖尿病和非酒精性脂肪变性肝炎，导致肝脏脂肪浸润，进而造成 NASH，并与肝癌的发生发展有关。美国学者报道，NASH 致肝硬化患者的肝癌发生危险率增加，多因素回归分析显示，年龄大和酒精饮用量是 NASH 相关肝硬化患者发生肝癌的独立影响因素，与非饮酒者相比，规律饮酒者的肝癌发生危险率更高(风险比为 3.6)。

5.营养不良

长期的营养不良，特别是蛋白质和 B 族维生素的缺乏，使肝脏易受毒素作用，最终导致肝癌。

6.其他因素

霉菌毒素中的黄曲霉毒素对实验动物有肯定的致癌作用，故人类如食用被黄曲霉毒素污染的花生或其他粮食制品，也可引起肝癌。先天性缺陷及种族或家族的影响，亦曾疑与某些肝癌的发生有关。

二、病理

(一)大体分型

1.结节型

肝脏多呈硬变,但有结节性肿大;其结节为数众多,常在肝内广泛分布,直径自数毫米至数厘米不等,颜色亦有灰黄与暗绿等不同。

2.巨块型

肝脏往往有明显增大,且包有一个巨大的肿块;该肿块大多位于肝右叶,在肿块的周围或表面上则有继发的不规则突起。

3.弥散型

肝大小多正常,有时甚至反而缩小,似有广泛的瘢痕收缩;肝表面有无数的细小结节,外观有时与单纯的肝硬化无异,只有用显微镜检查方可确认。

我国最新的肝癌诊治专家共识,将肝癌分为:①弥漫型;②巨块型,瘤体直径>10 cm;③块状型,瘤体直径在 5~10 cm;④结节型,瘤体直径在 3~5 cm;⑤小癌型,瘤体直径<3 cm。

(二)组织学分型

以组织学论之,则原发性肝癌也可以分为以下 3 类。

1.肝细胞癌(恶性肝瘤)

一般相信系由实质细胞产生,占肝癌病例的 90%~95%,主要见于男性。其典型的细胞甚大,呈颗粒状,为嗜酸性,排列成索状或假叶状,于同一病例中有时可见结节性增生、腺瘤和肝癌等不同病变同时存在,且常伴有肝硬化。

2.胆管细胞癌(恶性胆管瘤)

可能由肝内的胆管所产生,患者以女性为多。其肿瘤细胞呈圆柱状或立方形,排列成腺状或泡状。

3.混合型

混合型即上述两种组织之混合,临床上甚为罕见。

上述组织学上之不同类别与肉眼所见的不同类型之间并无明显关系;不论是何种组织型类,肿瘤都可呈巨块型,或者分布在整个肝脏中。总的说来,原发性肝癌绝大多数是肝细胞癌,主要见于男性,而在女性则以胆管细胞癌为多见。

由于肿瘤细胞的侵袭,肝内门静脉和肝静脉内可有血栓形成,因此约 1/3 的肝癌病例可有肝外的远处转移;以邻近的淋巴结和肺内最多,肋骨或脊柱次之,其他的远处转移则属罕见。远处转移,亦以肝细胞癌发生较早,而胆管细胞癌发生肝外转移者少见。

三、临床表现

原发性肝癌的临床病象极不典型,其症状一般多不明显,特别是在病程早期;而其病势的进展则一般多很迅速,通常在数星期内即呈现恶病质,往往在几个月至 1 年内衰竭死亡。临床病象主要是两个方面:①肝硬化的表现,如腹水、侧支循环的发生、呕血及肢体的水肿等;②肿瘤本身所产生的症状,如体重减轻、周身乏力、肝区疼痛及肝脏肿大等。

根据患者的年龄不同、病变之类型各异,是否并有肝硬化等其他病变亦不一定,故总的临床表现亦可以有甚大差别。一般患者可以分为 4 个类型。①肝硬化型:患者原有肝硬化症状,但近期出现肝区疼痛、肝脏肿大、肝功能衰退等现象;或者患者新近发生类似肝硬化的症状如食欲缺乏、贫血清瘦、腹水、黄疸等,而肝脏的肿大则不明显。②肝脓肿型:患者有明显的肝脏肿大,且有显著的肝区疼痛,发展迅速和伴有发热及继发性贫血现象,极似肝脏的单发性脓肿。③肝肿瘤型:此型较典型,患者本属健康而突然出现肝大及其他症状,无疑为一种恶性肿瘤。④癌转移型:临床上仅有肿瘤远处转移的表现,而原发病灶不显著,不能区别是肝癌或其他恶性肿瘤;即使肝脏肿大者亦往往不能鉴别是原发性还是继发性的肝癌。

癌,此外妊娠、肝病活动期、继发性肝癌和少数消化道肿瘤也能测得 AFP。至今,AFP 仍为肝细胞癌诊断中最好的肿瘤标记,其引申包括 AFP 的异质体与单抗。我国肝癌患者 60%～70% AFP 高于正常值。如用免疫反应或其他方法测得患者血内含有此种蛋白,要考虑有原发性肝细胞癌可能,而在胆管细胞癌和肝转移性癌则不会出现此种异常蛋白。试验的准确性仅为 70%～80%,但本试验一般只有假阴性而极少假阳性;换言之,原发性肝癌患者 AFP 测定有可能为阴性,而试验阳性者则几乎都是肝癌患者,这对肝细胞癌与其他肝病的鉴别诊断有重要意义。

(二)其他实验室检查

随着病情的发展,多数患者可有不同程度贫血现象。白细胞计数虽多数正常,但有些病例可有明显的增加。林兆耆报道的 207 例肝癌中有 2 例呈类白血病反应,中性粒细胞分别占 95% 与 99%,且细胞内出现毒性颗粒。

各种肝功能试验在早期的原发性肝癌病例多无明显变化,仅于晚期病例方见有某种减退。总体来说,肝功能试验对本病的诊断帮助不大。

五、影像学检查

(一)超声波检查

肝癌常呈"失结构"占位,小肝癌常呈低回声占位,周围常有声晕;大肝癌或呈高回声,或呈高低回声混合,并常有中心液化区。超声可明确肝癌在肝内的位置,尤其是与肝内重要血管的关系,以利指导治疗方法的选择和手术的进行;有助了解肝癌在肝内以及邻近组织器官的播散与浸润。通常大肝癌周边常有卫星结节,或包膜不完整;超声显像还有助了解门静脉及其分支、肝静脉和下腔静脉内有无癌栓,对指导治疗选择和手术帮助极大。

(二)计算机断层扫描(CT)

CT 在肝癌诊断中的价值有:有助提供较全面的信息,除肿瘤大小、部位、数目外,还可了解肿瘤内的出血与坏死,其分辨力与超声显像相仿;有助提示病变性质,尤其增强扫描,有助鉴别血管瘤。通常肝癌多呈低密度占位,增强扫描后期病灶更为清晰;近年出现的螺旋 CT,对多血管的肝癌,动脉相时病灶明显填充;肝癌典型的 CT 强化方式为"早出早归"或"快进快出"型;CT 肝动脉-门静脉显像在肝癌诊断中的价值也得到重视;碘油 CT 有可能显示 0.5 cm 的肝癌,即经肝动脉注入碘油后 7～14 天再做 CT,则常可见肝癌结节呈明显填充,既有诊断价值,又有治疗作用;CT 还有助了解肝周围组织器官是否有癌灶。CT 的优点是提供的信息比较全面,缺点是有放射线的影响,且价格比超声高。

(三)磁共振成像(MRI)检查

MRI 检查的优点是:能获得横断面、冠状面和矢状面三维图像;对软组织的分辨较好;无放射线影响;对与肝血管瘤的鉴别有特点;不需要增强即可显示门静脉和肝静脉分支。通常肝癌结节在 T_1 加权图呈低信号强度,在 T_2 加权图示高信号强度。但亦有不少癌结节在 T_1 示等信号强度,少数呈高信号强度。肝癌有包膜者在 T_1 加权图示肿瘤周围有一低信号强度环,而血管瘤、继发性肝癌则无此包膜。有癌栓时 T_1 呈中等信号强度,而 T_2 呈高信号强度。

(四)放射性核素显像

正电子发射计算机断层扫描(PET-CT)的问世是核医学发展的一个新的里程碑,是一种无创性探测生理、生化代谢的显像方法。有助了解肿瘤代谢,研究细胞增殖,进行抗癌药物的评价以及预测复发等。PET-CT 是将 PET 与 CT 融为一体的成像系统,既可由 PET 功能显像反映肝占位的生化代谢信息,又可通过 CT 形态显像进行病灶精确解剖定位。[11]C-醋酸盐与[18]氟-脱氧葡萄糖结合可将肝癌探测敏感性提升到 100%。

(五)肝动脉和门静脉造影

由于属侵入性检查,近年已不如超声显像与 CT 常用。通常仅在超声与 CT 仍未能定位的情况下使用。近年出现数字减影血管造影(DSA)使其操作更为简便。肝癌的肝动脉造影的特征为:肿瘤血管、肿瘤染色、肝内动脉移位、动静脉瘘等。肝动脉内注入碘油后 7～14 天做 CT,有助于直径为 0.5 cm 小肝癌的显示,但有假阳性。目前肝癌作肝血管造影的指征通常为:临床疑肝癌或 AFP 阳性,而其他影像学检查阴性;多种显像方法结果不一;疑有卫星灶需做 CTA 者;需做经导管化疗栓塞者。

六、临床分期

国际抗癌联盟(UICC)的肝癌 TNM 分期 2002 年第 6 版做了一些修改。T、N、M 分类主要依据体检、医学影像学和(或)手术探查。

T_0:无肿瘤。

T_1:单发肿瘤,无血管浸润。

T_2:单个肿瘤,有血管浸润;多个肿瘤,最大者直径≤5 cm。

T_3:多发肿瘤,最大者直径＞5 cm,侵及门静脉或肝静脉的主要属支。

T_4:侵及除胆囊以外的邻近器官,穿透脏腹膜。

N_0:无区域淋巴结转移。

N_1:有区域淋巴结转移。

M_0:无远处转移。

M_1:有远处转移。

进一步分为Ⅰ～Ⅳ期。

Ⅰ期:$T_1N_0M_0$。

Ⅱ期:$T_2N_0M_0$。

ⅢA 期:$T_3N_0M_0$。

ⅢB 期:$T_4N_0M_0$。

ⅢC 期:任何 TN_1M_0。

Ⅳ期:任何 T 任何 NM_1。

七、治疗

(一)外科治疗手术适应证

肝癌外科治疗中的基本原则是既要最大限度切除肿瘤又要最大限度地保护剩余肝脏的储备功能。肝癌手术适应证具体如下。

(1)患者一般情况好,无明显心、肺、肾等重要脏器器质性病变。

(2)肝功能正常或仅有轻度损害,肝功能分级属Ⅰ级;或肝功能分级属Ⅱ级,经短期护肝治疗后有明显改善,肝功能恢复到Ⅰ级。

(3)肝储备功能正常范围。

(4)无广泛肝外转移性肿瘤。

(5)单发的微小肝癌(直径≤2 cm)。

(6)单发的小肝癌(直径＜2 cm≤5 cm)。

(7)单发地向肝外生长的大肝癌(5 cm＜直径≤10 cm)或巨大肝癌(直径＞10 cm),表面较光滑,界限较清楚,受肿瘤破坏的肝组织少于 30%。

(8)多发性肿瘤,肿瘤结节少于 3 个,且局限在肝脏的一段或一叶内。

(9)3～5 个多发性肿瘤,超越半肝范围者,作多处局限性切除或肿瘤局限于相邻 2～3 个肝段或半肝内,影像学显示,无瘤肝脏组织明显代偿性增大,达全肝的 50%以上。

(10)左半肝或右半肝的大肝癌或巨大肝癌;边界清楚,第一、第二肝门未受侵犯,影像学显示,无瘤侧肝脏明显代偿性增大,达全肝组织的 50%以上。位于肝中央区(肝中叶,或Ⅳ、Ⅴ、Ⅷ段)的大肝癌,无瘤肝脏组织明显代偿性增大,达全肝的 50%以上。Ⅰ段的大肝癌或巨大肝癌。肝门部有淋巴结转移者,如原发肝脏肿瘤可切除,应做肿瘤切除,同时进行肝门部淋巴结清扫;淋巴结难以清扫者,术后可进行放射治疗。周围脏器(结肠、胃、膈肌或右肾上腺等)受侵犯,如原发肝脏肿瘤可切除,应连同做肿瘤和受侵犯脏器一并切除。远处脏器单发转移性肿瘤,可同时做原发肝癌切除和转移瘤切除。

以上适应证中,符合第(5)～(8)项为根治性肝切除术,符合第(9)～(14)项属姑息性肝切除术。

(二)手术操作要点

1.控制术中出血

目前方法有第一肝门暂时阻断法、褥式交锁缝扎法、半肝暂时阻断法、常温下全肝血流阻断法等,其中常用者为第一肝门暂时阻断法,采用乳胶管或普通导尿管套扎肝十二指肠韧带,方法简单且控制出血较满意。

2.无瘤手术原则

由于肝脏在腹腔内位置较高且深,暴露较困难。现虽有肝拉钩协助术野显露,但在游离肝脏过程中,有时难免使肝脏和肿瘤受到挤压,有可能增加肿瘤转移的机会。但外科医师在肝肿瘤切除过程中仍需尽量遵循无瘤手术原则,尽量不直接挤压肿瘤部位,在切肝前可在切除范围内切线和肿瘤边缘之间缝合 2～3 针牵引线,既有利于切线内管道显露和处理,又有利于牵拉肝实质后减少肝断面渗血,而避免术者直接拿捏肿瘤。

3.肝断面处理

肝断面细致止血后上下缘或左右缘对拢缝合,对小的渗血点亦可达压迫止血作用。如肝断面对拢缝合张力大,或邻近肝门缝合后有可能影响出入肝脏的血流者,可采用大网膜或镰状韧带覆盖后缝合固定。近来,我们对此类肝断面常涂布医用止血胶再用游离或带蒂大网膜覆盖,止血效果满意。

(三)术后并发症的预防和处理

1.术后出血

与术中止血不周、肝功能不佳引起的出血倾向、断面覆盖或对拢不佳等有关。术前要注意患者的凝血功能,术中要争取缩短手术时间,对较大的血管要妥善结扎,断面对拢给予一定的压力且不留无效腔。一般保守治疗,若出血不止需探查。

2.功能失代偿

主要原因为肝硬化条件下肝切除量过大、术中失血过多、肝门阻断时间过长。处理包括足够的氧供,血与蛋白质的及时和足量的补充及保肝治疗。

3.胆漏

左半肝和肝门区肝癌切除后多见。术中处理肝创面前必须检查有无胆漏,处理主要是充分的引流。

4.膈下积液或脓肿

膈下积液或脓肿多见于右肝的切除,尤其是位于膈下或裸区者。主要与止血不佳,有胆漏或引流不畅有关。治疗主要是超声引导下穿刺引流。胸腔积液需考虑有无膈下积液或脓肿。

5.胸腔积液

胸腔积液多见右侧肝切除后。治疗主要是补充清蛋白和利尿,必要时抽胸腔积液。

6.腹水

腹水多见肝硬化严重者或肝切除量大者。处理为补充清蛋白和利尿。

(张建成)

第五章

胰腺疾病

第一节　急性胰腺炎

一、概述

急性胰腺炎（acute pancreatitis，AP）是外科临床常见的急腹症之一，从轻症急性胰腺炎到重症急性胰腺炎，由于两者严重度不一，所以预后相差甚远。在急性胰腺炎中，约80％为轻型胰腺炎，经非手术治疗可以治愈。而另20％表现为病情严重，伴有局部和全身并发症，出现一个或多个脏器功能衰竭，甚至导致患者死亡，被称为重症急性胰腺炎（severe acute pancreatitis，SAP）。

重症急性胰腺炎即使给予及时治疗（包括外科的干预），仍有30％左右的病死率。

二、病因与发病机制

急性胰腺炎病因众多，发病机制尚未完全明确。

胆道疾病、酗酒、高脂血症和医源性创伤都可以诱发胰腺炎，其中，最常见的病因是胆道疾病，约占50％。其次，则是酗酒及医源性的创伤包括手术损伤、内镜操作等。近年来，高脂血症诱发的急性胰腺炎逐渐增多。其他的病因还有外伤、十二指肠病变如十二指肠憩室、高钙血症、药物因素（如硫唑嘌呤、氨基水杨酸、磺胺、皮质激素等）的诱发等。另外，有部分急性胰腺炎找不到原因，称特发性胰腺炎。特发性急性胰腺炎，多为胆道微结石诱发。

胰腺是人体重要消化器官，具有内、外分泌功能。胰腺外分泌液由各种消化酶和碱性液体构成。正常情况下，胰腺腺泡分泌的消化酶并不能引起自身消化，主要是有一系列的保护机制运作：①胰腺导管上皮有黏多糖保护；②胰酶在胰腺内以没有活性的胰酶原形式存在；③各种胰酶原以酶原颗粒的形式存在于胰腺腺上皮细胞内，酶原颗粒呈弱酸性，可以保持胰蛋白酶原的稳定形式；④在胰腺实质和胰管之间，胰管和十二指肠之间的胰液分泌压和胆管中的胆汁分泌压之间均存在正常的压力梯度，维持胰管内胰液的单向流动，使胰液不会发生反流，Oddi括约肌和胰管括约肌也是保证压力梯度存在、防止反流的重要因素。总之，保持胰酶在胰腺内的非活化形式存在是维持胰腺正常运转的关键，任何原因诱发了酶原在胰腺内不适时地激活都将会启动急性胰腺炎的病程。

急性胰腺炎的发病机制复杂，在病情发展过程中，还有新的因素参与，促使病情进一步变化。至今，确切的发病机制尚不完全清楚，有众多学说推测急性胰腺炎的发病机制，包括胰酶自身消化学说、炎性因子学说、微循环障碍学说、氧化应激、肠道细菌易位、胰腺腺泡内钙超载等学说。其中胰酶自身消化学说是急性胰腺炎最基本的发病机制。

（一）急性胰腺炎的启动因素

1.胰酶被异常激活的机制

80％正常人群存在胆胰管的共同通道,共同通道受阻,可造成胆汁反流入胰管和胰管内压力升高。胆管内结石、胆管癌、胰头癌、十二指肠乳头病变,十二指肠镜逆行性胰胆管造影（ERCP）都可以导致共同通道受阻。反流入胰管的胆汁游离脂肪酸可以直接损伤胰腺组织,也可以激活胰液中磷脂酶原A,产生活化的磷脂酶A,使胆汁中卵磷脂成为有细胞毒性的溶血卵磷脂,引起胰腺组织的坏死。磷脂酶A除作用于胰腺局部,还作用于全身,引起呼吸和循环的功能障碍。弱碱性的胆汁也可以激活胰管内胰酶颗粒中的各种酶原,提前启动了胰酶的活性。胰管内压力的上升还可以破坏胰管上皮,使胰液逆向流入胰腺间质内,被激活的各种胰酶对胰腺组织产生自身消化,导致胰腺坏死。急慢性胆道系统炎症也会诱发十二指肠乳头炎性水肿、痉挛和狭窄,造成胆胰管内压力升高,诱发急性胰腺炎。胆源性胰腺炎主要致病因素即共同通道受阻导致胆汁和十二指肠液的逆流。

2.酒精中毒的因素

在西方国家,酒精中毒引起的急性胰腺炎约占总数的25％。酒精中毒导致胰腺炎的机制尚未完全明确,大致为以下几点；①酒精的刺激作用:大量饮酒刺激胰腺分泌增加,同时酒精可引起Oddi括约肌痉挛,使胰管内压升高,导致细小胰管破裂,胰液进入胰腺实质,胰蛋白酶原被胶原酶激活,胰蛋白酶再激活磷脂酶、弹力蛋白酶、糜蛋白酶等,导致胰腺自身消化;②酒精对胰腺的直接损伤作用:血液中的酒精可直接损伤胰腺组织,使胰腺腺泡细胞变性坏死,蛋白合成能力减弱。

3.高脂血症的因素

(1)甘油三酯分解产物对腺泡的直接损伤。高脂血症的患者游离脂肪酸产生过多,超出了清蛋白的结合能力,胰腺内高浓度聚集的游离脂肪酸产生细胞毒性,损伤胰腺腺泡细胞和小血管,导致胰腺炎发生。游离脂肪酸还可以诱发胰蛋白酶原激活加速,加重腺泡细胞的自身消化和胰腺炎的病理损害。

(2)血清内血脂＞2.15 mmol/L时,患者的血液黏滞度增高,Ⅶ因子活性、纤溶酶原激活抑制物活性增高,干扰纤溶,易于形成血栓。高脂血症也会激活血小板,产生缩血管物质血栓素A2,导致胰腺血液微循环障碍。而高脂血症中大分子的乳糜微粒可直接栓塞毛细血管,使胰腺缺血坏死。

4.其他因素

急性胰腺炎的起病因素众多,发病机制复杂,目前尚未完全明晰。在不同的国家和地区,主要的发病因素也不相同。除以上较为常见的因素以外,还有暴饮暴食的饮食因素,外伤和医源性损伤的创伤因素,妊娠、高钙血症等代谢因素,以及药物因素、败血症相关的感染因素和精神因素等。

（二）导致急性胰腺炎病变加重的因素

80％的急性胰腺炎患者属于轻型急性胰腺炎,这些患者保守治疗有效,经自限性胰腺炎过程,很快能够恢复。但另外20％左右患者,患病后快速呈现危及生命的临床表现,随着胰腺组织出血、坏死及后腹膜大量炎性毒素液渗出,病情急剧加重,全身代谢功能紊乱,出现肺、肾、心、脑多脏器功能障碍并继发局部及全身感染,最终导致患者死亡。是什么原因导致这部分患者病情加重,近年来研究揭示,尽管不同的始动因素诱发了急性胰腺炎,但在启动后急性胰腺炎进程上,它的病理生理过程是一致的,导致病变加重的因素也是相同的,而且这些因素又相互交叉、互相作用,使急性胰腺炎病变严重化,病程复杂化。

1.白细胞过度激活和全身炎症反应

胰腺炎是一炎症性疾病,炎症介质和细胞因子过度释放是重症急性胰腺炎病情加重的重要因素。1988年Rindernecht提出急性胰腺炎白细胞过度激活学说。近年来实验研究显示,巨噬细胞、中性粒细胞、内皮细胞和免疫系统均参与急性胰腺炎的病变过程,并诱发了多种细胞因子的级联反应。其中,单核-吞噬细胞在损伤因子刺激下,能够合成和释放多种细胞因子,如TNF-α、IL-1等,也释放活性自由基及蛋白酶和水解酶,引起前列环素类物质、白三烯等炎症介质分泌,引起和增强全身炎症反应。细胞因子在炎症反应中,能刺激粒细胞活化,大量释放损伤性炎性介质,其中PMN-弹力蛋白酶含量增高,它能够降解细胞外基质中的各种成分,水解多种血浆蛋白,破坏功能完好细胞,加重胰腺出血、坏死和胰外脏器损伤,并导致全身代谢功能的严重不平衡,临床上出现急性反应期症状,即形成了全身炎症反应综合征(systemic inflammatory response syndrome,SIRS),最终可导致多器官功能衰竭(MOF),此时是重症急性胰腺炎病程第一阶段,也是重症急性胰腺炎的第一个死亡高峰。

2.感染

患者度过急性胰腺炎急性反应期的全身代谢功能紊乱和多脏器功能不全后,接着要面临的是胰腺坏死灶和胰腺外脂肪组织坏死灶的感染和全身脓毒血症,它是急性坏死性胰腺炎第二阶段的主要病变,也是急性胰腺炎患者的第二个死亡高峰时期。急性胰腺炎患者并发的局部和全身感染多为混合性感染,主要致病菌是来源于肠道的革兰氏阴性杆菌和厌氧菌。肠道菌群移位到胰腺和身体其他部位,是因为肠道黏膜屏障在急性胰腺炎的早期就受到破坏。急性胰腺炎发病早期血流动力学改变,使肠道供血减少、肠黏膜缺氧,黏膜屏障被损伤,早期禁食治疗,使肠黏膜绒毛营养状态下降,加剧了肠道黏膜屏障破坏,使得肠黏膜通透性异常增加,细菌和内毒素移位到胰腺和胰外受侵犯的坏死组织内,导致胰腺坏死灶继发感染、胰腺和胰周脓肿及全身脓毒血症。

3.胰腺供血微循环障碍

有实验研究表明,胰腺供血不足和胰腺微循环障碍可以诱发和加重胰腺炎的发生和发展。在解剖上,胰腺小叶内中央动脉是唯一胰腺腺叶供血动脉,相互间缺少交通支。一旦中央动脉因各种原因导致供血障碍,容易发生胰腺小叶坏死,小叶内腺泡细胞的坏死会产生胰酶颗粒释放和激活。在急性胰腺炎病程中,胰腺血液循环障碍进一步加剧了胰腺坏死发展,使病变加重。

4.急性胰腺炎全身代谢功能改变和对重要脏器的影响

轻型急性胰腺炎病变仅局限在胰腺局部,而重症急性胰腺炎的病变则以胰腺病变和胰外侵犯共同存在为特点。重症急性胰腺炎影响全身多脏器功能的途径是多因素的,大量胰酶释放入血、失控的炎症反应、微循环障碍、再灌注损伤、感染等都可以诱导多脏器功能不全。其中全身炎症反应综合征(SIRS)是多脏器功能不全的共同途径。在重症急性胰腺炎早期,主要表现为循环系统、呼吸系统和肾功能受到影响。而到了感染期则全身多脏器和代谢功能均受伤害。

(1)对循环系统的影响:重症急性胰腺炎患者胰腺、胰周组织、腹膜后大量液体渗出导致全身循环血容量的急剧丧失,造成低血容量性休克。同时,过度释放的损伤性炎性介质带来全身炎症反应综合征,炎症介质对心血管系统的作用和血液分布不均是休克的主要原因。因此临床上单纯的液体补充并不能有效地终止重症胰腺炎患者的休克病程。

(2)呼吸功能的影响:胰腺炎症激活的弹性蛋白酶促使全身免疫细胞释放大量炎症介质,具有细胞毒性的细胞因子和炎症介质导致血管内皮和肺泡上皮的损伤。肺毛细血管内皮损伤后大量血浆成分渗透到肺间质和肺泡内。磷脂酶 A2 的异常释放和激活,使卵磷脂转变成溶血卵磷脂,破坏了肺泡表面活性成分,肺泡表面张力增加。以上原因造成肺的顺应性降低,患者可表现为进行性缺氧和呼吸困难。急性胰腺炎并发的肺损伤(acute lung injury,ALI)或急性呼吸窘迫综合征(acute respiratory distress syndrome,ARDS)是短时间内患者死亡的主要原因,约占死亡总数的 60%。此外,重症胰腺炎患者腹腔内的大量渗出和肠壁水肿、肠蠕动障碍产生腹腔内高压(intra abdominal hypertension,IAH),也迫使横膈抬高,影响了呼吸功能,造成呼吸困难和缺氧,这与 ARDS 有所不同。

(3)肾功能的影响:在重症急性胰腺炎早期,肾前因素是导致肾功能损伤的主要原因。急性炎症反应期的有效循环血量相对或绝对不足引起严重的肾缺血,使肾小球滤过下降,肾组织缺氧。长时间肾供血不足,以及全身炎症反应和感染情况下,炎症介质也可以直接或间接导致肾功能损害,出现急性肾小管坏死。

(4)代谢的改变:重症急性胰腺炎代谢性改变主要表现在低钙血症和高血糖。血钙低于 1.87 mmol/L(7.5 mg/L)预示胰腺炎病变严重,预后不良。低钙血症往往发生在发病后第 3 天。低钙血症的发生主要是因为胰周和腹膜后脂肪坏死区域发生钙盐皂化作用。由于血钙约半数与清蛋白结合,在低蛋白血症时也会导致总钙值降低。此外,胰腺炎时胰高血糖素的分泌增加,通过降钙素的释放和直接抑制钙的吸收可引起低钙血症。血钙的严重降低代表脂肪坏死范围增大,胰腺炎胰周病变严重。

(5)其他:对肝功能的影响是因为胰酶和血管活性物质及炎症介质通过门静脉回流入肝,破坏肝细胞;此外,血容量的不足也导致回肝血量减少损伤肝细胞。胰头水肿可压迫胆总管导致梗阻性黄疸。脑细胞缺血、缺氧以及磷脂酶的作用使中枢神经系统发生病变。在严重感染期,真菌感染也可带来烦躁不安、神志模糊、谵妄等精神神经症状。

胰腺炎全程均可出现高血糖。胰腺炎早期多是因为机体的应激反应,胰高糖素的代偿性分泌所致。后期则是因为胰腺坏死、胰岛细胞广泛受到破坏、胰岛素分泌不足。

三、病理

急性胰腺炎的基本病理改变包括水肿、出血和坏死。任何类型的急性胰腺炎都具有上述 3 种改变,只是程度有所不同。一般急性胰腺炎在病理上分为间质水肿性胰腺炎和坏死性胰腺炎。

(一)间质水肿性胰腺炎

肉眼可见胰腺呈弥漫性和局限性水肿、肿胀、变硬,外观似玻璃样发亮。镜下可见腺泡和间质水肿、炎性细胞浸润,偶有轻度的出血和局灶性坏死,但腺泡和导管基本正常。此型胰腺炎占急性胰腺炎的绝大多数,其预后良好。

(二)坏死性胰腺炎

大体上胰腺肿大,胰腺组织因广泛出血坏死而变软,出血区呈暗红色或蓝黑色,坏死灶呈现灰黄、灰白色。腹腔伴有血性渗液,内含大量淀粉酶,网膜及肠系膜上有小片状皂化斑。镜检:胰腺组织呈大片出血坏死,腺泡和小叶结构模糊不清。胰腺导管呈不同程度扩张,动脉有血栓形成。坏死灶外有炎性区域围绕。当胰腺坏死灶继发感染时,被称为感染性胰腺坏死。肉眼可见胰腺腺体增大、肥厚,呈暗紫色。坏死灶呈现散在或片状分布,后期坏疽时为黑色,全胰坏死较少发生。

四、分类

急性胰腺炎因发病原因众多,病程进展复杂,预后差别极大,因此,分类侧重的方面不同,分类的方法也就有所不同。

(一)病因学分类

1.胆源性胰腺炎

由于胆管结石梗阻或胆管炎、胆囊炎诱发的急性胰腺炎。患者首发症状多起自中上腹或右上腹,临床上 50％以上的急性胰腺炎都是胆道疾病引起。

2.酒精性胰腺炎

因酗酒引起的急性胰腺炎,国外报道较多,西方国家占急性胰腺炎的 25％左右。

3.高脂血症性胰腺炎

高血脂诱发的急性胰腺炎。近年来逐渐增多,正常人群如血脂高于 11 mmol/L,易诱发急性胰腺炎。

4.外伤或手术后胰腺炎

胆道或胃的手术、Oddi 括约肌切开成形术,ERCP 后诱发的急性胰腺炎。

5.特发性胰腺炎

病因不明的急性胰腺炎,多数是微小胆石引起。

6.其他

还有药物性急性胰腺炎、妊娠性急性胰腺炎等。

(二)病理学分类

(1)间质水肿型胰腺炎。

(2)坏死型胰腺炎。

（三）病程和严重程度分类

1.轻症急性胰腺炎（mild acute pancreatitis，MAP）

该类型占 AP 的多数，不伴有器官功能衰竭及局部或全身并发症，通常在 1～2 周内恢复，病死率极低。

2.中重症急性胰腺炎（moderately severe acute pancreatitis，MSAP）

伴有一过性（≤48 小时）的器官功能障碍。早期病死率低，后期如坏死组织合并感染，病死率增高。

3.重症急性胰腺炎（severe acute pancreatitis，SAP）

占 AP 的 5%～10%，伴有持续（>48 小时）的器官功能衰竭。SAP 早期病死率高，如后期合并感染则病死率更高。器官功能衰竭的诊断标准依据改良 Marshall 评分系统，任何器官评分≥2 分可定义存在器官功能衰竭。

五、临床表现

（一）临床症状

急性胰腺炎起病急骤，临床表现的严重程度和胰腺病变的轻重程度相关，轻型胰腺炎或胆源性胰腺炎的初发症状较轻，甚至被胆道疾病症状所掩盖。而重症胰腺炎在剧烈腹痛的临床表现基础上症状逐渐加重，出现多脏器功能障碍，甚至衰竭。

1.腹痛、腹胀

突然出现上腹部剧烈疼痛是急性胰腺炎的主要症状。腹痛前，多有饮食方面的诱因，如暴饮暴食、酗酒和油腻食物。腹痛常为突然起病，剧烈的上腹部胀痛，持续性，位于中上腹偏左，也可以位于中上腹、剑突下。胆源性胰腺炎患者的腹痛常起于右上腹，后转至正中偏左。可有左肩、腰背部放射痛。病情严重的患者，腹痛表现为全上腹痛。腹痛时，患者常不能平卧，呈弯腰屈腿位。

随病情的进展，腹痛呈一种持续性胀痛，随后转为进行性腹胀加重。部分患者腹胀的困扰超过腹痛，少数老年患者可主要表现为腹胀。胰腺炎患者腹痛腹胀的强度与胰腺病变的程度相一致，症状的加重往往预示着病变严重程度的加重。

2.恶心、呕吐

伴随腹痛而来，恶心、呕吐频繁，呕吐物大多为胃内容物，呕吐后腹痛腹胀症状并不能缓解为其特点。

3.发热

多数情况下中重症急性胰腺炎及重症急性胰腺炎早期体温常在 38 ℃左右，但在胆源性胰腺炎伴有胆道梗阻、化脓性胆管炎时，可出现寒战、高热。此外，在重症急性胰腺炎时由于胰腺坏死伴感染，高热也是主要症状之一，体温可高达 39 ℃以上。

4.休克

在重症急性胰腺炎早期，由于大量的液体渗透到后腹膜间隙、腹腔内、肠腔内或全身的组织间质中，患者出现面色苍白、脉搏细速、血压下降等低血容量性休克症状，并尿量减少。此外，在重症急性胰腺炎的感染期，如果胰腺和胰周坏死感染，组织及化脓性积液不及时引流时，可出现感染性休克。

5.呼吸困难

在重症急性胰腺炎的早期，一方面由于腹胀加剧使横膈抬高影响呼吸，另一方面由于胰源性毒素的作用，使肺间质水肿，影响肺的气体交换，最终导致呼吸困难。患者呼吸急促，呼吸频率常在 30 次/分以上，$PaO_2 < 60$ mmHg。少数患者可出现心、肺、肾、脑等多器官功能衰竭及 DIC。

6.其他

约有 25% 的患者会出现不同程度的黄疸，主要是因为结石梗阻和胰头水肿压迫胆总管所致，也可因胰腺坏死感染或胰腺脓肿未能及时引流引起肝功能不良而产生。此外，随着病情的进展，患者会出现少尿、消化道出血、手足抽搐等症状，严重者可有 DIC 的表现。

（二）体征

1.一般情况检查

患者就诊时呈急腹症痛苦面容，精神烦躁不安或神态迟钝，口唇干燥，心率、呼吸频率较快，大多心率在 90 次/分以上，呼吸频率在 25 次/分以上，一部分患者巩膜可黄染，血压低于正常。

腹部检查：

压痛，轻症水肿性胰腺炎，仅有中上腹或左上腹压痛，轻度腹胀，无肌卫，无反跳痛。重症坏死性病例，全腹痛，以中上腹为主，上腹部压痛，伴中重度腹胀，上腹部有肌卫、反跳痛等腹膜炎体征。根据胰腺坏死程度和胰外侵犯范围，以及感染程度，腹膜炎可从上腹部向全腹播散。左侧腰背部也会有饱满感和触痛。有明显的肠胀气，肠鸣音减弱或消失。重症患者可出现腹腔积液，腹腔穿刺常可抽到血性液体，查腹水淀粉酶常超过 1 500 单位。坏死性胰腺炎进展到感染期时，部分患者有腰部水肿。

一些患者左侧腰背部皮肤呈青紫色斑块，被称为 Grey-Turner 征。如果青紫色皮肤改变出现在脐周，被称为 Cullen 征。这些皮肤改变是胰液外渗至皮下脂肪组织间隙，溶解皮下脂肪，使毛细血管破裂出血所致，出现这两种体征往往预示病情严重。

2.全身情况

胆源性胰腺炎患者如果有结石嵌顿在壶腹部，会出现黄疸。也有少数患者会因为炎症肿大的胰头压迫胆总管产生黄疸，但这种类型的黄疸程度较浅，总胆红素指数很少超过 100 mmol/L。

早期或轻型胰腺炎体温无升高或仅有低于 38 ℃的体温。坏死性胰腺炎患者病程中体温超过 38.5 ℃，预示坏死继发感染。

患者左侧胸腔常有反应性渗出液，患者可出现呼吸困难。少数严重者可出现精神症状，包括意识障碍、神志恍惚甚至昏迷。

重症坏死性胰腺炎在早期急性反应期就易出现循环功能衰竭、呼吸功能和肾衰竭，此时会出现低血压和休克，以及多脏器功能衰竭的相关表现和体征，如呼吸急促、发绀、心动过速等。

（三）实验室检查

1.淀粉酶的测定

血、尿淀粉酶的测定是胰腺炎诊断最常用和最重要的手段。血清淀粉酶在急性胰腺炎发病的 2 小时后升高，24 小时后达高峰，4～5 天恢复正常。尿淀粉酶在发病的 24 小时后开始上升，下降缓慢，持续 1～2 周。血尿淀粉酶在发病后保持高位不能回落，表明胰腺病变持续存在。很多急腹症都会有血清淀粉酶的升高，如上消化道穿孔、胆道炎症、绞窄性肠梗阻等，故只有血尿淀粉酶升高较明显时才有临床诊断的意义。使用 Somogyi 法，血淀粉酶正常值在 40～110 U，超过 500 U，有诊断急性胰腺炎的价值。测值越高，诊断的意义越大。

淀粉酶/肌酐清除率比值：淀粉酶清除率/肌酐清除率（%）=（尿淀粉酶/血淀粉酶）/（尿肌酐/血肌酐）×100%，正常人该比值是 1%～5%，一般小于 4%，大于 6% 有诊断意义。急性胰腺炎时，肾脏对淀粉酶的清除能力增加，而对肌酐不变，因此，淀粉酶/肌酐清除率比值的测定可以协助鉴别诊断。

2.血清脂肪酶的测定

因血液中脂肪酶的唯一来源是胰腺，所以具有较高的特异性。发现血中淀粉酶和脂肪酶平行升高，可以增加诊断的准确性。

3.C 反应蛋白、PMN-弹力蛋白酶的测定

C 反应蛋白是急性炎症反应的血清标志物，PMN-弹力蛋白酶为被激活的白细胞释放，也反映了全身炎症反应的程度，因此，这两个指标表明急性胰腺炎的严重程度。48 小时的 C 反应蛋白达到 150 mg/L，预示为重症急性胰腺炎。

4.血钙

由于急性坏死性胰腺炎周围组织脂肪坏死和脂肪内钙皂形成消耗了钙，所以，血钙水平的降低也侧面代表了胰腺坏死的程度。血钙降低往往发生在发病后的第 2～3 天后，如果血钙水平持续低于

1.87 mmol/L,预后不良。

5.血糖

急性胰腺炎早期,血糖会轻度升高,是与机体应激反应有关。后期,血糖维持在高位不降,超过11.0 mmol/L(200 mg/dL),则是因为胰腺受到广泛破坏,预后不佳。

6.血红蛋白和血细胞比容

急性胰腺炎患者血红蛋白和血细胞比容的改变常常反映了循环血量的变化。病程早期发现血细胞比容增加>40%,说明血液浓缩,大量液体渗入人体组织间隙,表明胰腺炎病情危重。

7.其他

在胰腺炎的治疗过程中,要随时监测动脉血气分析、肝肾功能、血电解质变化等指标,以便早期发现机体脏器功能的改变。

(四)影像学检查

1.超声检查

彩超由于无创、费用低廉、简便易行而成为目前急腹症的一种普查手段。在急性胆囊炎、胆管炎、胆管结石梗阻等肝胆疾病领域,诊断的准确性甚至达到和超过CT。但是,彩超检查结果受到操作者的水平、腹腔内脏器气体的干扰等影响。彩超也是急性胰腺炎的首选普查手段,可以鉴别是否有胆管结石或炎症,是否是胆源性胰腺炎。胰腺水肿改变时,彩超显示胰腺外形弥漫肿大,轮廓线膨出,胰腺实质为均匀的低回声分布,有出血坏死病灶时,可出现粗大的强回声。因坏死性胰腺炎时常常有肠道充气,干扰了彩超的诊断,因此彩超对胰腺是否坏死诊断价值有限。

2.CT检查

平扫和增强CT检查是大多数胰腺疾病的首选影像学检查手段和有效检查方法,Balthazar CT评级、改良的CT严重指数评分(modified CT severityindex,MCTSI)常用于炎症反应及坏死程度的判断。尤其是对于胰腺炎,虽然诊断胰腺炎并不困难,但对于坏死性胰腺炎病变的程度、胰外侵犯范围及对病变的动态观察,则需要依靠增强CT的影像学判断。单纯水肿型胰腺炎,CT表现为:胰腺弥漫性增大,腺体轮廓不规则,边缘模糊不清。出血坏死型胰腺炎,CT表现:肿大的胰腺内出现皂泡状的密度减低区,增强后密度减低区与周围胰腺实质的对比更为明显。同时,在胰周小网膜囊内、脾胰肾间隙、肾前后间隙等部位可见胰外侵犯。目前,CT的平扫和增强扫描已是胰腺炎诊疗过程中最重要的检查手段,临床已接受CT影像学改变作为病情严重程度分级和预后判别的标准之一。

(五)穿刺检查

1.腹腔穿刺

腹腔穿刺是一种安全、简便和可靠的检查方法,对有移动性浊音者,在左下腹和右下腹的麦氏点作为穿刺点,穿刺抽出淡黄色或咖啡色腹水,腹水淀粉酶测定升高对诊断有帮助。

2.胰腺穿刺

胰腺穿刺适用于怀疑坏死性胰腺炎继发感染者。一般在CT或B超定位引导下进行,将吸出液或坏死组织进行细胞学涂片和细菌或真菌培养,对确定是否存在坏死组织感染、何种细菌感染、采用何种抗生素及是否需要手术引流都有一定帮助。

六、诊断

(一)诊断标准

临床上符合以下3项特征中的2项,即可诊断AP:①与AP相符合的腹痛;②血清淀粉酶和(或)脂肪酶活性至少高于正常上限值3倍;③腹部影像学检查符合AP影像学改变。

急性水肿型胰腺炎,或继发于胆道疾病的水肿型胰腺炎,常不具有典型的胰腺炎临床症状。血尿淀粉酶的显著升高,结合影像学检查结果也可以确立诊断。通常,急性胰腺炎患者血尿淀粉酶大于正常值的3倍以上,B超或CT检查胰腺呈现上述改变,可以诊断急性水肿型胰腺炎。

中重症和重症急性胰腺炎,参考 2014 年中华医学会外科学分会胰腺外科组制定的《急性胰腺炎诊治指南(2014)》,以是否出现器官功能障碍和衰竭以及功能障碍和衰竭持续时间为标准。

重症急性胰腺炎伴有脏器功能障碍,或出现坏死、脓肿或假性囊肿的局部并发症者,或两者兼有,腹部体征包括明显的压痛、反跳痛、肌紧张、腹胀、肠鸣音减弱或消失。可有腹部包块,偶见腰胁部皮下瘀斑征(Grey-Turner 征)和脐周皮下瘀斑征(Cullen 征)。可以并发一个或多个脏器功能障碍,也可伴有严重的代谢功能紊乱,包括低钙血症,血钙低于 1.87 mmol/L(7.5 mg/dL)。增强 CT 为诊断胰腺坏死的最有效方法,B 超及腹腔穿刺对诊断有一定帮助。重症急性胰腺炎的 APACHE Ⅱ 评分在 8 分或 8 分以上。Balthazar CT 分级系统在 Ⅱ 级或 Ⅱ 级以上。

(二)重症急性胰腺炎的病程分期

全病程大体可以分为 3 期,但不是所有患者都有 3 期病程,有的只有第一期,有的有两期,有的有 3 期。

1.早期(急性期)

发病至 2 周,此期以 SIRS 和器官功能衰竭为主要表现,常可有休克、呼衰、肾衰、脑病等主要并发症,构成第一个死亡高峰。治疗的重点是加强重症监护、稳定内环境及器官功能保护。

2.中期(演进期)

发病 2~4 周,以胰周液体积聚或坏死性液体积聚为主要表现。此期坏死灶多为无菌性,也可能合并感染。此期治疗的重点是感染的综合防治。

3.后期(感染期)

发病 4 周以后,可发生胰腺及胰周坏死组织合并感染、全身细菌感染、深部真菌感染等,继而可引起感染性出血、消化道瘘等并发症。此期构成重症患者的第二个死亡高峰,治疗的重点是感染的控制及并发症的外科处理。

七、全身及局部并发症

(一)全身并发症

病程进展过程中可引发全身性并发症,包括 SIRS、脓毒症、多器官功能障碍综合征(multiple organ dysfunction syndrome,MDOS)、多器官功能衰竭(multiple organ failure,MOF)及腹腔间隔室综合征(abdominalcompartment syndrome,ACS)等。

(二)局部并发症

1.急性胰周液体积聚(acute peripancreatic fluid collection,APFC)

发生于病程早期,表现为胰周或胰腺远隔间隙液体积聚,并缺乏完整包膜,可以单发或多发。通常依靠影像学检查发现。影像学上为无明显囊壁包裹的急性液体积聚。急性液体积聚多会自行吸收,少数可发展为急性假性囊肿或胰腺脓肿。

2.急性坏死物积聚(acute necrotic collection,ANC)

发生于病程早期,表现为混合有液体和坏死组织的积聚,坏死物包括胰腺实质或胰周组织的坏死。胰腺坏死根据感染与否又分为感染性胰腺坏死和无菌性胰腺坏死。增强 CT 是目前诊断胰腺坏死的最佳方法。在静脉注射增强剂后,坏死区的增强密度不超过 50 Hu(正常区的增强为 50~150 Hu)。

3.包裹性坏死(walled-off necrosis,WON)

包裹性坏死是一种包含胰腺和(或)胰周坏死组织、且具有界限清晰的炎性包膜的囊实性结构,多发生于 AP 起病 4 周后。包裹性坏死感染,主要表现为不同程度的发热、虚弱、胃肠功能障碍、分解代谢和脏器功能受累,多无腹膜刺激征,有时可以触及上腹部或腰胁部包块,部分病例症状和体征较隐匿,CT 扫描主要表现为胰腺或胰周包裹性低密度病灶。

4.胰腺假性囊肿

有完整非上皮性包膜包裹的液体积聚,起病 4 周后假性囊肿的包膜逐渐形成。急性胰腺炎患者的假性囊肿少数可通过触诊发现,多数通过影像学检查确定诊断。常呈圆形或椭圆形,囊壁清晰。

以上每种局部并发症存在无菌性及感染性两种情况。

其中 ANC 和 WON 继发感染称为感染性坏死。

八、治疗

近年来,对急性胰腺炎的病理生理认识逐步加深,针对不同病程分期和病因的治疗手段不断更新,使急性胰腺炎治愈率稳步提高。由于急性胰腺炎病因病程复杂,病情的严重程度相差极大,单一模式治疗方案不能解决所有的急性胰腺炎病例,因此,结合手术和非手术治疗为一体的综合治疗才能收到预期的效果。总体来说,以非手术保守治疗为主,在非手术治疗的基础上,有选择的手术治疗才能达到最好的治愈效果。总的治疗原则为:在非手术治疗的基础上,根据不同的病因,不同的病程分期选择有针对性的治疗方案。

(一)非手术治疗

非手术治疗原则:减少胰腺分泌,防止感染,防止病情进一步发展。单纯水肿型胰腺炎,经非手术治疗可基本治愈。

1.禁食、胃肠减压

主要是防止食糜进入十二指肠,阻止促胰酶素分泌,减少胰腺分泌胰酶,打断可能加重疾病发展的机制。禁食、胃肠减压也可减轻患者的恶心、呕吐和腹胀症状。

2.抑制胰液分泌

使用药物对抗胰酶的分泌。包括间接抑制和直接抑制药物。间接抑制药物有 H_2 受体阻滞剂和质子泵抑制剂,如西咪替丁和奥美拉唑,通过抑制胃酸分泌减少胰液分泌。直接抑制药物主要是生长抑素,它可直接抑制胰酶的分泌。有人工合成的生长抑素八肽和生物提取物生长抑素十四肽。

3.镇痛和解痉治疗

明确诊断后,可使用止痛剂,缓解患者痛苦。要注意的是哌替啶可产生 Oddi 括约肌痉挛,故联合解痉药物如山莨菪碱等同时使用。

4.营养支持治疗

无论是急性水肿性胰腺炎还是急性坏死性胰腺炎,起病后,为了使胰腺休息,都需要禁食较长的一段时间,因此营养支持尤为重要。起病早期,患者有腹胀、胃肠道功能障碍,故以全胃肠道外的静脉营养支持为主(TPN)。对不同病因的急性胰腺炎,静脉营养液的配制要有不同。高脂血症型急性胰腺炎,要减少脂源性热量的供给。一旦恢复肠道运动,就可以给予肠内营养。目前的观点认为,尽早采用肠内营养,尽量减少静脉营养,可以选择空肠营养和经口肠内营养。肠内营养的优点在于保护和维持小肠黏膜屏障,阻止细菌肠道移位。在静脉营养、空肠营养和经口饮食三种方法中,鼻肠管(远端在屈氏韧带远端 20 cm 以下)和空肠造瘘营养最适合早期使用。无论是静脉营养还是肠道营养,都要注意热量的供给、水电解质的平衡,避免低蛋白血症和贫血。

5.预防和治疗感染

抗生素的早期预防性使用目前尚有争议。在没有感染出现时使用预防性抗生素,有临床研究证实并未减少胰腺感染的发生和提高急性胰腺炎的治愈率,反而长期的大剂量的抗生素使用加大了真菌感染的机会。我们认为,在急性水肿性胰腺炎,没有感染的迹象,不建议使用抗生素。而急性坏死性胰腺炎,当影像学资料判断胰腺坏死范围超过 30%,可以预防性使用抗生素。首选广谱的、能透过血胰屏障的抗生素如喹诺酮类、三代或四代头孢菌素、碳青霉烯类等。

6.中医中药治疗

中药的生大黄内服和皮硝的外敷,可以促进肠功能早期恢复和使内毒素外排。50 mL 水煮沸后灭火,加入生大黄 15~20 g 浸泡 2~3 分钟,过滤冷却后给药。可以胃管内注入,也可以直肠内灌注。皮硝 500 g,布袋包好外敷于上腹部,一天 2 次,可以促进腹腔液体吸收减轻腹胀和水肿,控制炎症的发展。

(二)针对性治疗方案

在上述急性胰腺炎基本治疗基础上,对不同原因、不同病期的胰腺炎病例,还要有针对性地治疗,包括对不同病因采用不同的治疗手段,对处于不同病期的患者采用个体化的治疗方案。

1.针对不同病因的治疗方案

(1)急性胆源性胰腺炎的治疗:急性胆源性胰腺炎是继发于胆道疾病的急性胰腺炎,它可以表现为胆道疾病为主合并胰腺炎症,也可以表现为以胰腺炎症状为主同时伴有胆道系统炎症。对这类疾病,首先是要明确诊断,判断胆管是否有梗阻。①胆管有梗阻:无论是否有急性胆管炎的症状,都要外科手段解决胆道梗阻。首选手段是 ERCP+EST、镜下取石,有需要可行鼻胆管引流。内镜治疗不成功,或患者身体条件不适合十二指肠镜检查,可行腹腔镜微创手术或开腹手术。切除胆囊、胆总管切开引流、胆道镜探查并取石。手术一定要彻底解除胆胰管的梗阻,保证胆总管下端和胆胰管开口处的通畅,这与急性梗阻性化脓性胆管炎的处理还是有区别的。②胆管无梗阻:胆囊炎症引起胰腺炎或胆管小结石已排出,胆总管无梗阻表现,可先行非手术的保守治疗,待胰腺炎病情稳定,出院前,可行腹腔镜胆囊切除术。

(2)急性非胆源性胰腺炎的治疗:单纯水肿性胰腺炎可通过上述保守治疗治愈。而急性坏死性胰腺炎,则要对病例进行胰腺炎的分期,针对不同的分期选用不同的方案。

(3)高脂血症性急性胰腺炎的治疗:近年来此类患者明显增多,因此在患者入院时要询问高脂血症、脂肪肝和家族性高脂血症病史,静脉抽血时注意血浆是否呈乳糜状,且早期检测血脂。对于该类患者要限制脂肪乳剂的使用,避免应用可能升高血脂的药物。甘油三酯>11.3 mmol/L 易发生急性胰腺炎,需要短时间内降到 5.65~6.8 mmol/L 以下。可使用的药物有小剂量的低分子肝素和胰岛素。快速降脂技术有血脂吸附和血浆置换等。

2.对于重症急性胰腺炎,针对不同病期的治疗

(1)针对急性炎症反应期的治疗。

急性反应期的非手术治疗:重症急性胰腺炎,起病后就进入该期,出现早期的全身代谢功能的改变和多脏器功能衰竭,因此该期的非手术治疗主要是抗休克、维持水电解质平衡、对重要脏器功能的支持和加强监护治疗。由于坏死性胰腺炎胰周及腹膜后大量渗出,造成血容量丢失和血液浓缩,同时存在毛细血管渗漏,因此以中心静脉压(CVP)或肺毛细血管楔压(PWCP)为扩容指导,纠正低血容量性休克,并要注意晶体胶体比例,减少组织间隙液体潴留。在血容量不足的早期,快速地输入晶胶体比例在 2:1 的液体,一旦血容量稳定,即改为晶胶体比例在 1:1 的液体,以避免液体渗漏进入组织间隙。同时要适当控制补液速度和补液量,进出要求平衡,或者负平衡 300~500 mL/d,以减少肺组织间质的水肿,达到"肺干燥"的目的。除上述的非手术治疗措施外,针对加重病情的炎性介质和组织间液体潴留,还可以通过血液滤过来清除炎性介质和排出第三间隙过多的体液。即在输入液体到循环血液中保持循环系统的稳定的同时,使组织间隙中的过多积聚的液体排除。

腹腔间隔室综合征(abdominal compartment syndrome,ACS):腹腔内压(intra-abdominal pressure,IAP)增加达到一定程度,一般说来,当 IAP≥25 cmH$_2$O 时,就会引发脏器功能障碍,出现腹腔间隔室综合征。本综合征常是重症急性胰腺炎的重要并发症及死亡原因之一。腹腔内压的测定比较简便、实用的方法是经导尿管膀胱测压法。患者仰卧,以耻骨联合作为 0 点,排空膀胱后,通过导尿管向膀胱内滴入 50 mL生理盐水,测得平衡时水柱的高度即为 IAP。ACS 的治疗原则是及时采用有效的措施缓解腹内压,包括胃肠道减压及导泻、镇痛镇静、使用肌松剂及床边血滤减轻组织水肿,B 超或 CT 引导下腹腔内与腹膜后引流减轻腹腔压力。

ACS 分为胀气型(I型)和液体型(II型),在处理上要分别对待。对于 I 型,主要采用疏通肠道、负水平衡、血液净化;II 型则在 I 型的基础上加用外科干预措施引流腹腔液体。在外科手术治疗前,可先行腹腔灌洗治疗。腹腔灌洗治疗方法如下:在上腹部小网膜腔部位放置一进水管,在盆腔内放置一根出水管,持续不断地采用温生理盐水灌洗,每天灌洗量约 10 000 mL,维持 10~14 天。这样可以使腹腔内大量的有害性胰酶渗液稀释并被冲洗出来。做腹腔灌洗特别要注意无菌操作,避免医源性感染。还要注意引流

管通畅,记录出入液体的量,保持出入液量基本平衡或出水量多于入水量。

治疗中手术治疗的时机:在非手术治疗过程中,若患者出现精神萎靡、腹痛、腹胀加剧,体温升高,体温≥38.5 ℃,白细胞计数≥20×10⁹/L 和腹膜刺激征范围≥2 个象限者,应怀疑有感染存在,需做 CT 扫描。判断有困难时可以在 CT 导引下细针穿刺术(FNA),判断胰腺坏死及胰外侵犯是否已有感染。CT 上出现气泡征,或细针穿刺抽吸物涂片找到细菌者,均可判为坏死感染。凡证实有感染者,先作正规的非手术治疗,超过 24 小时病情仍无好转,则应转为手术治疗;若患者过去的非手术治疗不够合理和全面时,则应加强治疗 24～48 小时,病情继续恶化者应行手术治疗。手术方法为胰腺感染坏死组织清除术及小网膜腔引流加灌洗,有胰外后腹膜腔侵犯者,应作相应腹膜后坏死组织清除及引流,或经腰侧作腹膜后引流。有胆道感染者,加做胆总管引流。若坏死感染范围广泛且感染严重者,需做胃造瘘及空肠营养性造瘘。必要时创口部分敞开。

(2)针对全身感染期的治疗:①有针对性选择敏感的,能透过血胰屏障的抗生素如喹诺酮类、三代或四代头孢菌素、碳青霉烯类。②结合临床征象作动态 CT 监测,明确感染灶所在部位,对感染病灶,进行积极的手术处理。③警惕深部真菌感染,根据菌种选用氟康唑或两性霉素 B。④注意有无导管相关性感染。⑤继续加强全身支持治疗,维护脏器功能和内环境稳定。⑥营养支持,胃肠功能恢复前,短暂使用肠外营养,胃排空功能恢复和腹胀缓解后,停用胃肠减压,逐步开始肠内营养。

(3)后期的治疗:①通过窦道造影明确感染残腔的部位、范围及毗邻关系,注意有无胰瘘、胆瘘、肠瘘等消化道瘘存在。②强化全身支持疗法,加强肠内营养支持,改善营养状况。③及时做残余感染腔扩创引流,对不同消化道瘘作相应的处理。

3.针对双重感染,即合并真菌感染的治疗

由于早期使用大剂量的广谱抗生素,加上重症患者机体免疫力低下,因此急性坏死性胰腺炎患者在病程中很容易并发真菌感染。尤其是肺、脑、消化道等深部真菌感染,并没有特异性的症状,临床上真菌感染早期难以判断。在重症胰腺炎患者的治疗过程中,如果出现不明原因的神志改变、不明原因的导管相关出血、气管内出血、胆道出血,不明原因的发热,就要高度怀疑有深部真菌感染存在。临床上寻找真菌感染的证据,是根据咽拭子、尿、腹腔渗液、创面等的涂片检查,以及血真菌培养,如果血真菌培养阳性或以上多点涂片有两处以上发现有统一菌株的真菌,即可诊断深部真菌感染。重症胰腺炎并发的真菌感染多数是念珠菌,诊断确立后,应尽早运用抗真菌药物。抗真菌药物首选氟康唑,治疗剂量为 200 mg,一天 2 次,预防剂量是一天 1 次。氟康唑治疗无效,可选用两性霉素 B。两性霉素 B 是多烯类广谱抗真菌药,主要的不良反应为可逆性的肾毒性,与剂量相关。还有血液系统的毒副作用,临床使用应注意观察血常规、电解质和肾功能。

(三)手术治疗

部分重症急性胰腺炎,非手术治疗不能逆转病情的恶化时,就需要手术介入。手术治疗的选择要慎重,何时手术,做何种手术,都要严格掌握指征。

1.手术适应证

(1)胆源性急性胰腺炎:分梗阻型和非梗阻型,对有梗阻症状的病例,要早期手术解除梗阻。非梗阻的病例,可在胰腺炎缓解后再手术治疗。

(2)重症急性胰腺炎病程中出现坏死感染:有前述坏死感染的临床表现及辅助检查证实感染的病例,应及时手术清创引流。

2.手术方法

胆源性急性胰腺炎胆道梗阻的手术方式可以 ERCP、腹腔镜胆道探查和开放的胆道手术。

胰腺感染性坏死的手术方式可采用 B 超或 CT 引导下经皮穿刺引流(percutaneouscatheter drainage,PCD)、内镜、微创手术和开放手术。微创手术主要包括小切口手术、视频辅助手术(腹腔镜、肾镜等)。开放手术包括经腹或经腹膜后途径的胰腺坏死组织清除并置管引流。

(1)坏死病灶清除引流术:是重症急性胰腺炎最常用的手术方式。该手术主要是清除胰腺坏死病灶和胰外侵犯的坏死脂肪组织以及含有毒素的积液,去除坏死感染和炎性毒素产生的基础,并对坏死感染清除区域放置灌洗引流管,保持术后有效地持续不断地灌洗引流。

术前必须进行增强 CT 扫描,明确坏死感染病灶的部位和坏死感染的范围。患者术前有明确的坏死感染的征象:体温大于 38.5 ℃,腹膜刺激征范围超过 2 个象限以上,白细胞计数超过 $20×10^9/L$,经积极的抗感染支持治疗病情持续恶化。

通常选用左侧肋缘下切口,必要时可行剑突下人字形切口。进腹后,切开胃结肠韧带,进入小网膜囊,将胃向上牵起,显露胰腺颈体尾各段,探查胰腺和胰周各区域。术前判断胰头有坏死病灶,需切开横结肠系膜在胰头部的附着区。对于胰头后有侵犯,还要切开十二指肠侧腹膜(Kocher 切口)探查胰头后区域。胰外侵犯常见区域主要有胰头后、小网膜囊、胰尾脾肾间隙、左半结肠后和升结肠后间隙,两侧肾周脂肪间隙。胰外侵犯严重的患者,还可以沿左右结肠后向髂窝延伸。对于以上部位的探查,要以小网膜囊为中心,分步进行。必要时可切断脾结肠韧带、肝结肠韧带和左右结肠侧腹膜。尽可能保持横结肠以下区域不被污染。胰腺和胰周坏死病灶常难以区分明显界限,坏死区常呈黑色,坏死病灶的清除以手指或卵圆钳轻轻松动后提出。因胰腺坏死组织内的血管没有完全闭塞,为避免难以控制的出血,术中必须操作轻柔,不能拉动的组织不可硬性拉扯。坏死病灶要尽可能地清除干净。清除后,以对半稀释的过氧化氢溶液冲洗病灶,在坏死病灶清除处放置三腔冲洗引流管,并分别于小网膜囊内、胰尾脾肾间隙、肝肾隐窝处放置三腔管。引流管以油纱布保护隔开腹腔内脏器,可以从手术切口引出,胰尾脾肾间隙引流管也可以从左肋缘下另行戳孔引出。术中常规完成"三造瘘"手术,即胆总管引流、胃造瘘、空肠造瘘。胆总管引流可以减轻 Oddi 括约肌压力,空肠造瘘使术后尽早进行空肠营养成为可能。术后保持通畅、持续地灌洗引流。灌洗引流可持续 3～4 周甚至更长时间。

规则全胰切除和规则部分胰腺切除现已不常规使用。坏死组织清除引流术后患者的全身炎症反应症状会迅速改善。但部分患者在病情好转一段时间后再次出现全身炎症反应综合征的情况,增强 CT 判断有新发感染坏死病灶,需再次行清创引流术。

再次清创引流术前,通过 CT 要对病灶进行准确定位,设计好手术入路,避免进入腹腔内未受污染和侵犯的区域。再次清创引流的手术入路可以从原切口沿引流管进入,也可以选肾切除切口和左右侧大麦氏切口,经腹膜外途径进入感染区域。

(2)胰腺残余脓肿清创引流手术:对于已进入残余感染期的患者,感染残腔无法自行吸收,反而存在有全身炎症反应综合征者,可行残余脓肿清创引流术。操作方法同坏死病灶清除引流术,只要把冲洗引流管放在脓腔内即可,也不需要再行"三造瘘"手术。

(3)急性坏死性胰腺炎出血:出血可以发生在急性坏死性胰腺炎的各个时期。胰腺坏死时一方面胰腺自身消化,胰腺实质坏死胰腺内血管被消化出血;另一方面大量含有胰蛋白酶、弹性蛋白酶和脂肪酶的胰液外渗,腐蚀胰腺周围组织和血管,造成继发出血。当进行胰腺坏死组织清创术时和清创术后,出血的概率更高,即有有活性的胰腺组织被清除时引起的创面出血,但主要是已坏死的组织被清除后,新鲜没有坏死栓塞的血管暴露于高腐蚀性的胰液中,导致血管壁被破坏出血。此外,在重症胰腺炎时,30%的患者会发生脾静脉的栓塞,导致左上腹部门脉高压,左上腹部静脉屈曲扩张,一旦扩张血管被破坏常常导致致命性的出血。急性坏死性胰腺炎造成的出血常常来势凶猛,一旦出现常危及生命。治疗坏死性胰腺炎出血,可分别或联合采用动脉介入栓塞治疗和常规手术治疗。常规手术治疗可采用在药物治疗和介入治疗无效的情况下。手术主要是开腹缝扎止血手术,同时也要及时清除胰腺和周围的坏死组织,建立充分的腹腔和胰床的引流。

(陈　鹏)

第二节 自身免疫性胰腺炎

自身免疫性胰腺炎(autoimmune pancreatitis,AIP)是一类由自身免疫介导,以淋巴细胞、浆细胞(或中性粒细胞)浸润为主继而致胰腺纤维化、肿大、胰管不规则狭窄和胰腺功能障碍为特征的一种特殊类型慢性胰腺炎。

一、流行病学

自身免疫性胰腺炎属于比较少见疾病,总的患病率不高,占慢性胰腺炎的 5%~11%。本病男性罹患较多,男、女比例日本报道为(2~5)∶1,欧洲报道为 2∶1,多数患者年龄>50 岁。常伴发其他自身免疫病(类风湿关节炎、干燥综合征、原发性胆汁性肝硬化、炎症性肠病等)。50% 的 AIP 患者中伴发有糖尿病,以 2 型糖尿病为主。由于自身免疫性胰腺炎的临床表现与癌相似,常被误诊为恶性肿瘤而行手术治疗。在因"壶腹周围癌"或"胰腺癌"而根治性切除的病例中,约有 2% 病例术后病理证实为自身免疫性胰腺炎。

自身免疫性胰腺炎可分为两个亚型。Ⅰ 型 AIP 最常见,在日本、韩国基本全是 Ⅰ 型,在美国,80% 以上的 AIP 都是 Ⅰ 型。Ⅱ 型在欧洲相对常见,虽然 Ⅰ 型还是最主要的亚型。

二、临床表现及胰外表现

AIP 起病隐匿,临床表现多样。75% 的 Ⅰ 型 AIP、50% 的 Ⅱ 型 AIP 有梗阻性黄疸。4% 的胰腺炎有 AIP 的病因。15% 的 Ⅰ 型 AIP、32% 的 Ⅱ 型 AIP 表现为急性胰腺炎,但大多累及胆道导致梗阻性黄疸和肝酶升高。40% 的 Ⅰ 型 AIP、70% 的 Ⅱ 型 AIP 有轻度腹痛。需要麻醉镇痛剂的慢性疼痛不是 AIP 的表现。事实上,约有 11% 的 AIP 患者晚期可出现无痛性慢性胰腺炎的特点。

2%~6% 的 Ⅰ 型 AIP、16% Ⅱ 型 AIP 可合并炎症性肠病。年轻人和老年人的临床表现有差别,年轻人多有轻微的腹痛症状及血淀粉酶升高,老年人多有阻塞性黄疸。AIP 无饮酒或胆石等其他慢性胰腺炎易患因素。

Ⅰ 型 AIP 常有胰外表现,可能累及胆囊、胆管、肾、肺、唾液腺、胃十二指肠、结肠。可合并原发性硬化性胆管炎、干燥综合征、溃疡性结肠炎、系统性红斑狼疮、糖尿病等自身免疫性疾病。此外,还可有腹膜后纤维变性,胰周动脉或门静脉的狭窄。伴发干燥综合征的 AIP 常为女性,肺部受累可能导致散在或弥漫性的小瘤、浸润灶或肺腺病。在肾脏表现为轻微的肾功能不全。唾液腺功能减低。肺部、肾脏的局灶性病变可包绕大动脉周围,形成软组织影被形容为"炎性假瘤",经过激素治疗后消失。

三、实验室检查

(1)血清 IgG4 是 Ⅰ 型 AIP 最核心的检查。IgG4 水平升高,通常伴有 IgG、γ 球蛋白升高,这为诊断 AIP 及分型提供了重要证据。

(2)血淀粉酶升高。

(3)外周血嗜酸性粒细胞计数增高。

(4)血清自身抗体检测到 ANA,ASMA,ALF,ACA2Ⅱ 部分抗体阳性。

(5)肝功能异常,以 AKP 及 γ-GT 等淤胆型酶类升高为主。

(6)分泌功能异常:胰液分泌量下降、淀粉酶分泌量均可下降。

(7)并发血糖升高。

四、影像学检查

(一)CT

典型的 CT 影像学特点为平扫胰腺呈"腊肠样"弥漫性肿大,以胰头为主,密度均匀,增强后轻微强化。胰腺小叶消失很常见,胰周脂肪间隙变小,但周边呈低密度囊状缘,类似一个包膜,也叫"晕环"征。胰腺周围局部淋巴结轻度肿大也很普遍。主胰管狭窄及胰腺段胆总管狭窄并近端胆管扩张。罕有胰腺钙化或囊肿。

(二)超声内镜(endoscop ic ultrasound,EUS)

胰腺弥漫性或局灶性肿大,伴随弥漫性低回声实质。在 EUS 下粗针穿刺胰腺为 AIP 提供细胞学或组织学依据。

(三)逆行胰胆管造影(ERCP)

特征性的表现为主胰管节段性或弥漫性不规则狭窄,多有胰腺段胆总管的狭窄,局灶病变时狭窄胰管近端可轻度扩张;其中 AIP 累及胆管时表现为节段性胆管狭窄改变。上述改变经激素治疗后可恢复。

(四)磁共振成像(MRI)和磁共振胰胆管造影术(MRCP)

典型表现为胰腺弥漫性肿大,主胰管的弥漫性变细。虽然 MRCP 在显示胰管狭窄方面不如 ERCP 清晰,但无侵入性。随着成像技术的提高,MRCP 的应用会越来越广,尤其是后续的随访跟踪。MRI 的 T_2WI 或对比剂增强延迟后扫描在胰周边缘也可观察到类似包膜的低信号影,使得胰腺呈"腊肠样"改变。

五、病理

AIP 的病理组织学改变可见胰腺质地变硬,有弥漫性硬结或明显的局部肿块。特征性的组织学改变是中等以上小叶间导管周围有弥漫淋巴细胞和浆细胞浸润,有大量成肌纤维细胞增生,腺泡萎缩,组织间隙纤维化,并可累及腹膜后胰腺组织。胰岛周围浸润的淋巴细胞多为 $CD8^+$ 和 $CD4^+$ T 细胞。手术切除的标本可获得充分的组织学标本。对于非手术患者,组织病理学活检检查对自身免疫性胰腺炎诊断具有极其重要的价值,通常可通过十二指肠乳头活检或者在内镜超声(EUS)下胰腺细针穿刺获得。另外除胰腺外,胆管、淋巴结、唾液腺等多种器官均有 $IgG4^+$ 浆细胞浸润,且不见于慢性酒精性胰腺炎及干燥综合征,是 AIP 较特有的改变。

六、AIP 分型

自身免疫性胰腺炎可分为两个亚型,组织病理学特征、临床表现及预后均有不同。Ⅰ型 AIP 最常见,在日本、韩国基本全是Ⅰ型,在美国,80%以上的 AIP 都是Ⅰ型。Ⅱ型在欧洲相对常见,虽然Ⅰ型还是最主要的亚型。

(一)Ⅰ型 AIP

典型病理表现为淋巴浆细胞性硬化性胰腺炎(lymphoplasmacytic sclerosing pancreatitis,LPSP)。胰外表现常见。60% Ⅰ型 AIP 有其他脏器累及,所有累及脏器中也可 IgG4 阳性淋巴浆细胞富集,同时也对激素治疗敏感。约80%的Ⅰ型 AIP 血清 IgG4 升高。血清 IgG4 升高,伴有多发胰外脏器累及,催生了新的疾病名称的诞生——IgG4 相关疾病(IgG4-related Disease,IgG4-RD)。Ⅰ型 AIP 是 IgG4-RD 的胰腺表现,被称为 IgG4 相关胰腺炎。

另有20%的Ⅰ型 AIP 血清 IgG4 并不升高,原因不明,虽然组织中富集 IgG4 阳性细胞。这可能是Ⅰ型AIP 的亚型,不要被归为Ⅱ型 AIP。

(二)Ⅱ型 AIP

胰腺中存在中性粒细胞,表现为特征性的粒细胞上皮病变(granulocyte-epithelial lesions,GELS),被定义Ⅱ型 AIP。基于临床表现、影像学特征、血清学及其他脏器累及,虽可提示Ⅱ型 AIP,但明确诊断仍需病理。与Ⅰ型 AIP 相比,患病年龄相对年轻。约1/3的患者表现为急性胰腺炎。单独的影像学检查,不能鉴别 AIP 的亚型,但 Ⅱ 型 AIP 更倾向于有局部病灶,没有胰外表现。Ⅱ 型 AIP 没有血清 IgG4 升高和组织中富集 IgG4 阳性细胞的表现。16%~30% 的患者合并炎症性肠病。组织学确认的 Ⅱ 型 AIP 对激素治疗有效,不复发。

七、诊断

即使在胰腺诊治中心,自身免疫性胰腺炎的诊断也是有挑战性的。AIP 临床表现酷似胰腺癌,预后却全然不同,而发病率却相对少见。胰腺癌如果误诊为 AIP,延误治疗,对患者而言,后果是灾难性的。但如果能准确及时识别出 AIP,则可避免不必要的手术切除和患者焦虑。

近十年来,多个 AIP 的诊断标准被提出,反映了 AIP 在临床实践和流行病学方面的区域性差别。多数亚洲标准需要基于 ERCP/MRCP 的胰腺导管影像。而反映美国临床实践的梅奥(Mayo)诊所标准,则不包括常规的 ERCP/MRCP 检查。2012 年国际胰腺病协会公布了 AIP 诊断标准国际共识(international consensus diagnostic criteria,ICDC),统一了不同诊断标准,在实践和策略方面的区域性差异。ICDC 标准结合了 Mayo 标准、亚洲/日本标准的突出特点,包括胰腺导管影像(ERCP/MRCP)及壶腹部活检进行 IgG4 染色。ICDC 标准提供了一个统一的框架,允许 AIP 诊断路径的区域弹性,以适应不同区域的可获得的实践模式。这在幅员辽阔及医疗资源不均衡的中国,也有指导意义。

AIP 的临床特点包括 5 个组分:组织学(H)、影像学(I)、血清学(S)、其他脏器累及(OOI)和对激素治疗的反应(Rt)。这些组成了 ICDC 标准的基础。老标准要求通过 CT/MRI 同时检查胰腺实质影像(P)和胰腺导管影像(D),新标准只需其一。每个组分都可提供一级(高度提示)和二级(提示)两个等级水平的诊断证据。如,血清 IgG4 升高超过二倍正常值上限,高度提示 AIP,记为一级证据(S);血清 IgG4 升高在二倍正常值上限之内,提示 AIP,记为二级证据(S)。

(一)基于 ICDC 诊断标准的诊断组合

1.Ⅰ 型 AIP

可通过无创方法得以诊断,采用胰腺组织学诊断,或在选择性病例中采用诊断性激素治疗试验。

(1)无创诊断:适用于以下两种情况。①高度提示的胰腺实质影像(一级 P)证据,如果有其他 AIP 旁证:升高的血清学证据或其他脏器累及[S 或 OOI(一级或两级)]证据。70% 的 AIP 疑似患者因此得到明确诊断。②只有提示性的胰腺实质影像(二级 P)证据,排除恶性肿瘤,且至少 2 项 AIP 旁证(>2 项的一级 S 或 OOI+导管影像(一级或两级 D)证据。

(2)有创诊断:适用于切除或者粗针活检标本上有 LPSP 的特征(一级 H),不管有无旁证,即可明确诊断为 AIP。

(3)选择病例的诊断性激素治疗试验:慎用。满足以下全部标准的病例,若对激素治疗的典型反应,可诊为 Ⅰ 型 AIP:①提示性的胰腺实质影像(二级 P);②排除恶性肿瘤。

2.Ⅱ 型 AIP

由于诊断困难,Ⅱ 型 AIP 通常不被认识、报道较少。血清学阴性、相对年轻、没有典型 Ⅰ 型 AIP 胰外表现的梗阻性黄疸患者,要警惕 Ⅱ 型 AIP 可能。在排除恶性肿瘤之后,推荐胰腺粗针穿刺。当前 Ⅱ 型 AIP 的明确诊断有赖于组织学病理(一级 H)证据,必须满足下列两方面。

(1)粒细胞上皮病变,可有或无粒细胞、淋巴浆细胞浸润腺泡。

(2)不存在/罕见 IgG4 阳性细胞。

八、治疗

AIP 对激素治疗特别有效。诊断明确的患者,可给予激素治疗。起始剂量泼尼松 40 mg/d 口服,连续 4 周,然后开始减量,每周减 5 mg,以完成 11 个周的疗程。治疗反应可通过临床随访、影像学及生化检查得以客观监测。一般治疗开始 2~4 周后应给予 CT 检查,一旦确认对激素治疗有反应,即可开始减量(图 5-1)。

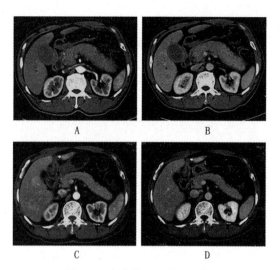

图 5-1　治疗前 CT 增强扫描

注：动脉期(A)及静脉期(B)可见胰腺弥漫性肿大，呈腊肠样，可见
"鞘膜征"；泼尼松治疗后复查 CT，动脉期(C)及静脉期(D)均显示
胰腺肿胀程度明显改善

　　AIP 通常伴有梗阻性黄疸，是否进行胆道减压，尚无一致意见。日本及亚洲标准常要求 ERCP 以明确诊断，推荐常规胆道减压。而美国标准，如果 AIP 诊断明确，则不需胆道引流，因为黄疸情况也会很快因激素治疗改善。但若 AIP 诊断不确切，则应在激素治疗前开始进行胆道引流。

　　目前对于激素治疗要维持多久，尚无一致的意见。日本常规采用小剂量激素维持 3 年，因为复发通常在 3 年内发生。多中心研究表明，维持治疗可把复发率从 34％降至 23％。美国不普遍采用激素维持治疗，因为长期激素治疗的风险要抵消治疗 AIP 的获益。但对于第一次或第二次复发的 AIP，采用硫唑嘌呤(2～2.5 mg/kg)进行维持治疗。最终 30％～40％AIP 患者需要维持治疗以预防反复复发。

　　监测血清 IgG4 水平，可用来监测治疗效果和监测复发。然而，结果却不令人满意。日本的一项多中心研究表明，63％的 AIP 患者，治疗后血清 IgG4 水平不会恢复正常。而且，血清 IgG4 持续升高的患者中，只有 30％复发。而血清 IgG4 恢复正常的患者复发率为 10％。

九、预后

　　进行年龄、性别标化后，AIP 两个亚型的长期生存情况类似。因此，尽管胰腺功能不足、糖尿病、胰外累及和治疗相关并发症会促进发病，Ⅰ型 AIP、Ⅱ型 AIP 均不影响长期生存。

　　虽然有零星报道 AIP 患者中发生胰腺癌，但是 AIP 是少见疾病，而胰腺癌也非常见病，两病同时发生的几个病例并不能提示因果关系。当然，也不能排除 AIP 的慢性炎症和纤维化可以导致癌症风险。因此，AIP 患者长期随访，并警惕恶性疾病的发生也是推荐的。

（陈　鹏）

第三节　胰腺囊肿

　　胰腺囊肿分成真性和假性囊肿两大类：前者较少见，一般囊肿较小，有时不引起临床症状；后者比真性囊肿多见，多发生在急性胰腺炎或外伤之后，常引起症状。

一、病因和病理

（一）真性胰腺囊肿

指其囊壁完整并有上皮覆衬者，少数囊壁覆衬的上皮细胞可因囊内压力过高或受胰酶的消化作用而逐渐消失，致使不易与假性囊肿鉴别。

1.先天性囊肿

先天性囊肿是胰腺外分泌腺的先天性畸形病变，较罕见，可分为孤立性胰腺囊肿、多发性胰腺囊肿、肠源性胰腺囊肿、皮样囊肿、胰腺血管瘤样囊肿等类型。

先天性单个真性囊肿多为单发和单房性，大小不一，偶为多房性，多见于婴幼儿。囊壁由立方形、柱状或复层鳞状上皮组成，囊内为清晰或混浊液体，棕黄色，淀粉酶含量多升高。胰腺多囊性疾病包括有胰腺纤维化囊性病、胰腺多囊性疾病伴小脑肿瘤和视网膜血管瘤（Hippel-Lindau 病）、胰腺囊肿伴多囊肾（Osathnondh-Potter 病，Ⅰ型或Ⅱ型），常与肾、肝、肺以及中枢神经系统囊肿并发。肠源性胰腺囊肿仅见数例文献报道，其囊壁含有胃壁黏膜上皮和平滑肌纤维。皮样囊肿由胚胎发育异常所致，含有毛发、牙齿、汗腺等，囊壁可有钙化灶。胰腺血管瘤样囊肿极少见，部分囊壁呈海绵样并含有血液，囊壁由内皮细胞组成。

2.后天性囊肿

后天性囊肿包括各种因素引起胰管阻塞导致的潴留性囊肿和胰腺囊性肿瘤。

（1）潴留性囊肿：占胰腺囊肿的 10%～20%，多由于急、慢性炎症所致的胰管狭窄或阻塞引起分泌液潴留而成，也可因结石或寄生虫阻塞胰管所致。囊肿多为单发，其内壁常为单层立方或扁平上皮覆盖，囊内为富含胰酶的清亮液体。少数巨大囊肿的内层上皮可由于囊内高压、炎症及胰酶的消化作用而完全失去上皮结构。

（2）胰腺囊性肿瘤：可分成浆液性囊腺瘤、黏液性囊腺瘤和黏液性囊腺癌三类。囊腺瘤约占所有胰腺良性囊肿的 10%，而囊腺癌仅占胰腺恶性肿瘤的 1%。

浆液性囊腺瘤：为最常见的胰腺囊性肿瘤，为良性肿瘤，不恶变，多由多发性小囊肿集聚而成肿块，囊壁由扁平或立方形上皮细胞组成，囊内液体清亮，含有糖原，很少或不含黏液。可发生在胰腺任何部位，但以胰头部多见。

黏液性囊腺瘤：呈单囊或多囊，2～10 cm 大小，呈不规则圆形成分叶状。有明显包膜。囊壁有时附有小囊腔，其中含有混浊黏液，无糖原，囊壁由高柱上皮组成，或呈乳头状排列，有时可见不典型的上皮细胞。黏液性囊腺瘤组织学检查上具有良性肿瘤特征，但具有潜在恶性，部分囊腺瘤可发展成为囊腺癌。好发于胰体尾部。

黏液性囊腺癌：临床表现与黏液性囊腺瘤相似，要注意鉴别。黏液性囊腺癌囊性肿块一般都很大，多囊性，内有大量黏液，良性者囊壁为单层上皮，恶性者则为复层上皮，可见核分裂和不典型细胞。好发于胰体尾部。

（二）假性胰腺囊肿（pancreatic pseudocyst，PPC）

多因胰腺急性炎症或外伤所致胰液外溢致周围组织纤维增生而成，囊壁无上皮细胞覆衬，故称为假性囊肿。假性囊肿形成一般在疾病发生后 2 周以上，囊壁成熟需要 4～6 周时间。假性囊肿多与主胰管或其主要分支相通。囊肿的部分后壁与胰腺相连，囊壁的其他部分由胰腺周围的脏器，如胃、横结肠以及有关的韧带和系膜等组成。囊液含蛋白质、坏死组织、炎性细胞和纤维素等，其中淀粉酶含量很高。如囊内含有脓液，需与胰腺脓肿区别。文献上偶见有原因不明的胰腺假性囊肿的报道。

二、临床表现

（一）真性胰腺囊肿

比较少见，且一般都较小，除赘生性囊肿外多数无症状。先天性囊肿多见于小儿，胰腺纤维性囊肿多因继发的肠梗阻或消化吸收不良始被发现。赘生性囊肿多见于中年以上成人。黏液性囊腺瘤好发于40～

59 岁妇女,偶见于年轻女性,囊腺癌患者的发病年龄高于囊腺瘤,大多在 60 岁以上。胰腺囊腺瘤和囊腺癌的主要临床表现均为腹痛和腹块,其鉴别靠病理学检查。腹痛通常为隐痛,或仅为饱胀不适感。腹块可小可大,质地从囊性感到坚硬感不定,一般无触痛。伴发囊内出血时,肿块可骤然增大,腹痛加剧和触痛明显。当肿瘤浸润或压迫胆管时,可出现阻塞性黄疸。

(二)假性胰腺囊肿

患者多数有急性胰腺炎或腹部外伤史,潜伏期数十天至数月不等。其症状有囊肿本身引起的,如中上腹或左上腹疼痛,由间歇性逐渐转为持续性钝痛,并向背部或左肩部放射;亦有囊肿压迫引起的症状,如上腹部不适、恶心、呕吐等,压迫胆管可引起胆管扩张和黄疸。出现腹部肿块,呈进行性肿大,位于中上腹,或偏右、偏左,一般呈圆形、光滑,并有紧张感。1%～4%的假性胰腺囊肿患者可能伴发囊内感染,此时可出现发热。个别囊肿可破向胃十二指肠、胸腔或腹前壁,形成腹内、外胰瘘。如直接穿破入腹膜腔,则出现腹膜炎或胰性腹水。有文献报道约 13%的胰腺假性囊肿可合并出血,出血原因一方面是囊肿本身或囊肿内容物侵蚀血管壁引起血管破裂出血,另一方面可能是因为囊肿压迫和血管栓塞引起的门脉高压胃底静脉曲张破裂出血。

三、诊断

胰腺囊肿不引起症状者常不易被发现,有时仅在尸解或手术时始证实其存在。腹部外伤或急性胰腺炎发作后出现腹部肿块,特别在急性胰腺炎后血清、尿淀粉酶值久未降至正常者,应考虑胰腺假性囊肿的可能。为了进一步明确胰腺囊肿的存在及其所在位置,常需作下列影像学检查。

(一)超声检查

囊肿直径 2 cm 以上者,超声探查在回声图上可见到液平段。超声探测仅能证实肿块的囊性性质以及其与胰腺的邻近关系,不能提示囊肿必然源自胰腺,也难以鉴别真性囊肿和假性囊肿。由于操作方便,常列为常规检查。

(二)CT 扫描和 MRI 检查

可显示囊肿与周围的解剖关系,也有助于鉴别囊肿实质肿瘤。CT 检查有助于发现胰腺内囊性病变,从囊肿形态、囊壁厚薄、囊腔内赘生物等可区别假性囊肿与囊性肿瘤。钙化多见于囊性肿瘤,黏液囊性肿瘤囊泡较大,囊内有组织,壁较厚;而浆液性囊腺瘤则呈蜂窝状,囊壁薄而光滑。位于胰外较易诊断为假性囊肿,如假性囊肿位于胰腺内,系多房性,囊内有碎屑、出血、偶有钙化就很难与囊性肿瘤区别。

(三)内镜逆行胰胆管造影(ERCP)检查

可见主胰管受压移位或扭曲伴不同程度的扩张,部分患者的胰管表现为狭窄或受压,但囊性肿瘤与胰管一般都不相通。

(四)胃十二指肠钡餐检查

如能发现胃十二指肠或横结肠受压移位情况符合由小网膜囊长出的囊肿时,提示胰腺囊肿的可能。

(五)超声内镜(EUS)

EUS 是将内镜和超声相结合的消化道检查技术,可以检测到直径小于 1 cm 的小囊肿,并能显示囊壁厚度及其与消化道管腔的位置关系,观察囊肿与胰管的关系,还可以了解囊肿周围的血管情况。EUS 可以应用于假性囊肿的内镜下治疗。

(六)其他检查

细针穿刺检查有助于术前诊断并能鉴别各种不同囊性病变,囊液检查有时对囊腺癌的鉴别有些帮助,如浆液性囊腺瘤囊液含有糖原,CEA 值<4 ng/mL;而黏液性囊性肿瘤的囊液黏度较高,不含糖原,穿刺细胞学检查如发现黏液细胞和癌细胞,诊断可明确,但假阴性率较高。黏液性囊腺瘤与黏液性囊腺癌两者CEA 均增高(>5 ng/mL),CA125、CA15-3、CA72-4 升高提示恶变。CA19-9 价值不大,因在假性囊肿也可增高。淀粉酶和脂肪酶在黏液性囊性肿瘤多不增高,但在假性囊肿明显增高。

四、治疗

(一)保守治疗

无明显症状的胰腺囊肿,可以先行采取保守治疗。有文献报道,6 cm 及以下的囊肿部分可以自行吸收,故可以定期复查 B 超随访囊肿大小。

(二)外科手术治疗

1.囊肿和胰腺部分切除术

适用于囊腺瘤和某些真性囊肿。囊腺癌者尚需作胰腺大部切除。

2.囊肿内引流术

适用于囊壁较坚厚的假性囊肿,多在发病后 2~3 个月后施行,因这时囊壁已成熟并已纤维化,有利于缝合。一般的假性囊肿很少有完全切除的可能,因其位置深在,囊壁血运丰富,且周围粘连致密,很少有清晰的分界线,切除技术上较为困难。常在囊肿的最低部做横形切开,取空肠与该横切口作 Roux-en-Y 式空肠囊肿吻合术,吻合口应选择低位,保证引流效果。

3.囊肿外引流术

适用于并发感染的囊肿和囊壁脆薄的假性囊肿。假性囊肿大出血和假性囊肿破裂的急症手术也适合采用外引流术。手术简单易行,但其缺点是术后需每天换药,漏出胰液较多,愈合时间较长。术后按胰瘘处理,并补充静脉高价营养,待病情稳定后行内引流术,一般至少等待 3 个月。胰瘘不能愈合者,经半年左右切除瘘,并作胰管与肠道吻合的手术。

4.腹腔镜手术

随着腹腔镜技术的发展,胰体尾切除及囊肿胃肠道吻合术可以在腹腔镜下进行,但临床上尚未广泛开展。

(三)其他方法

包括内镜下经乳头囊肿引流术(endoscopic transpapillary cyst drainage,ETCD),内镜下囊肿胃造瘘术(endoscopic cystogastrostomy,ECG),囊肿十二指肠造瘘术,超声引导下经皮穿刺置管引流等。

(陈 鹏)

第四节 胰腺癌及壶腹部癌

胰腺癌是指胰腺导管上皮来源、预后很差的恶性肿瘤,目前尚无有效的筛查或早期诊断方法,确诊时往往已有转移,手术切除率低,死亡率几乎接近其发病率,所以其预后极差。近年来中国胰腺癌发病率呈上升趋势,我国 1998—2007 年,城市男性粗发病率每年以 1.86% 的比例上升,女性粗发病率每年上升 2.1%。农村男性粗发病率每年上升 7.54%,中国人口标准化率每年上升 4.82%,女性分别上升 7.83% 和 5.48%。研究还显示,农村地区上升明显,城市地区上升速度略缓。据上海市统计,1972—2000 年,男性标化发病率从 4.0/100 000 升至 7.3/100 000,女性从 3.1/100 000 升至 4.9/100 000,发病率和病死率分别从肿瘤顺位排列的第 10 位升至第 8 位和第 6 位。胰腺癌的发病率与年龄呈正相关,50 岁以上年龄组约占总发病数和死亡数的 93%。胰腺癌发病率男性略高于女性,发达国家高于发展中国家,城市高于农村。壶腹部癌是指胆总管末段、Vater 壶腹和十二指肠乳头的恶性肿瘤,比较少见,其临床表现和诊治措施与胰头癌有很多相似之处,故将其统称为壶腹周围癌。壶腹部癌因其梗阻性黄疸等临床症状出现早,较易及时发现和诊断,且恶性程度明显低于胰头癌,故壶腹部癌的手术切除率及 5 年生存率都明显高于胰头癌。

一、病因

胰腺癌的病因至今尚未明了,发病影响因素包括:①环境因素,包括吸烟、酗酒、高蛋白、高脂肪饮食可促进胰腺癌的发生。吸烟是唯一公认的危险因素,大量研究所证实,长期吸烟,尤其烟龄在 20 年以上者,是导致胰腺癌发病的高危因素;②个人因素,性别、年龄及家族遗传及基因突变因素等。男性多于女性,且以 50 岁以上多见,可能与男性过多暴露于职业环境而过多接触致癌物质,以及不良生活习惯如吸烟、酗酒等有关。胰腺癌发生可能与多种基因突变引起的遗传易感性提高有关,例如 $BRCA1/2$、$MSH2/6$、$MLH1$、PMS、$PM52$、APC、$CFTR$、$PRSS1/2$、$CDKN2A/P16$、$STK11/LKB1$、FA、ATM、$TP53$ 等基因突变能够引起体内多个胚系突变而诱发多种遗传综合征,包括遗传性乳腺癌和卵巢癌、遗传性非息肉性结肠癌、家族性结直肠息肉综合征、囊性纤维性病变、遗传性胰腺炎、家族性多发性黑色素瘤综合征、珀-耶综合征、Fanconi 贫血、共济失调-毛细血管扩张综合征及里-费综合征等遗传综合征可以增加胰腺癌发病的危险,约 10% 的胰腺癌患者具有遗传背景,易出现家族遗传倾向;③相关病理因素,糖尿病是胰腺癌的风险因素之一,特别是老年、低身体质量指数、无糖尿病家族史的患者,新发 2 型糖尿病时应注意随访并警惕胰腺癌的可能。另外,降糖药使用(磺胺类药物)可能与糖尿病患者罹患胰腺癌风险之间有一定的相关性,目前还不能确定。研究认为由酒精、胆石症、遗传因素等病因引起的慢性胰腺炎是胰腺癌发病的危险因素,相对危险度为 14;慢性胰腺炎的导管化生是引起胰腺癌的重要原因,其分子机制可能与 $K\text{-}ras$、$PRSS1/2$、$SPINK1$、$CFTR$ 等基因突变和染色体的不稳定性有关。

　　胰腺癌的发病同多数肿瘤一样,胰腺癌发病受遗传因素、环境因素、疾病因素等多个方面影响,通过对胰腺癌相关临床因素进行筛查、研究,有利于进一步明确胰腺癌的高危人群,达到早期诊断、早期治疗,改善预后的目的。随着肿瘤分子生物学研究的深入,人们认识到胰腺癌的形成和发展,是由多个基因参与、多阶段、渐进性的过程,主要包括:原癌基因($K\text{-}ras$ 等)激活、抑癌基因($p53$、$p16$、$DPC4$ 等)失活和受体-配体系统(EGF、HGF、$TGF\text{-}\beta$、FGF、$VEGF$ 等)的异常表达。Hruban 等结合病理、遗传学方面的研究成果,提出了胰腺癌演进模型,认为正常导管上皮经过胰管上皮内瘤变(pancreatic ductal intraepithelial neoplasia,Pan IN)的不同阶段,逐步发展成为浸润癌,伴随着多个基因和受体-配体系统的改变(图 5-2)。

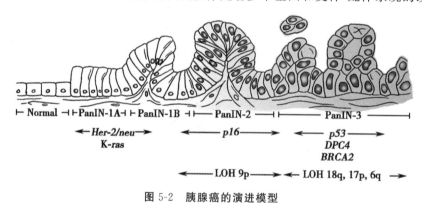

图 5-2　胰腺癌的演进模型

（二）病理

　　胰腺癌好发于胰头部,约占 70%,其次为胰体部、胰尾部,少数可为全胰癌,约 20% 为多灶性。大多数胰腺癌质地坚硬、浸润性强,与周围组织界限不清,切面呈灰白色或黄白色。胰头癌可侵犯胆总管下端和胰管而出现黄疸,胰体尾癌早期无典型症状,发现时多已有转移。按病理类型分,80%～90% 的胰腺癌为来自导管立方上皮的导管腺癌,其次为来自腺细胞的腺泡细胞癌,常位于胰体尾部,占 1%～2%,其他少见的有:黏液性囊腺癌、胰母细胞瘤、黏液性非囊性癌(胶样癌)、印戒细胞癌、腺鳞癌、巨细胞癌、肉瘤样癌以及神经内分泌癌、平滑肌肉瘤、脂肪肉瘤、浆细胞瘤、淋巴瘤等非上皮来源恶性肿瘤。壶腹部癌以腺癌多见,少见的有黏液腺癌、印戒细胞癌、小细胞癌、鳞状细胞癌、腺鳞癌等。

　　胰腺癌的转移可有以下多种途径。

　　1.局部浸润

　　早期即可浸润邻近的门静脉、肠系膜上动静脉、腹腔动脉、肝动脉、下腔静脉、脾动静脉以及胆总管下端、十二指肠、胃窦部、横结肠及其系膜、腹膜后神经组织等。

2.淋巴转移

不同部位的胰腺癌可有不同的淋巴转移途径,目前我国常用的是日本胰腺协会制订的胰周淋巴结分组及分站。胰腺癌除直接向胰周围组织、脏器浸润外,早期即常见胰周淋巴结和淋巴管转移,甚至在小胰癌(<2 cm),50%的患者已有淋巴转移。华山医院胰腺癌诊治中心对胰腺癌淋巴转移特点研究后发现,胰头癌转移频率高达71.2%,16组阳性的淋巴结均为16b1亚组,尤以胰腺钩突部癌更为明显。胰腺癌在肿瘤尚局限于胰腺内时就可以发生淋巴结的转移,并且转移的范围可以较为广泛,故在胰腺癌手术治疗时,不管肿瘤的大小如何,应根据不同部位的肿瘤作出相应的根治性淋巴结清扫。

3.血行转移

可经门静脉转移到肝脏,自肝脏又可经上、下腔静脉转移到肺、脑、骨等处。

4.腹膜种植

肿瘤细胞脱落直接种植转移到大小网膜、盆底腹膜。

(三)诊断

胰腺癌的主要症状包括中上腹部不适、体重减轻、恶心、黄疸、脂肪泻及疼痛等,在肿瘤早期均无特异性表现。对临床上怀疑胰腺癌的患者和胰腺癌的高危人群,应首选无创性检查手段进行筛查,如血清学肿瘤标志物、超声、胰腺CT或磁共振成像(MRI)等,必要时可选择PET/CT。肿瘤标志物的联合检测并与影像学检查结果相结合,可提高诊断的阳性率,有助于胰腺癌的诊断和鉴别诊断。

1.临床表现

(1)腹痛与腹部不适:40%~70%胰腺癌患者以腹痛为最先出现的症状,壶腹部癌晚期患者多有此现象。引起腹痛的原因有:①胰胆管出口梗阻引起其强烈收缩,腹痛多呈阵发性,位于上腹部;②胆道或胰管内压力增高所引起的内脏神经痛,表现为上腹部钝痛,饭后1~2小时加重,数小时后减轻;③肿瘤侵犯神经引起的疼痛:胰腺的神经支配较丰富,神经纤维主要来自腹腔神经丛、左右腹腔神经节、肠系膜上神经丛,其痛觉神经位于交感神经内,若肿瘤浸润及压迫这些神经纤维丛就可致腰背痛,程度剧烈,患者常彻夜取坐位或躬背侧卧,多属晚期表现。胰体尾部癌早期症状少,当出现腰背疼痛就诊时,疾病往往已至晚期,造成治疗困难,这一特点应引起重视。

(2)黄疸:无痛性黄疸是胰头癌侵犯胆管引起梗阻最突出的症状,占30%~50%;胰腺钩突部癌因距壶腹较远,出现黄疸者仅占15%~20%。胰体尾部癌到晚期时因有肝十二指肠韧带内或肝门淋巴结转移压迫肝胆管也可出现黄疸。黄疸呈持续性,进行性加深,同时可伴有皮肤瘙痒、尿色加深、大便颜色变浅或呈陶土色,因难与肝炎鉴别,患者常被收入传染科治疗。而壶腹部癌患者几乎都有黄疸,由于肿瘤可以溃烂、脱落,故黄疸程度可有明显波动。壶腹部癌出现黄疸早,因而常可被早期发现、治疗,故预后要好于胰头癌。

(3)消瘦、乏力:由于食量减少、消化不良和肿瘤消耗所致。

(4)胃肠道症状:多数患者因肿瘤侵犯导致胰管梗阻会出现食欲缺乏、厌油腻食物、恶心、呕吐、腹泻等消化不良等症状。10%壶腹部癌患者因肿瘤溃烂而有呕血和解柏油样便史。

(5)发热:胰腺癌伴发热者不多见,一般为低热,而壶腹部癌患者常有发热、寒战史,为胆道继发感染所致。

(6)其他:无糖尿病家族史的老年人突然出现多饮、多食、多尿的糖尿病"三多"症状,或者糖尿病患者出现血糖控制不佳时,提示可能有胰腺癌发生。少数胰腺癌患者可发生游走性血栓性静脉炎(Trousseau综合征),可能与肿瘤分泌某种促凝血物质有关。

(7)体征:患者出现梗阻性黄疸后可有肝脏淤胆性肿大。约半数患者可触及肿大的胆囊,无痛性黄疸如同时伴有胆囊肿大(Courvoisier征)是壶腹周围癌包括胰头癌的特征,在与胆石症作鉴别时有一定参考价值。晚期胰腺癌常可扪及上腹部肿块,可有腹水征,少数患者还可有左锁骨上淋巴结肿大或其他部位的浅表淋巴结肿大(脐周、腹股沟等)。

要特别注意一些胰腺癌发生的高危因素:①年龄大于40岁,有上腹部非特异性症状者,尤其伴有体重明显减轻者；②有胰腺癌家族史者；③突发糖尿病患者，特别是不典型糖尿病；④慢性胰腺炎患者；⑤导管内乳头状黏液瘤；⑥家族性腺瘤息肉病；⑦良性病变行远端胃大部切除者，特别是术后 20 年以上者；⑧胰腺囊性占位患者，尤其是囊腺瘤患者；⑨有恶性肿瘤高危因素者，包括吸烟、大量饮酒和长期接触有害化学物质等。

2.实验室检查

(1)血清生化检查：胆道梗阻时，血清胆红素可进行性升高，以结合胆红素升高为主，同时肝脏酶类（AKP、γ-GT 等)也可升高，但缺乏特异性，不适用于胰腺癌早期诊断。血清淀粉酶和脂肪酶的一过性升高也是早期胰腺癌的信号，部分患者出现空腹或餐后血糖升高，糖耐量试验阳性。

(2)免疫学检查：CA19-9：是由单克隆抗体 116Ns19-9 识别的涎酸化 Lewis-A 血型抗原，它是目前公认的对胰腺癌敏感性较高的标志物。一般认为其敏感性约为 70%，特异性达 90%。CA19-9 对监测肿瘤有无复发、判断预后亦有一定价值，术后血清 CA19-9 降低后再升高，往往提示肿瘤复发或转移。但CA19-9 对于早期胰腺癌的诊断敏感性较低。良性疾病如胆道疾病、胰腺炎和梗阻性黄疸时，CA19-9 也可升高，但往往呈一过性。

CA242：是一种肿瘤相关性糖链抗原，其升高主要见于胰腺癌，敏感性略低于 CA19-9，但在良性疾病中 CA242 很少升高。

CA50：为糖类抗原，升高多见于胰腺癌和结直肠癌，单独检测准确性不如 CA19-9，故通常用于联合检测。

CA72-4：是一种肿瘤相关性糖蛋白抗原，胰腺、卵巢、胃、乳腺等部位的肿瘤中有较高表达，在胚胎组织中亦有表达，而在正常组织中很少表达。测定胰腺囊性肿块液体中 CA72-4 水平对鉴别黏液性囊腺癌与假性囊肿、浆液性囊腺瘤有一定价值。

CA125：是一种卵巢癌相关的糖蛋白抗原，也可见于胰腺癌。胰腺癌 CA125 的阳性率约为 75%，且与肿瘤分期相关，Ⅰ、Ⅱ期低，Ⅲ、Ⅳ期阳性率较高，因此无早期诊断意义。

POA：胰腺癌胚胎抗原，首先报道存在于胚胎胰腺肿块匀浆中的抗原，在肝癌、结肠癌、胃癌等组织中也可升高，早期敏感性低，中晚期胰腺癌可有较高的敏感性。因其特异性较差，目前应用受限。

PCAA：胰腺癌相关抗原，胰腺癌阳性率为 67%，胰高分化腺癌的阳性率高于低分化腺癌。

CEA：癌胚抗原，特异性低，敏感性 59%～77%。

AFP：甲胎蛋白，升高主要见于胰腺腺泡细胞癌、胰腺肝样腺癌。

其他可用于胰腺癌诊断的还有单克隆抗体 DUPAN-2、恶性肿瘤相关物质 TSGF 等。目前认为通过联合测定 CA19-9、CA242、CA50、CA125 标志物，可以进一步提高胰腺癌诊断的敏感性和特异性，在临床诊治过程中，对可疑患者应予检测，以免遗漏诊断。

(3)基因检测：胰腺癌伴有许多癌基因和抑癌基因的改变，但大多处于实验室研究阶段，目前比较有临床应用价值的是 K-ras，80%～90%的胰腺癌发生 K-ras 基因第 12 密码子位点的突变，检测常用方法为PCR-RELP 分析法。临床上采用细针穿刺细胞活检标本或血液、十二指肠液、粪便标本进行检测，而通过ERCP 获取纯胰液检测 K-ras 基因突变，能提高胰腺癌诊断的敏感性和特异性。其他研究中的基因有$p53$、$p16$、Rb、$nm23$、$DPC4$、DCC、$KAI1$ 等。

(4)端粒酶检测：端粒是染色体末端的一种特殊结构。在基因突变和肿瘤形成时，端粒可能表现缺失、融合和序列缩短等，造成遗传物质不稳，使细胞无限增殖，并导致肿瘤发生。端粒酶活性可阻止体细胞的端粒缩短，使其避免死亡而具有无限增殖的能力。端粒酶在正常胰腺和良性胰腺疾病时处于抑制状态，而在胰腺癌中重新被激活，表明端粒酶活化在胰腺癌发生中起重要作用。胰液及胰腺癌组织中的端粒酶活性被认为是胰腺癌早期诊断的重要标志物。通过 ERCP 途径获取胰液简单、易行，通过手术或细针穿刺方法获取组织标本亦可选择性应用。

(5)microRNA：microRNA 在转录后水平调节大量的转录物质，在肿瘤的发生、发展、凋亡以及肿瘤血管生成方面均发挥重要的调节作用。研究发现，microRNA 在胰腺癌发生的早期阶段即出现异常表达，并在胰腺癌患者中的异常表达具有个体异质性,诊断胰腺癌的灵敏度和特异性分别达 89% 和 93%,mi-croRNA 的差异表达还具有癌组织特异性,因此认为,microRNA 可以用于胰腺癌与其他脏器组织来源恶性肿瘤的鉴别诊断。

(6)其他分子生物学检测:目前在胰腺癌分子病理诊断方面,至少已涉及几十种癌基因、抑癌基因及其表达的蛋白、生长因子、黏附分子以及凋亡调控基因如 P16、P53、MUC-1、MUC-4 mRNA 等。这些标志物都与胰腺癌的发生发展相关,联合检测这些肿瘤标志物有助于胰腺癌的早期诊断,但目前大多数尚处于实验研究阶段。

3.影像学检查

影像学检查是诊断胰腺癌的重要手段。虽然目前的影像学技术对检测出小于 1 cm 肿瘤的作用不大,但各种影像学技术的综合应用可提高检出率。

(1)经腹超声波检查:经腹壁彩超扫描,无创伤、费用低廉,是诊断胰腺肿瘤筛选的主要方法。据统计资料其敏感性在 80% 以上,但对小于 2 cm 的胰腺占位性病变检出率仅为 33%。胰腺癌超声检查表现为胰腺轮廓向外突起或向周围呈蟹足样、锯齿样浸润。较大的胰腺癌则有多种回声表现:多数仍为低回声型,部分可因瘤体内出血、坏死、液化或合并胰腺炎/结石等病理改变,其内出现不均匀的斑点状高/强回声(高回声型),或表现为实质性合并合液性的病灶(混合回声型)以及边界不规则的较大的无回声区(无回声型)等。胰腺癌间接超声影像包括癌肿压迫、浸润周围脏器和转移声像,但检查时要注意腹部胃肠道气体的干扰。可以看到胰头癌压迫和(或)浸润胆总管,引起梗阻以上部位的肝内外胆管扩张和胆囊增大;胰腺癌压迫阻塞主胰管,引起主胰管均匀性或串珠状扩张,管壁较光滑,或被癌肿突然截断。由于胆道梗阻后的胆管扩张早于临床黄疸的出现,因此,超声检查可于临床出现黄疸前发现胆道扩张,可能有助于胰头癌的早期诊断。部分晚期胰体、尾癌因肝内转移或肝门部淋巴结转移压迫肝外胆管,也可引起胆道梗阻。如胰头癌挤压下腔静脉可引起下腔静脉移位、变形、管腔变窄、远端扩张,甚至被阻塞中断。胰体、尾癌则可使周围的门静脉、肠系膜上静脉和脾静脉受压、移位及闭塞,有时甚至引起淤血性脾肿大,门静脉系统管腔内也可并发癌栓。

超声造影和超声弹性成像技术:超声造影的原理为通过造影剂进入肿瘤血管后增强血管对比度从而清晰显示血管分布和血流情况,可显示胰腺以及肿瘤的微血管。恶性病变表现为不均质的增强或局限成团,而良性病变则显示为点状、线状和环状增强。弹性成像技术是根据不同组织间硬度的差异,通过外力作用获得回声信号移动,量化为实时彩色图像及弹性系数而获取的信息。内镜超声弹性成像技术作为一种模拟活组织检查的新方法,对胰腺实质性病灶的鉴别诊断具有较高的准确率。联合超声造影和内镜超声弹性成像进行诊断,诊断早期胰腺癌的准确率可提高到 90% 左右的水平。

(2)内镜超声(EUS):对早期胰腺癌的诊断意义较大,可明显提高检出率,特别是能发现直径小于 1 cm 以下的小胰癌,对<2 cm 诊断率可达 85% 以上,可弥补体外 B 超不足,有助于判断胰腺癌对周围血管、淋巴结、脏器的受侵程度,对提高诊断率、预测手术切除性有很大的帮助。EUS 通过高频探头近距离观察胰腺,能避免气体、脂肪的干扰,其显示清晰程度与螺旋 CT 相仿,在评价淋巴结受侵更优于螺旋 CT。同时经内镜超声可以进行细针穿刺抽吸细胞活检,尤其适用于不能手术切除胰腺癌的明确诊断,以便指导临床的放化疗。

(3)CT 扫描:是易为患者接受的非创伤性检查,故为胰腺癌诊断的首选方法和主要方法。薄层螺旋 CT 的空间分辨率高,并能对肿瘤进行三维重建,对肿块直径≤2.0 cm 胰腺癌的诊断灵敏度和特异性分别为 77% 和 100%。双期增强扫描不但能够明确胰腺癌肿块本身,而且还能够明确胰周动静脉是否受侵及受侵程度、有无淋巴结转移,为临床治疗提供准确的术前评估,提高手术治疗的成功率,因此认为薄层螺旋 CT 双期或三期(动脉期、胰腺期、肝期)增强扫描是目前诊断早期胰腺癌最理想而无创伤的影像学检查手段。

胰腺癌的 CT 表现分为直接征象、间接征象和周围浸润征象。

直接征象:肿块是胰腺癌的直接征象。如果肿块偏于一侧则表现为胰腺的局部隆起。根据统计学资料,胰腺癌 $60\%\sim70\%$ 位于胰头部,如胰头增大,钩突圆隆变形,则高度提示胰头癌。胰腺癌肿块边线不清,可呈等密度或不均匀稍低密度改变,增强后有轻度不均匀强化,但强化程度低于正常胰腺。由于胰腺癌的血供相对少,动态或螺旋 CT 增强扫描对上述征象显示更为清楚,表现为明显强化的胰腺实质内的低密度肿块,动态或螺旋 CT 增强扫描易于检出小于 2 cm 的小胰腺癌。少数胰腺癌的血供可较为丰富,双期扫描时仅在动脉期表现为低强化密度,在门静脉期则逐渐强化与胰腺呈等密度改变,故双期螺旋 CT 增强扫描对发现这类胰腺癌是非常重要的。如果胰腺癌侵犯全胰腺则胰腺轻度不规则弥漫性增粗,较僵硬、饱满。

间接征象:胰管和胆总管扩张是胰头癌的间接征象。胰腺癌多来源于胰腺导管上皮,肿瘤易堵塞胰管造成远端的扩张。胰头癌早期可压迫和侵蚀胆总管壶腹部,表现为肿块局部的胆管管壁不规则,管腔变窄阻塞,出现胆总管、胰管远端扩张,即"双管征"。应用薄层扫描和高分辨扫描可更好地显示胰管和胆管扩张的情况。部分胰腺癌可合并慢性胰腺炎和假性胰腺囊肿。

周围浸润征象:①肿瘤侵犯血管,胰头癌常蔓延侵犯邻近的血管结构,使脾静脉、门静脉、腹腔静脉、肠系膜上动静脉以及肝动脉狭窄、移位和阻塞。胰周大静脉或小静脉的一些分支的阻塞可引起周围的侧支小静脉的充盈和扩张。近年来报道较多的胰头小静脉如胃结肠静脉(>7 mm)、胰十二指肠前上静脉(>4 mm)和胰十二指肠后上静脉(>4 mm)等的扩张是值得重视的胰腺癌胰外侵犯的征象,如出现扩张则提示肿瘤不可切除。螺旋 CT 双期增强扫描可更好地显示胰头血管的受侵犯情况;②胰周脂肪层消失,正常胰腺与邻近脏器之间有低密度的脂肪层。当胰腺癌侵及胰腺包膜和(或)胰周脂肪时,脂肪层模糊消失;③胰腺周围结构的侵犯,胰腺癌肿块可推压或侵蚀邻近的胃窦后壁、十二指肠、结肠、肝门、脾门和肾脏等。胰腺癌侵犯腹膜可引起腹水,CT 表现为肝、脾脏外周的新月形低密度带;④淋巴结转移,常发生在腹腔动脉和肠系膜上动脉周围,表现为直径大于 1 cm 的软组织小结节或模糊软组织影。腹主动脉、下腔静脉周围和肝门也是淋巴结转移好发的部位。

(4)经内镜逆行胰胆管造影(ERCP):可显示胆管、胰管的形态,有无狭窄、梗阻、扩张、中断等表现。出现梗阻性黄疸时可同时在胆总管内置入支架,以达到术前减黄的目的,也可收集胰液或用胰管刷获取细胞进行检测。但 ERCP 可能引起急性胰腺炎或胆道感染,需引起重视。

(5)磁共振成像(MRI):可发现大于 2 cm 的胰腺肿瘤,为非侵袭性、安全、不用造影剂的诊断方法,对胰腺癌诊断的准确率为 $75\%\sim95\%$,能清楚显示肿瘤和血管的关系,对胰腺癌手术可切除性的判断具有重要作用,但 MRI 的空间分辨率较差,对早期胰腺癌的诊断作用有限。随着磁共振波谱技术(magnetic resonance spectroscopy,MRS)的研究应用,对胰腺癌的早期诊断及鉴别诊断提供了更客观的定性分析方法。磁共振血管造影(MRA)结合三维成像重建方法能提供旋转 $360°$ 的清晰图像,可替代血管造影检查。磁共振胰胆管造影(MRCP)能显示胰、胆管梗阻的部位及其扩张程度,可部分替代侵袭性的 ERCP,有助于发现胰头癌和壶腹部癌。MRI 基于分子基础的磁共振成像、荧光成像以及磁性纳米颗粒制备等技术,仍处于研究阶段。

(6)选择性动脉造影(DSA):对胰腺癌有一定的诊断价值,在显示肿瘤与邻近血管的关系、估计肿瘤的可切除性有很大帮助,同时可以进行经动脉的区域性灌注化疗,目前多为无创的 CTA、MRA 所替代。

(7)正电子发射断层扫描(PET):用 18 氟标记的荧光脱氧葡萄糖(18F-FDG)注入体内,肿瘤部位因葡萄糖消耗、大量摄取氟化脱氧葡萄糖(18F-FDG)增加而呈异常浓聚灶-高代谢病灶,因此对胰腺癌有较高的检出率,且对于胰腺以外转移病灶的早期发现也有较好的价值。PET/CT 对胰腺癌诊断的灵敏度、特异性、准确率均明显高于 CT。但 PET-CT 对慢性胰腺炎活动期、浆液囊腺瘤、腹膜后纤维化以及胰头肿块内淋巴细胞大量聚集等可出现一些假阳性结果,另外,其不能提供精确的解剖学定位,且费用昂贵而限制了临床常规应用。

(8)X 线检查:行钡餐十二指肠低张造影,可发现十二指肠受壶腹部癌或胰头癌浸润和推移的影像。

(9)经皮肝穿刺胆道造影(PTC):可显示梗阻以上部位的胆管扩张情况,对于肝内胆管扩张明显者,可同时行置管引流(PTCD)减黄。

4.其他检查

（1）胰管镜检查（PPS）：PPS是近二十年来开发的新技术,它利用母镜技术将超细纤维内镜通过十二指肠镜的操作孔插入胰管,观察胰管内的病变,是唯一不需剖腹便可观察胰管的检查方法。1974年Katagi和Takekoshi首先将经口胰管镜（PPS）应用于临床,20世纪90年代以后,随着技术和设备的不断改善,特别是电子胰管镜的出现,使胰管镜的成像越来越清晰,可早期发现细微的病变。镜身也更加耐用,不易损坏。此外有的胰管镜还增加了记忆合金套管、气囊等附件,使胰管镜的操作更加灵活,并能能够进行活检、细胞刷检。胰腺癌胰管镜下表现为:胰管壁不规则隆起、狭窄或阻塞,黏膜发红发脆、血管扭曲扩张。由于原位癌仅局限于导管上皮,无肿块形成,目前只有PPS可以对其作出诊断。随着内镜技术的不断发展,近年来胰管镜已进入临床使用,它可直接进入胰管内腔进行观察,并可收集胰液、脱落细胞进行分析,检测 K-ras 基因等。有报道可早期发现胰腺癌及壶腹部癌。但胰管镜操作复杂,易损坏,只能在有条件的大医院开展。

胰管内超声（PIDUS）：PIDUS技术是应用细小的腔内高频超声探头以获取高分辨率影像的一种新型内镜辅助方法。PIDUS是在行ERCP时将带导丝的超声探头引入胰管进行检查,能早期发现原位癌及小胰腺癌。PIDUS能清晰显示肿瘤侵犯血管及胰管情况,在胰腺病灶的鉴别诊断中具有重要意义,对胰腺癌诊断的灵敏度和特异性分别为100％和92％。其缺点是操作难度较大,且一旦肿瘤导致胰管狭窄,超声探头便不易通过。

（2）细针穿刺细胞学检查:

在B超、超声内镜或CT的导引下行细针穿刺细胞学检查,80％以上可获得正确的诊断。

5.临床分期

目前分期主要有AJCC提出TNM分期法,还有日本胰腺病协会的分期法。胰腺癌按照最新版美国癌症联合委员会的肿瘤-淋巴结-转移分类法进行分期,该分类法基于采用螺旋CT进行的可切除性评估。T_1、T_2和T_3期肿瘤是有可能切除的,而T_4期肿瘤（累及肠系膜上动脉或腹腔干）是不可切除的。

（1）2002年国际抗癌联盟（UICC）制定的临床分期方法已被广泛接受和采用。

T-原发肿瘤：T_x原发肿瘤无法评估,T0无原发肿瘤证据,T_{is}原位癌,T_1肿瘤局限于胰腺,长径≤2 cm,T_2肿瘤局限于胰腺,长径>2 cm,T_3肿瘤向胰腺外扩展,但尚未累及腹腔干或肠系膜上动脉,T_4肿瘤累及腹腔干或肠系膜上动脉;N-区域淋巴结:Nx区域淋巴结转移无法评估,N_0无区域淋巴结转移,N_1有区域淋巴结转移;M-远处转移:M_x远处转移无法评估,M_0无远处转移,M_1有远处转移。

（2）日本胰腺学会（JPS）分期系统于2002年修订后,较以前版本有所简化,故亦被较多学者采用。

（四）治疗

1.手术治疗

外科手术是目前治疗胰腺癌最有效的方法,也是解决患者症状、提高生活质量有效的姑息性措施。胰腺癌根治性手术切除包括胰十二指肠切除、胰体尾切除和全胰切除术,是目前胰腺癌患者主要的切除治疗方式。有效切除肿瘤仍是影响胰腺癌患者预后最重要的独立因素,尽管胰腺癌手术复杂切除组织多、风险高、创伤大、并发症多,但随着外科技术和围术期处理技术的进步,胰腺手术的安全性逐渐提高,目前还存在许多的分歧,主要集中在术前肿瘤可切除性判断、是否需要胰腺癌的扩大切除、微创胰腺手术是否获益等方面。

胰腺癌手术创伤大、并发症高,充分的术前准备和围术期处理十分重要。术前可以采用APACHE Ⅱ和POSSUM评分系统对胰腺癌手术患者进行危机评分,并给予积极的保护性支持治疗。对胰腺癌伴有黄疸者术前是否要减黄多年来一直有争议,严重黄疸可致肝肾功能损害、凝血机制障碍、免疫功能下降,影响手术的安全性,目前多数学者认为对术前黄疸存在>2周、血清总胆红素大于171 μmol/L或者合并急性胆管炎者等可考虑术前减黄。减黄方法有:①PTCD（经皮肝穿刺胆管引流术）;②内镜下放置鼻胆管引流;③内镜下逆行置胆道支撑管内引流术;④胆囊或胆总管造瘘术。

（1）胰腺癌术前的诊断分期:术前病理学诊断:对于影像学诊断明确、具有手术指征的患者,行切除术前无需病理学诊断,亦不应因等待病理学诊断而延误手术。对于拟行新辅助治疗或病灶不可切除拟行放化疗的患者,治疗前须明确病理学诊断。获取组织或细胞行病理学诊断的途径包括超声或 CT 引导下经皮穿刺活组织检查、经内镜逆行胰胆管造影(ERCP)胰液细胞刷取、EUS 引导细针穿刺活组织检查(EUS-FNA)等。

胰腺癌手术治疗方案的实施依赖于患者就诊时的肿瘤分期状态,现在常规分为可切除、可能切除和不可切除 3 类。胰腺癌术前诊断及鉴别诊断目前多数是在 MDT 模式下,结合患者的年龄、一般状况、临床症状、合并症、血清学及影像学检查结果,综合分析完成,同时也完成胰腺癌可切除性的评估。

胰腺癌可切除标准:①无远处转移;②影像学显示肠系膜上静脉或门静脉形态结构正常;③腹腔动脉干、肝动脉、肠系膜上动脉周围脂肪境界清晰。

胰腺癌可能切除标准:①无远处转移;②肠系膜上静脉或门静脉局限受累,狭窄、扭曲或闭塞,但其远近端正常,可切除重建;③肿瘤包裹胃十二指肠动脉或肝动脉局限性包裹,但未浸润至腹腔动脉干;④肿瘤紧贴肠系膜上动脉,但未超过 180°。

胰腺癌不可切除标准如下。①胰头癌:远处转移;肠系膜上动脉包裹超过 180°,肿瘤紧贴腹腔动脉干;肠系膜上静脉或门静脉受累,不可切除重建;主动脉或下腔静脉浸润或包裹。②胰体尾癌:远处转移;肠系膜上动脉或腹腔动脉干包裹超过 180°;肠系膜上静脉或门静脉受累,不可切除重建;主动脉浸润。

(2)胰腺癌根治性手术的主要方式。

胰十二指肠切除术:适用于可切除的胰头癌和壶腹部癌,切除范围(图 5-3)。

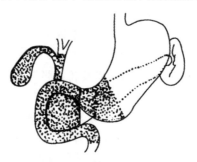

图 5-3　胰十二指肠切除术的切除范围

1935 年由 Whipple 首先提出,适用于Ⅰ、Ⅱ期胰头癌和壶腹部癌。胰十二指肠切除术的切除范围包括胰头(包括钩突部)、肝总管以下胆管(包括胆囊)、远端胃十二指肠及部分空肠,同时清扫胰头周围、肠系膜血管根部,横结肠系膜根部以及肝总动脉周围和肝十二指肠韧带内淋巴结。重建手术包括胰腺-空肠吻合、肝总管-空肠吻合和胃-空肠吻合,重建的方法有多种,最常见的是 Child 法:先吻合胰肠,然后吻合胆肠和胃肠。近年来报道胰十二指肠切除术的切除率为 15%～20%,手术死亡率已降至 5% 以下,5 年生存率为 7%～20%。

保留幽门的胰十二指肠切除术(PPPD 术):即保留了全胃、幽门和十二指肠球部,其他的切除范围与经典的胰十二指肠切除术相同。优点有:①保留了胃的正常生理功能,肠胃反流受到部分阻止,改善了营养状况;②不必行胃部分切除,十二指肠空肠吻合较简便,缩短了手术时间。但有学者认为该术式对幽门下及肝动脉周围淋巴结清扫不充分,可能影响术后效果,因此主张仅适用于较小的胰头癌或壶腹部癌、十二指肠球部和幽门部未受侵者。

胰体尾切除术:适合胰体尾癌,范围包括胰腺体尾部、脾及脾动静淋巴清扫,可包括左侧 Gerota 筋膜。胰体尾部癌确诊时常常会累及左侧肾上腺和结肠,需要扩大切除。

全胰切除术(TP):适用于胰腺多发癌、胰颈体部癌,或者胰腺导管内黏液乳头瘤癌变累及全胰腺。全胰腺切除后从根本上消除了胰十二指肠切除后胰漏并发症的可能性,但有糖尿病和胰外分泌功能不全所致消化吸收障碍等后遗症,要加强围术期血糖管理和营养支持。目前的研究表明选择性全胰切除可以提高手术根治性和患者的生存期,但因手术创伤大、术后并发症多,故应严格掌握适应证。

(3)胰腺癌手术淋巴结清扫:如何合理进行淋巴结清扫,至今尚无前瞻性大宗病例随机对照研究和多中心研究的报道。国际胰腺外科研究组(ISGPS)推荐标准清扫范围:行胰十二指肠切除术时,标准的淋巴结清扫范围包括:No.5、6、8a、12b1、12b2、12c、13a、13b、14a 右侧、14b 右侧、17a 和 17b 淋巴结。标准的远端胰腺切除术淋巴结清扫范围包括 No.10、11 和 18 淋巴结;当肿瘤局限在胰体部时,可考虑清扫 No.9 淋巴结。同时,为确保肿瘤切除及淋巴结清扫的彻底性,建议将脾脏一并切除。

胰腺癌早期时就可发生淋巴结转移,且转移范围可较为广泛,理论上在进行胰腺癌根治性手术中,应作扩大区域性淋巴结清扫(图 5-4)。即在经典胰十二指肠切除术基础上增加:①清扫肝十二指肠韧带区域软组织和淋巴结(肝十二指肠韧带骨骼化);②清扫腹腔动脉干周围淋巴结(No.7、8、9 淋巴结);③No.16 淋巴结及其胰头周围软组织清扫(包括自肝下至肾前腹膜及其软组织的清除,腹主动脉及下腔静脉血管鞘及周围软组织和淋巴结);④清扫肠系膜上动脉周围淋巴脂肪组织,动脉完全骨骼化。在胰体尾手术时应该增加 No.8、14 和 No.16a2,16b1 亚组淋巴结的清扫。限于既往有限的前瞻性临床研究表明,扩大淋巴结清扫虽未显著增加患者围术期并发症发生率及病死率,但未能明显改善患者预后,因此不建议常规进行扩大的腹膜后淋巴结清扫,必须根据具体情况而定。

(4)胰腺癌扩大切除手术:胰腺癌多呈浸润性生长,易侵犯周围邻近脏器和血管(门静脉、肝动脉和肠系膜上动静脉),导致切除率偏低。随着近年来手术方法和技巧的改进以及围术期处理的完善,对部分累及肠系膜上血管、门静脉者施行胰腺癌扩大切除手术,将肿瘤和被累及的脏器一并切除,用自体血管或人造血管重建血管通路。

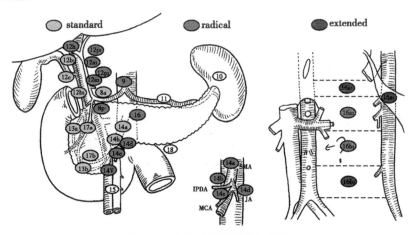

图 5-4 胰腺癌淋巴结清扫范围

注:浅灰:标准清扫;中灰:根治清扫;深灰:扩大清扫

胰腺癌扩大切除手术的应用指征目前尚缺乏高级别证据支持,与标准手术比较,扩大切除虽然增加了手术时间、术中失血及输血量、住院时间及围术期并发症等,但两组病死率差异无统计学意义;与仅行姑息放化疗的患者比较,扩大切除可显著改善患者预后。须行扩大切除术式的患者,多为局部进展期,可据患者一般状况、临床表现、肿瘤可切除性评估、患者耐受性等综合考量。通过扩大切除,应做到肉眼切缘阴性(R0 或 R1)。

胰腺癌扩大切除手术,除了上述标准手术的切除范围外,主要还包括以下几个部分:①结肠,胰腺肿瘤靠近或易侵及横结肠系膜和(或)结肠系膜根部;②血管,对于胰头或胰体部的肿瘤,合并血管切除的比例日趋增加,除切除门静脉、肠系膜上静脉之外,还包括腹腔干、肝动脉和(或)肠系膜上动脉等;③肝脏,是指胰腺癌直接侵及需要切除的肝脏,ISGPS 指出肝脏转移肿瘤,行胰腺切除术联合肝脏局部转移灶切除术,不属于扩大的胰腺切除术;④肾上腺,对于胰体尾部肿瘤累及左肾上腺,行远端胰腺切除术时,合并切除左侧肾上腺者,即属于扩大的胰腺切除术;⑤淋巴结,长期以来,扩大淋巴结清扫术一直被归为扩大的胰腺切除术的范畴,ISGPS 建议:扩大的胰腺切除术强调的是切除局部脏器,故单纯行扩大淋巴结清扫不属于扩大的胰腺切除,仅被定义为"扩大的淋巴结清扫术"。

(5)胰腺癌微创手术治疗:随着微创外科理念的发展,腹腔镜手术(3D腹腔镜技术)和外科手术机器人技术,已经逐步应用到胰腺疾病的诊治。根据胰腺疾病的不同,选择一种合理的微创手术方式,在满足病灶根治性的前提下,尽可能保留患者脏器功能,最大限度地减少对患者的创伤,使微创技术在胰腺疾病外科治疗中的应用意义更大。

腹腔镜远端胰腺切除术(laparoscopic distal pancreatectomy,LDP)的可行性及安全性已得到广泛认可,相关 Meta 分析表明,LDP 目前已成为胰体尾良性或低度恶性疾病治疗的标准术式。腹腔镜胰十二指肠切除术(loparoscopic pancreaticoduodenectomy,LPD)操作全程也可以严格遵循肿瘤根治原则,通过局部视野放大,探查胰腺及腹腔血管周围淋巴结,辅助术者清晰地骨骼化 PV、SMV,但对胰腺钩突部的处理、消化道重建等的技术要求较高,手术者必须拥有丰富的腹腔镜手术及胰腺开腹手术经验。达芬奇机器人手术系统因其操作更灵活,可提供更清晰的立体手术视野等优点受到青睐,拓展了腔镜外科向实用、疑难、高危的大型手术延伸发展。

(6)切缘的判断标准:既往文献以切缘表面有无肿瘤细胞作为判断 R0 或 R1 切除的标准,以此标准,R0 与 R1 患者在预后方面差异无统计学意义,R0 切除患者仍有较高的局部复发率。建议以距切缘 1 mm 内有无肿瘤浸润为判断 R0 或 R1 切除的标准,距切缘 1 mm 组织内如有肿瘤细胞浸润,为 R1 切除;如无肿瘤细胞浸润,为 R0 切除。以 1 mm 为判断原则,R0 与 R1 患者预后之间差异存在统计学意义。由于胰腺癌的解剖部位及与周围血管的毗邻关系,大多数胰腺癌患者为 R1 切除。如肉眼判断切缘即为阳性,为 R2 切除。外科手术的目的是 R0 切除,但由于胰腺的解剖特点及肿瘤的生物学行为,难以避免以 R1 切除为手术结果,仍可改善患者预后。姑息性切除特指 R2 切除,与仅行姑息短路手术的患者比较,R2 切除未能改善患者预后与生活质量,因此在特别开展的临床研究之外,不建议常规开展和应用。

胰头癌胰十二指肠切除标本的标准化检测:在保障标本完整性的前提下,由外科及病理科医师合作完成,对标本的下述切缘分别进行标记及描述,以客观准确地反映出切缘状态。

胰腺前侧(腹侧)切缘、胰腺后侧(背侧)切缘。

胰腺肠系膜上静脉沟槽切缘、胰腺肠系膜上动脉切缘;胰腺断端、胆管切缘、空肠切缘。

如联合肠系膜上静脉或门静脉切除,应对静脉受累状况分别取材报道,并据浸润深度做下述分类:静脉壁外膜受累;累及静脉壁、但内膜未受累;累及静脉壁全层。

(7)姑息性手术:姑息治疗的目的为缓解胆道及消化道梗阻,改善生活质量,延长生命时限。对不能切除的胰头癌或壶腹部癌伴有十二指肠和胆总管梗阻者,可行胃空肠吻合和胆总管或胆囊空肠吻合,以缓解梗阻症状、减轻黄疸,提高生活质量。对手术时尚无十二指肠梗阻症状者是否需作预防性胃空肠吻合术,还有不同看法,目前一般认为预防性胃空肠吻合术并不增加并发症的发生率和手术死亡率。对于不可切除、合并梗阻性黄疸的胰腺癌患者,预计生存期<3 个月者,首选内镜下经十二指肠乳头胆道内置入支架缓解黄疸,支架包括金属支架及塑料支架,可据患者预计生存期及经济条件选择应用。对于开腹探查、术中诊断为不可切除的患者,可切除胆囊并行胆管空肠 Roux-en-Y 吻合,并视情况行预防性胃空肠吻合术。

近年开展的胰管空肠吻合术对于减轻疼痛症状具有明显疗效,尤其适用于胰管明显扩张者。为减轻疼痛,可在术中行内脏神经节周围注射无水乙醇或行内脏神经切断术、腹腔神经节切除术。

2.化学药物治疗

(1)术后辅助治疗:胰腺癌术后辅助化疗可显著改善患者预后,在防止或延缓肿瘤复发方面效果确切,有条件者建议应积极开展实施。术后辅助化疗方案推荐氟尿嘧啶类药物(5-FU、卡培他滨、替吉奥)或吉西他滨单药治疗,对于体能状态良好的患者,亦可考虑以吉西他滨为基础的联合方案化疗。辅助治疗宜尽早开始,建议化疗 6 个周期。术后辅助放疗对延缓复发、改善预后的作用尚存争议,尚缺乏高级别的循证医学证据支持,提倡开展并参与相关临床研究。

除了全身化疗,也可进行区域性动脉介入灌注化疗,可增加局部药物治疗浓度,减少化疗药物的全身毒性作用,研究表明介入化疗可以减少术后肝转移到发生。胰腺血供主要来自腹腔动脉和肠系膜上动脉,介入化疗时选择性地通过插管将吉西他滨、5-FU 等化疗药物注入来自腹腔动脉的胰十二指肠上动脉、来自肠系膜上动脉的胰十二指肠下动脉以及胰背动脉或脾动脉。

(2)不可切除的局部进展期或转移性胰腺癌的治疗:对于不可切除的局部进展期或转移性胰腺癌,积极的化学治疗有助于缓解症状、延长生存期及改善生活质量。根据患者体能状态,可选择的方案包括:吉西他滨单药,氟尿嘧啶单药,吉西他滨 + 氟尿嘧啶类药物,吉西他滨 + 清蛋白结合型紫杉醇,FOLFIRINOX 方案等。吉西他滨联合分子靶向治疗亦为可行之选(Category 1)。肿瘤进展者尚可应用奥沙利铂等替代药物。对于全身状况良好的不可切除的局部晚期胰腺癌,采用以吉西他滨或氟尿嘧啶类药物为基础的同步放化疗或诱导化疗后放疗可有效缓解症状及改善患者预后。同步放化疗中放疗剂量为50～54 Gy,每次分割剂量为 1.8～2.0 Gy。

腹腔化疗:通过腹腔置管或腹腔穿刺将化疗药物注入腹腔,主要适用于肿瘤腹腔转移,而不能耐受全身化疗的患者。

其他治疗包括射频消融、冷冻、高能聚焦超声、γ 刀、放射性粒子植入等,目前尚没有明确证据显示其能够延长生存期。对于局部晚期或转移性胰腺癌的综合治疗,方案多有不确定性,提倡开展并参与相关临床研究。

3.放射治疗

近年来随着放疗技术的不断进步,可实现更精确的靶区勾画、照射实施及给予更高的剂量,使得胰腺癌的放疗取得较好的疗效,如影像引导的放射治疗(image-guided radiotherapy,IGRT)、调强放疗(intensity-modulated radiotherapy,IMRT)、立体定向放疗(stereotactic body radiotherapy,SBRT)及术中放疗(intraoperative radiotherapy,IORT)等新技术已经在胰腺癌中广泛应用。

(1)体外放射治疗:可用于术前或术后,尤其是对不能切除的胰腺癌,经照射后可缓解顽固性疼痛。胰腺的位置移动范围较大,通过 IGRT 可减小靶区外放,从而减小靶区体积,降低危及器官受量。与 3DCRT相比,IMRT 可降低胰腺周围正常组织的受量,从而降低急性和慢性放疗并发症,同时不降低肿瘤控制率。胰腺癌的 SBRT 可大大提高局部控制率,并未延长患者的生存时间,SBRT 可能会增加迟发的胃肠道毒性,通过分次治疗可降低放疗的毒性;新辅助的 SBRT 治疗可提高 R0 切除率,提高生存率;SBRT 合理的剂量限制可降低胃和十二指肠的放疗毒性。近年随着三维适形放射治疗(3DCRT)、调强放射治疗(IMRT)、γ 射线立体定向治疗(γ-刀)等放射治疗技术的不断发展,使得放射治疗照射定位更精确,正常组织损伤小,对于缓解症状疗效确切。

(2)术中放射治疗:术中切除肿瘤后用高能射线照射胰床,以期杀死残留的肿瘤细胞,防止复发,提高手术疗效。胰腺癌术后行 IORT 是安全的,可以降低复发率,对生存率的影响并不确切;对局部晚期不可手术的胰腺癌,IORT 可以缓解癌痛,提高局部控制率,部分研究显示可延长患者生存时间。

4.其他治疗

(1)免疫治疗:研究表明,肿瘤的发生、发展伴随着免疫功能的低下,胰腺癌也不例外。因此,提高患者的免疫力也是治疗胰腺癌的一个重要环节。通过免疫治疗可以增加患者的抗癌能力,延长生存期。大致可分为 3 种:①主动免疫:利用肿瘤抗原制备疫苗后注入患者体内,提高宿主对癌细胞的免疫杀伤力;②被动免疫:利用单克隆抗体治疗,如针对 VEGFR 的单抗 bevacizumab、针对 EGFR 的单抗 cetuxirab 等;③过继免疫:将具有免疫活性的自体或同种异体的免疫细胞或其产物输入患者,临床上已有报道将从患者体液或肿瘤中分离出的淋巴因子活化的杀伤细胞(LAK 细胞)或肿瘤浸润的淋巴细胞(TIL 细胞),经体外扩增后回输患者,并取得一定疗效。

临床上除了厄洛替尼和尼妥珠单抗之外,胰腺癌的靶向治疗领域的 Ⅲ 期临床试验大都是阴性结果。吉西他滨联合贝伐珠单抗,吉西他滨联合贝伐珠单抗和厄洛替尼,吉西他滨联合 VEGF 受体抑制剂 Axitinib,吉西他滨联合西妥昔单抗,吉西他滨联合索拉非尼等临床研究结果均为阴性,提示吉西他滨加用这些靶向药物后较其单药未能获得进一步的生存获益。

(2)基因治疗:基因治疗是肿瘤治疗的研究方向,主要方法有:反义寡核苷酸抑制癌基因复制、抑癌基因导入、自杀基因导入等,目前尚处于实验阶段,基因治疗应用于临床还有待时日。

近年来胰腺癌的免疫治疗研究取得了一些令人瞩目的进展,虽然目前大部分研究仍处于实验或初期临床试验阶段,但随着分子生物学的进一步发展,我们相信胰腺癌的免疫治疗和基因治疗应该可以取得更多的进展,有望在胰腺癌的治疗中取得更好的疗效。

(陈　鹏)

第五节　胰腺囊性肿瘤

一、囊性肿瘤的分类

近年来,随着影像学诊断技术的发展,临床诊断的胰腺囊性肿瘤(cystic neoplasms of the pancreas, PCN)较过去有了明显的增加。世界卫生组织 2000 年公布的胰腺肿瘤分类中的囊性肿瘤包括浆液性囊性肿瘤、黏液性囊性肿瘤、导管内乳头状黏液性肿瘤、实性假乳头性肿瘤、腺泡细胞囊腺癌、导管腺癌囊性变和胰腺内分泌肿瘤囊性变。其中,浆液性囊性肿瘤,黏液性囊性肿瘤和胰管内乳头状黏液性肿瘤占了 PCN 的 90% 左右。前两者既往俗称为"胰腺囊腺瘤(癌)"。

二、浆液性囊性肿瘤

浆液性囊性肿瘤多见于中年女性,大部分位于胰腺头颈部。浆液性囊腺瘤分 5 个亚型微囊性、寡囊型、混合微囊-寡囊型、Von Hippel-Lindau(VHL)相关型和实质型。临床常见的是寡囊型,由单个或数个直径>2 cm 的囊组成,镜下见囊壁衬以富含糖原的单层立方上皮细胞。

浆液性囊腺瘤绝大部分是良性的,但近年来也有浆液性囊腺癌的个案报道,不过是否由浆液性囊腺瘤发展而来尚不清楚。

浆液性囊腺肿瘤典型 CT 表现为多个直径<2 cm 的囊,构成蜂窝状、中央有星状瘢痕、并有中央型钙化,边界清楚。但只有 30% 的患者有这种特征性的影像。子囊直径>2 cm 的寡囊型浆液性囊腺肿瘤常常与黏液性囊性肿瘤不易鉴别,有时也容易与胰腺假性囊肿相混淆,浆液性囊腺肿瘤的特征是分隔比较薄、分隔轻度强化,一般没有邻近脏器的侵犯。

无症状或小的浆液性囊腺肿瘤可不予处理,定期随访,随访以 CT 或 MRI 为主。而对有症状的,巨大的或与黏液性囊性肿瘤不能鉴别的,应手术治疗。浆液性囊腺肿瘤手术可根据肿瘤的部位行非根治性的胰腺切除术,如胰腺节段切除术(位于胰颈体部肿瘤)、肿瘤摘除术、保留脾脏的胰体尾切除术等。浆液性囊腺肿瘤切除后即能获治愈。

三、黏液性囊性肿瘤

黏液性囊腺瘤多见于胰腺体尾部,为巨囊或多房性。囊腔多在 2 cm 以上,与胰管不相通,囊腔内可见纤维分隔,囊液为黏稠淡黄色液体。镜下见囊壁内衬分泌黏液的柱状上皮,偶见乳头状结构。内衬上皮多为不连续。黏液性囊腺瘤间质呈卵巢型,由较丰富的梭形细胞组成,这是镜下与胰管内乳头状黏液性肿瘤鉴别的主要特征。组织学上黏液性囊腺瘤分为良性(腺瘤),低度恶性(交界瘤)和恶性(囊腺癌)。囊腺癌有非浸润癌和浸润癌之分。Sarr 等报道了 84 例黏液性囊腺瘤,其中腺瘤 54 例(65%),交界瘤和非浸润癌 23 例(27%),浸润癌 7 例(8%)。黏液性囊腺瘤具有高度恶性潜能,瘤体愈大,癌的可能性也愈大。文献报道黏液性囊腺癌的直径均超过 3 cm。

黏液性囊性肿瘤几乎仅见于女性,发病患者年龄分布广,但通常恶性肿瘤患者的年龄大于良性肿瘤,提示存在良性肿瘤恶变的过程。该肿瘤无特征性临床表现,常见症状有腹痛、腹胀不适、食欲缺乏、黄疸、消瘦、腹块、腹泻等。复旦大学附属中山医院的资料显示,浆液性囊腺肿瘤和黏液性囊性肿瘤首发症状以腹痛最多见(21%),其次是腹胀(15%),其他依次为腹块、黄疸、食欲缺乏及消瘦。黄疸及消瘦见于浸润性黏液性囊腺癌。大约38%的患者无临床症状。

黏液性囊性肿瘤的CT特征为单房或多房性低密度肿瘤,内有纤维分隔,囊壁较厚,可有结节,偶见高密度的钙化影。如囊壁不规则,分隔厚而不均匀,有乳头状突起,强化较明显和钙化明显,甚至囊壁呈蛋壳样钙化者,或有周围浸润征象者,提示恶性可能。不典型病例,如单囊、无囊壁结节或者囊内有出血坏死者,CT常不能作出明确的诊断。

黏液性囊性肿瘤有恶变倾向,且临床常不能鉴别其良恶性,需手术治疗。位于胰头部的肿瘤可行经典或保留幽门胰十二指肠切除术。颈或体部肿瘤可行胰腺节段切除术,但切除后需作冷冻切片检查,如为恶性肿瘤,则需作根治性手术。体尾部肿瘤可行远端胰切除术,有时需同时切除脾脏。对术前疑似恶性的肿瘤,不建议作节段胰腺或保脾的手术。Sarr等对手术切除的54例腺瘤和23例交界性和非浸润性黏液性囊性肿瘤随访平均11年,均未见复发。

浸润性黏液性囊性肿瘤须根据肿瘤部位行胰十二指肠切除术或远端胰腺及脾切除术。需要强调的是,不要因为囊腺癌巨大而轻易放弃手术,巨大肿瘤对大血管主要是推移,直接浸润少见。手术切除的浸润黏液性囊性癌的5年生存率可达到15%～33%。

四、胰管内乳头状黏液性肿瘤

1982年日本学者首先报道了4例起源于胰腺大导管的恶性肿瘤,称之为"胰腺产黏液癌",1996年,WHO正式命名为导管内乳头状黏液性肿瘤(IPMNs)。IPMNs多位于胰头、钩突部,其次为体尾部,也可累及整个胰腺。其基本的病理特征是胰管内出现分泌黏液的异常上皮,导致胰管内大量黏液潴留、胰液淤滞和胰管扩张。根据起源部位肿瘤分为主胰管型、分支胰管型和混合型3种类型。肿瘤与胰管相通,切面见主胰管及部分分支显著扩张,并有大量黏液潴留,导管壁部分增厚或有乳头状突起。显微镜下,IPMNs是由立方或柱状上皮细胞围绕一纤维血管轴心形成的乳头构成的,无卵巢型间质。组织学分型同黏液性囊性肿瘤。导管内乳头状黏液腺瘤有恶变倾向,其中,主胰管型IPMNs的恶变率高达60%～92%,分支胰管型的恶变率为6%～40%。恶性IPMNs往往能从镜下观察到从良性腺瘤、不典型增生到恶性肿瘤的连续变化。

胰管内乳头状黏液性肿瘤多见于中老年男性,腹痛是常见的首发症状。在Sohn等报道的136例IPMNs中,51%表现为腹痛,腹痛可能与胰管堵塞造成的胰管高压有关,也可能是胰管堵塞后继发胰腺炎的表现之一,有些患者可有反复的急性胰腺炎发作。部分致胰管长期阻塞,外分泌和内分泌功能受损,导致特发性的慢性胰腺炎,表现为脂肪泻、糖尿病和体重下降。

主胰管型胰管内乳头状黏液性肿瘤的CT检查可发现导管节段性和弥漫性扩张,并见扩张的导管内充满低密度的黏液或多发的乳头状结节。如主胰管直径>10 mm,或胰管内结节>10 mm,提示恶性可能。主胰管型胰管内乳头状黏液性肿瘤有时与慢性胰腺炎伴胰管扩张病例很难鉴别,这也是以往常误诊为慢性胰腺炎的主要原因。慢性胰腺炎扩张的胰管呈粗细不等的改变,内无结节,偶有结石;而胰管内乳头状黏液性肿瘤扩张的胰管则规则一致。分支胰管型的CT表现为分叶状囊性肿物,包膜薄,境界清,与胰管相通。分支胰管型胰管内乳头状黏液性肿瘤与黏液性囊性肿瘤鉴别的关键是与胰管是否沟通,MRCP和ERCP在这方面更具优势。

对IPMNs的治疗,2006年有了仙台共识,因主胰管型IPMN的恶变率为60%～92%,平均70%,而且2/3是侵袭性的,故对主胰管型和混合型IPMNs,国际上的认识是一致的,即应手术切除所有的病灶,最大限度地减少残留胰腺的复发,根据病变部位行胰十二指肠切除术、远端胰腺切除术或者全胰切除术。

对分支胰管型的治疗原则,学术界尚有争议,仙台共识提出具备下列特征的分枝胰管型IPMNs可以随访:无症状、体积小于3 cm、主胰管扩张小于10 mm、无乳头样结构、细胞学检查阴性。2012年时,对仙台共识又做了修订,对大于 3 cm 的病灶,如果没有"高危因素"(强化结节或主胰管＞10 mm),可以继续观察;观察过程中如出现下述改变,则建议手术:肿块增大超过 3 cm、管壁增厚/强化、附壁结节、胰管直径超过 5 mm、远端胰腺萎缩和淋巴结肿大。

胰管内乳头状黏液性肿瘤切除后必须根据远切端的冷冻切片决定切除范围,如切缘阳性(PanIn Ⅱ级),则须扩大切除范围,直至阴性,有时甚至须行全胰切除。但现在也有学者提出不同的观点,长期随访的资料也显示一些当年切缘阳性的患者并未如预料的出现肿瘤的转移或复发,推测可能与胰管内乳头状黏液性肿瘤的进展缓慢有关。对于此类肿瘤,是否有必要因为切缘的不典型增生而行全胰切除术,从而导致终身的胰岛素和胰酶替代,尚有争议。浸润性胰管内乳头状黏液性肿瘤须行淋巴结清扫。文献报道腺瘤和非浸润性胰管内乳头状黏液性肿瘤的 1 年、2 年和 5 年生存率分别为 97％、94％和 77％;而浸润性胰管内乳头状黏液性肿瘤的 1 年、2 年和 5 年生存率分别为 72％、58％和 43％。

五、实性假乳头性肿瘤

胰腺实性假乳头状瘤(SPT)是一种比较少见的低度恶性胰腺肿瘤,占胰腺肿瘤的比例不到 1％,1959 年由 Franz 首先报道,其组织来源尚不清楚。临床表现和组织病理学与其他胰腺肿瘤不同。实性假乳头状瘤为实性或囊实性,多有包膜。较小的肿瘤以实性区为主,较大的肿瘤以充满陈旧血液的囊性区为主,仅在边缘残留少数肿瘤细胞。镜下肿瘤实性区内为实性细胞巢,细胞较均匀一致,血管纤细而稀少,故其特征不同于胰腺内分泌肿瘤。囊性区残留的少量肿瘤成分由均匀细小的假乳头组成,部分瘤细胞空泡变而呈泡沫状,甚至气球状,类似吞噬脂肪的组织细胞。

实性假乳头状瘤属于交界性或低度恶性肿瘤,以膨胀性生长为主,可发生恶变,侵犯、突破包膜,浸润周围组织、血管和器官等。血道转移为主,通过肠系膜上静脉、门静脉首先转移到肝脏,10％～15％的患者就诊时存在肝或腹腔转移。

实性假乳头状瘤好发于 30～40 岁的中青年女性,早期无特异症状,多数患者以腹部肿块为首发表现,就诊时肿瘤体积往往超过 10 cm。偶有上腹部轻微腹痛、腹胀等非特异性消化道症状;部分患者有腹泻、消瘦等症状,即使位于胰头部,也仅有约 4％的患者有黄疸。近 1/3 的 SPT 无症状,因其他疾病或体检行影像学检查时偶然发现。

实性假乳头状瘤对放、化疗均不敏感,手术切除是最有效的治疗方法。肝转移或复发病例,亦可采用手术治疗。如果肿瘤包膜完整,位于胰腺表面,或外生性肿瘤,与周围组织界限清楚,可行肿瘤摘除术。胰腺颈或体部肿瘤大部分位于胰腺实质组织中的可行胰腺节段切除术;胰头部肿瘤则需行胰十二指肠切除术。如肿瘤侵犯门静脉或肠系膜上血管,可予以切除后重建。胰腺体尾部的肿瘤可行胰体尾切除术。手术中应尽量避免肿瘤包膜破裂。如有肝局限性转移者可作肝脏局部切除术。SPT 进展缓慢,预后良好,即使肿瘤发生转移,或者肿瘤仅被部分切除,大部分患者也能获得 5 年以上的生存时间。

(韩洪峰)

第六节　胰　瘘

胰瘘是急慢性胰腺炎、腹部外伤和腹部外科手术,特别是胰腺手术后的严重并发症之一。此时,胰液由非生理途径流出,常导致腹腔内的感染和出血。若处理不当,胰瘘、感染与出血又会相互影响,形成恶性循环,甚至造成死亡。胰瘘分为胰内瘘和胰外瘘。胰液经引流管或切口流出体表则为胰外瘘,多见于胰腺手术后。2005 年胰瘘国际协作组(ISGPF)对并发于胰腺手术后的胰瘘正式命名为术后胰瘘(postoperative pancreatic fistula,POPF),特指胰肠吻合口瘘(如胰十二指肠切除术),或胰腺残端漏(如远端胰腺切除术)。胰内瘘是指漏出的胰液向内通向腹腔、胸腔或各个相邻空腔器官,常见于急慢性胰腺炎。

若胰液经破裂的胰管漏出后被周围组织包裹,可形成假性囊肿。如果流入游离腹腔则导致胰源性腹水。有时胰液可流向后方,向上进入胸腔而产生胰源性胸腔积液。罕见情况下,胰液腐蚀周围的肠壁可形成胰肠瘘。

一、术后胰瘘

(一)诊断

ISGPF 推荐的术后胰瘘(POPF)的诊断标准为:胰腺手术后 3 天及 3 天以上,腹腔引流液淀粉酶浓度大于正常血清淀粉酶上限 3 倍。此外,2010 年中华医学会外科学分会胰腺外科学组发布了《胰腺术后外科常见并发症预防及治疗的专家共识(2010)》。在共识中,胰瘘的诊断标准定义为:术后第 3 天或以后吻合口或胰腺残端液体引流量>10 mL/d,引流液淀粉酶浓度高于正常血清淀粉酶上限 3 倍,且连续 3 天以上;或存在临床症状(如发热等),超声或 CT 等影像学检查发现吻合口周围液体积聚,穿刺证实液体中淀粉酶浓度高于正常血清淀粉酶上限 3 倍。同时,依据胰瘘造成的临床后果将术后胰瘘分为三级:①A 级,患者无临床症状,而且胰瘘能自行愈合,病程一般不超过 3 周;②B 级,患者可有腹痛、发热和白细胞增高,需要某些临床干预,腹腔引流通畅持续 3 周以上;③C 级,患者出现严重的脓毒症,或伴有多器官功能障碍,需重症监护治疗,必要时需经皮穿刺引流或再次手术。近年来,胰腺外科领域习惯将可自愈的 A 级胰瘘称为生化瘘,B、C 级胰瘘称为临床相关性胰瘘。

Pratt 等依据该标准回顾性地分析了 256 例胰腺手术患者,术后胰瘘的发生率为 32.4%,其中 A 级 41 例,B 级 32 例和 C 级 10 例,分别占胰瘘的 49.4%,38.6%和 12%。复旦大学附属中山医院对 341 例胰腺手术患者研究显示,术后胰瘘的病例为 156 例,发生率为 45.7%,其中 A 级 52 例,B 级 97 例和 C 级 7 例,分别占胰瘘的 33.3%、62.2%和 4.5%。两组资料提示胰腺术后的胰瘘发生率相当高,但严重而需再手术的胰瘘仅占 10%左右,绝大多数在积极治疗后痊愈。

胰腺手术后第一天腹腔引流液中的淀粉酶浓度是术后胰瘘的一项独立危险因素。2007 年 Molinari 等对 137 例接受胰腺手术患者的前瞻性研究报道指出,术后第一天腹腔引流液淀粉酶浓度≥5 000 U/L,应作为预测术后胰瘘的有价值的指标。此外,最近研究发现术后引流液淀粉酶浓度与胰瘘的严重程度有一定相关性。Ceroni 等分析 135 例行胰十二指肠切除术病例发现,B、C 级胰瘘患者引流液淀粉酶的浓度显著高于 A 级胰瘘,当引流液淀粉酶浓度>2.820 U/L 时,发生严重胰瘘的风险显著增高。

B 超、CT 或 MRI 等影像学检查对术后胰瘘的诊断有一定的参考价值。尤其在引流不理想,或出现全身感染症状的情况下,应考虑行 B 超、CT 或 MRI 检查,了解引流管的位置以及有无胰周积液或脓肿形成。

(二)预防

影响术后胰瘘的危险因素除了患者因素(年龄、伴随疾病、黄疸、低蛋白血症等),疾病因素(胰腺质地、胰管直径、胰腺外分泌功能等)外,胰腺手术的围术期处理和手术相关因素(术中出血量、吻合方式、手术技巧等)尤为重要。

1.抑制胰腺外分泌

生长抑素类制剂具有抑制胰腺分泌的作用,常被用于术后胰瘘的预防,但其预防作用尚有争议。Montorsi 的前瞻性对照研究显示,预防性应用生长抑素类制剂奥曲肽(octreotide)能有效降低术后胰瘘的发生;国内学者的回顾性研究结论也多肯定其预防作用。但 2014 年 McMillan 等对 1 018 例胰十二指肠切除术患者进行了回顾性研究,分析显示奥曲肽不仅不能降低术后胰瘘的发生率,反而可以增加中、高危组患者临床相关性胰瘘的发生。

2.提高手术技巧

胰腺手术是复杂的高难手术,手术者的技术和经验是发生术后胰瘘的重要影响因素。术中解剖层次不清,操作粗暴,使胰腺损伤严重,或者直接伤及胰管,则增加了术后发生胰瘘的机会。胰十二指肠切除术时如果钩突未能完全切除,残留的胰腺组织可能在术后发生出血、坏死,导致胰瘘的发生。胰腺残端游离过长、肠管开口过小与胰腺断端不匹配导致吻合口张力高、缝合过密、结扎过紧等,造成吻合口血供不良,都会影响吻合口愈合。

胰腺残端的处理是预防术后胰瘘的关键。胰腺与消化道重建大多采用套入式端-端或端-侧胰空肠吻合、胰管对空肠黏膜(即黏膜对黏膜)端-侧胰空肠吻合和捆绑式胰肠吻合术。胰胃吻合也是一种选择术式。根据目前的文献资料,尚难评价某一吻合方式的优劣。复旦大学附属中山医院的经验是,手术者应选择自己熟悉的吻合方式,依靠精湛的外科技术,提高吻合质量。至于远端胰腺切除术的残端处理,关键是必须缝扎主胰管及大的胰管分支,如果术中采用直线切割闭合器离断胰腺,需要选择合适的钉仓关闭主胰管。

(三)治疗

A 级胰瘘为胰液的单纯漏,不引起临床症状,通畅引流即可治愈。B 级胰瘘的患者常需要禁食、胃肠减压,给予肠外营养或肠内营养支持。对于伴有腹痛、发热和白细胞升高者,需使用抗生素。腹腔引流通常超过 3 周。C 级胰瘘患者若出现严重的脓毒症,应转入重症监护病房并采取积极的治疗干预措施,包括禁食、胃肠减压、维持水电解质和酸碱平衡、全肠外营养或肠内营养、选用敏感抗生素和生长抑素类制剂。若因腹腔感染和脓肿形成且引流不畅,可先考虑在 B 超或 CT 引导下经皮穿刺引流。如引流效果仍不满意,可选择手术放置双套管持续负压吸引。经过及时恰当的处理,常能取得理想的效果。如患者全身状况进行性恶化,出现不同程度多器官功能障碍,需考虑再次手术,行胰周坏死组织清除及更充分的引流。

二、胰内瘘

(一)胰源性胸腔积液和胰源性腹水

胰源性胸腔积液、腹水多由酗酒引起胰管破裂所致,临床上常无胰腺炎病史。胰源性胸腔积液患者通常表现为呼吸困难、胸痛、咳嗽等肺部症状。胰源性腹水患者以无痛性大量腹水为首发症状。可采用 B 超检查并做穿刺淀粉酶和清蛋白含量检测,如淀粉酶浓度>1 000 U/L,清蛋白浓度>30 g/L,即可明确诊断。胰源性胸、腹水患者早期选择非手术治疗,包括禁食、胃肠减压、全肠外营养、使用生长抑素类制剂,以及胸、腹腔穿刺引流,以促进浆膜面粘连。非手术治疗常需持续 2~3 周,无效者可考虑外科治疗。根据胰管造影明确胰管破裂部位后决定手术方案。远端胰管破裂或者胰体尾的囊肿破裂可行远端胰腺切除术或胰管空肠 Roux-en-Y 吻合术。近胰头部的胰管破裂或囊肿破裂可行空肠和破裂部位胰管或囊肿的吻合术。

(二)胰肠瘘

胰腺假性囊肿或脓肿向邻近肠腔破溃造成胰肠瘘后大多数患者会引起出血或感染,此时需要按情况进行手术治疗。

(韩洪峰)

第六章

胸外科疾病

第一节　胸骨骨折

胸骨骨折在胸部创伤中较少见,多为严重胸外伤所致,可合并心脏大血管、胸壁血管及气管损伤而引起胸腔积血、气胸和胸廓反常呼吸运动等严重并发症,伤情复杂,易导致严重后果。

一、病因及发病机制

胸骨骨折既往罕见,但随着高速交通工具的迅速发展,发生率也有所增加,国外统计占胸部伤的1.5%～5%。多因直接暴力撞击挤压,如牛顶、马踢,特别是汽车紧急减速时,驾驶员前胸撞击方向盘造成所谓"方向盘骨折"或称"方向盘综合征",也有间接暴力引起者。胸骨各处均可发生骨折,但最多见部位是胸骨柄、体交界处及胸骨体部。多为横形骨折,骨折上断端有锁骨和肩胛骨的支撑和缓冲作用,且第1或第2肋骨骨折机会较少,故移位的机会很少,而下部骨折端如伴双侧肋软骨或肋骨骨折,可向后上方移位,如果胸骨体下部同时骨折,即胸骨双骨折与其相连接的两侧肋骨或肋软骨均发生骨折,可引起反常呼吸运动,这种损伤多是在强大直接暴力下造成的,其中半数以上可发生纵隔血肿、心脏压塞、心包裂伤、心肌挫伤、瓣膜损伤、冠脉挫伤或急性外伤性心肌梗死、心脏或胸主动脉破裂以及支气管断裂等继发性损伤,病死率可高达30%～47%。

二、临床表现

单纯胸骨骨折可仅表现为局部肿胀、疼痛、压痛及皮肤软组织挫伤,如有移位可见畸形,如合并内脏损伤,根据受伤脏器的不同可有不同的临床症状及体征,如肺挫伤临床表现为进行性呼吸困难、咳血痰或泡沫样痰、缺氧表现、低氧血症、气胸等,心脏挫伤可以出现心率加快、心律失常、气短等。X线及CT检查表现为胸骨骨折以及合并伤的表现。

三、诊断

典型的胸骨骨折诊断并不困难,有明确的外伤史,体检中有明显的胸前区压痛,胸部触诊可触及骨折摩擦感,骨折断端重叠,严重者可形成胸骨畸形,此时摄胸骨的侧位或斜位X线片多能做出诊断。诊断中要注意有否胸腹脏器的损伤,这些合并伤的存在是死亡的主要原因,B超及CT扫描是重要的诊断手段。胸骨骨折是由强大的外力直接作用于胸骨区或挤压所致,常引起胸腔器官损伤或多发性肋骨骨折、连枷胸和心脏压塞等,出现呼吸、循环功能障碍时病死率较高,应引起临床医师的高度警惕。

四、治疗

(一)胸骨骨折无移位的处理

胸骨骨折无移位采取非手术治疗,取半卧位卧床休息,应用胸带固定,防止胸骨骨折移位,给予镇痛、吸氧、抗生素预防肺部感染及对症处理,同时应注意迟发性血气胸及肺不张的发生。

(二)单纯胸骨骨折有移位的处理

此类患者的治疗应根据移位的程度、患者体质、一般状况等因素综合考虑,选择非手术或手术治疗。一般可在局麻镇痛的基础上手法复位,成功后则按单纯胸骨骨折无移位处理。

采用闭式复位方法时患者取仰卧位,背部中间垫一枕头,助手立于床头,两手按压患者两肩部前方使患者处于挺胸位,视骨折移位情况而选用不同的复位手法和处理措施;骨折上断端向内移位时,术者两掌根相叠按压在胸骨骨折下端凸起处,逐渐用力向下按压,同时令患者屏气鼓胸用力咳嗽数次;胸骨骨折下端向内移位时,术者左手掌根按压在胸骨骨折上端凸起处,右手掌根按压在胸骨剑突部,两手逐渐用力向下按压,同时令患者屏气鼓胸咳嗽数次。此时术者可闻及或感觉到骨折复位时滑移声响,检查骨折端移位畸形是否消失,如骨折端已平正即告成功。胸前加垫,以胸部固定带或肋骨固定带固定。定期调整,2周后便可下地行走,做深呼吸锻炼。损伤10天以内的新鲜骨折固定6周,10天以上者固定4~5周。复位时应注意操作适当,以免造成胸骨后心包和心脏的损伤及胸廓内动脉撕裂出血。闭式复位不成功则需手术治疗。

(三)合并胸腹脏器损伤的胸骨骨折的处理

对此类患者应实施急诊剖胸剖腹探查术,手术应以处理脏器损伤和恢复胸廓的完整性为目的。术中先处理脏器损伤,对于不同的脏器伤给予相应处理:心包挫伤、心包积血者应电灼止血并清除积血;多发肋骨骨折形成连枷胸者可用钢丝内固定;支气管破裂者实行支气管成形术,应用 5 mm×15 mm 双头针带垫片无创间断缝合,针距 2~3 mm;心脏挫裂伤者应用 3-0 无创线带垫片间断褥式缝合;肝脏损伤者可根据情况行修补或部分切除;脾脏损伤者可行修补或摘除。最后处理胸骨骨折,首先以咬骨钳咬除骨刺,使骨折断端基本平整,然后应用 2~3 根钢丝"8"字形固定胸骨。术后应用抗生素预防感染,必要时用呼吸机辅助呼吸。胸骨骨折常合并肺挫伤,对肺挫伤的处理应慎重。急救处理包括保持呼吸道通畅、给氧、纠正软化胸壁及反常呼吸。需动态观察血气分析,以对肺挫伤的程度进行判断,如呼吸频率＞40 次/分、$PO_2 < 8.0$ kPa(60 mmHg)、$PCO_2 > 6.7$ kPa(50 mmHg)即为呼吸机应用指征,同时予以止痛、利尿,合理应用抗生素,积极抗休克治疗,限制液体量,慎用晶体液。

(刘炳礼)

第二节　肋骨骨折

肋骨是构成骨性胸廓最主要的成分,肋骨富有弹性,由后上向前下走行,同一根肋骨前后水平距离几乎相差 4 根肋骨宽度,正因为这种结构,使肋骨不仅保护着胸腔和腹上区脏器,而且参与呼吸运动。吸气时,胸廓向前上、外上抬举,使前后径和左右径同时扩大,胸腔负压亦加大、双肺随之膨胀;呼气时,由于肺的弹性回缩作用,使肺又恢复到自然状态,从而保证了氧气和二氧化碳的交换。

肋骨骨折是平时和战时最常见的胸部损伤,尤其是钝性挤压伤的发生率更高。根据报道,在平时住院的胸部伤员中有 60%～80%可见肋骨骨折。

一、病因

(一)直接暴力

骨折多在暴力作用部位,骨折端多向内刺,容易损伤肋间血管、胸廓内血管、胸膜、肺组织及邻近脏器。

（二）间接暴力

骨折多由于胸廓受到挤压，暴力沿前后肋骨传导引起肋骨成角处折断，一般多在胸廓外侧，如腋中线、腋后线或腋前线处骨折，骨折断端多向外侧，内脏损伤机会减少。如暴力过大，除传导骨折外，暴力点处也可发生直接骨折，此时亦应注意暴力局部内脏损伤的可能性。

二、好发部位

由于胸廓后上背部有肩胛骨和前上胸部有锁骨及厚实的肌群保护，第9、10肋连接于更富于弹性的肋弓，第11、12肋为游离肋骨，所以以上肋骨不易发生骨折，一般骨折的好发部位多在第3～8肋骨。骨折与年龄亦有明显关系，其发生率与年龄成正比，少儿、幼儿肋骨富于弹性，一般不易骨折，即使骨折亦常为青枝骨折，而成年人，尤其老年人，骨质弹性减弱和骨质疏松，容易发生骨折，且比较严重。同样暴力，年轻人发生的肋骨骨折较少、较轻，而老年人更易发生多根多处骨折，甚至1根肋骨有3或4处折断者也有所见。有时老年人在剧烈咳嗽、打喷嚏时就可引起骨折，而 Trinkle 报道80岁以上老年人肋骨骨折病死率达20%。

三、合并内脏损伤

一般骨折部位尤其是直接暴力导致的肋骨骨折，易造成骨折断端下的内脏损伤，应特别引起警惕。例如：低位肋骨骨折，不仅可伤及膈肌，还可刺破脾脏、肝脏；近脊柱旁低位肋骨骨折，由于骨折两断端各向后内、外着力而致后腹膜内肾脏和十二指肠降、横部刺破和牵拉破裂；左前近心包部肋软骨骨折有致心包、心脏、大血管损伤；锁骨和第1、2肋骨骨折应警惕锁骨下动静脉损伤。Albers 等报道第1～2肋骨折病死率约为5%，这与暴力大、常有严重血管合并伤有关。

四、分类

患者仅发生1根肋骨骨折者称为单根骨折。发生1根肋骨2处或2处以上骨折者称单根2处或多处骨折。发生2根或2根以上骨折者称为多根骨折。多根相邻的肋骨如发生骨折并有多处骨折称多根多处系列骨折。

五、临床表现

单纯肋骨骨折都有明显疼痛，甚至平静呼吸时亦如此，在咳嗽、深呼吸和身体转动时加剧，这不仅给伤员带来痛苦，也可使伤员胸壁肌肉产生反射性痉挛，导致呼吸表浅，不敢咳痰而导致胸部伤后可能产生的呼吸道分泌物或血痰不易咳出，常出现轻度呼吸困难和低氧血症，有时伤员在短期内可并发肺不张、肺炎，尤其老年人发生的概率明显增高。体格检查可以发现骨折部位肿胀、皮肤瘀斑、压痛，有时可以触到骨擦感和听到骨擦音。

六、辅助检查

（一）X 线检查

1.常规胸部平片上肋骨骨折直接征象

（1）由于断端重叠形成线形或带状密度增高影。

（2）骨折处外形改变，断端分离、移位、骨折片存在。

（3）骨痂生成，骨折线模糊或消失。

2.可疑骨折表现的间接征象

（1）与对侧肋骨及邻近序列肋骨比较，肋骨走行及肋间隙有改变，骨折处软组织改变。

（2）心影后及膈下肋骨与心影及膈面重叠而掩盖，腋段肋骨由于近矢状面走行较陡，肋骨重叠及此处胸壁软组织厚度增加显示较差。

(3)有一部分肋骨骨折在 X 线片中不易被发现,因而误、漏诊的可能性较大。透视下能多角度地观察患处,使本来重叠的影像分离开来,把最佳角度观察到的肋骨骨折情况拍摄下来,准确地显示肋骨骨折的部位、骨折的数目、骨折的类型及移位情况,有时需要行高电压肋骨像检查。

(二)CT 检查

普通 CT 受扫描速度慢、重建质量差等因素限制,观察肋骨骨折效果不佳,而应用多层螺旋 CT 容积再现技术(volume rendering technique,VRT)和三维重建诊断肋骨骨折,通过曲面重建像可有效观察骨折的部位、数量、形态和移位方向以及是否有骨痂形成。对不全骨折、前肋骨折,特别是靠近肋软骨和胸椎、无明显移位的骨折,多层螺旋 CT 三维重建具有明显优势。

(三)超声波检查

高频超声具有 X 线胸片所不具备的优点。

(1)高频超声检查不受患者骨折部位的影响,可从多方位探测,而 X 线胸片受摄片体位影响较明显。

(2)高频超声对肋骨、肋软骨具有很高的分辨率,(5~10)MHz 的频率能清晰地分辨出骨膜和软骨组织,能较为清晰地显示骨皮质的连续性,对不完全骨折或移位微小的骨折能做出诊断。

(3)高频超声能动态地显示图像,可以在患者呼吸过程中或体位改变过程中发现骨折。此外高频超声还能鉴别骨折所致局部肿胀是血肿还是软组织水肿,可以弥补 X 线胸片的某些不足。

七、诊断要点

根据胸部受伤病史、局部体征以及 X 线表现一般诊断并不困难。由于常规胸片经济、快速,目前仍是肋骨骨折的主要检查手段,但它同时也存在一些缺点,如在合并腹部脏器损伤时,平片便很难发挥作用。因此,在临床工作中,根据具体情况配合 CT 等进一步检查或可加摄特殊体位,常采用电透下多体位观察点片,以避免肋骨相互间重叠及其他器官的影响,提高肋骨骨折检出率。

诊断重点是把影响伤员预后的浮动胸壁(连枷胸)、胸部和腹上区脏器继发性损伤和可能发生的并发症、肺挫伤、急性呼吸窘迫综合征(ARDS)、肺不张、肺炎等诊断出来。

八、治疗

(一)单纯肋骨骨折的治疗原则

治疗原则是止痛、固定和预防肺部感染。可口服或肌内注射止痛剂。肋间神经阻滞或痛点封闭有较好的止痛效果,且能改善呼吸和咳嗽功能。肋间神经阻滞可用 0.5% 或 1% 普鲁卡因 5 mL 注射于脊柱旁 5 cm 处的骨折肋骨下缘,注射范围包括骨折肋骨上、下各 1 根肋骨。痛点封闭是将普鲁卡因直接注射于肋骨骨折处,每处 10 mL,必要时阻滞或封闭重复一次。半环式胶布固定具有稳定骨折和缓解疼痛的功效,方法是用 5~7 cm 宽的胶布数条,在呼气状态下自后而前、自下而上作叠瓦式粘贴胸壁,相互重叠 2~3 cm,两端需超过前后正中线 3 cm,范围包括骨折肋骨上、下各 1 根肋骨。但因其止痛效果并不理想、限制呼吸且有皮肤过敏等并发症,所以除在转送伤员时才考虑应用外,一般不常规应用。临床上应用多头胸带或弹力束胸带,效果很好。预防肺部并发症主要在于鼓励患者咳嗽、经常坐起和辅助排痰,必要时行气管内吸痰术。适量给予抗生素和祛痰剂。

(二)对于连枷胸的处理

除了上述原则以外,尤其注意尽快消除反常呼吸运动、保持呼吸道通畅和充分供氧、纠正呼吸与循环功能紊乱和防治休克。当胸壁软化范围小或位于背部时,反常呼吸运动可不明显或不严重,可采用局部夹垫加压包扎。但是,当浮动幅度达到 3 cm 以上时可引起严重的呼吸与循环功能紊乱,当浮动幅度超过 5 cm 或为双侧连枷胸(软胸综合征)时,必须进行紧急处理。首先暂时予以夹垫加压包扎,然后进行肋骨牵引固定。以往多用布巾钳重力牵引,方法是在浮动胸壁的中央选择 1~2 根能负重的肋骨,局麻后分别在其上、下缘用尖刀刺一小口,用布巾钳将肋骨钳住,注意勿损伤肋间血管和胸膜,用牵引绳系于钳尾部,通过滑车用 2~3 kg 质量块牵引 2 周左右。目前,已由类似原理设计出多种牵引器,采用特制的钩代替布巾钳,用胸壁外固定牵引架代替滑车重力牵引,方法简便,患者能够起床活动且便于转送。对于需做开胸手术的患者,可同时对肋骨骨折进行不锈钢丝捆扎和缝扎固定或用克氏针作骨髓内固定。目前已不主张对连枷胸患者一律应用控制性机械通气来消除反常呼吸运动(呼吸内固定法),但对于伴有严重肺挫伤且并发急性呼吸衰竭的患者,及时进行气管内插管或气管切开后应用呼吸器治疗,仍具有重要作用。

（三）肋骨骨折转归

肋骨骨折多可在 2～4 周内稳定并能够自行愈合,治疗中也不像对四肢骨折那样强调对合断端。单纯性肋骨骨折本身并不致命,治疗的重点在于对连枷胸、各种合并伤的处理以及防治并发症,尤其是呼吸衰竭和休克。

（刘炳礼）

第三节　胸壁软组织损伤

胸壁软组织损伤临床非常多见,单纯胸壁软组织损伤主要为外力或用力不当致胸壁肌肉的损伤或撕伤。由于胸壁对疼痛刺激比较敏感且伤后无法完全限制活动这一特殊的解剖学特点,使此类损伤的自然病程远较其他部位软组织损伤为长,多在 6 周以上。严重胸部外伤中均合并胸壁软组织损伤,本节仅涉及单纯胸壁软组织损伤。

一、病因

胸壁软组织受到钝性或锐性暴力损伤时,均可以引起胸壁软组织(包括胸壁皮肤、皮下组织、肌肉、胸膜,其中包含有神经、血管和淋巴组织)的挫伤和(或)裂伤,有时损伤的原因很轻微以致患者不能准确叙述受伤原因及时间。

二、临床表现

损伤部位均有明显压痛,部分患者伴局部组织肿胀、皮下瘀血斑或皮肤划伤痕迹,胸部锐器伤可以有伤口。

三、诊断

胸壁软组织伤诊断时,应特别注意以下几点。

(1)有无伤口以及伤口的深浅、损伤的轻重,要排除是否穿入胸膜腔,以便决定清创的范围和麻醉的选择。通常可在清创时以质地较硬的导尿管顺其自然地反复试探,以了解伤道及其深浅和方向。污染严重时,可注入亚甲蓝,以便彻底清创、预防感染。

(2)闭合伤时注意皮肤挫伤痕迹或青紫、有无血肿、血肿的深浅和大小。浅层血肿可触及波动感,深部血肿张力较大时难以触摸或可触及"硬块",可作双侧对比检查,必要时可行 B 超定位和血肿穿刺。血肿早期可加压包扎,以防止扩大、促其吸收;较大血肿尽量以粗针头抽吸,以防血肿继发感染变成胸壁脓肿。一旦深部脓肿形成,可有红、肿、热、痛,应行早期切开引流。

(3)胸部异物,特别是与纵隔重叠的金属异物,在诊断时应摄高电压 X 线后前位及侧位或加摄切线位全胸片,以防漏诊。

四、治疗

（一）镇痛

根据受伤的程度可给予止痛、化痰等中西药物治疗,皮肤完整者受伤局部可外敷跌打损伤药物。

（二）理疗

外伤后 6 小时内局部肿胀处可用冷敷,6 小时后可用热敷或以音频电疗法或运动创伤治疗机进行方波治疗,有一定效果。

（三）清创

有胸壁伤口者必须常规清创,清除异物及坏死组织,充分止血。术后常规做破伤风抗毒血清（TAT）皮肤试验,如为阴性则肌内注射,如为阳性应脱敏分次肌内注射,并根据伤口污染情况给予抗生素治疗。只有深部较大异物（2 cm 以上）或表浅可触及异物才考虑取出,但术前定位诊断很重要,一种简便的办法是先以针头扎探,只有在碰及异物后,手术成功率才能提高。

（刘炳礼）

第四节　自发性气胸

胸膜腔为脏层胸膜与壁层胸膜之间不含空气,且呈现负压的密闭腔隙。当空气进入胸膜腔造成胸腔积气状态称为气胸。气胸可分为自发性气胸、外伤性气胸和医源性气胸。

由诊断或治疗引起的气胸称医源性气胸;由胸壁直接或间接外伤引起的气胸为外伤性气胸;在没有创伤或人为的因素下出现的气胸为自发性气胸。自发性气胸可分为原发性和继发性,前者发生在无基础疾病的健康人,后者发生在有基础疾病的患者,如 COPD、肺结核等。现讨论自发性气胸。

一、病因与发病机制

原发性气胸多数为脏层胸膜下肺泡先天发育缺陷或炎症瘢痕形成的肺大疱引起肺表面细小气肿疱破裂所致。多见于小于 40 岁的瘦高体型男性、吸烟青壮年。继发性气胸常继发于肺或胸膜疾病基础上,如慢性阻塞性肺疾病、肺结核、肺尘埃沉着症（尘肺）、肺癌、肺脓肿等疾病形成肺大疱或直接损伤胸膜所致。金黄色葡萄球菌、厌氧菌、革兰氏阴性杆菌等引起的肺化脓性炎症破溃入胸腔,形成脓气胸。

有时胸膜上具有异位的子宫内膜,在月经期可以破裂而发生气胸,称为月经性气胸。航空、潜水作业而无适当防护措施,从高压环境忽然进入低压环境,或正压机械通气加压过高等,均可发生气胸,气压骤变、剧烈咳嗽、喷嚏、屏气或高喊大笑、举手欢呼、抬举重物等用力过度常为气胸的诱因。

二、临床类型

根据胸膜破口的情况及发生气胸后对胸膜腔内压力的影响,将自发性气胸分为以下几种类型。

（一）闭合性（单纯性）气胸

随着呼气时肺回缩及浆液渗出物的作用,脏层胸膜破口自行封闭,不再有空气进入胸膜腔。抽气后胸腔压力下降并不再回升,残余气体可自行吸收,肺逐渐完全复张。

（二）交通性（开放性）气胸

胸膜破口较大或脏、壁胸膜间因粘连而形成牵拉,使破口持续开放,空气在吸气和呼气时自由进出胸膜腔,使患侧胸腔压保持在零上下。此型气胸在呼吸周期中产生纵隔摆动,严重影响呼吸循环生理。

（三）张力性（高压性）气胸

为内科急症。胸膜破口形成活瓣,吸气时开放,呼气时破口关闭,使胸腔内气体愈积愈多,形成高压。由于胸腔内高压可使肺明显萎陷、纵隔移位、纵隔气肿、静脉回流受阻等而引起急性心肺衰竭,甚至休克。

上述三种类型气胸在病程中可以相互转变。

三、临床表现

（一）症状

自发性气胸与病情的轻重与气胸发生的缓急、肺萎缩程度、肺部基础病变及有无并发症有关。

（1）胸痛：常在持重物、屏气、咳嗽、剧烈运动时发生，呈尖锐、持续性刺痛或刀割样痛，吸气时加剧。

（2）呼吸困难：为气胸的典型症状，呼吸困难程度与气胸的类型、肺萎陷程度以及气胸发生前基础肺功能有密切关系。如基础肺功能良好，肺萎陷20%，患者可无明显症状；而张力性气胸或原有阻塞性肺气肿的老年人，即使肺萎陷仅10%，患者亦有明显的呼吸困难。张力性气胸者，表现出烦躁不安，因呼吸困难被迫坐起，发绀、四肢厥冷、大汗、脉搏细速、心律失常、意识不清等呼吸循环障碍的表现；血气胸患者如失血过多会出现血压下降，甚至休克。出血与发生气胸时脏层胸膜或胸膜粘连中的血管撕裂有关。

（3）刺激性干咳：由气体刺激胸膜产生。

（二）体征

呼吸增快、发绀多见于张力性气胸。主要的胸部体征包括气管健侧移位，患侧呼吸运动和语颤减弱、肋间隙饱满、叩诊呈鼓音，左侧气胸可使心脏浊音界消失，右侧气胸时肝浊音界下移，听诊呼吸音明显减弱或消失，有液气胸时可闻胸内振水音。并发纵隔气肿可在左胸骨缘闻及与心跳一致的咔嗒音或高调金属音（Hamman 征）；皮下气肿时有皮下握雪感。

气胸常见的并发症为脓气胸、血气胸、纵隔气肿、皮下气肿及呼吸衰竭等。

四、辅助检查

（一）X线检查

X线检查是诊断气胸的重要方法，能显示组织萎陷的程度、肺内病变的情况。气胸部分透亮度增加，无肺纹理，肺脏向肺门收缩，其边缘可见发线状阴影，如并发胸腔积液，可见液平面。根据X线检查还可判断肺压缩面积的大小。

（二）血气分析

显示 PaO_2 降低；$PaCO_2$ 多为正常。呼吸加快可使 $PaCO_2$ 升高或降低。

（三）肺功能检查

急性气胸者肺萎缩＞20%时，肺容量和肺活量减低，出现限制性通气功能障碍。慢性气胸主要表现为肺容量和肺活量减低，肺顺应性下降。

五、诊断

（1）突然发生的胸痛、呼吸困难和刺激性干咳。

（2）有气胸的体征。

（3）X线检查显示胸腔积气和肺萎陷。

六、治疗

治疗原则在于排除气体、缓解症状、促使肺复张、防止复发。

（一）一般治疗

气胸患者应绝对卧床休息，少讲话，减少肺活动，有利于破裂口愈合和气体吸收；气急、发绀者可吸氧；支气管痉挛者使用支气管扩张剂；剧烈咳嗽且痰量少者可给予可待因糖浆口服。

（二）排气治疗

排气治疗是否抽气及怎样抽气主要取决于气胸的类型和积气的多少。单纯性气胸，少量积气（肺萎陷＜20%）可继续观察，不必抽气，一般空气可自行吸收。肺萎陷＞20%或症状明显者需进行排气治疗。

1.紧急排气

张力性气胸病情严重可危及生命,必须尽快排气。张力性气胸在没有任何准备的情况下,可用小刀或粗针(以硅胶管与插入胸膜腔的针头连接)刺破胸壁,胸腔内高压气体排出体外,以挽救生命。也可用50 mL或100 mL注射器进行抽气。胸腔抽气常用的穿刺部位在患侧锁骨中线外侧第2肋间或腋前线第4~5肋间。

2.胸腔闭式引流术或连续负压吸引

胸腔闭式引流术适用于经反复抽气疗效不佳的气胸或张力性气胸。肺复张不满意时采用连续负压吸引。

胸腔置管部位一般与穿刺部位相同。置管应维持至肺完全复张、无气体溢出后24小时,再夹管24小时,若X线检查未发现气胸复发方可拔管。

(三)胸膜粘连术

适用于反复发作的气胸。将化学粘连剂(如滑石粉、红霉素、四环素粉针剂)、生物刺激剂(如支气管炎菌苗、卡介苗)或50%葡萄糖液等注入或喷洒在胸膜腔,引起无菌性变态反应性胸膜炎症,局部炎症渗出,使脏层和壁层胸膜增厚、粘连,减少其破裂的可能,从而达到防治气胸的目的。

(四)手术治疗

慢性气胸(病程>3个月);反复发作的气胸;张力性气胸闭式引流失败者;双侧性气胸,尤其是同时发生者;大量血气胸;胸膜肥厚所致肺膨胀不全者;特殊类型气胸,如月经伴随气胸等;支气管胸膜瘘伴胸膜增厚者,均应考虑手术治疗。

(五)原发病及并发症的处理

治疗原发病及诱因,积极预防或处理继发的细菌感染(如脓气胸);严重血气胸除进行抽气排液和适当输血外,应考虑开胸结扎出血的血管;严重纵隔气肿应做胸骨上窝穿刺或切开排气。

(刘炳礼)

第五节 肺脓肿

一、概述

肺脓肿是肺组织因化脓菌感染引起组织炎症坏死,化脓性物质在坏死的空腔内积聚。这一定义需除外肺大疱或肺囊肿继发感染,但肺大疱或肺囊肿继发感染在诊断和处理上与真正的肺脓肿有共性。虽然,肺脓肿多数为单一的,但也可以见到在原发细菌感染和继发免疫缺陷的患者发生多发性脓肿。肺脓肿可以在任何年龄段发病,多发生于青壮年,男性多于女性。婴幼儿时期的肺脓肿大都继发于化脓性肺炎之后,特别是在耐药性金黄色葡萄球菌肺炎病程中最易发生,成为该病的特征之一。近年来,由于广谱抗生素的广泛应用,急性期肺脓肿逐渐减少,需要外科治疗的病例,也在逐年减少。但起病隐匿、临床症状不典型的肺脓肿发病者仍不少见。

临床上将1.5个月以内的肺脓肿划归为急性期肺脓肿,病程超过1.5个月而短于3个月为亚急性期肺脓肿,病程在3个月以上的为慢性肺脓肿。

1942年Brock及其同事详细描述了肺脓肿的临床特征,并假设其病原是由于吸入咽喉部感染性分泌物所致,他们观察到大多数肺脓肿发生在右肺上叶后段、右肺下叶背段和左下肺叶。1936年Neuhoff等就报道了采用外科引流方法治疗肺脓肿的临床经验,认为绝大多数肺脓肿需要外科手术处理。随着1938年磺胺和1941年青霉素的问世,彻底改变了临床医师治疗肺脓肿的思路。由于抗生素的应用,许多肺炎得到有效控制,肺部感染很少会发展到肺脓肿阶段,需要外科手术治疗的肺脓肿很少。近年来,癌症化疗、器官移植后应用免疫抑制剂、自身免疫病、HIV感染等使非寻常的条件致病菌引起的肺脓肿的发生有所增加。

二、病因及发病机制

急性期肺脓肿的病因常来自上呼吸道、口腔细菌或分泌物的感染。致病菌以厌氧菌为主，占85％～94％，而单纯厌氧菌感染者约58％，同时合并需氧及兼性厌氧菌者约42％，需氧菌中又以革兰氏阴性杆菌最多见。

根据感染途径肺脓肿分以下四种类型。

(一)吸入性肺脓肿

吸入性肺脓肿是最常见的类型，约占60％，病原体经口腔、上呼吸道吸入致病，误吸是常见病因。正常情况下，约50％健康成年人在睡眠时可将口咽部的分泌物吸入下呼吸道，但借咳嗽反射和其他呼吸道防御机制如支气管黏膜纤毛运动、肺泡巨噬细胞对细菌的吞噬作用而不致引起肺部感染。但在意识障碍、咽部神经功能障碍和吞咽障碍的患者，正常机械性屏障受破坏(气管切开或鼻饲者)易发生误吸。通常是由于扁桃体炎、鼻窦炎、齿槽脓溢或龋齿等脓性分泌物；口腔、鼻、咽部手术后的血块；齿垢或呕吐物等，在神志不清、全身麻醉等情况下，经气管被吸入肺内，造成细支气管阻塞，致病细菌繁殖形成化脓性炎症，小血管炎性栓塞，中心部位缺血，炎性坏死，液化后排出，脓腔形成。此外，有一些患者未能发现明显诱因，国内和国外报道的病例分别为29.3％和23％。可能由于受寒、极度疲劳等诱因的影响，全身免疫状态与呼吸道防御功能减低，在深睡时吸入口腔的污染分泌物而发病。

本型常为单发型。其发生与解剖结构及体位有关。由于右总支气管走行较陡直，且管径较粗，吸入性分泌物易吸入右肺，故右肺发病多于左肺。在仰卧时，好发于上叶后段或下叶背段；在坐位时，好发于下叶后基底段。右侧位时，好发于右上叶前段和后段。

(二)继发性肺脓肿

(1)细菌性肺炎、支气管扩张症、支气管囊肿、支气管肺癌、肺结核空洞等，常见细菌为克雷白杆菌属、星形诺卡菌、结核分枝杆菌等。

(2)邻近部位化脓性病变穿破至肺，如膈下脓肿、肾周围脓肿、脊柱脓肿或食管病变穿破至肺，常见细菌为大肠埃希菌、粪链球菌等。

(3)支气管异物气道阻塞，是引起肺脓肿特别是小儿肺脓肿的重要因素。

(三)血源性肺脓肿

肺外部位感染病灶的细菌或脓毒性栓子经血行途径播散至肺部，导致小血管栓塞，肺组织化脓性炎症坏死而形成肺脓肿。病原菌以金黄色葡萄球菌多见，其肺外病灶多为皮肤创伤感染、疖肿、化脓性骨髓炎等。泌尿系、腹腔或盆腔感染产生败血症所致肺脓肿的病原菌常为革兰氏阴性杆菌或少数为厌氧菌。病变常为多发性，无一定分布，常发生于两肺的外周边缘部。

(四)阿米巴肺脓肿

多继发于阿米巴肝脓肿。由于肝脓肿好发于肝右叶的顶部，易穿破膈肌至右肺下叶，形成阿米巴肺脓肿。

三、病理改变

早期细支气管阻塞，肺组织发炎，小血管栓塞，肺组织化脓、坏死，终至形成脓肿。急性期肺脓肿镜检示有大量中性粒细胞浸润，伴有不同程度的大单核细胞。病变可向周围扩展，甚至超越叶间裂侵犯邻接的肺段。菌栓使局部组织缺血，助长厌氧菌感染，加重组织坏死。液化的脓液，积聚在脓腔内引起张力增高，最后破溃到支气管内，咳出大量脓痰。若空气进入脓腔，脓肿内出现液平面。有时炎症向周围肺组织扩展，可形成一个至数个脓腔。若脓肿靠近胸膜，可发生局限性纤维蛋白性胸膜炎，引起胸膜粘连。位于肺脏边缘部的张力性脓肿，若破溃到胸膜腔，则可形成脓气胸。若支气管引流不畅，坏死组织残留在脓腔内，炎症持续存在,则转为慢性肺脓肿。脓腔周围纤维组织增生,脓腔壁增厚,周围的细支气管受累,致变形或扩张。

四、临床表现

(一)急性期肺脓肿

急性期肺脓肿占 70%～90%,临床表现为高热、寒战、咳嗽、胸痛、气短、心跳加快、出汗、食欲缺乏。在脓肿破入支气管后,则有大量脓痰,每天可达数百毫升,咯出脓痰静置后分层,有时为血性痰,如为厌氧菌感染,则痰有臭味。

此时如支气管引流通畅,脓液顺利排除,加上药物治疗,病变可逐渐愈合,留下少量纤维组织。如细菌毒力强,治疗不适当,支气管引流不畅,则病变扩大,病变可侵及邻近肺段或肺叶,甚至侵及全肺。支气管内如有活瓣性堵塞,则可形成张力性空洞,且易破入胸膜腔。

体征:体征与病变大小有关,病变小,部位深,多无异常体征;病变较大,可有叩诊浊音、呼吸音减弱或湿啰音,如空洞较大、接近胸壁,则可闻及支气管呼吸音。因胸膜表面多有纤维渗出,常可听到胸膜摩擦音。如出现突发的气急、胸痛,提示脓肿破溃至胸腔,可查到液气胸体征。

(二)慢性肺脓肿

急性期肺脓肿未能及时控制,病程在 6～12 周后,则成为慢性肺脓肿。反复发热、咳嗽、咳脓血痰,常有中、大量咯血,甚至是致命性咯血;可伴贫血、消瘦、营养不良与水肿。有时发热、感染中毒性症状加重,排痰量却明显减少,提示引流支气管阻塞。

体检可见胸膜肥厚体征,杵状指(趾)较急性期者常见。一些患者可在患侧胸壁闻及血管杂音。

(三)血源性肺脓肿

多有原发病灶引起的畏寒、高热等全身脓毒血症症状明显,呼吸道症状相对较轻,极少咯血,肺一般无异常体征。多能查到皮肤创伤感染、疖痈等原发灶。

五、实验室和其他检查

(一)血常规

急性期肺脓肿白细胞总数达 $(20～30)×10^9/L$,中性粒细胞达 90%以上。核左移明显,常见中毒颗粒;慢性者血白细胞数可稍升高或正常,红细胞和血红蛋白减少。

(二)X 线及 CT 检查

肺脓肿的 X 线及 CT 表现因病变类型疾病的不同时期而不同。

吸入性肺脓肿早期、急性期肺脓肿早期 X 线及 CT 表现为大片状实变,中心密度较浓,边缘模糊。坏死组织从支气管排出后,则在致密实变中出现含有液气平面的厚壁空洞,是急性期肺脓肿较为特征性的 X 线表现。病情严重者可侵犯胸膜导致脓胸或脓气胸。

慢性肺脓肿在急性期肺脓肿的基础上,为周围炎性浸润吸收、纤维组织增生所致 X 线表现为不规则厚壁空洞,伴有索条或片索状阴影,脓腔壁增厚内壁不整齐,常有周围纤维组织广泛增生和程度不同的支气管扩张,可有局部胸膜增厚和纵隔向患侧移位;病变范围较广泛者可形成多个脓腔,邻近健康肺易有代偿性肺气肿。

血源性肺脓肿,早期多表现为两侧肺周围散在多发性周边模糊的炎症性云团样阴影或边缘较清楚的球形阴影,进而可见小脓腔及液平面,其特点为易形成张力性薄壁气囊肿,短期内阴影变化大,发展快和多变、易变。炎症吸收后可见局灶性纤维化或小气囊形成阴影。

继发性肺脓肿可见原发疾病的表现,如支气管扩张、支气管肺癌等阴影的基础上伴发肺脓肿的阴影。并发脓胸时,患侧胸部呈大片状密度增高的阴影,其上缘呈倒抛物线状的胸腔积液征象。

(三)细菌检查

有助于合理选择有效的抗生素。行痰培养时,为避免痰受口腔常存菌污染,应采合格痰标本送检,且可做痰细菌定量培养或经环甲膜穿刺,经纤支镜双塞保护法采痰进行检查。并发脓胸时,抽胸液培养,血源性肺脓肿则采血培养意义较大。

(四)纤支镜检查

有助于病因、病原学诊断和治疗。如为异物,可取出异物;疑为肿瘤阻塞,可作病理活检诊断;并可吸引脓液、解除阻塞、局部注药,提高疗效缩短疗程。

六、诊断与鉴别诊断

(一)诊断

1.急性期肺脓肿

在鼻咽、口腔手术,醉酒、昏迷、呕吐后,突发畏寒、高热、咳嗽、咳大量脓臭痰,白细胞总数和中性粒细胞数显著增高者即应考虑,X线检查示炎性阴影中见伴有液平的空洞,即可确定。

2.血源性肺脓肿

有皮肤创口感染,疖、痈等化脓性病灶者,出现持续发热、咳嗽、咳痰,X线见两肺有多发片影及空洞,即可诊断。

(二)鉴别诊断

1.细菌性肺炎

早期肺脓肿与细菌性肺炎在症状和胸部X线片上表现很相似,但常见肺炎球菌肺炎多伴有口唇疱疹、咳铁锈色痰、唇周疱疹,而无大量脓痰,大剂量抗生素治疗迅速出现良好反应,无空洞形成。胸部X线片上显示肺叶或段性病变,呈薄片状密度增高影,边缘不清,当应用抗生素治疗高热不退、咳嗽、咳痰加剧,并咳出大量脓痰时,应考虑为肺脓肿。

2.空洞型肺结核继发感染

当空洞型肺结核合并急性肺部感染时出现咳脓痰,痰中不易查见结核菌时极似肺脓肿。但空洞型肺结核通常伴有午后低热、乏力、盗汗等结核中毒症状,大部分患者有结核病史,胸部X线片可见在空洞周围有纤维化、硬结病变,或播散病灶;如一时难以分辨,则按肺脓肿积极抗感染治疗,待感染控制后,不但痰结核菌阳转,且X线重现结核原有特点,不难鉴别。

3.支气管肺癌

两种情况需要鉴别:一是肺癌阻塞引起远端肺化脓性感染,亦有脓痰与空洞形成;但若发病年龄在40岁以上,起病缓慢、渐进,脓痰量较少,抗生素规则治疗效果不佳,即应疑诊肺癌致阻塞性肺炎;二是肺鳞癌当病灶较大时,中心部可因缺血坏死液化形成空洞,极似肺脓肿,但若注意病灶特点:空洞偏心,壁厚薄不均、内壁凹凸不平,空洞周围亦少炎性浸润,并伴有经常咯血、缺少脓痰与明显发热等症状,应疑肺癌,注意肺门淋巴结肿大情况,痰细胞学检查与CT检查,进而纤支镜检查可确诊。

4.肺囊肿继发感染

两者X线均见伴有液平面的空腔病变,但肺囊肿的囊壁较薄,并伴有液平面,囊肿周围无炎性病变或较轻,如与既往胸片对比更容易分辨;如经抗生素抗感染治疗后,复现光洁整齐的囊肿壁,即可明确诊断。临床表现上肺囊肿一般症状轻,中毒症状不明显。

七、治疗

(一)内科保守治疗

1.抗感染治疗

当高度怀疑肺脓肿时,早期选用广谱抗生素,待有痰培养结果时,可以根据培养结果选用敏感抗生素。停药指征:体温正常、脓痰消失、X线和CT显示空洞和炎症消失或仅留少许纤维条索影。

2.纤维支气管镜局部冲洗治疗

由于血支气管屏障、组织包裹、脓液的理化性质及局部解剖结构的改变,黏膜水肿及脓性分泌物增加,脓腔外纤维组织形成,抗生素不易进入脓腔。同时由于炎症刺激肺脓肿所在支气管开口均有不同程度狭窄,脓栓阻塞支气管,使大量脓性分泌物引流不畅,即使体位引流,排脓效果仍差,再者由于耐药菌株的增加造成肺脓肿的治疗效果不满意,所以肺脓肿的局部治疗受到临床医师的重视,在纤维支气管镜直视下吸痰,可以起到非常有效而彻底的排痰,促进支气管内脓液分泌物排出,同时应用有效抗生素冲洗局部支气管内病灶,直接起到杀菌作用,取得了满意的疗效。

3.支持治疗

支持治疗包括营养支持、胸部物理治疗等。

(二)外科治疗

1.脓腔引流

外科施行的脓腔引流包括经皮穿刺置管引流和胸腔造口脓腔引流。其指征是:患者持续发热超过10天至2周,经内科保守治疗6～8周胸片上无改善的征象,或在治疗中出现某些合并症,如咯血、脓胸或支气管胸膜瘘,则需要外科引流处理。

经皮穿刺引流是一种微创的外科治疗方法,包括CT和超声引导下的穿刺引流,引流管为专用的胸腔引流管,前端呈弧状,不易发生堵塞,置管后可以彻底冲洗脓腔,还可向脓腔内注入敏感的抗生素。冲洗过程中注意注入量小于抽出量,注入生理盐水或抗生素时压力不宜过大,否则容易造成脓腔破裂引起感染扩散。临床经验显示:经皮穿刺引流一般不会造成脓胸,即便是在正压通气的情况下,经皮穿刺引流也可获得成功,而无并发症。

在7岁以下儿童患者对保守治疗反应很差,经皮穿刺引流应及早进行。巨大肺脓肿亦应进行早期引流。

外科胸壁造口直接进行肺脓肿引流,是治疗急性期肺脓肿的有效方法。在操作过程中要注意定位准确,可以采用正侧位胸部X线片、胸部CT和B超定位脓肿,找到胸壁距脓肿最近的部位;另外,需要确定脓肿近胸壁的肺组织与胸壁产生粘连,以免在造口引流过程中,造成脓液的胸膜腔播散。胸壁造口肺脓肿引流一般需在全麻下进行,双腔气管插管,在胸壁造口前,应先在预切开部位再次注射针穿刺抽出脓液,确定肺脓肿的位置和深度,并经脓液送检细菌培养和药物敏感试验,去除局部4～5 cm肋骨,经粘连的肺组织切入脓腔,用吸引器将脓液吸净,并置入粗口径引流管。引流后患者的感染中毒症状会迅速好转,胸管可能漏气,随着引流后脓腔的逐渐缩小,一般在数天至2周内漏气会停止,很少出现支气管胸膜瘘。出血、脓气胸和脑脓肿是胸壁造口肺脓肿引流的并发症。近年来,由于介入穿刺技术的提高,经胸壁造口直接肺脓肿引流已经很少采用。

2.手术治疗

(1)手术适应证:①慢性肺脓肿,经内科积极治疗,症状及X线表现未见明显改善者,则需手术治疗。需要注意的是有部分患者经内科治疗,症状改善或消失,X线片表现为一些纤维条状影,但CT检查仍可发现脓腔存在,须严密观察,如严格保守治疗2～5周后,脓腔继续存在、直径大于2 cm、壁厚,或间断出现症状,则仍需手术治疗。②慢性脓肿空洞形成不能除外癌性空洞者。③有大咯血史,为防止再次咯血窒息。④并发脓胸、支气管胸膜瘘或食管瘘反复出现气胸或脓气胸。

(2)术前准备:肺脓肿术前只有经过充分的术前准备才能保证手术的成功,降低术后并发症的发生。①术前应根据痰培养结果选用有效的抗生素控制肺部炎症;②手术前应积极体位排痰,使每天排痰量在50 mL左右,但不能过分强求,以免失去手术时机;③纠正贫血、低蛋白血症,最理想的术前状态应为中毒症状消失,体温基本恢复正常;④心、肺、肝、肾功能检查,全面了解患者重要脏器的状况,对凝血机制不正常者应予以治疗纠正;⑤对于张力较大的肺脓肿,可以在CT引导下穿刺置管,张力减小后再行手术治疗,可以降低手术中脓肿破裂污染胸腔的机会。

(3)术中注意事项:①肺脓肿患者一般病程长,术中多见肺、胸膜粘连严重,肺裂界限不清,一般均需行肺叶或全肺切除;外科肺叶切除一般来说有一定难度,由于反复炎症使血管和肺门淋巴结周围反应较重,控制肺门不易。手术中,对于水肿较重、肺门结构不清者,不要盲目游离肺门,从相对容易入手的部位游离,如叶间裂。②肺门粘连严重,支气管动脉增多、增粗,解剖结构常有改变,出血较多。手术中应先处理较容易游离的肺动脉分支,然后游离肺叶支气管予以切断缝合,再沿肺裂游离其余肺动脉分支并予以处理,即非规范性肺叶切除;肺门无法分离时,可切开心包,在心包内游离肺动、静脉干,套线,必要时用血管阻断钳控制血管,防止意外出血;这样即便在手术中损伤肺动脉,也可以阻断心包内的血管主干,从容地用 5-0 Prolene 线修补、缝合损伤的肺动脉;也可行"逆行切除",相对于肺动脉来说,肺静脉的游离可能会容易一些,故可先处理肺静脉,然后处理支气管,最后将粘连较重、结构不清的肺动脉把控在手中,进行处理,从而提高手术的安全系数。③术中最重要的是要考虑保护对侧肺,麻醉应用双腔气管插管、支气管堵塞器或将气管插管插入对侧主支气管,减少术中脓液进入健侧肺。特别是在大咯血的患者,需要快速、紧急控制气道。对无法行双腔气管内插管者,术中要注意吸痰,术中防止过度挤压肺组织,如有可能先夹闭支气管,术毕仰卧位,进一步充分吸尽气管内分泌物,防止并发症发生。

(三)结果

在前抗生素时代,肺脓肿的病死率为 30%～50%,在现代,其病死率降至 5%～20%,其中 75%～88% 单纯应用抗生素治疗就能治愈。外科治疗的成功率为 90% 左右,病死率为 1%～13%。经皮穿刺肺脓肿引流的成功率在 73%～100%,尚无死亡报道。近年来,由于免疫抑制而出现肺脓肿的患者增多,文献报道的这类人群患肺脓肿的病死率为 28%。

与肺脓肿病死率相关的因素有:多器官功能衰竭、COPD、肺炎、肿瘤、意识障碍、免疫抑制、全身运动障碍。肺的大脓肿会增加住院时间,也有较高的病死率。

(刘炳礼)

第六节 脓 胸

一、概述

脓胸就是化脓性感染导致的胸膜腔积液。可分为单侧或双侧,局限性或全脓胸。胸内或胸外感染均可侵入正常无菌胸膜腔引起积脓。当细菌的数量大且毒力较强,压倒宿主的防御反应时,就要发生感染。最常见病因为肺部炎症继发感染,占 50% 以上,其次为医源性病变如术后并发症或各种诊断或治疗,如胸穿、经皮活检等,约占 25%,其他为外伤性和腹部感染等。脓胸可发生在任何年龄。一旦发生在消耗性病变患者,如恶性肿瘤、糖尿病、免疫功能或心肺功能减退者,或高龄患者,病死率较高,近 20%。常见菌种随疾病及抗生素的应用而改变,青霉素问世前以溶血性链球菌和肺炎链球菌多见,20 世纪 60 年代后耐药的金黄色葡萄球菌流行,20 世纪 80 年代起对广谱高效抗生素也耐药的肠道菌——大肠埃希菌、变形杆菌和铜绿假单胞菌、厌氧菌、真菌等不断增多。

二、病理与临床

致病细菌侵入胸腔的途径有:①直接污染,如肺脓肿、胸壁感染、创伤、胸穿或剖胸手术等;②局部感染灶的持续性扩散,如肺炎、颈深部、纵隔或上腹部脓肿等引起脓胸;③继发于脓毒血症或败血症的;④血胸、血气胸患者继发感染引起;⑤支气管胸膜瘘、食管癌术后吻合口瘘、食管自发破裂等。按病程发展过程美国胸科协会将脓胸形成的过程分为三个时期,即急性(渗出期)、亚急性(纤维素性脓性期)和慢性(机化期)脓胸。各期出现不同病理生理变化和临床症状。

(一)急性渗出期

胸膜明显肿胀并有稀薄的渗出液。纤维蛋白沉积在肺的表面。肺和胸部感染均可引起胸膜腔的局部炎性反应,干扰胸液的正常平衡,引起渗出性积液,抽出的胸液稀薄,黄色,比重＞1.018,蛋白质>2.5 g/100 mL,葡萄糖>40 mg/100 mL,pH>7.20,LDH$<1\,000$ U/L,白细胞$>0.5\times10^{9}$/L $(500/mm^{3})$,少量多形核,培养常无细菌。临床出现发热、咳嗽、胸痛或伴气促。胸腔积液量多时胸壁膨隆,叩诊呈浊音,呼吸音轻。胸部 X 线检查见胸膜腔积液。早期积极抗炎或抽液治疗,胸腔积液消退,被压缩肺可复张。

(二)亚急性纤维素性脓性期

有大量的纤维蛋白沉积在肺的表面,壁层胸膜较脏层胸膜表面更多。炎症持续数天后,细菌繁殖,炎症加剧,胸膜腔纤维素沉着引起早期包裹性脓胸。胸液黏稠,混浊,其中蛋白质>3 g/100 mL,葡萄糖<40 mg/100 mL,pH<7.20,LDH$>1\,000$ U/L,培养细菌生长,临床仍有发热、咳嗽、气促等感染症状。此时胸膜腔纤维素沉积,引起粘连与包裹肺表面,即使抗炎与引流,亦难以使全肺扩张消灭脓腔、病情转入慢性阶段。

(三)慢性机化期

4～6 周后,由于延迟治疗或引流不畅,脓液稠厚呈胶冻状,静置 24 小时以上分层明显,沉淀物占75%以上,胸膜表面长入成纤维细胞形成无弹性增厚纤维板,包裹肺表面阻碍肺的扩张,患侧胸壁塌陷,肋间收缩变窄,患者慢性病容,消瘦、乏力、贫血、气短等,胸部 X 线片示胸膜增厚现象,时有小腔或包裹性积液,肋间隙变窄、脊柱侧弯,不治疗脓液可腐蚀邻近组织如,溃穿胸壁称作自溃性脓胸,或进一步机化造成纤维胸。如果患者突然出现脓痰,则提示形成了支气管胸膜瘘,脓液自发引流至支气管。

上述临床病理的分期是互有相应发展的过程,并无明显分界线,但可作为不同病变阶段的治疗参考,特别是根据细菌菌种、胸膜腔内脓液和形成包裹伴积液或脓腔来选择手术治疗方法,治疗脓胸的指征是根据脓胸的病期,仔细估计治疗效果(如脓胸引流是否充分有效,脓腔感染控制程度等)给予果断决定,调整手术治疗方素。

三、急性脓胸

(一)临床表现

由于脓胸的症状与病因及分期,胸膜腔内脓液的多少,患者防御机制的状态,以及致病菌毒力的大小有关,临床表现可以相差很大,有的很轻微,也有的很严重。急性脓胸的症状、体征与原发病有关,大多数脓胸继发于肺炎,常有高热、心率加快、呼吸急促、胸痛、食欲缺乏、全身乏力等症状。体征多为患侧胸廓饱满、肋间隙增宽、叩诊呈浊音、呼吸音减弱或消失,部分患者可有胸膜摩擦感。

X 线检查提示胸腔内可见积液,大量胸腔积液可见纵隔向健侧移位,若伴有积气,可见有气液平,一般我们建议做 CT 检查,一方面可以见到胸腔积液,另一方面可以见到有无肺内病变及肺部病变情况。超声波检查能明确病变的范围和准确定位,有助于脓胸的诊断和穿刺。胸腔穿刺抽得脓液可明确诊断脓胸。

(二)诊断

诊断脓胸要依据临床表现,白细胞增多,典型的 X 线表现,在一些急性病出现相关的胸腔积液时,就要考虑脓胸的可能。胸腔穿刺抽得脓液可明确诊断,抽得脓液首先观察其外观性状,质地稀稠,气味,其次做涂片镜检、细菌培养及药物敏感试验,以指导临床用药。脓液的性质可因致病菌的不同而异,肺炎球菌感染产生的脓液稠厚,含有较多的纤维素,容易形成广泛粘连。溶血性链球菌感染产生的脓液稀薄,含有少量纤维素,胸膜粘连较轻,不易局限。葡萄球菌感染产生的脓液稠如糊状,含有大量纤维素,胸膜粘连较快而重,有时容易形成多房性脓胸。大肠埃希菌感染产生的脓液稀薄,有粪臭味,胸膜粘连较轻,不易局限。

(三)治疗

早期急性脓胸的治疗原则:控制原发感染、选择敏感抗生素、引流、支持治疗。

1.胸膜腔穿刺术

目的包括明确诊断,抽除积液促进肺扩张和注入药物杀菌或冲洗治疗。穿刺点定位按体征、胸部后前位、侧位 X 线片、CT 片和超声检查确定。患者取坐位或半卧位,局部消毒铺巾,左手示指尖定准肋间隙,右手持针筒细针注麻药,沿肋骨上缘边进针边抽气及注麻药,达胸膜腔可抽出积液,改用连有皮管的长针再刺入胸膜腔行抽液,初次抽液400~600 mL,不宜过快,患者如主诉疼痛、咳嗽、出汗、苍白和胸闷气短应立即出针,平卧,必要时皮下注射肾上腺素。术毕拔针后纱布盖穿刺点。为避免反复穿刺、便于冲洗,我们用中心静脉导管穿刺包进行穿刺,并留置接引流袋,一方面可以充分引流,另一方面可以进行冲洗。大部分急性期患者可以通过此方法治愈。

2.胸膜腔闭式引流术(肋间置留术)

适用于胸液量大者,穿刺困难且不能控制毒血症者,小儿多次胸腔穿刺难以配合者,有支气管胸膜瘘者等。定位同前,局部消毒铺巾后,于置管处穿刺局麻达胸膜,抽到脓液时退针,沿肋骨上缘作2~3 cm长切口,用血管钳分离皮下组织直达胸膜腔,以血管钳夹住引流管尖端送入胸腔,然后退出血管钳,引流管末端接水封瓶证实引流通畅后,缝合切口及固定皮管;如有套管穿刺针设备可使置管更方便。另胸腔闭式引流可以接负压吸引,便于充分引流。

3.封闭引流抗生素冲洗

脓胸腔置高位及低位两根胸管。用0.9%的氯化钠进行冲洗,高位管流入,由低位引流管引流,可持续冲洗,如患者冲洗后有高钠血症,可以用蒸馏水冲洗,部分患者可以根据药敏选用合适的抗生素冲洗,亦适用于全肺切除后(无支气管胸膜瘘)脓胸的治疗。我们采用高位留置深静脉导管,持续24小时冲洗直至引流液颜色澄清无混浊,细菌培养阴性后再拔管。

4.纤溶酶治疗

适用于脓液稠厚.引流不畅者。将已置管闭式引流患者侧卧,患侧向上,由胸管注药,夹管4~6小时。一次用量为尿激酶10万~50万U或链激酶25万U,加入100 mL生理盐水中。

5.短段肋骨切除引流术

适用于闭式引流不畅(因纤维素多或粘连分隔)和有大气管胸膜瘘者。定位同前,全身麻醉和气管插管,半卧或稍侧卧位,消毒铺巾后,沿所需切除肋骨做10 cm长切口,分层切开达肋骨后,切除一段7~10 m长肋骨,切开增厚胸膜,手指探查后吸净脓腔内容物,反复冲洗。也可借助胸腔镜直视下清创,置肋床引流管,分层缝合切口并固定引流胸管。如另置一细管即可用于术后继续冲洗。

6.脓胸早期清创术

适用于全身情况良好,儿童的脓胸,尚未形成纤维板时。做后外侧剖胸切口,肋间进胸,清除纤维素、脓苔及薄层纤维膜,反复冲洗,使肺充分复张,然后置胸管引流。对成人亦可借助胸腔镜进行,可避免开胸手术创伤。

7.Clagett 术

适用于全肺切除后脓胸,不伴有支气管胸膜瘘者。先闭式胸腔引流至纵隔稳定(2~3周),3~4周后行短段肋骨切除引流术,吸净脓腔内容物,并刮除炎性肉芽及脓苔,置胸管及冲洗管,术后以0.25%新霉素溶液灌洗,500 mL/d,连续2周以上,培养无菌后即可拔除胸管。成功率各家报道不一,为20%~88%。

8.胸腔镜手术

自从1992年起我国各地开展胸腔镜外科后,在处理脓胸疾病方面亦取得成功。用胸腔镜手术治疗脓胸,可以在直视下进行脓胸的清创和早期胸膜纤维板剥脱术,因此适用于急性脓胸的外科治疗。手术在全麻双腔气管插管下进行,用胸腔镜技术可以探查脓胸的范围,寻找病因,明确治疗失败的原因,确定肺膨胀程度;打通脓腔分隔,清除胸腔内异物,剥离肺纤维板,反复冲洗脓腔后使肺复张,促进脓胸的痊愈。由于胸腔镜手术创伤小,及早清除感染的脓液与纤维脓性物质,并反复冲洗使肺能充分扩张,消灭脓腔,术后炎症控制较好,患者恢复快而治愈率高。

一般认为,胸腔镜手术适用于引流不畅、脓液稠厚的全脓胸及包裹性脓胸(脓腔呈多房性,穿刺抽脓不顺利,引流不畅)。对于病程长、胸腔广泛粘连、纤维板钙化的患者,因其手术野不佳、暴露操作困难,不宜使用胸腔镜。脓胸的胸腔镜手术时间以发病2~4周为宜,否则会因为急性脓胸的肺纤维板明显增厚、粘连紧密而不宜行电视辅助胸腔镜手术,需要开胸手术治疗。患者病程不宜超过4周,因为这一时间内,一般没有纤维板形成,或者纤维板薄而容易剥脱,不易损伤肺组织,出血相对较少。本术式对外伤性血胸合并感染引起的早期慢性脓胸效果尤其显著。而机化期的脓胸主张开胸手术和纤维板剥脱术。胸腔镜下纤维板剥脱术与开胸手术效果相当,疼痛更轻,患者更容易接受。胸腔镜手术的主要并发症有肺损伤、长期漏气、中转开胸、术中术后出血等。

手术注意点:术前需超声或 CT 扫描确定脓腔范围,利于胸腔镜戳孔位置的选择;置入胸腔镜前需手指伸入切口内探查有无粘连;要求吸尽所有脓性物质,充分切除打开粘连和分隔,清除肺表面的纤维素让肺间断充气将使操作更为方便;对于较薄的纤维板可用一纱布反复于肺表面摩擦。术后引流管的放置需在直视下选择位置最低点,如渗血不多,应早日接负压吸引,便于肺复张。电视辅助胸腔镜有时需要扩大切口(3~6 cm)以便进行某些器械操作,称为电视辅助胸腔镜小切口手术。该手术主要用于有早期较薄纤维板形成的患者,术中才发现已有纤维板形成,其特点是小切口辅助下非常容易剥离。如果胸腔镜剥离困难,应及时转开胸手术,避免造成较大面积的肺损伤和大量出血。胸腔镜手术所致肺功能损伤小,术后呼吸功能恢复较传统开胸手术好,因而对老年人和肺功能欠佳者的临床意义更大。另外,电视辅助胸腔镜小切口手术的损伤接近电视辅助胸腔镜手术,同样具备电视辅助胸腔镜手术的优点,并可减少材料消耗,降低手术费用。

四、慢性脓胸

慢性脓胸是胸外科长期以来的难治之症,伴有气管、支气管或食管胸膜瘘时,不仅病情复杂,亦使手术治疗难度增加,目前已认识到手术治疗慢性脓胸的成功关键,在于控制感染闭合脓腔。

(一)病因

慢性脓胸的病因有:①急性脓胸就诊过迟,未及时治疗,逐渐进入慢性期;②急性脓胸处理不当,如引流太迟,引流管拔除过早,引流不通畅;③脓腔内有异物存留;④合并支气管或食管瘘而未及时处理,或胸膜腔毗邻的慢性感染控制不佳;⑤有特殊病原菌存在,如结核菌、放线菌等慢性炎症所致的纤维层增厚,肺膨胀不全,使脓腔长期不愈。

(二)病理

纤维素层机化为慢性脓胸的病理改变,胸膜的纤维素层经机化形成坚硬纤维板,部分可达 1~2 cm,甚至更厚,长期慢性脓胸的胸膜纤维板可发生钙化,形成坚硬的骨性纤维板,造成病侧肋间隙变窄,胸廓塌陷,脊柱弯向对侧,肺被机化的纤维板包裹,限制了肺的舒张和收缩,膈肌同样被机化的纤维板限制了运动,以上情况均导致呼吸运动受限。少数对侧肺功能差的患者可因慢性缺氧,而出现杵状指(趾)。

少数慢性脓胸患者的脓液可穿破胸膜经肋间穿出,形成哑铃状脓肿,成为自溃性脓胸,特别是慢性结核性脓胸的患者。

(三)临床表现

以往慢性脓胸患者可出现消瘦、贫血、低蛋白血症等症状,但随着生活条件的改善,特别是外伤性血胸后发生的脓胸,患者的症状不明显。体征有患侧肋间隙变窄,胸廓内陷,叩诊呈实音,呼吸音低或消失。

X 线及 CT 检查可见肋间隙变窄,胸膜增厚,胸膜钙化的程度,可见胸膜的厚度,可见脓腔的位置、大小、形状,有无分房,肺萎陷的程度。

(四)诊断

根据患者的症状、体征、X 线和 CT 检查以及胸腔穿刺抽出脓液可明确诊断。伴有支气管胸膜瘘患者咳出痰液与胸腔穿刺抽出脓液相同,向脓腔内注入亚甲蓝,患者咳出蓝色痰液可明确诊断。

(五)治疗

慢性脓胸的治疗原则为:全身支持治疗,控制感染,消灭致病原因和脓腔,促进肺复张。消灭脓腔目前仍以手术治疗为主。

1.控制感染

控制感染应包括合理应用针对感染细菌敏感的抗结核或抗菌药物,以及加强脓腔的引流措施,近年来,这两方面的研究都有新的概念。如脓液的培养技术不断提高,如临床标本与环境标本分离革兰氏阴性细菌敏感率比较,前者普遍低于后者。其中临床常用氨苄西林、羧苄西林、庆大霉素等的敏感率明显降低。这可能与革兰氏阴性细菌在患者体内多次应用上述药物以致诱导耐药性有关。而慢性脓胸的感染菌亦是革兰氏阴性杆菌和金黄色葡萄球菌为多见,再加上目前发现在医院中获得性细菌亦能产生自然或来自继发性的药物耐药性,为此,临床上应用抗菌药物,应经常测定药敏,以调整敏感抗菌药物,同时主张加强综合治疗,提高患者免疫功能,以有效控制感染。

2.封闭引流

加强脓胸引流是控制感染的重要措施,若封闭引流治疗早期脓胸时,引流出脓液 pH<7.0 时,胸液24 小时沉淀>70%,糖低于 400 mg/L,即使混浊液尚未成为脓液时,提示单用抗菌药物或自行吸收的可能性甚少。应考虑开放引流。因为脓胸起病后 7～10 天,胸腔中成纤维生长纤维素沉着机化,4～6 周时已可形成纤维板胸膜壁层,亦可包裹肺组织形成难以吸收的增厚纤维板影响肺功能,有人主张脓胸经 3 天以上引流后未见好转,应作开放引流。这是治疗慢性脓胸的关键。一般单纯性脓胸经过上述两项治疗措施至少有 60%～70%患者能取得疗效。对于另 1/3 慢性脓胸患者可进行改善全身情况创造根治手术治疗的条件,如闭合脓腔的手术——胸膜纤维板剥脱术可使被纤维板包裹的肺组织重新获得再复张而恢复肺功能。若有支气管胸膜瘘除修补外再作胸壁肌瓣移植用作填充残腔都可取得一定疗效,这两种手术,都已在 20 世纪 80 年代成为慢性脓胸手术治疗的传统性方法。

3.开放引流

(1)手术方式:①切除部分肋骨开放粗管引流;②胸廓开窗术;③局限性脓胸廓清术(小切口脓胸廓清)。

(2)手术指征:①小儿葡萄球菌脓胸;②多房式或复杂性慢性脓胸,一般情况差,难以承受根治性手术。

(3)术前准备:①全身支持治疗;②新鲜脓液培养与药敏;③选择药敏的抗菌药物;④胸部 X 线片或胸部 CT 扫描;⑤超声检查定位。

(4)操作:患者置于侧卧位,局麻或全麻下,做 10 cm 长肋间切口,成人可切除一根肋骨。脓腔切开后,用手指或直视下探查脓腔,钝性分开多房脓肿的间隔,清除坏死组织,若发现支气管胸膜瘘,可用可吸收线作褥式缝合,将邻近增厚纤维板或部分胸壁肌肉移植缝盖,对单纯脓胸反复冲洗清创,在脓胸底部做粗引流管引流,根据好转情况,逐步将引流管剪短,以期创口变浅变小趋向愈合。

4.胸膜纤维板剥脱术

适用于肺内无空洞、无活动性病灶及无广泛纤维性变,增厚纤维板无大片钙化,剥脱增厚的纤维板后肺能复张,以及无结核性支气管炎、支气管狭窄、支气管扩张及支气管胸膜瘘的慢性脓胸。手术时间以引流后 3～6 个月为宜,此时脏层纤维板容易剥离,充分解除纤维板肺的束缚,减少剥离过程中肺的损伤。

目前认为胸膜纤维板剥脱术治疗慢性脓胸是一个理想的根治性手术,成功的关键取决于两个因素:①胸膜受感染刺激构成纤维弹性纤维板包裹着肺;②脏层胸膜尚属正常,增厚的纤维板尚未侵入之际;③纤维板剥除后,肺能复张,从而消灭残腔者。这充分意味着被包裹的肺是正常而慢性脓胸的纤维板仅局限于肺的表浅层,故需及早手术。

(1)手术指征。①胸管引流脓液检查:pH<7,24 小时沉淀>75%;②开放引流术后,肺被压缩 1/3 以上,仍留有较大残腔;③胸管引流不畅。呈现多房性积液,肺被压缩 1/3 以上。

(2)操作上几个环节:①对慢性脓胸纤维板呈现中度增厚,脏层胸膜剥脱后肺能复张者,壁层胸膜一侧可刮创,可不必再做壁层纤维板剥脱。②脓胸时间较长,需要将壁层与脏层胸膜一起剥除时,可从胸膜外剥离,不仅渗血少,并可将完整脓腔纤维板切除,可防止污染。传统的方法,是切开脓胸,吸尽脓液及坏死组织后,再做纤维板切除。③胸膜纤维板剥离后,肺不能完全复张,遗留部分残腔,采用胸壁肌层瓣或网膜移植填充,效果较为满意。胸廓改形术,仍留有肉芽组织残腔,遗留永久胸壁畸形和心肺功能减退,现已放弃。

(3)胸膜纤维板剥脱术的优点:①对于慢性脓胸的纤维板厚度不严重,早期进行单纯性胸膜纤维板剥脱,被包裹肺组织能重新张复完全,可消灭残腔,疗效满意。②对于伴有支气管胸膜瘘的脓胸,可在胸膜纤维板剥离到肺门时,充分暴露残端支气管,瘘孔做缝合封闭,再用胸壁肌瓣或带蒂网膜加强缝盖,同时亦可作为肺扩张不全时填塞残腔之用,以期达到一期根治目的。③对于胸膜纤维板剥脱时,被包裹肺内有个不可逆性病灶,可并行局部楔形、肺叶切除或全肺切除。至于残腔,可用肌瓣或网膜填塞术。

5.肌瓣填塞脓腔手术

选用胸壁带蒂胸大肌瓣移植于脓腔缝闭支气管胸膜瘘或消灭残腔。

(1)各种不同肌瓣的特点:①胸大肌,为常用肌瓣之一,具有 2 个带蒂血管,一个是较大的胸肩峰动脉供血至肌瓣蒂部,另一个是乳房内动脉,该肌瓣供血丰富。可直接置入胸内创面上,亦可翻转倒置,移植途径是可切去 5 cm 长肋骨,亦可用于胸骨感染。②背阔肌,常用作胸壁缺损填塞。由胸背动脉供血。③前锯肌,从切口中置入,适用全肺切除后的残腔。④腹直肌,常用于缝闭胸骨下 1/3 缺损。这是最后选择的肌瓣。

(2)肌瓣的选择:根据脓胸的部位和大小,选用不同的肌瓣。①胸顶部或尖前区:选用胸大肌、前锯肌。②胸后外侧:选用背阔肌。③胸基底部:选用腹直肌。

肌瓣移植并非所有慢性脓胸手术都要采用,若胸膜纤维板剥除后,肺复张完全,能消灭残腔,则无必要。为加强胸内各种瘘孔缝闭或填塞残腔,应毫不犹豫地采用肌瓣或网膜移植。

6.大网膜移植术

(1)网膜的特点:它具有宏大的柔韧性,可用在深、硬和不规则的间隙区域。亦可散布在广宽而平面的缺损部位。具有独特血管弓,可使网膜散开,具有伸长两个不同部位的带蒂血管供作移植。网膜血管具有压力低、流量快特性,作为缝补支气管胸膜瘘孔的网膜,48 小时内可在残端支气管出现新生血供(侧支循环)。当网膜从横结肠分离后,75%病例的网膜可上提到乳头水平,45%可上提到肋骨角。离断胃网膜左血管,保留胃网膜右动脉的带蒂网膜,或者保留胃网膜左血管弓,几乎都能上提到胸骨角,70%以上病例可上提至腋窝部位。因此,网膜适用于胸壁或胸腔内移植之用,特别是移植于脓胸时,可任意放置在胸腔的各个部位,紧贴在炎性创面,建立新生血管与增加免疫功能,有不同于各种肌瓣移植的作用。

(2)手术指征:①修补支气管胸膜瘘,或作为修补支气管胸膜瘘后加强缝盖,巩固闭合残端瘘之用。②肌瓣填塞脓腔不足,用网膜移植加强消灭残腔的补充材料之用。③无腹腔疾病史(包括结核性腹膜炎等),无上腹腔手术史者。

(3)术前准备:①选择对感染细菌敏感的抗菌药物。②对慢性脓胸或伴支气管胸膜瘘发生继发急性感染,予以控制。③全身支持疗法。④胸、腹部皮肤消毒液准备。

(4)手术操作:①剖胸切口,或扩大开放引流切口。②进胸,脓胸腔内扩创,清除潴留坏死肉芽组织,纤维板剥脱(参照胸膜纤维板剥脱术)。③胸腔内用生理盐水或 0.5%氯己定(洗必泰)反复冲洗(支气管胸膜瘘者不洗),用大纱布垫保护创面。更换或另备手术器械及敷料。④网膜瓣操作,根据脓腔部位,选择不同的切口与手术途径:左侧脓胸扩创后,切开膈肌进入腹腔,网膜瓣自横结肠游离或者保留胃网膜左血管,离断胃网膜右动脉分支,沿顺时针方向通过膈肌切开处,直接上提至胸腔作移植或修补支气管胸膜瘘。⑤右侧脓胸扩创后,做上腹部正中切口,网膜瓣可从横结肠分开备用或离断胃网膜左动脉,沿胃大弯在保留胃网膜血管弓操作下,将网膜瓣游离;该带蒂的血管为胃网膜右动脉,从膈肌前方的心膈角外侧做 4~5 cm 长的膈肌切口穿过,上提至右侧脓胸腔作修补或填塞之用,关闭腹腔。⑥膈肌切口关闭时,将网膜瓣与膈肌切口边缘稀疏固定数针,防止张力过大,影响网膜瓣血运。⑦移植胸腔内网膜瓣,应在无张力下固定胸顶或最高部位,在脓腔的网膜可随腔的大小,间隙予以分散填塞,亦可填补瘘孔或肺部病灶之用。⑧反复冲洗胸腔内,置引流管关胸。

7.胸膜肺切除术

当肺组织和(或)支气管已有广泛破坏,如存在空洞,术前反复咯血,支气管高度狭窄,支气管扩张或广泛纤维化和(或)肺不张时,应根据病变范围,将胸膜纤维板、脓腔和病肺一并切除,同期施行肺叶切除术者称胸膜肺叶切除术;同期施行全肺切除术者称为胸膜全肺切除术。

慢性脓胸的胸膜全肺切除术技术复杂、出血多、手术危险大,要求术者有较丰富的经验,应严格掌握手术适应证,充分做好术前准备,术中严密止血,防止损伤其他脏器,尤其是纵隔内心脏大血管、食管、气管等。严密与周围隔离,严格遵守外科无菌原则,防止术后胸膜感染。术后应密切观察患者的一般情况,进行失血的补偿及感染的防治。

(刘炳礼)

第七节 支气管扩张症

一、概述

1919 年,Laennec 首次描述了支气管扩张这一种疾病,并叙述了其特征为支气管永久性的损害,形态学表现为管壁结构的破坏及管腔的扩张。1929 年,Brunn 提出可以手术切除支气管扩张的病变部位,从此手术治疗逐渐成为支气管扩张的重要的治疗方法。1937 年后,Churchill、Belsey 发展了肺的手术技术,采用肺叶切除及肺段切除的方法治疗支气管扩张。随着对疾病认识的进展及手术技术的逐渐成熟,外科手术成为治疗支气管扩张的重要方式。

支气管扩张通常被定义为含有软骨的支气管分支结构的不可逆的永久性扩张,病变可以是局限或是广泛的。近年来,临床表现常为持续的咳嗽,每天大量排痰,反复肺内及胸腔内感染,症状长期存在,迁延不愈。感染反复发作,每天均有气道分泌物排出,气流的梗阻使呼吸做功增加,呼吸不畅,从而降低了生活质量。另一显著临床表现为不同程度的咯血,严重者可危及生命。病变可在任何年龄发生,年轻的患者存在支气管扩张,可能会合并先天性的疾病或免疫缺陷,在成人,相当多的患者具有支气管扩张的病理改变,但无自主症状。有症状的支气管扩张如果不进行处理的话,可引起持续性的气道损害,肺功能的不断丧失。对于支气管扩张的处理均以针对病因,减轻症状,延缓病变进展为目的,外科治疗以消除引起症状的不可逆支气管扩张病变为主。肺囊性纤维化所致支气管扩张,病变广泛,以内科治疗为主,不在本篇讨论之列。

二、流行病学

支气管扩张总的发病率较难统计,多数数据来自各级医疗中心、保健中心或保险公司。许多患者CT 显示有支气管扩张,但无明显自觉症状,多数的统计结果未包括这部分人群的数据。在一项 HRCT 用于人口普查并作为诊断证据的研究当中,支气管扩张而无症状的患者占支气管扩张患者总数的比例可高达 46%。估计实际的发病率要高于从医疗保健机构得到的统计数字。疾病疫苗对于呼吸道疾病防治具有较大作用。随着疾病疫苗的不断开发,越来越多的呼吸道疾病可以得到及早预防,百日咳等对于呼吸道产生破坏的疾病发病率逐渐降低,这一点尤其对于儿童有显著帮助,根据统计,儿童的支气管扩张在逐年下降。在发达国家,支气管扩张的发病率及患病率是比较低的。在新西兰,发病率达到 3.7 人每 10 万人/年。在美国,在成人当中,发病者可达 10 000 人/年。在 18～34 岁的年龄段,发病率为 4.2 人每 10 万人/年,在 75 岁或以上的人群中,可达 272 人每 10 万人/年。对比欧美国家,亚洲国家的患病率是比较高的,根据 1990 年我国香港政府的统计,住院率为 16.4 人每 10 万人/年。我国并无确切的统计数字,但从临床经验来看,近十年来,后天性支气管扩张患者数量在逐渐减少,这与人民生活水平提高,医疗卫生条件改善密不可分。

三、病因与发病机制

除少部分发病早的患者是先天性或遗传缺陷导致,绝大部分支气管扩张为获得性病变。无论自身机体有何种易患因素,大多数支气管扩张的形成都需经历肺部感染的阶段。这一点亦为文献上论及最多的病因,即大多数支气管扩张的形成是微生物与机体互相作用的结果。Angrill 等研究证实 60%～80%的稳定期患者气道内有潜在致病微生物定植,其中最常见的是流感嗜血杆菌、铜绿假单胞菌。有文献报道称一个急性的感染期即可使肺内支气管结构受到严重破坏,从而产生支气管扩张。目前多数学者认为,支气管扩张为多个因素互相作用的结果。支气管扩张存在的遗传性易感因素包括:先天性的纤毛运动障碍使气道清除能力下降;缺少 IgG、IgM、IgA 使支气管管腔内杀菌能力降低;α-1 抗胰蛋白酶缺乏、营养不良等。有学者总结支气管扩张病变形成的直接原因主要由于 3 个因素的互相影响,即支气管壁的损伤、支气管管腔的阻塞、周围的纤维瘢痕形成的牵拉作用。另有假说综合了遗传因素与环境因素的影响,提出由于基因易感性,引起宿主的纤毛运动障碍,支气管清除分泌物及脓液的功能减弱,残存的细菌及坏死物无法被清除,细菌更易定植在管壁上,气道炎症反应加重,形成支气管壁的薄弱,由于慢性炎症的迁延不愈,管腔反复被阻塞,形成恶性循环。阻塞的管腔远端分泌物潴留,管壁即存在一定的张力,如遇到薄弱的支气管壁,即可形成扩张。儿童时期正在发育过程当中的支气管壁更易受到破坏,支气管扩张发病早,肺支气管破坏可能越严重。在感染的慢性期,纤维瘢痕的收缩在支气管扩张的发生中占有重要的作用。随着症状的发展,慢性咳嗽使支气管内气体压力增加,亦可占一定因素。

患者具有某些基础疾病时,支气管扩张是基础疾病发展过程中肺部病变的一个表现。在这种情况下,更要注意潜在疾病的处理。这类疾病包括免疫缺陷、肺囊性纤维化、真菌病、结核、淋巴结肿大、异物、肿瘤、肺棘球蚴病等。其致病机制多与支气管部分阻塞相关。但单纯支气管阻塞不会引起支气管扩张,如伴发感染,引流不畅,则为形成支气管扩张制造条件。右肺中叶支气管有其独特的解剖学特点,管径较小,相对走行较长、分叉晚,与中间段支气管及下叶支气管夹角相对较垂直,周边环绕淋巴结,而较易管腔阻塞,引流不畅。当中叶感染,支气管周淋巴结肿大,支气管腔狭窄时,易形成远端的支气管扩张。右肺中叶支气管扩张可为"中叶综合征"的一种表现。上肺叶的支气管扩张通常继发于结核。结核愈合过程中纤维瘢痕收缩,可牵拉已破坏的支气管壁。支气管扩张与以前是否患过肺结核病显著相关,在结核病流行的泰国,结核病是支气管扩张发病最重要的因素。

四、病理及病理生理

支气管扩张病变主要位于中等大小的支气管。病变支气管腔内常无纤毛及柱状上皮等细胞特征,可有鳞状上皮化生,正在受侵及的支气管壁可见溃疡形成,管腔扩大,管腔可充满黏液或脓液,管壁增厚,纤维组织增生,仅残留少量平滑肌及软骨组织,从而失去弹性,远端细小支气管可见堵塞或消失。中性粒细胞等炎症细胞侵犯支气管壁是支气管扩张较为常见的一种表现。病变区域可见炎症反应表现,支气管管腔内中性粒细胞聚集及肺组织内中性粒细胞、单核细胞、CD4$^+$ T 淋巴细胞浸润。支气管扩张部位病肺常有肺感染、肺不张及支气管周纤维化,可见病肺实变、萎缩,部分出血的支气管扩张患者肺部可散有出血斑。在反复感染时期,肺泡毛细血管受破坏,动脉壁增厚,支气管动脉扩张。支气管动脉直径>2 mm 即可被认为异常,支气管动脉增粗、迂曲扩张,支气管动脉瘤样扩张,或动脉瘤形成,或支气管动脉与肺动脉形成吻合血管网,动脉内血流丰富,一旦支气管动脉壁受感染侵蚀,易出现呼吸道出血。局限性的痰中带血主要来源于气管黏膜供血小血管的损伤,而大咯血主要来源于较大血管分支的侵蚀。随着病变进展,支气管动脉及肺动脉间的吻合增多,形成广泛的侧支循环,体-肺分流严重,肺动脉阻力增加,从而加重心脏负担,导致右心衰竭及左心衰竭。

从解剖学角度来看,左主支气管较长,与气管角度较大,排痰相对困难,特别是左肺下叶基底段易存在引流不畅,左肺上叶舌段与下叶开口相距较近,易受感染。右肺下叶基底段支气管病变亦较多。但双下叶背段病变常较少,可能与体位相关,患者站立时即有助于引流双下叶背段支气管。结核性病变常发生于上叶,故结核相关支气管扩张常在上叶。

有三种不同的支气管扩张形态,即柱状、曲张状、囊状。柱状的支气管扩张标志为单独扩大的气道,囊状的支气管扩张为持续扩大的气道形成像串珠样的结构,曲张状支气管扩张为扩大的气道当中存在缩窄的结构。柱状病变重要位于肺段、肺亚段及其分支,囊状病变多侵犯小支气管,包括终末细支气管及呼吸性细支气管。支气管扩张很少侵及叶支气管。较大的支气管扩张,更可能由于周围纤维瘢痕牵拉所致,而细小的支气管扩张,引流不畅的因素具有重要作用。

有学者根据病变肺组织的血流灌注情况将支气管扩张分为非灌注型支气管扩张及灌注型支气管扩张。前者的主要特点为受累病肺的肺动脉缺少血流灌注,肺动脉通过体循环逆行充盈,支气管多呈囊状扩张。因此病肺毛细血管床遭到破坏,肺毛细血管的阻力增加,迫使体肺循环之间形成旁路,血液经肺动脉流向肺门。在肺血管造影时,患侧肺动脉表现为假性排空的征象。非灌注型的肺组织无呼吸功能和气体交换功能,并由于肺体循环旁路,有可能引起肺源性心脏病。支气管动脉充盈扩张,压力增高时,变薄的支气管血管可发生破裂,患者出现咯血症状。灌注型肺为柱状支气管扩张,仍有呼吸功能和气体交换功能。肺动脉造影时,病肺的肺动脉可见有充足的血流灌注。此型相对病情较轻,多见肺部感染症状。此种分型对支气管扩张病变的供血特点进行了阐述,有助于病情的评估及手术方式的决定。

五、临床表现

支气管扩张患者男性比例高,各年龄段均有发病病例。病程常较长,可迁延数年或数十年。患者可存在幼年呼吸道疾病史,或反复肺部感染病史。症状根据病情轻重,肺部感染加重及减轻,支气管管腔分泌物的多少,有无治疗而不同。呼吸系统的所有症状都可作为支气管扩张的临床表现,而部分患者可仅仅存在影像学表现而无症状。

慢性咳嗽、咳痰为一常见的症状。患者可有刺激性咳嗽,为长期慢性炎症刺激的后果,亦与气道的高反应性有关。仅咳嗽而无痰,称为"干性支气管扩张"。咳痰在晨起时最多,为夜间呼吸道潴留痰液。其次以晚间较多。痰量多者每天可达 400 mL。如痰液较多,咳痰无力,排痰困难,阻塞小支气管,则感胸闷气急。典型患者多为黄绿色脓样痰,如痰液有臭味则考虑存在厌氧菌感染。集大量痰液于玻璃瓶中,数小时后可分为 3 层:上层为泡沫,中层为黄绿色黏液,下层为脓块状物。咳痰的多少与感染程度、范围、机体抵抗力、病变支气管是否通畅、药物治疗是否有效等有密切关系。目前由于各类高效抗生素的普遍应用,大量脓痰的情况相对少见,但耐药病菌的存在相对增加。支气管扩张患者如抗生素有效,痰液引流通畅,症状可得到缓解,仅存在咳嗽或存在少量痰液,但因支气管结构发生改变,容易反复感染,症状可重复出现。

咯血为另一常见的症状,可从痰中带血至短时间内咯血数百毫升,程度不等,症状可反复发生。咯血量与病情轻重及病变范围不一定相关。有些患者的首发症状可能仅为咯血。对咯血程度的判定目前尚不统一。一般认为,24 小时内咯血量在 200 mL 以下者为少量咯血,200~600 mL 称为中量咯血,超过600 mL 则称为大咯血。也有人认为大咯血是指一次咯血 300~500 mL,大咯血常常来势凶猛,病死率极高,可达 60%~80%,故常引起医务人员的重视。De Gregorio 等提供的一组在医院微创中心进行的统计,以咯血为主要症状的患者中,患支气管扩张的人数占首位,可以从侧面反映在发达国家的疾病现状。影响大咯血患者病死率的最主要因素为出血阻塞气管及支气管,影响正常肺组织的通气而导致窒息,部分患者可见血氧饱和度进行性下降,常低于 90%,病情急重。结核性支气管扩张病变逐渐发展可发生咯血,病变多在上叶支气管。

因病肺组织长期慢性感染,常出现全身毒血症状,患者可有发热、乏力、食欲缺乏、消瘦、贫血等。症状重,病程长的患者常有营养不良,儿童患支气管扩张可影响生长发育。Kartagener 综合征患者可具有支气管扩张的症状,同时具有内脏逆位及鼻窦炎。如感染侵及胸膜腔,患者常常发生胸痛、胸闷等胸膜炎、脓胸的表现。当出现代偿性或阻塞性肺气肿时,患者可有呼吸困难、发绀、活动耐力下降等表现。随病情进展,可出现肺源性心脏病的症状。

支气管扩张体征无特征性。早期支气管扩张患者仅有影像学改变,并无阳性体征。一般患者可发现肺部任何部位的持续性湿啰音,局部痰液排出后湿啰音可发生变化。湿啰音的范围随病变范围而不同。也可发现管状呼吸音或哮鸣音部分患者可有杵状指(趾),但目前,支气管扩张患者具有杵状指(趾)的比例明显变低。并发肺气肿、肺源性心脏病、全身营养不良时,可具有相应的体征。

六、支气管扩张的诊断

(一)症状及体征

如果患者具有下列症状,可怀疑其有支气管扩张。

(1)反复肺部感染,迁延不愈,发作次数频繁,存在少量或大量脓痰,痰液可分层,病程可持续数年;可具有胸痛或呼吸困难。

(2)非老年患者,反复咯血病史,可伴有或无支气管反复感染,有时咯血量偏大。

(3)结核病史产生较大量的咯血。

(4)局限的肺湿啰音,可有缓解期及持久存在,可伴管状呼吸音或哮鸣音。

支气管扩张的症状及体征相对具有非特异性,仅为临床进一步诊疗参考依据。怀疑具有支气管扩张的患者可进一步行其他检查。

(二)胸部影像学检查

胸部 X 线片为肺部疾病初步筛选的影像学方法,但对于支气管扩张诊断价值有限。X 线片表现不典型,大部分见到的是肺纹理增多、紊乱,不能确定病变的程度和范围,病变轻微则表现无特殊。在过去,支气管造影是确诊支气管扩张较好的方法,但其为一创伤性的检查,操作复杂,有一定的并发症发生率,目前已基本被大部分医疗单位淘汰。普通螺旋 CT 对于支气管扩张的诊断具有一定作用,但敏感性仍不高。在普通螺旋 CT 扫描检查中,可表现为局部支气管血管束增粗、肺纹理紊乱、条索状影和局限性肺气肿等,经 HRCT 证实这些部位的异常影像为支气管扩张的不同表现。因支气管扩张的患者往往在急性期出现肺内炎症、咯血引起肺泡内积血等,螺旋 CT 仅表现为肺组织急性渗出性病变,容易掩盖支气管扩张形态学影像表现而不能确诊,HRCT(高分辨 CT)具有准确、便捷、无创的特点,逐渐成为支气管扩张诊断的金标准。一般认为,HRCT 诊断支气管扩张的假阳性及假阴性为 2% 及 1%。主要的诊断依据包括:支气管的内径比相邻的动脉粗,支气管的走行没有逐渐变细,在肺外侧带靠近胸膜的 $1\sim2$ cm 内,可见到支气管。在几项研究当中,HRCT 上肺及支气管的形态学改变与肺功能的变化及肺动脉收缩压的改变是相近的。有条件的单位可做 CT 三维重建,从不同的角度证实支气管扩张,更具有形象性。

柱状扩张的支气管如平行于扫描方向,可显示支气管壁及管腔含气影,呈分支状"轨道征";在横断面 CT 扫描上,扩张的支气管壁即支气管内气体。与伴行的肺动脉的横断面组合形似印戒,称为"印戒征";扩张的支气管走行和扫描平面垂直或斜行时则呈壁较厚的圆形或卵圆形透亮影。囊状扩张表现为大小不等的囊状,多聚集成簇,囊内可见气液平面。混合型扩张兼有柱状扩张和囊状扩张的部分特点,形态蜿蜒多变,可呈静脉曲张样改变。

随着 CT 的广泛应用,我们可以随访支气管扩张的不可逆现象。Eastham 等人提出了一种新的支气管扩张的分级方式,共分三个级别。①支气管扩张前期:由于长期反复感染,HRCT 可以显示出非特异性的支气管管壁增厚的表现,但无管腔扩张。②HRCT 支气管扩张期:HRCT 可显示支气管扩张,但无囊状或柱状的典型改变。在这一期间进行随访。如果 2 年后仍然显示支气管扩张,则病变视为不可逆。③成熟支气管扩张:如 HRCT 影像在长时间没有缓解,则为成熟的支气管扩张。这时影像学显示典型的支气管扩张的改变。此分级关注了支气管扩张在发病初期的表现,具有一定价值。

随着应用增加,MRI 也获得了与 CT 相近的结果。但限于对比性不如 CT,MRI 在支气管扩张诊断中的应用较少。

(三)纤维支气管镜检查

纤维支气管镜为比较重要的一项检查,在支气管管腔阻塞的成因及病变定位方面具有较大的作用。具体包括下面几点。

(1)支气管镜可了解支气管管壁的损害程度,为手术方案提供参考依据。如支气管管壁明显受累,溃疡,瘢痕形成,则应选择较为正常的支气管作为手术切除及缝合的部位。

(2)如患者咳痰较多,引流欠佳,支气管镜可了解具体咳痰部位,确定合适的引流部位,并吸除痰液或痰痂,使肺通气好转。同时可留取痰液及分泌物标本,由于从深处采集样本,避免了口腔菌群污染,得到的细菌培养结果更加准确。

(3)可明确支气管阻塞原因。支气管镜可明确支气管内有无肿瘤、息肉、异物、肉芽肿形成、外压性狭窄。部分异物在 CT 上难以显影,通过支气管镜可直接发现。CT 显示部分支气管狭窄改变,应进一步进行纤维支气管镜检查。

(4)部分支气管腔内病变可通过支气管镜治疗。肉芽肿形成可通过支气管镜烧灼使管腔通畅,异物可通过支气管镜取出。可通过支气管镜注入药物,使药物在局部发挥更大作用。

(5)部分咯血的患者可明确出血部位,为支气管动脉栓塞术或肺部手术提供依据,便于栓塞出血血管或切除病变肺组织。支气管镜检可见管腔开口血迹,部分可见活动性出血。大咯血的患者可在咯血间歇期进行检查。栓塞术后或手术后行支气管镜可检验治疗的效果。

(四)其他检查

支气管扩张的肺功能通常表现为阻塞性通气功能障碍,并可能有气道高反应性的证据。在术前,行肺功能可了解是否耐受手术,为手术方案提供依据。术后行肺功能可评估治疗的效果。部分咯血患者行肺功能时会使症状加重,不能或不敢尽力听从指令,致使检查不能进行或数据不真实。这部分患者可进一步应用血气分析辅助评估肺功能情况。

在咳痰较多的患者中,痰培养为应用抗生素提供了重要的依据。在脓性的痰中可能难以找到细菌。流感嗜血杆菌及铜绿假单胞菌是最常培养出的细菌。细菌的菌种变化可能与疾病的严重程度相关。在病情轻的患者,痰培养经常无细菌。在病情较重的患者痰液培养出流感嗜血杆菌,在病情最严重者则为铜绿假单胞菌。其他常见的菌属包括肺炎链球菌、金黄色葡萄球菌、副流感嗜血杆菌等。值得注意的是有时会培养出结核菌,非结核属分枝杆菌,以及真菌。针对病原菌应用有效的抗生素显得尤为重要。

肺通气/灌注检查有助于了解病肺血流灌注情况,对手术切除的范围评估有帮助,无血流灌注的病变肺组织切除有助于改善肺功能。

七、治疗

支气管扩张患者病因、症状各不相同,病情有轻有重,病变部位多变,部分患者亦可合并其他疾病。故支气管扩张患者的治疗需因人而异,充分考虑患者个体病情的前提下,制订合理的治疗计划。

(一)一般治疗

支气管扩张的患者因咳嗽咳痰症状较多,可影响饮食及睡眠,通常营养条件较差,积极改善营养可为内科及外科治疗创造自身条件。有吸烟习惯的患者必须戒烟。适量运动,呼吸功能锻炼对于支气管扩张患者延缓肺功能损失也具有一定的作用。居住及工作环境空气清新能够减少呼吸道刺激,可能会减轻症状,避免感染发生或加重。

(二)内科治疗

多数情况下内科治疗为支气管扩张患者首先进行的治疗方式。在支气管扩张的内科治疗中,总的目标是阻断感染-炎症反应的循环,阻止气道的进行性损伤,改善症状,阻止恶化,从而提高生活质量。除此之外,寻求并去除支气管扩张的病因也是非常重要的。部分病因如免疫缺陷、遗传病所致支气管扩张只能够保守治疗。

有效清除气道的分泌物是支气管扩张治疗的关键环节之一,可避免痰液滞留于气道,使黏液栓形成,从而引起细菌定植,反复感染和炎症。多年来发明了许多使分泌物排出的物理疗法,包括体位引流,震荡的正压呼气装置,高频率的胸廓敲击,在一定程度上对于气道分泌物清除有效。呼吸肌的锻炼能够改善患者运动耐量及排痰能力,从而改善生活质量。有研究证明利用生理盐水进行雾化对于稀化痰液、清除气道分泌物是有效的,虽然比较药物来说,作用相对较小。

许多患者具有气道阻塞、气道高反应性,并对支气管扩张剂具有较好的反应,临床上支气管扩张剂如β受体激动药,短时效的抗胆碱药经常用于支气管扩张的处理当中。大部分能够达到预期的效果,进一步需要相应的随机对照的临床试验支持。目前尚没有明确的证据证明应用类固醇激素抗炎对于支气管扩张有显著的疗效。最近的小样本的临床实验证明,在支气管扩张的患者中应用抗胆碱酯酶药,可有效改善咳嗽、脓痰及呼吸急促的症状。

抗生素不仅用于感染加重的时期,而且也用于抗感染后维持的治疗,我们应该了解不同的患者具有不同的细菌定植谱,同一患者在不同时期可感染不同的细菌,有的患者还具有多重感染,故根据情况需要应用不同类型的抗生素。痰培养及细菌药敏试验,对于抗生素的应用具有指导意义。应当指出让患者咳出深部的痰,并且重复培养结果,对于治疗的指导意义更大。在经验性治疗当中,应用针对铜绿假单胞菌、金黄色葡萄球菌、流感嗜血杆菌敏感的药物通常对于患者具有较好的疗效。研究证明一个14天疗程的静脉抗生素治疗改善了患者的症状,咳痰量,炎性指标,虽然没有改善一秒率及用力肺活量,但对生活质量改善帮助较大。有学者研究了应用雾化吸入抗生素的作用,证明在抗感染方面有一定的疗效,但是支气管痉挛也有一定的发生率。一般情况下,如痰为脓性且较黏稠,可应用针对致病菌的广谱抗生素联合稀释痰液的药物,最少1~2周,至痰液性状发生改变。痰呈黄绿色的考虑可能存在铜绿假单胞菌感染,抗生素需选择覆盖假单胞菌的药物。支气管扩张如未去除病变部位为终身疾病,易反复感染,一般主张治疗至痰液转清,症状基本消失,病变稳定即可,不必长期用药。

(三)外科治疗

循证医学方面的研究显示关于支气管扩张的外科治疗尚无随机对照临床研究证据。随着对疾病认识的不断加深及支气管扩张治疗内科的规范化,支气管扩张的内科疗效不断提高。从西方国家的统计数据可看出这种趋势。来自Ruhrlandklinik医院的统计,需要手术治疗的支气管扩张占总数的18.3%,只占支气管扩张的一小部分;在Mayo Clinic医院,需手术治疗的比例为3.9%。但从数十年的外科实践经验来看,手术能够明确消除病变部位,从而改善症状,控制病变进展,解除由于支气管扩张病变引起的生命威胁。因此,手术是支气管扩张的重要治疗方法。支气管扩张的病因不同,病变严重程度及部位各异,手术方式也不尽相同。以病变为导向,支气管扩张的手术治疗涵盖了肺外科手术的多种手术方式,包括各种肺段切除、肺叶切除乃至联合肺段切除、肺叶切除及肺移植。根据症状、病变部位、影像学表现而采取的外科治疗手段不尽相同。

1.手术适应证及禁忌证

外科手术的目的为消除病变,改善患者的生活质量,防治支气管病变可能导致的并发症。文献统计的手术适应证包括反复而局限的支气管扩张合并呼吸道感染,持续脓痰排出,长期慢性咳嗽,上述症状对于内科保守治疗无效,故通过外科途径消除病变。我们认为根据支气管扩张手术的目的分为以下3类手术。

(1)为了消除症状进行的手术:支气管扩张常常合并呼吸系统的症状,如长期反复干性咳嗽,反复呼吸道感染,持续脓痰排出,对于内科治疗效果不佳或不愿长期服用药物的患者来说,如病变部位局限,外科手术是一个比较好的选择。手术可切除病变部位,达到根治的目的。

(2)为了处理合并病变进行的手术:如存在明确的由支气管扩张引起的并发症,可判断合并疾病是否能通过手术解决。可见于下列情况:如支气管扩张合并局限性肺脓肿;支气管扩张产生反复肺部感染,可合并脓胸;长期慢性感染者,肺组织破坏明显,局部存在肺不张、肺纤维化,肺通气减少,肺内分流增加,通气血流比改变,甚至形成毁损肺;支气管异物阻塞及肿瘤阻塞支气管可造成支气管扩张,支气管扩张患者肺内存在结核球、曲霉球。上述情况手术可通过消除病变达到治疗支气管扩张及合并病变的目的。

(3)为了解除生命威胁进行的手术:支气管扩张重要的症状包括咯血。咯血量的多少与影像学或其他症状的病情并不平行。少量咯血后,血块阻塞较大的气道或出血弥散分布于各支气管,严重影响肺换气,有生命危险。一次性咯血量达1 500~2 000 mL可发生失血性休克。支气管的咯血常反复发生,常常引起患者的重视。手术可通过切除出血部位,解除生命威胁。有时咯血症状较重,其他治疗无效,需急诊切除病变部位。

手术禁忌证主要包括一般状况差,肺、肝、肾功能不全,合并疾病多,不能耐受手术;病变比较广泛,切除病肺后严重影响呼吸功能;合并肺气肿、严重哮喘、肺源性心脏病者。手术后病变仍有残留,考虑症状缓解不明显者,需慎重考虑是否行手术切除。

2.手术切除部位的设计

支气管扩张的外科治疗目的为尽量切除不可逆的支气管扩张病变,而尽量减少肺功能的损失。术前病变区域可见肺实变、损毁,对肺功能有影响,而健侧肺叶存在代偿作用,故切除病变肺组织,肺功能损失不大,并不影响患者术后日常活动。手术方式比较灵活,可根据病变决定手术部位,尽量切净病变。可按下列情况选择不同手术方式。

(1)有明显症状,肺部反复感染,肺组织不可逆损害,病变局限于一叶可行肺叶切除,局限于肺段者可行肺段切除。

(2)病变若位于一侧多叶或全肺,对侧的肺功能可满足机体需要,病肺呈明显萎缩、纤维化,肺功能丧失者,可做多叶甚至一侧全肺切除术。

(3)双侧病变者,在不损伤基本肺功能的前提下可切除所有或主要病灶。双侧多段病变者,两侧受累总肺容量不超过50%,余肺无明显病变,一般情况好,考虑能够耐受手术,则可根据心肺功能一期或分期切除。先行病变较重的一侧,待症状缓解及全身情况改善后行二期手术。分期手术者中间间隔时间应不少于半年,为肺组织功能代偿提供时间。一般认为术后10个肺段应当被保留。亦有文献报道支气管扩张分期手术后双侧肺仅剩余8个肺段也能维持生活。非局限者手术后可能症状缓解不明显,双侧手术指征宜从严掌握。

(4)大咯血患者如咯血部位明确,为挽救生命,即使其他部位仍有病变,可行咯血部位的切除。术前应尽量明确手术的范围。因急诊手术的并发症及病死率较高,有条件尽量在咯血间歇期做手术或止血后行择期手术。

(5)双侧病变广泛,肺功能恶化较快,内科治疗无效,估计存活时间不超过1~2年,年龄在55岁以下者,可以考虑行双侧肺移植手术。

3.手术时机

因支气管扩张是一种渐进性疾病,只要诊断确立,考虑肺组织病变已不可逆,患者未出现严重症状时即可进行手术,而不要等到出现大咯血、肺部毁损时再进行手术治疗。早期的手术治疗收效明显,并发症也相对较少。近年来对疾病认识加深,针对病原菌的抗生素逐渐增加,痰液引流充分,支气管扩张患者病变进展较慢,症状不重,对日常生活影响小,患者手术需求减少。因此根据患者自身情况,对症状的耐受性,影像学所示病变部位进行评估,确定手术时机。

4.术前准备

(1)术前常规检查包括血常规、生化、凝血功能等,行肺功能检查,血气分析。对于咳痰的支气管扩张患者,行痰培养及药敏试验。有选择性地行支气管镜检查明确病因、病变范围、支气管病变程度。

(2)进行呼吸训练及物理治疗,以增强活动耐力,改善肺功能。根据病变位置进行体位引流,应用物理震荡方法促进痰排出。

(3)营养支持对于促进术后恢复有重要意义。病程长,反复感染或咯血的贫血患者应给予输血及止血治疗。行支持疗法可增强机体对于手术的耐受性,促进术后恢复。

(4)在手术进行之前,应该有充分的内科药物治疗。术前有脓性分泌物者,选用适当抗生素控制感染,尽可能使痰转为稀薄黏液性。雾化吸入支气管扩张药物及口服化痰药物对于痰液排出具有一定效果。指导患者体位引流,使痰量控制在每天50 mL之内。考虑有结核存在,术前需规律抗结核治疗。患者病情平稳,可考虑手术。

5.麻醉及手术的注意事项

麻醉时应尽量采用双腔气管插管,以隔离对侧肺组织,使其免受病侧肺脓性分泌物的污染或防止术中病肺出血引起健侧肺支气管堵塞窒息。双腔气管插管也可帮助咯血者定位。有条件者可行术中支气管镜,明确出血部位。部分患者右支气管已变形,如何双腔管插到位是一个考验。对于术中分泌物较多的患者,挤压病肺会在气管中涌出大量脓痰。术中可准备两套吸引器,一套用于手术台上,另一套用于麻醉师随时吸净气道分泌物。麻醉师与手术者配合,必要时停止手术步骤,先清理气道。手术可尽量先暴露钳夹或缝闭支气管,以免血或脓液内灌,然后处理各支血管。病变支气管钳夹后,气管中分泌物及出血大幅度减少,如持续分泌物或血排出,需注意其他部位病变。有时痰液比较黏稠不易吸除,术中气道堵塞,血氧饱和度下降幅度较大,手术风险加大。

由于存在肺部感染,病变常常累及胸膜,粘连紧密,存在体-肺血管交通支,分离粘连后胸壁上可见搏动性小血管出血,应注意止血彻底。术后可能渗血较多,应密切观察引流量。注意肺血管的解剖部位常发生异常,术中支气管动脉周淋巴结钙化,血管及支气管不易暴露。支气管扩张患者的支气管动脉一般都变得粗大甚至发生扭曲,直径可达 5~6 mm,所以应将其分离出来单独处理,或支气管旁的软组织全部缝扎。支气管扩张常有增生血管和异常血管,注意辨认。在剥离肺与胸腔粘连时,应尽量靠胸腔侧分离,以避免肺损伤,造成肺内脓性分泌物污染胸腔。导致胸腔感染和脓胸少见的肝顶棘球蚴囊肿破入支气管,引起胆道支气管瘘,而导致的支气管扩张,因胸腔广泛粘连,肺组织炎症反应重,手术难度大、出血多,可选择肝顶棘球蚴残腔引流术。

6.支气管扩张合并大咯血的手术处理

支气管扩张合并大咯血的出血来源动脉主要为支气管动脉。病变的血供比较复杂。解剖学研究表明右支气管动脉主要起源于右肋间动脉(48.85%)及降主动脉(47.48%),左支气管动脉主要起源于降主动脉(97.84%)。左右支气管动脉主干起源于降主动脉,以前壁最多(74.03%)。支气管动脉起源亦存在较大变异,异位起源包括锁骨下动脉、膈下动脉、甲状颈干、胸廓内动脉等。其中异常起源的胸廓内动脉,可发出迷走支气管动脉及交通支向支气管供血。异常支气管动脉归纳为:①主干型。支气管动脉主干及分支均扩张增粗,周围分支稀少。可见造影剂注入后呈云雾状外溢,出血量大,支气管壁可附着造影剂而显影。②网状型。支气管动脉主干及分支均扩张增粗,有双支或多支支气管动脉向同一病灶供血,构成血管网,造影剂经不同的血管注入均有外渗现象。③多种动脉交通吻合型。肺外体循环参与病变区供血,并与肺内支气管动脉沟通。多见于病变时间长,胸膜粘连明显者。

支气管动脉来源于体循环,血流压力高,出血后不容易止血。大咯血的准确定位主要依靠术前的HRCT 及支气管镜,HRCT 可见出血病肺广泛渗出,支气管镜可见出血痕迹,有时可直接看到血液自支气管某分支引出。如患者出血量大,各级支气管可能被血液掩盖,无法判断出血部位,虽在术中可见病肺存在出血斑、病肺淤血等情况,定位仍然欠准确。Baue 等认为:单侧肺支气管扩张病变超过 1 个肺叶时,如术中切除病变明显的 1 个或 2 个肺叶后,开放支气管残端检查该肺余肺支气管仍有出血来源,术前检查及术中探查不能判断出血来源于哪一具体肺叶时,可以做一侧全肺切除以挽救生命。有条件者尝试行术中支气管镜或可找出出血的部位。

大咯血时手术病死率及并发症明显提高,故越来越多的学者达成一致即手术应该在大咯血的间歇期进行,在咯血停止或病情稳定时手术。但若大咯血危及生命时应急诊手术。双腔气管插管能够隔离病变肺,保护正常肺组织,为下一步处理争取时间。但因隔离气囊压力偏低,出血量大时仍可进入对侧支气管,气道分泌物及出血潴留,对侧肺的通气仍受影响。有研究证据表明咯血时行支气管动脉栓塞为有效的治疗方法,施行快,并发症低。但在非活动性出血的时期出血血管被血凝块堵塞,有时造影无法明确具体的出血血管,影响栓塞的成功率。血管内栓塞术术者的操作水平、介入诊疗设备的好坏、栓塞材料的选择、血管栓塞的程度、病变的病理生理特点及栓塞术后的治疗对手术效果均存在不同程度的影响。结合我国国情,有条件且有经验开展支气管动脉栓塞的单位有限,主要集中在大中型城市的三甲医院,介入治疗的经验及水平不等,所以在咯血期间行手术治疗成为可选择的一种方案。

根据经验,当支气管扩张患者出现危及生命的大咯血,非手术治疗手段无法应用或无效时,可考虑急诊手术。行双腔气管插管,轮替行单肺通气,分别经开放侧气道吸除出血,仔细观察,如一侧刚吸净积血后仍然持续有血自气道涌出或可持续吸引出血液,而对侧吸净残血后不再有血吸出,则可确定该侧为出血侧,选择该侧进行开胸手术探查。进入胸腔后分别依次阻断各叶支气管,该侧气道持续吸引,如不再出血,可确定出血来自阻断支气管所在肺叶,由此可控制出血并进行肺叶切除。总之,支气管扩张合并大咯血病情凶猛,需要判断准确,迅速决策,如决定手术,需手术医师及麻醉师密切配合,才能提高抢救的成功率。

7.支气管剔除术治疗支气管扩张

20世纪90年代中期,有学者开始进行支气管剔除术治疗支气管扩张,并取得了良好的效果。有研究表明,组织解剖学上,相邻肺泡隔上有1～6个肺泡孔(Cohn孔),当年龄增大或支气管阻塞时,肺泡孔数目增多,借此肺泡孔建立旁路通气,此外,细支气管肺泡间Lambert通道和细支气管间的侧支通道也参与旁路通气的建立。所以。单纯剔除肺段支气管支而保留所属肺组织,只要有旁路通气来源,就可以部分地保存这部分肺组织的气体交换功能。支气管剔除术有以下优点:切除了病变不可逆的病理支气管,消除了产生症状的根源,保存了病变支气管区域的健康肺组织,通气功能损失少,最大限度地保存了肺功能。肺组织膨胀后基本无残腔,减少术后健肺代偿性肺气肿。术中首要的问题是准确定位病变支气管。首先探查肺表面着色情况,着色差异不明显时应将肺充气膨胀后摆至正常解剖位置,可用手轻触摸,了解支气管走行,在拟定切除的肺段支气管的肺表面沿支气管走行方向切开肺胸膜,然后固定该支气管,钝性分离该支气管表面的肺组织,暴露该支气管。支气管暴露后,应予以探查以进一步证实,如果为柱状扩张,该支气管呈不均匀纤维化,触摸时支气管壁增厚,硬度增加,弹性下降,且不均匀呈节段性;如果为囊性扩张,则可见多个串状分布的支气管囊壁柔软呈葡萄状,囊腔内可见脓痰溢出,囊腔可与肺组织紧密粘连。对于囊性支气管扩张,注意术中吸引,保持术野清晰。可选择从肺段支气管中间部分开始,更利于定位的操作。遇较大的血管和神经跨越支气管时,可在中点处切断肺段支气管,将支气管由血管或神经后方穿出后继续钝性剥离。剥离至远端时,支气管自然离断,断缘不必处理。必要时可嘱麻醉师加压通气,见余肺段膨胀良好,切断病变肺段支气管,残端全层间断缝合。远端肺段支气管管腔内可置入细导尿管接吸引器吸净腔内分泌物,行管腔内消毒,然后用组织钳夹住并提起远侧支气管断端。沿支气管外壁钝性加锐性剥离,将支气管从肺组织内逐步剔除,当剥离到其分支无软骨成分的小支气管处时,钳夹切断小支气管。更远的细小支气管结扎后留于肺组织内。注意剔除支气管时应剥离至近端见正常支气管为止。整个剔除过程中注意保护好肺段肺动脉、肺静脉。手术完成后请麻醉师加压使肺复张,可见已剔除支气管的肺段膨胀。如部分肺段无法膨胀,应寻找原因,必要时进一步处理。最后缝合支气管残端,闭合切开的肺创缘。从理论上考虑,缺少支气管的肺组织仍可能引流不畅,根据实践经验,保留下来的肺组织仍有扩张和回缩的能力,无感染、化脓,具有肺的通气换气不受影响的优点。我们认为柱状支气管扩张较为适用于支气管剔除术,但这种手术在保证支气管附近的肺组织无病变的情况下,如肺组织纤维增生,损毁明显,不宜行支气管剔除术。

8.胸腔镜支气管扩张的治疗

电视辅助胸腔镜手术应用广泛、进展迅速,已有部分研究证明胸腔镜应用于支气管扩张会带来益处,其创伤小、恢复快、疼痛轻、并发症少及心肺肝肾功能影响小等明显优点得到一致的认可。目前,胸腔镜肺叶/肺段切除作为治疗支气管扩张的方法之一是安全的,由于粘连严重或肺门结构不清,解剖困难,部分患者不得已中转开胸进行手术治疗。如考虑感染不重,胸腔内粘连局限或无肺门淋巴结的粘连钙化,胸腔镜手术可作为一个选择。

如非广泛、致密的粘连,可耐心应用胸腔镜辅助,电凝或超声刀松解胸膜粘连。胸腔镜有放大作用,可以更细致地显示手术部位的解剖细节,通过吸引器的配合,较易发现在松解粘连后的胸壁出血或肺表面持续出血,从而及时处理;另外,胸腔镜的镜头在胸腔内可自由变动角度,视野覆盖全胸膜腔,对于胸膜顶或肋膈角等开胸手术不易分离的粘连松解有较大的帮助。如探查发现胸膜腔广泛粘连,肺与胸壁间血供交通支形成,或肺表面覆有明显的纤维板,各切口之间均无良好的空间供器械操作,或可能分离后出现肺的广泛漏气及出血,此时选择常规开胸手术较为合适。

慢性炎症反应导致肺门部淋巴结肿大,支气管动脉扩张增粗,肺门结构周围间隙不清,这些都会增加全胸腔镜手术的难度。此时要求术者了解支气管以及动静脉所在方位,正确进行解剖。对增粗的支气管动脉或变异增生的血管要及时处理,避免不必要的出血和视野由于出血而模糊。处理时可使用钛夹或超声刀,对于细小的血管可直接电凝。对于操作路径上的淋巴结,尤其是血管、支气管闭合部位的淋巴结必须去除,否则影响下一步操作,这些淋巴结或由于急性炎症反应,质地脆,易破并导致出血。或由于慢性反应机化,与血管、支气管粘连致密。可在肺根部从近心端游离淋巴结,并将淋巴结推向要切除的病肺。对周围有间隙的淋巴采用电钩游离。对粘连致密的淋巴结从主操作孔伸入普通剥离剪进行锐性解剖。如遇到腔镜不易解决的困难应及时中转开胸,暴露充分,在直视下处理。

9.肺移植治疗支气管扩张

对于严重的支气管扩张,肺移植是一个可以考虑的选择。这种方法更适合肺囊状纤维化的患者,在非肺囊状纤维化的患者中,相关的研究资料较少。在一个描述性的研究当中,患有肺囊状纤维化及非囊状纤维化的患者的生存率及肺功能是相似的。对于咳痰较少的患者,病变不对称的非囊状纤维化的患者当中,行单肺移植可预期结果较佳。

八、预后

支气管扩张病情波动大,部分患者症状重,围术期的病死率是比较高的。根据大组研究的统计,围术期的病死率为1%～9%。在有低氧血症、高碳酸血症、范围较广病变的老年患者当中,对于手术的耐受性较差,病死率也相应增高。

在无抗生素的时代,支气管扩张的自然病死率大于25%。在目前有了较好的抗生素治疗后,支气管扩张的预后有了明显改善。只有小部分患者的病情迅速进展。结核引起的支气管扩张预后稍好,而遗传的囊性纤维化,病死率最高。儿童时期所患支气管扩张,在目前的治疗条件下,能够存活很长时间。手术的效果各家报道不一,在无手术并发症的前提下,大部分患者能够从手术中获益。在一个病例对照研究当中,在随访期间,71%的人无症状。术后1年肺功能与术前相比,FVC、FEV_1无显著差异,尽管切除部分正常肺,因切除部分对肺功能影响很小,术后余肺易代偿,从而保证生活质量。在另一项回顾性的分析中,85.2%的患者接受了病变的完全切除,67%的患者症状完全缓解,25.7%的患者症状有改善。即92.7%的患者从手术中获益。作者得出结论,外科治疗支气管扩张具有较好疗效。

外科治疗对于有选择的患者,通过充分的术前准备,详细地制定手术方案,可得到较好的收益。进一步改善预后需要对发病机制的深入了解,以及早期预防疾病的发生。

(刘炳礼)

第八节　肺部良性疾病

一、支气管扩张的外科治疗

(一)胸部解剖

胸部解剖见图6-1。

(二)病史采集

1.症状

咳嗽、咳痰、咯血、肺部感染及全身慢性感染和中毒症状。

(1)一般病程均较长,有的往往在青年时期和幼年时期即有呼吸道感染、咳嗽史,反复发作,时轻时重,经久不愈。

(2)咳嗽常并有黏稠痰。在感染加重时常为脓性痰,有腥臭,量较多。

(3)咯血,可反复咯血或突然大量咯血。咯血量的多少与支气管扩张病变的范围并不一致。临床上也可见到无明显症状与体征而突然大咯血的病例,称之为"干性支气管扩张"。反复发作的支气管感染可导致肺部感染,有高热、胸痛、咳嗽加剧、脓痰增多,也可再度引起咯血和全身中毒症状及营养不良、食欲缺乏、贫血、虚弱,甚至影响发育。

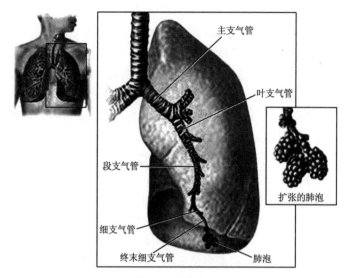

主支气管

叶支气管

段支气管

扩张的肺泡

细支气管

终末细支气管

肺泡

图 6-1　胸部解剖

2.既往史

既往是否有肺部其他疾病史,例如:结核病、呼吸道感染病史,是否与本次疾病相关等。

3.手术史

既往手术病史。

4.过敏史

与本次手术前、后用药相关的药物过敏史。

5.传染病史

有无传染性疾病及与传染病患者接触史。

(1)完善并管理基本的医疗记录,学会从医疗记录中提炼出与疾病的诊断、治疗相关的信息。

(2)书写处方、医嘱、诊断书、死亡诊断书、转诊材料以及其他证明材料。

(三)体格检查

注意患者生命体征:体温、血压、呼吸、脉搏。

1.视诊

注意患者是否有消瘦,注意患者是否有杵状指(趾)、肺性骨关节病变,有无发绀。

2.触诊

气管是否居中,胸廓运动是否减低。

3.叩诊

胸部是否有浊实音。

4.听诊

典型的支气管扩张患者,往往在肺部的同一部位有反复感染,可在患处听到粗大的痰鸣音与湿啰音,咳嗽后可以减轻或消失。

(四)辅助检查

1.一般检查

(1)化验检查:血常规、尿常规、肝功能、肾功能、血糖、离子、肝炎病毒、凝血、HIV＋TPPA＋RPR。

(2)物理检查:胸部正侧位片、心电图。

胸部正侧位片:可无异常表现或仅表现为肺纹理增强。蜂窝状影像是支气管扩张的典型表现,有时蜂窝内可见液平。

2.特殊检查

(1)化验检查:①痰液检查,应留取晨间痰液做细菌学检查并进行培养,以便确定主要感染菌种及敏感抗生素的选用,以提高疗效。②血气分析,明确肺部换气及通气功能,为手术作准备及指导。

(2)物理检查:胸部 CT、支气管碘油造影、纤维支气管镜检查、食管镜检查等。肺功能检查:明确肺脏通气功能,为开胸手术必备的术前检查。

(3)胸部 CT:支气管扩张的形态分柱状、曲张状和囊状支气管扩张 3 种。3 者常混合存在。①圆柱状支气管扩张:支气管管壁增厚,管腔扩张。在 CT 图像上,当支气管水平走行时呈"双轨"征象;垂直走行时则为厚壁环形,扩张的环形支气管有伴行的圆形小动脉依附,此即"印戒征",是支气管扩张的特异性征象。②曲张样支气管扩张:与柱状扩张相似,只是管径扩张更不规则,形似静脉曲张状或珍珠项链样;扩张的程度更大,不仅支气管的远端扩张呈棒状,常整个支气管,包括近端也扩张。③囊状扩张:支气管管壁增厚,管腔远端囊状膨大。成簇的小囊腔呈葡萄珠样,合并感染时其内可出现气液平、管壁增厚及肺不张。

(4)支气管碘油造影:是诊断支气管扩张最可靠的方法,可以显示支气管扩张的部位、范围及病变的类型和程度,并对外科手术治疗方案的制订有重要的参考价值。但支气管造影给受检者造成的痛苦太大,所以这种方法作为常规检查已经被 CT 取代,仅在高选择性外科手术前才保留应用。

(5)纤维支气管镜检查:对咯血来源不明及支气管肿瘤的鉴别可起主要作用。可通过支气管镜吸除积痰,减轻阻塞,并可取痰标本做细菌培养及药物敏感试验,以便选择抗生素药物。经支气管镜也可注入造影剂行局部选择性造影检查,效果良好。支气管造影已确诊为支气管扩张的病例,也可以不必做支气管镜检查。

(6)食管镜检查:对下叶支气管扩张的患者,尤其在有呛咳症状时,应注意有食管、支气管瘘的可能。如有可疑,应进行食管镜检查。

(五)外科治疗

1.手术指征

(1)病变局限于一段、一叶或多段者,可行肺段或肺叶切除术。

(2)病变侵犯一侧多叶甚至全肺,而对侧肺功能良好者,可行多叶甚至一侧全肺切除术。

(3)双侧病变,若一侧肺的肺段或肺叶病变显著,而另一侧病变轻微,估计痰或血主要来自病重的一侧,可行单侧肺段或者肺叶切除术。

(4)双侧病变,若病变范围总肺容量不超过 50%,切除后不至于严重影响呼吸功能,可根据情况一期或分期行双侧手术。一般先进行病重的一侧。分期间隔时间至少半年。

(5)双侧病变范围广泛,一般不宜做手术治疗。但若反复大咯血不止,积极内科治疗无效,能明确出血部位,可考虑切除出血的肺脏以抢救生命。

2.手术步骤(以右肺下叶切除术为例)

(1)麻醉方式:全麻,要选用双腔支气管导管。

(2)体位:侧卧位。

(3)切口:后外侧切口。

(4)手术具体步骤:同正常肺叶切除术。

(5)支气管扩张有时合并隔离肺,在断下肺韧带时要注意发自胸主动脉或腹主动脉的异常血管存在的可能性,以预防因损伤这类血管而发生不可控制的大出血的可能。

(6)支气管扩张症:患者的支气管动脉一般都变得粗大甚至发生扭曲,在处理时应解剖、分离后进行结扎或缝扎,以防止术后出血。

3.手术并发症及处理

(1)术后咯血:多由于胸腔内其他病灶出血造成,可予以保守治疗,如果无效,可在恢复后根据恢复情况再次确定出血位置后,再次手术治疗。

(2)术后胸腔内出血:多由于粘连严重造成,予以保守止血治疗,并注意观察胸引变化,如果符合进行性血胸的标准,应该行开胸探查术。

（3）肺不张和肺内感染:加强胸外科术后护理及恢复工作,合理有效应用抗生素。

（4）脓胸:根据胸引的量和形状及全身状态,注意是否有脓胸的发生。一旦发生脓胸,有效的抗生素应用及充分的胸腔内引流是必要的,可根据情况行胸腔内冲洗。

二、肺大疱

（一）胸部解剖

见图 6-2。

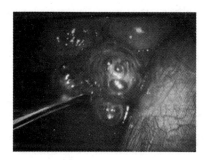

图 6-2　肺大疱

（二）病史采集

1.症状

包括:①较小的、数量少的单纯肺大疱可无任何症状,有时只是在 X 线检查时或因其他疾病作剖胸术时偶然发现。②体积大或多发性肺大疱可有胸闷、气短等症状。③大疱破裂并形成自发性气胸时,患者会突然发生气急、咳嗽、呼吸困难或有与心绞痛相似的胸痛;④继发感染少见,亦很少并发咯血。

2.家族史

是否有家族史及家庭聚集情况。

3.既往史

是否有与本疾病相关疾病,以前是否发生过气胸等。

4.手术史

既往手术病史。

5.过敏史

与本次手术术前、术后用药相关的药物过敏史。

6.传染病史

有无传染性疾病及与传染病患者接触史。

（三）体格检查

注意患者生命体征:体温、血压、呼吸、脉搏。

较小的、数量少的单纯肺大疱可无明显异常体征,或呈现与慢性弥漫性阻塞性肺部疾病相关的体征。巨大的肺大疱出现大疱破裂并形成自发性气胸时,可有发绀,气管向健侧移位,患侧叩诊呈鼓音,听诊呼吸音消失。

1.视诊

注意患者是否有呼吸急促、用力呼吸或呼吸浅快等征象。

2.触诊

气管是否居中,胸廓是否饱满。

3.叩诊

是否有鼓音或过清音。

4.听诊

有无呼吸音减弱或有无啰音。

(四)辅助检查

1.一般检查

(1)化验检查:血常规、尿常规、肝功能、肾功能、血糖、离子、肝炎病毒、凝血、HIV＋TPPA＋RPR。

(2)物理检查:胸部正侧位片、心电图。

胸部 X 线是诊断肺大疱的主要方法。表现特点是肺透亮度增强,有大小不等、数目不一的薄壁空腔。肺内肺纹理稀少或仅有条索状阴影,肺大疱周围有受压致密的肺组织。大的肺大疱可看上去类似气胸,鉴别困难。但后者透亮度更高,完全无肺纹理,且肺组织向肺门方向压缩,弧度与肺大疱相反。

2.特殊检查

(1)化验检查:血气分析,重症患者血气分析发现动脉血氧分压下降,二氧化碳潴留,血氧饱和度降低等。明确肺部换气及通气功能,为手术作准备及指导。

(2)物理检查:胸部 CT、肺功能检查。①胸部 CT 是有效的鉴别诊断方法,可减少肺大疱在立体位的重叠影,能显示大疱的范围,有助于与气胸的鉴别诊断。②肺功能检查可出现肺容积扩大,残气量增加,第一秒用力呼气容量和最大通气量下降,阻塞性通气功能障碍。明确肺脏通气功能,为开胸手术必备的术前检查。

(五)治疗

1.手术指征

(1)肺大疱体积大,占据一侧胸腔的 70%～100%,临床上有症状,而肺部无其他病变的患者,手术切除肺大疱,可以使受压肺组织复张,呼吸面积增加,气道阻力减低,通气量增加,动脉血氧饱和度增加,呼吸困难症状缓解和改善。

(2)对反复并发自发性气胸或继发感染的肺大疱患者,应考虑外科治疗。

2.外科治疗

(1)肺大疱切除术:手术要点是切开肺大疱后,仔细缝合漏气部位。部分切除多余的疱壁,缝合边缘。对较小的肺大疱可作缝扎或结扎术。对双侧肺大疱可根据患者情况采用分侧切除或双侧开胸一次完成双侧手术。有人在切除肺大疱后同时做壁胸膜剥除术或应用其他使肺与胸壁粘连的方法促进粘连,防止自发性气胸复发。有条件的可经电视胸腔镜行肺大疱切除术。如果切除肺大疱后已无正常组织,也可根据患者呼吸功能情况考虑做肺叶切除术。

(2)肺大疱外引流术:用于对开胸危险性极大的肺大疱患者作为暂时或长远的治疗方法。在大疱最紧靠胸壁处切除 2.5 cm 一段肋骨,在壁胸膜完整的情况下将缝线同时穿过壁胸膜和大疱壁作荷包缝合。插入带气囊的软胶管。充满气囊,牵拉引流管使大疱壁与胸壁紧贴后,妥善固定引流管。若并有气胸,应同时安放胸腔闭式引流管。并加强抗生素治疗。需要引流的时间远长于肺大疱切除术后。

(3)肺大疱合并自发性气胸:可以经胸穿、胸腔闭式引流或胸腔镜行肺大疱切除、肺大疱结扎以及胸膜粘连术而治愈。

(4)VATS(电视胸腔镜)肺大疱切除术。

3.手术步骤(以肺大疱切除术为例)

(1)麻醉方式为全麻。

(2)体位取仰卧位。

(3)切口一般取后外侧切口,第 5 或第 6 肋间入胸。

(4)探查胸腔,有无粘连,有无积液,有无包裹,肺大疱的位置、大小、范围,有无其他肺部疾病。

(5)对较小的肺大疱,于其根部进行结扎或者封扎;对较大的肺大疱,仔细缝合修补底部的漏气肺组织,切除多余疱壁,然后包裹缝合修补。

(6)吸痰胀肺,无漏气,如果切除较小体积肺大疱,则留置下胸引一枚;如果切除较大肺大疱,胸腔内有较大残腔,则留置上下胸引各 1 枚。

(7)冲洗清点,逐层缝合胸壁。

4.手术并发症及处理

(1)术后胸引持续漏气:多由于术中缝合间距过大,或者由于修补周围肺脏有基础疾病,如肺气肿或者支扩肺纤维化,愈合时间会较长。保证引流通畅。

(2)术后肺脏膨胀不良:鼓励患者配合适当肺部运动,保证引流通畅有效,可有效预防术后肺脏膨胀不良。如果患者本身具有肺部疾病,肺脏顺应性差,则可能造成肺脏膨胀不良。

(刘炳礼)

第九节 肺真菌病

一、肺曲菌病

(一)定义

由曲菌引起的肺部感染叫作肺曲菌病,是肺部最常见的真菌感染,可为原发性吸入感染。曲菌属中最有致病作用的真菌为烟曲菌。

(二)病理和临床表现

肺曲菌病可分为 4 种类型。

1.急性支气管肺炎型

(1)患者吸入大量曲菌孢子后,菌丝在支气管黏膜表面生长并引起急性支气管炎,但炎症反应较轻。

(2)如果炎症播散到肺组织,能导致肺组织化脓坏死及肺炎,形成肺曲菌性肉芽肿、肺血栓形成或出血性肺梗死。

(3)患者的主要临床表现有咳嗽、咳痰、发热和乏力等。

(4)梗死的肺实质溶解后,形成肺空洞。

2.变态反应性曲菌病

对曲菌过敏的患者吸入大量曲菌孢子后,发生曲菌性气管支气管炎与变态反应。患者有发热、咳嗽、哮喘、乏力和咳出黄绿色脓痰等症状。胸部 X 线摄片检查显示肺部有短暂性及游走性浸润灶。痰液检查可发现烟曲菌。

3.腐生性肺曲菌球

(1)最常见于肺结核空洞内,也是肺曲菌病最常见的表现形式。

(2)曲菌菌丝在肺空洞内生长繁殖,菌丝与空洞内的血液成分及坏死组织碎屑纠缠而形成曲菌球或菌丝体。

(3)患者最突出的症状为反复咯血,有时发生致命性大咯血。咯血原因为与支气管沟通的肺空洞内的感染侵蚀支气管动脉或 Rasmussen 动脉瘤所致。

(4)在 X 线胸片和 CT 片上,肺曲菌球表现为肺结核空洞内有结节影,结节与空洞内壁之间可见"半月"形透光区;结节在空洞内的位置可随体位的变动而改变。

4.继发性肺曲菌病

有肺部慢性疾病的患者,在全身抵抗力降低时,肺部继发曲菌感染。

(三)诊断

1.X 线胸片和 CT 扫描

肺曲菌病多见于上肺尖后段和下肺背段,常继发于肺结核或其他慢性肺病,本身无特征性 X 线表现。

· 255 ·

如在 CT 片上发现肺空洞内有曲菌球和半月征,具有诊断意义。

2.痰培养

多次痰培养发现曲菌菌丝和孢子,可作为肺曲菌病的诊断依据。肺空洞未与支气管沟通或曲菌球内的曲菌已经死亡,痰培养为阴性。

3.气管镜检查

有咯血症状的患者,气管镜检查有时能发现出血部位;如果支气管黏膜有充血水肿、坏死、肉芽组织或息肉样组织,要取活检后病检找到曲菌菌丝或孢子,可明确诊断。

4.肺穿刺活检

肺空洞性病变位于肺周边部的病例,经皮肺穿刺活检发现曲菌,能诊断为肺曲菌病。

5.血清学试验

痰培养阴性的病例,如果临床诊断考虑为肺曲菌病,血清学试验具有一定程度的敏感性和特异性。

(四)治疗

肺血菌病的治疗应个体化,视具体病例而异。其自然病史变异很大,有些病例可自愈。但大部分患者的肺部病变长期存在,50%～80%有咯血。发生大咯血的危险性与病变大小、持续时间、合并症的类型以及既往有无咯血史无关。一旦有咯血,发生致命性大咯血的危险性约增加 30%。

1.内科治疗

一般而言,诊断明确、咯血症状不严重的肺曲菌病患者,应首先进行内科治疗。

(1)半坐位卧床休息。

(2)静脉补液、使用止血剂和抗生素。

(3)面罩吸氧和呼吸道湿化,可用镇咳药以及体位引流等。同时,要严密观察病情,警惕发生大咯血的可能性。对肺曲菌病,全身抗真菌药物治疗多无效。

2.外科手术

肺曲菌病肺切除术治疗,要正确评估和权衡肺部病变和肺切除之间的危险性。单纯肺曲菌病,咯血及手术风险较小;复合肺曲菌病的咯血和手术风险较高,宜考虑施行肺空洞造口术和转移肌瓣填塞肺空洞以及肺空洞内使用抗真菌药,有的还应进行支气管动脉栓塞疗法。

(1)肺切除术的适应证:①反复大咯血的患者或肺空洞合并曲菌球;②致命性大咯血的患者;③慢性咳嗽伴有全身症状者;④原肺部病变周围出现进行性浸润影者;⑤肺部有不明原因的肿块影者。

(2)肺切除术式:通常为肺段切除术和肺叶切除术,原则是要切除包括曲菌病病灶在内的全部不健康的肺组织,但极少有需要进行一侧全肺切除术的病例。

(3)复合肺曲菌病在术中可能遇到的手术技术上的困难有以下几种:①肺空洞周围有致密纤维性粘连;②胸膜腔内有广泛膜状或纤维条索状粘连,胸膜腔消失和肺裂内致密粘连,肺裂不清楚;③支气管动脉增粗并扭曲;④病变周围肺组织发生炎性纤维化;⑤脏层胸膜增厚;肺切除术后余肺不能充分膨胀,胸膜残腔难以消灭等。若胸膜残腔较大,可以用胸膜帐篷、全胸膜剥脱、带蒂肌瓣填塞或大网膜转移法减少或消灭残腔。在极个别病例,可进行胸廓成形术。

(五)术后并发症和疗效

肺曲菌病肺切除术的并发症发生率与患者的长期生存率,主要与手术病例的选择和术后处理有关。最常见的并发症为术后肺曲菌病广泛播散及继发细菌感染。复合肺曲菌病患者,术后 5 年生存率约 85%。患者常死于原有的肺部疾病。术后肺切除标本切缘有真菌侵袭的病例,要用抗真菌药治疗,预防肺曲菌病播散。

二、肺放线菌病

(一)定义

因以色列放线菌侵入肺部而引起的慢性化脓性肉芽肿性疾病称为肺放线菌病。放线菌菌丛边缘的菌丝呈放线状排列,菌丝末端呈棒状增大,故称为放线菌。

(二)病理

(1)肺放线菌病多见于肺下叶和右肺中叶,在肺实质内形成质地坚硬的黄色肉芽组织结节,内含蜂窝状小脓肿,脓液内可找到放线菌菌丝。

(2)肉芽肿周围常有厚层瘢痕组织包裹。因病变常在肺周边部,易累及胸壁而形成胸壁脓肿和窦道,经久不愈。

(3)如果放线菌侵犯支气管黏膜,可形成支气管黏膜肉芽肿。

(三)临床症状

(1)无特异性。在发病早期,患者有咳嗽、咳痰或痰中带血。其后有发热、全身不适、大量咳痰或咯血。

(2)肺部病变严重者有脓毒血症的表现。

(3)感染累及胸膜及胸壁时,有胸痛、胸腔积液和胸壁脓肿等临床表现;胸壁脓肿破溃后形成瘘管或窦道,长期排脓有的病例,胸壁脓肿能导致局部肋骨、胸骨或椎骨感染。

(四)诊断

肺放线菌病的诊断困难。

1.胸部 X 线摄片检查

(1)可表现为肺周边部进行性浸润影,或肺野内有散在的不规则阴影,有的病例表现为大片状肺实变阴影,内含小透亮区,有时可见密度较高的肺纤维化阴影。

(2)胸廓骨骼受累时,能显示骨膜炎改变。这些 X 线征象缺乏特异性。

2.痰和脓液检查

镜检发现其中有由放线菌菌丝构成的淡黄色小结节(菌丛),即硫黄颗粒,能明确诊断。

(五)治疗

诊断清楚的肺放线菌病,如果未发生并发症,应用抗生素进行治疗。外科手术治疗的适应证有以下几种:

(1)合并脓胸要进行胸腔闭式引流;形成包裹性脓胸时,宜施行胸膜剥脱术。

(2)肺实质慢性纤维化伴肺实变或支气管扩张的病例,应考虑行肺切除术。

(3)肺放线菌病导致胸壁感染,形成多发性胸壁窦道或瘘管者,须进行手术切除,术中要彻底切除受侵蚀的肋骨、肋软骨和胸骨等。

三、肺组织胞质菌病

(一)定义

因吸入荚膜组织胞质菌的孢子而引起的肺部真菌感染叫作肺组织胞质菌病,该菌为二态性(菌丝型和酵母型)。

(二)发病机制

(1)组织胞质菌的孢子与断裂的菌丝吸入到肺内后,被人体中性粒细胞和肺泡巨噬细胞吞噬,在细胞内转化为酵母型组织胞质菌。

(2)酵母型在巨噬细胞内增殖约 15 小时后,可使巨噬细胞破裂,释放有致病力和生存力的酵母型组织胞质菌,引起肺局部病变。约 2 周后,在肺内形成炎性纤维性肉芽肿或干酪样坏死、钙盐沉着,表现为肺内多发的小钙化灶。

(3)AIDS 患者感染组织胞质菌后,真菌可通过肺门淋巴结进入血循环,造成全身播散,病死率极高。

(三)临床类型与症状

1.原发型

约 90% 的患者无临床症状,但胸部 X 线摄片检查可显示肺部有大小不等的浸润灶。

2.播散型

人体感染组织胞质菌后,全身多个脏器和组织发生组织胞质菌病。患者有发热、咳嗽、腹泻、头痛、肝脾和浅表淋巴结肿大、贫血和中枢神经系统受累症状。患此型的婴幼儿和未治疗病例,多数死于 DIC 和败血症。

3.慢性肺空洞型

约占有症状的组织胞质菌病例的 10%,而且多数患者有慢阻肺(COPD)等肺部基础疾病,约 90% 的肺空洞位于肺上叶。典型的 X 线表现为如下。

(1)反复的肺斑片状实变伴有空洞形成、瘢痕化和肺组织溶解。

(2)肺空洞多呈进行性扩大,并有新空洞形成,而且可播散到肺的其他部位或形成支气管胸膜瘘。

临床症状与肺结核相似,患者有发热、咳嗽、夜汗、呼吸困难和体重减轻等,有的出现咯血。

4.纵隔肉芽肿与纤维化性纵隔炎

(1)表现为干酪性纵隔淋巴结融合并被周围组织包裹,形成单发的肿块,一般较大,为纵隔淋巴结的肉芽肿性炎症反应所致。

(2)纵隔肉芽肿的最常见病因也是组织胞质菌感染,多位于右侧气管旁和肺门。如其为进行性肿大,可压迫上腔静脉、气管支气管、肺动脉以及食管;干酪性淋巴结还可破入食管、呼吸道和纵隔。

(3)纤维化性纵隔炎是组织胞质菌所致纵隔肉芽肿的晚期表现,是纵隔肉芽肿破溃后干酪性物质播散到纵隔内而引起的剧烈炎性反应的结果,往往累及整个纵隔结构,也是良性上腔静脉梗阻的常见原因。

(四)诊断

临床所见多为慢性期(晚期)患者,诊断困难。下列检查可供参考。

(1)胸部 X 线摄片和 CT 扫描:表现为肺部多发结节影伴钙化、肺部肿块影或片状影、肺空洞形成及其周围有纤维组织包裹、肺门及纵隔淋巴结肿大或融合呈肿块影。

(2)肺或纵隔病变穿刺活检及培养:如发现组织胞质菌,可做出诊断。本病有自限性,阳性率很低,不足 10%。主要依靠临床诊断。

(五)治疗

1.内科治疗

如诊断明确、患者有症状或并发症,应选择两性霉素 B、伊曲康唑或酮康唑等广谱抗真菌药治疗。

2.外科治疗

内科治疗无效,患者有肺空洞及咯血、气管支气管狭窄、上腔静脉梗阻、气管支气管或食管呼吸道瘘时,要进行外科手术治疗。手术方案视具体病例而定。因胸内有广泛致密炎性粘连,肺血管与纵隔其他重要结构的解剖分离有很大困难和风险,应予以高度重视。术后,要继续抗真菌、抗生素治疗。抗真菌药要持续 8~12 个月,并要注意随访。

四、肺隐球菌病

(一)定义

由新型隐球菌感染而引起的急性、亚急性和慢性肺真菌病,叫作肺隐球菌病。其孢子经呼吸道侵入肺部后,对中枢神经系统有亲嗜性或亲和力,往往经血行播散到脑及脑膜,形成隐球菌性脑膜炎,称为播散性隐球菌病,可播散到其他部位。

(二)病理特点

(1)荚膜产生的毒素对肺组织有毒性作用,而大量繁殖的菌体对周围细胞具有机械压迫作用。

(2)在肺内的病理表现自完全缺乏炎性细胞反应至形成大量肉芽肿病变,这种差异与患者的免疫功能有关。

(3)肺隐球菌性肉芽肿好发于两肺下叶,直径一般为 2~8 cm,多发或单发而形态不规则;有的直径可达 10 cm,色灰白,质地坚韧。

(4)镜下,在病变组织内能查到隐球菌。

(5)在 AIDS 病例,肺内无肉芽肿,但肺泡内可找到大量该菌孢子。

（三）临床表现

免疫功能正常的患者有低热、咳嗽、胸痛、轻度呼吸困难、血痰或咯血、夜汗、疲乏及体重减轻等症状,无特异性。中枢神经系统受到感染后,肺部症状常被掩盖。

（四）诊断

有中枢神经系统症状的病例,脑脊液检查及培养发现隐球菌,即可确诊。肺隐球菌病的诊断困难,必须明确有无肺外播散。

1.X 线胸片和 CT 扫描

(1)常表现为肺单发、多发结节影或孤立性肿块影,边缘可有分叶,密度均匀或高低不等。

(2)有的病灶内见有钙化或空洞,多误诊为肺癌。

(3)有的肺部病变呈片状浸润影,能累及几个肺段,有的可累及两个肺叶。

(4)个别晚期病例可伴有胸腔积液和(或)肺门淋巴结肿大。这些影像学表现亦无特异性。

2.痰涂片检查及培养

多次查到隐球菌者有诊断意义。

3.隐球菌检查

经环甲膜穿刺吸取痰液进行隐球菌检查,屡获阳性结果者,诊断意义更大。

4.肺穿刺活检

X 线检查显示肺部有较大结节影或肿块影的病例,经皮肺穿刺活检标本内发现隐球菌时,一般能诊断为肺隐球菌病。

（五）治疗

治疗包括内科药物治疗和手术治疗。

(1)内科治疗:病因学诊断明确,并有肺外播散(尤其是中枢神经系统有感染)的病例,要根据原发灶的部位和患者的免疫功能进行治疗。免疫功能有损害的病例,宜用两性霉素 B 和氟胞嘧啶联合进行抗真菌治疗。5-氟胞嘧啶对骨髓有潜在毒性作用,对侵袭性肺隐球菌病或隐球菌性脑膜炎病例使用该药时,要注意监测其在血浆内的浓度(水平)。

(2)外科治疗:肺隐球菌病经内科抗真菌治疗后肺部肿块影不见吸收或消散,肿块较大,或者无法与肺部肿瘤(肺癌)进行鉴别诊断时,应进行外科手术治疗。一般行肺局部切除术或肺叶切除术。术后继续抗真菌治疗和随访。

（陈少华）

第十节 肺大疱

肺大疱是由于肺泡组织破坏引起的肺实质内充满气体的空腔,其内有纤维壁和残余的肺泡间隔构成的分隔。往往由于引起自发性气胸或体积巨大需要外科手术以减轻气急症状,改善肺功能。但至今尚无一种术前检查可以精确评估手术对肺功能的改善程度。另外,未被切除的肺大疱的自然病程目前尚不明了,因为有些患者病情发展迅速,而有些患者可以长时间无变化。

一、病理分型

（一）肺小疱

小疱是在脏层胸膜下,由于肺泡破裂引起的胸膜下气体聚集,包裹在脏层胸膜中,气体通过间质进入到胸膜薄弱的纤维层中,逐渐扩大形成一个小疱,此种小疱在临床上很容易发生破裂导致气胸,手术中多见于肺脏层胸膜下小于 0.3 cm 甚至更小的疱性病变。肺小疱通常位于肺尖部,少数可发生在下叶上缘。肺小疱可融合成较大乃至巨大的肺大疱。

(二)肺大疱

肺大疱又称大疱性肺气肿,是由于肺泡组织破坏引起的肺实质内充满气体的空腔,其内有纤维壁和残余的肺泡间隔构成的分隔,几乎都是多发,但多局限在一个肺段或肺叶。肺大疱的病理结构分内外两层,内层由气肿的肺泡退变形成,外层则是脏层胸膜形成的纤维层。肺大疱里面有由残余肺泡及其间隔形成的纤维小梁,小血管贯穿其内,数根细支气管开口于其基部。

Davies 等建议将肺大疱分成三型,第 1 型为小部分肺过度膨胀所形成的肺大疱,特征是有一狭窄的颈部并与胸膜有明显界限;第 2 型肺大疱浅埋于薄层肺内;第 3 型肺大疱基底宽大并延伸到肺组织的深部。

然而,绝大多数学者倾向根据无大疱区肺组织有无明显阻塞性肺病对肺大疱进行分类,第 1 型约占20%,肺组织正常或接近正常,此型患者基本无症状,肺功能接近正常。从病理学角度看,此型有不同程度间隔旁型肺气肿,巨大的肺大疱常常占据一侧胸腔至少 1/2 的容量。

第 2、3 型占 80%,肺组织有弥漫性肺气肿。第 2 型事实上是弥漫性全小叶型肺气肿的局限性加重,多为双侧多发,大小不一;第 3 型为毁损肺,肺间质被多发性小肺大疱所取代,常伴有严重的呼吸困难、呼吸衰竭和肺心病。

二、病因和发病机制

经典的对肺大疱的起因及其生物学行为的理解都基于 Baldwin 和 Cooke 的早期观察得出的球瓣学说,他们认为支气管的炎性损坏导致其远端肺泡内气体只进不出,肺大疱因其内压的不断增高而进行性增大并压迫其周围的肺组织使之萎陷,即病变组织压迫正常功能的肺组织。

Fitzgerald 进一步认为肺气肿引起的正常肺容量的减少及肺弹性回缩力的下降,将使其周围细小支气管受压变窄,而造成相对正常肺组织出现呼气性阻塞。

Morgan 通过动态 CT 扫描观察、大疱内压测定及手术标本的病理学研究否定了上述理论,他认为肺大疱周围的肺组织其顺应性低于肺大疱,即肺大疱所需的膨胀压低于其周围肺组织,因而在同等的胸腔负压下肺大疱常常比其周围的肺组织优先完全膨胀。因此当某一部位的薄弱肺间质达到一定大小时,其周围肺组织的弹性回缩力将使其形成肺大疱并使之逐渐增大。根据这一理论,外科治疗的目的应更注重于恢复肺组织的结构和弹性,而不是单纯切除肺大疱病变。

尽管有大量报道认为肺大疱的病因与吸烟和 α_1 抗胰蛋白酶缺陷有关,但目前引起大疱性肺气肿的确切病因尚不详。

此外,原发性肺癌伴发于肺大疱较为常见,可能的机制是:①肺癌好发于诱发肺大疱的瘢痕;②被肺大疱压缩的肺间质易于癌变;③肺大疱通气差,致癌物质滞留诱发肺癌。因此预防性肺大疱切除可能减少肺癌发生率。

三、临床表现

肺大疱可并发自发性气胸、感染、咯血、胸痛。

(一)自发性气胸

自发性气胸是大疱性肺气肿常见的并发症,由于限制性通气功能障碍,这类患者往往不能耐受少量的气胸,肺大疱引起的气胸复发率高达 50%以上,明显高于肺小疱病变(12%～15%),而且这类气胸自然愈合时间长,易继发感染,因此常常需早期手术治疗。

(二)感染

事实上肺大疱本身的感染少见,多为大疱旁肺组织继发感染造成肺大疱内反应性积液,胸片显示液平,绝大多数的积液无菌,吸收后肺大疱可能自然消失。因而,肺大疱继发感染宜选择保守治疗。

（三）咯血

肺大疱继发咯血比感染少见,因此当肺大疱患者出现咯血时应排除伴发肿瘤及支气管扩张可能,术前对出血部位也应做出评估。

（四）胸痛

胸痛是肺大疱的主要临床症状之一,多在胸骨后且疼痛性质类似心绞痛,手术切除肺大疱后疼痛即缓解。

四、诊断要点

较小的单发肺大疱可无任何症状,体积较大或多发的肺大疱可有气急、胸痛、胸闷、呼吸困难等症状,与慢性阻塞性肺病难以鉴别。当出现并发症时可有相应的症状。

诊断肺大疱主要靠影像学检查。胸片显示无肺纹理的薄壁空腔,可占据一个肺叶或整个胸腔,有时难以与气胸鉴别。CT检查有助于明确诊断。

五、治疗

（一）手术适应证

1.无症状的肺大疱

预防性手术可定义为切除无症状的肺大疱。尽管治疗并发症比预防手术难度要大,但由于肺大疱的自然转归的不确定性,导致目前对预防性手术尚存有争论。巨大的无症状肺大疱可因突发并发症如气胸（尤其是张力性气胸）、肺或大疱感染、呼吸衰竭及肺心病而导致患者死亡,绝大多数外科医师同意,当肺大疱占据胸腔容积50%或以上、正常肺组织受压或短期增大明显时应视为手术指征。

2.慢性呼吸困难及活动能力下降

慢性呼吸困难及活动能力下降是主要的肺大疱切除指征。切除肺大疱可减轻限制性通气功能障碍,使大疱旁肺组织的弹性回复力得以恢复,改善通气血流比,减少生理无效腔以达到减小呼吸做功的目的。另外,切除肺大疱使胸腔内压下降,将纠正因高胸腔内压对肺动脉和体静脉回流的影响（气体压塞综合征）所造成的血流动力学失常,而这也是呼吸困难的主要原因之一。切除肺大疱还可恢复重要呼吸肌如膈肌、肋间肌等的长度、张力及收缩力的关系以改善其功能。

（二）术前评估

由于大疱性肺气肿与慢性阻塞性肺病的特殊关系,目前尚无检查手段精确评估肺大疱对其临床症状所产生的比例,因此切除肺大疱对肺功能的改善程度是无法预见的。

手术前至少应对下述三方面进行仔细分析评估。

1.临床评估

临床上有明确慢性支气管炎、支气管痉挛或反复感染发作史的患者手术风险大而手术效果也差。极度呼吸困难者,不管有无缺氧和（或）低氧血症,都非手术禁忌,甚至有的学者认为是最佳手术适应证。是否对呼吸机支持的患者进行手术尚存争论。

有证据表明戒烟可增进手术疗效,而继续吸烟将加速肺大疱切除术后肺功能的恶化。术后体重的下降往往是手术效果良好的标志。

2.解剖学评估

影像学检查可以较准确反映肺大疱的大小、部位以及周边肺组织的受压情况。当单个肺大疱占据一侧胸腔容积的40%～50%,与周边肺组织有明确界限,且短期增大明显或病情恶化时,手术效果好。而弥漫性肺气肿患者即使切除较小肺大疱也可使其肺功能和症状得到明显改善。而影像学检查显示肺大疱旁肺组织无明显受压受限时,手术切除肺大疱可能使肺功能进一步受损并形成新的肺大疱。尽管标准胸片可对肺大疱做出较准确的诊断,但胸部CT可更为精确了解肺大疱情况。CT可以对肺气肿进行分型,了解肺大疱数量、大小、位置、胸片不能显示的较小肺大疱以及肺部其他病变如肺癌等。

3.肺功能评估

肺功能检查可以了解肺大疱以外肺组织功能情况、判断肺气肿严重程度,用力肺活量和 FEV_1(一秒用力呼气容积)可以粗略估计肺大疱切除后的临床效果,因此尤为重要。当 FEV_1 低于预计值的 35% 时手术效果明显下降;呼气流率下降,呼吸道阻力增高往往提示支气管树受肺大疱压迫,术后肺功能会明显改善。

慢性阻塞性肺病患者弥散功能障碍与肺气肿程度正相关,这类患者静息状态氧分压可能正常,运动耐量试验时氧分压将明显下降;有些重度肺动脉高压可能与肺大疱压迫血管床有关,因此这些患者并非绝对手术禁忌,应从多方面考虑。

(三)术前准备

这类患者术前准备极其重要,包括指导患者正确的咳嗽方法、深呼吸、呼吸功能锻炼器的正确使用、胸部理疗(CPT)等;戒烟;肺部感染的控制;停用阿司匹林及甾体激素;术前皮下注射小剂量肝素及 10～15 天的营养支持。

(四)手术方法

肺大疱切除手术的术式选择应遵循的原则是保护所有的血管和尽可能地保留有功能的肺组织。肺大疱局部切除可最大限度地改善肺功能。胸膜下肺大疱可电凝去除,窄基底的肺大疱可于基底部结扎、切除、基底宽的肺大疱可缝扎或折叠缝合,基底宽而巨大的肺大疱,要切开肺大疱,沿其正常边缘切除肺大疱壁。因肺大疱并不局限于解剖段内,故段切除很少采用。因肺叶切除可导致严重的肺功能损害,所以很少行肺叶切除术。

(五)术后处理

术后处理包括 ICU 密切监护,及时发现并处理并发症,早期下床活动,胸部理疗,合理用药,新法镇痛(如硬膜外阻滞等),纤维支气管镜或环甲膜穿刺吸痰等。与肺大疱切除直接相关的并发症包括肺膨胀不全、长时间漏气、胸腔肺感染以及呼吸衰竭。如果病例选择得当,呼吸衰竭并发症并不常见,膨胀不全与漏气经过一段时间多能获痊愈。

(陈少华)

第十一节 食管狭窄

多数食管狭窄的患者为后天获得性,少数为先天性的。食管良性狭窄多是患者误服强酸、强碱造成食管腐蚀性损伤所致瘢痕性狭窄。这类损伤在临床中并不少见,儿童及成人均可发生。在儿童,主要是将家用化学剂误认为是饮料或药品而自服或由他人给予误服。但这种类型所致食管损伤多不甚严重。在成人常因企图自杀而吞服腐蚀剂,因而吞服量较多,治疗也很困难。我国对食管烧伤的发生率尚无精确统计,各地区均有病例报道,城市以吞服碱性腐蚀剂居多,而农村常因吞服酸性农药所致。其他原因有反流性食管炎及食管损伤合并感染。

一、病理生理

一般引起食管烧伤的腐蚀剂分为强酸和强碱两类,酸和碱浓度较高时均可造成食管及胃的严重损伤。强碱可使蛋白溶解、脂肪皂化、水分吸收而致脱水,并在溶解过程中产生大量热量对组织也有损伤。若灼伤面积广而深,容易发生食管壁坏死及穿孔。而酸性腐蚀剂则产生蛋白凝固性坏死,通常较为浅表。较少侵蚀肌层。但酸性腐蚀剂不像碱性腐蚀剂可被胃酸中和,因而可引起胃的严重损伤。腐蚀剂被吞服后可迅速引起食管的变化。引起病变的严重程度与吞入腐蚀剂的剂量、浓度和性质密切相关,固态物质易黏附于黏膜表面,烧伤面积较小,液态物质进入食管,接触面积广,破坏也严重。轻型病例仅是食管黏膜充血、水肿,数天即可消退。较严重的病例,表层组织坏死,形成类似白喉样的假膜,食管黏膜可能发生剥脱及溃疡形成,并有纤维素渗出。如果没有其他因素影响,这类病变可以逐渐愈合,严重食管烧伤则可引起波及食管全层的深部溃疡,甚至引起穿孔,形成纵隔炎,或穿入邻近的大血管引起致命性的大出血,这种深部溃疡愈合后形成的瘢痕,可引起不同程度的食管狭窄。临床上以胸中段瘢痕狭窄为最多见,其次为胸上段和下段。服化学剂量大者,可致全食管瘢痕狭窄甚至累及口咽部。一组 1 682 例食管烧伤后瘢痕狭窄部位的统计中,上段占 36.9%,中段占 45.8%,下段占 15.1%,多发性狭窄为 20%～25%,全食管狭窄占 4%～5%。

二、诊断

根据患者有吞服腐蚀剂病史,口唇、舌、口腔及咽部有灼烧伤,主诉咽部、胸部等疼痛,吞咽痛或吞咽困难,诊断并不困难,但需要对烧灼伤的范围及严重程度进行了解。对吞服腐蚀剂的剂量、浓度、性质(酸或碱)及原因(误服或企图自杀)等的了解对诊断或治疗均有帮助,尤其应注意企图自杀的患者,吞服腐蚀剂的量较多,损伤较为广泛,病情也甚严重。应注意神志、呼吸、血压、脉搏及中毒可能出现的症状及体征,有液气胸及腹部的体征均为食管、胃烧伤最严重的表现。一般情况食管吞钡检查是安全的,检查时可见到黏膜不规整、局部痉挛、充盈缺损或狭窄,如有穿孔则可见钡剂外溢。纤维食管镜检查可以及早提供有价值的资料,同时尚可进行治疗。早期行食管镜检查尚有不同意见,但近来不少人认为,有经验的内镜专家进行这项检查并无多大危险,而且能早期明确损伤的严重程度,对处理做出比较正确的对策,主张 24～28 小时内甚至在 3 小时内就可行纤维食管镜检查。

三、病史

吞服强酸、强碱后,食管黏膜出现广泛充血、水肿,继之脱落坏死,腐蚀严重区域出现溃疡、肉芽组织形成、成纤维细胞沉积。此时患者疼痛甚重,不能进食,时间为 3～4 周。由于食管组织的反复脱落、感染及肉芽组织增生,成纤维细胞变为纤维细胞,食管组织渐被纤维结缔组织所替代,管腔变窄,但患者疼痛减轻,可进流质或半流质饮食,此时为食管灼伤后 5～6 周。随着食管组织的进一步修复,肉芽组织增生,瘢痕形成,管腔失去扩张功能,而变得挛缩,僵硬,严重狭窄,患者出现严重吞咽困难,有的连唾液都难以咽下,因而引起严重营养缺乏及脱水、酸中毒。食管狭窄的程度和范围需 5～6 个月才能稳定。因此,为维持患者的营养,应及早行空肠或胃造瘘术,以防患者消耗衰竭。

四、早期处理

此病一旦确诊,就应给予积极的早期处理,因早期处理的好坏可直接影响患者的预后。在食管化学灼伤的早期,首先应确定患者有无酸中毒、脱水、电解质紊乱及休克,是否合并胃或食管穿孔及纵隔炎。此时应保证正常血容量,维持体内酸碱平衡。如患者无食管及胃穿孔,应行食管灌洗,并吞服与化学剂相反的药液以中和、稀释吞服的腐蚀剂,减少其对组织的损害。服用强酸者,可用肥皂水、氧化镁等弱碱性液体冲洗;服用强碱者,可给予稀醋酸或枸橼酸等弱酸中和。服用的药液不定者,可给予生理盐水冲洗。能吞咽者,可给予蛋白水、色拉油口服,以保护食管及胃黏膜,减轻灼伤程度。同时,静脉除给予胶体及晶体液外,还应给予高效抗生素,以减轻食管黏膜组织的坏死及感染,减轻食管腔瘢痕狭窄程度。能进食者,应口服氢氧化铝凝胶,以保护食管及胃黏膜。同时给予高热量、高蛋白饮食,口服抗生素盐水及 0.5% 丁卡因溶液,以减轻食管黏膜的刺激性疼痛。妥善的早期处理可显著减轻食管灼伤后的并发症,如食管胃穿孔、纵隔炎、败血症,减轻食管腔瘢痕狭窄,使一些患者可避免食管重建术。

五、手术适应证

(1)广泛性食管狭窄,广泛而坚硬的瘢痕狭窄,考虑扩张治疗危险较大而效果不好的。
(2)食管化学灼伤后短而硬的狭窄,经反复扩张治疗效果不佳者。
(3)有的学者认为,食管化学灼伤后 2～4 周即可行手术治疗,因此时患者消耗轻微,食管已开始瘢痕狭窄,是手术的最佳时机。而大多数学者认为,化学灼伤后 2~4 周其瘢痕范围尚未完全确定,瘢痕狭窄程度尚不稳定,术后残余食管有再狭窄的可能,并有术后再狭窄的经验教训,故认为灼伤后 5~6 个月是手术的最佳时机,此时病变已较稳定,便于判定切除和吻合的部位。

六、手术方法

除个别非常短的食管狭窄可采取纵切横缝的食管成形术外,绝大多数的患者需要进行食管重建。胃、结肠、空肠,甚至肌皮瓣均可用于食管重建。常用食管良性狭窄的手术方法有胃代食管术及结肠代食管术,但必须注意,行胃代食管术要求胃基本正常,如胃长度受限,就应行结肠代食管术。

(陈少华)

第十二节　食管烧伤

食管烧伤并不少见,儿童和成人均可发生,主要是吞服腐蚀剂如强酸或强碱引起的食管损伤及炎症,亦称为食管腐蚀伤。在丹麦食管烧伤每年的发生率为 5/10 万,而 5 岁以下的儿童达 10.8%;在美国每年大约 5 000 例 5 岁以下儿童误服清洁剂引起食管烧伤。尽管我国食管烧伤的发生率尚无确切的统计,但全国大多数地均有报道。

一、病因

食管烧伤主要是吞服强碱或强酸引起,以吞服碱性腐蚀剂最多见,是吞服酸性腐蚀剂引起食管烧伤的 11 倍。实验证实 2% 的氢氧化钠就可以引起食管的严重损伤,成年人吞服腐蚀剂的原因常是企图自杀,吞服量多,引起食管损伤严重,甚至引起食管广泛坏死及穿孔,导致患者早期死亡,儿童多为误服。欧美国家家用洗涤剂碱性较强,一般家庭放置在餐桌上,虽然 20 世纪 70 年代美国政府立法对家用洗涤剂的浓度及包装进行了严格规定,加强了警示标志,儿童仍然易当作饮料误服,但这种类型所致的食管损伤多不严重。一组 743 例吞服腐蚀剂的儿童中,85% 小于 3 岁,仅 20% 证实有食管烧伤,仅 5% 产生瘢痕狭窄,3% 需要食管扩张治疗。我国不少地区家庭备有烧碱,尤其重庆地区人们喜欢吃火锅,不少食物如毛肚、鱿鱼等食前需用碱水浸泡,常用白酒瓶或饮料瓶盛装,儿童易当饮料饮用,成人易当白酒饮用,这种碱液浓度较高,饮入一口即可造成食管严重损伤。近年来,由于电动玩具广泛使用小型高能电池,儿童可将纽扣电池取出放入口中,误咽下的纽扣电池常停滞在食管腔内,破碎后漏出浓度很高的 KOH 或 $NaOH$ 能够在 1 小时内引起食管的严重损伤。

二、发病机制

食管烧伤的病理改变与吞服腐蚀剂的种类、浓度和性状有关。浓度较高的腐蚀剂,无论酸或碱均可引起食管的严重损伤。液体腐蚀剂可引起食管广泛的损害,而固形腐蚀剂常贴附于食管壁,灼伤较局限但损伤严重,甚至波及食管全层。碱性腐蚀剂对食管造成的损害比酸性腐蚀剂更为严重。强碱可使蛋白溶解,脂肪分化,水分吸收而致组织脱水,并于溶解时产生大量热量也可对组织造成损伤,而强酸则产生蛋白凝固造成坏死,通常较为浅表,但不像碱性腐蚀剂可被胃液中和,因而可引起胃的严重损伤。但如吞服强碱量多,也同样可引起胃的严重损伤。

食管烧伤的病理变化与皮肤烧伤非常类似,轻型病例表现为黏膜充血、水肿,数天即可消退,较严重的病例,表层组织坏死,形成类似白喉样的假膜,食管黏膜可发生剥脱及溃疡形成,如果没有其他因素影响,这类患者可以逐渐愈合。严重的食管烧伤可累及食管全层,并形成深度溃疡,甚至引起穿孔,形成纵隔炎及液气胸,或侵及邻近血管引起致命性的大出血。严重食管烧伤愈合后形成的瘢痕,必然引起不同程度的食管狭窄。

有人采用纤维食管镜对食管烧伤患者进行了动态观察,较严重病例完全愈合需要 4 个月左右。

吞服腐蚀剂后,口腔、咽、食管及胃均可引起损伤,特别严重的病例甚至引起十二指肠的损伤。由于吞咽后的反流,可累及声门。受损伤较严重的部位是食管的三个生理狭窄区,特别是食管胃连接部。由于腐蚀剂在幽门窦部停留时间较久;严重损伤后瘢痕愈合常导致幽门梗阻,因而对需要行胃造口饲食的患者,于胃造口时,应注意探查幽门部。

食管烧伤的程度按 Estrera(1986 年)推荐食管化学性烧伤的临床分级与内镜所见(表 6-1)可以分为3度。

表 6-1　食管和胃的腐蚀性烧伤的病理改变及内镜分度

分度	病理改变	内镜所见
Ⅰ度	黏膜受累	黏膜充血水肿(表面黏膜脱落)
Ⅱ度	穿透黏膜下层,深达肌层,食管或胃周围组织未受累	黏膜脱落、出血、渗出、溃疡形成,假膜(伪膜)形成,组织粗糙
Ⅲ度	全层损伤,伴有食管周围器官或胃周围纵隔组织受累	组织脱落伴有深度溃疡。由于严重水肿,食管腔完全闭塞;有碳化或焦痂形成;食管壁变薄、坏死并穿孔

Ⅰ度烧伤食管黏膜和黏膜下层充血、水肿和上皮脱落,未累及肌层,一般不造成瘢痕性食管狭窄。Ⅱ度烧伤穿透黏膜下层而深达肌层、黏膜充血、出现水疱、深度溃疡,因此食管失去弹性和蠕动,大多形成食管瘢痕狭窄。Ⅲ度烧伤累及食管全层和周围组织,甚至食管穿孔,引起纵隔炎,可因大出血、败血症、休克而死亡,幸存者可产生重度狭窄。

Andreoni(1997 年)介绍米兰一医院 20 世纪 90 年代内镜分级法,不仅有形态学,还有功能上的观察,如食管蠕动情况和括约肌的张力等,反映了食管壁坏死的深度(表 6-2)。

表 6-2　米兰 20 世纪 90 年代内镜分级法

分级	损伤程度
0	黏膜正常
1	黏膜充血、水肿
2	黏膜充血、水肿、浅表坏死(黏膜苍白)、腐烂
3	深度坏死、出血、黏膜腐脱、溃疡
4	深度坏死(黏膜变黑)、严重出血、全厚层溃疡(即将穿孔)

蠕动:0＝存在,1＝消失。贲门:0＝正常,1＝无张力

幽门:0＝开放,1＝痉挛,2＝无张力

根据这种分级法,1 级、2 级患者,或介于 2～3 级之间的患者,可以采取保守治疗方法。3 级、4 级患者应考虑急诊切除坏死食管和胃、颈段食管外置和空腹造瘘。再择期做消化道重建。

三、临床表现

食管烧伤的临床表现与吞服腐蚀剂的浓度、剂量、性状有关。Ⅰ度食管烧伤主要表现为咽部及胸部疼痛,有吞咽痛,进食时尤为明显。大多在数天之后就可恢复经口进食,而Ⅱ度以上者除有明显的胸痛、吞咽痛外,常有吞咽困难,亦可发生呕吐,呕吐物带有血性液体。吞服量多而浓度高的病例,可以出现中毒症状,如昏迷、虚脱等。喉部损伤尚可引起呼吸困难,甚至窒息。因食管穿孔引起纵隔炎,一侧或两侧液气胸而出现相应的症状。穿入气管引起食管气管瘘,穿破主动脉引起大出血,这种大出血常发生在伤后 10 天左右。严重的胃烧伤常可引起胃坏死穿孔,出现腹痛、腹肌紧张、压痛及反跳痛等弥漫性胸膜炎表现。

吞咽困难是食管烧伤整个病程中突出的症状。早期由于烧伤后的炎症、水肿引起,大多数病例经治疗后随着炎症、水肿的逐渐消退,约 1 周以后吞咽困难逐渐好转。若损伤不严重,不形成瘢痕狭窄的病例,逐

渐恢复正常饮食,但如食管烧伤严重,3～4周后因纤维结缔组织增生,瘢痕挛缩而致狭窄,再度出现逐渐加重的吞咽苦难,最后甚至流质饮食亦不能咽下,引起患者消瘦,营养不良。

四、诊断

(一)病史及体查

(1)应向患者或陪同亲友仔细询问吞服腐蚀剂的剂量、浓度、性质(酸或碱)、性状(液体或固体)及原因(误服或企图自杀),这对诊断、损伤的严重程度及治疗均有帮助。

(2)注意神态、血压、脉搏、呼吸的变化及有无全身中毒的症状及体征。

(3)观察口唇、口腔及咽部有无烧伤,但应注意大约 20％的患者没有口腔的烧伤而有食管的损伤,70％有口腔损伤而无食管损伤。

(4)胸部及腹部检查:有明显胸痛及呼吸困难患者,应检查有无气胸或液气胸的征象,腹痛患者检查腹部有无腹膜刺激症状。

(二)影像学检查

1.胸部 X 线检查

可发现有无反流引起的肺部炎症及食管穿孔的表现。

2.食管造影检查

早期食管吞钡检查,可见钡剂通过缓慢,并可见局部痉挛。如疑有食管穿孔,可用碘油或水溶性碘剂造影,如碘剂溢出食管腔外即可明确诊断。

3.胸部 CT 和超声内镜

对食管烧伤的诊断亦有帮助,但临床应用较少。

(三)食管镜检查

对食管烧伤后食管镜检查的时间有争议,认为早期食管壁较脆弱,检查引起的穿孔危险性较大,因而多主张 1 周后进行检查。近年来大多数主张伤后 24～48 小时内施行,认为有经验的内镜专家进行了纤维食管镜检查,引起穿孔的危险性小,对早期明确损伤的严重程度,及时做出比较正确的处理对策很有帮助。

五、治疗

(一)早期处理

吞服腐蚀剂立即来院诊治的患者,应根据吞服腐蚀剂的浓度、剂量及病情严重程度进行处理。吞服量多而病情较严重的患者应禁食,给予静脉输液镇静、止痛,应用广谱抗生素防治感染。有喉部损伤出现呼吸困难者,应立即做气管切开,给患者饮用温开水或牛奶,饮用量不超过 15 mL/kg,量过多可诱发呕吐,加重食管损伤。目前多不主张吞服强碱者饮用弱酸性液体或强酸饮用弱碱性液体进行中和,认为中和可产生气体和热量,加重食管损伤。对是否灌洗亦有不同意见,虽然有人不主张灌洗,但对吞服量多、浓度高及有毒物质(如农药)等仍以灌洗为好,可反复多次洗胃,每次注入量不宜太多,以免胃有烧伤时引起穿孔。对较重的患者应放置胃管,作为饲食维持营养及给予药物,尚可起到支撑,防止食管前、后壁粘连的作用。

(二)急诊手术

对吞服腐蚀剂量多、浓度高的患者,特别是对企图自杀者,可有上消化道的广泛坏死、穿孔、严重出血,及时诊断及时手术治疗可望挽救部分患者的生命。除切除坏死食管或胃外,尚需行颈段食管外置及空肠造口,后期再行食管或胃重建。Vereezkei 等报道 24 例食管烧伤,10 例急诊手术中,4 例因损伤广泛未做进一步处理,均在 24 小时内死亡,余下 6 例中行食管胃切除或全胃切除及食管外置,3 例第一次手术后生存,择期行食管重建。

(三)食管瘢痕狭窄的预防方法

在食管烧伤的治疗中,应考虑到后期如何减轻和防止瘢痕狭窄的形成。目前研究或已用于临床的方法主要集中在药物和机械两方面。

1.采用药物控制瘢痕形成

类固醇早已用于食管烧伤后瘢痕狭窄的预防,但至目前对其疗效仍有争议,理论上类固醇可抑制炎症反应,减轻食管烧伤后瘢痕狭窄形成。动物实验研究亦证实有明显的效果,但一些临床对比研究中,未见到明显的差异,如一组 246 例经食管镜明确诊断的严重碱性腐蚀伤患者,97 例采用甲泼尼龙治疗,167 例作为对照组,结果发现两组狭窄的发生率无明显的差异($P > 0.05$)。Uarnak 等的观察亦得出了类似的结果。但多数人认为早期应用皮质激素,对中等程度的食管腐蚀伤仍有良好效果,不少人仍认为抗生素、皮质激素和食管扩张仍是目前治疗食管烧伤的基本模式之一。

2.食管扩张治疗

食管扩张在预防和减轻食管烧伤后瘢痕狭窄的疗效已得到公认,对瘢痕组织形成早期行食管扩张的效果较好,但严重、多发及广泛狭窄则效果不佳。目前何时开始施行治疗扩张时仍有不同的看法,一些人认为过早施行扩张对有炎症、糜烂的食管创面会加重损伤,因而主张在食管再度上皮化后,开始进行扩张。有人用狗进行试验,长 10 cm 的食管黏膜剥脱后需要 8 周才能再次上皮化。一般情况多在食管烧伤后 10 天开始进行扩张,但近一些年来,不少人主张早期扩张,其效果更为显著,甚至有在烧伤后 24~48 小时开始扩张,扩张时应注意。扩张器探查由细而粗逐步扩大。每次扩张更换探子不得超过 3 条,探子应在狭窄部位停留数分钟后再更换下一型号探子,开始扩张间隔时间每周 1 次,逐步延长至每月 1 次,扩张至直径 1.5 cm 而不再缩小才算成功。一般扩张时间需要半年至 1 年,为增强扩张治疗的效果。有作者于扩张时在病灶内注射皮质激素,经临床病例对比观察,可减少扩张的次数,提高治疗的效果。食管扩张的技术操作并不复杂,但要仔细操作,预防食管穿孔的并发症。食管扩张在欧美国家效果甚佳,大多数患者避免了复杂的重建手术,但国内常受多方面原因影响未能按时扩张,因而扩张治疗的效果并不理想。

除采用扩张器进行食管扩张外,亦可采用循环扩张法,这种方法是先做胃造口及放入牵拉用的丝线,食管扩张可在表面麻醉下进行,扩张时将口端之丝线缚于橄榄形之金属探头或梭形塑料探子,涂上或吞服少许液状石蜡,探头另一端再缚上丝线,将探子从口腔经狭窄区拉入胃内,再由胃内拉出(图 6-3)。扩张后将口端及胃端的丝线妥为固定,以免拖出,待下次扩张时使用。这种方法虽然早已用于临床,但最近国外仍有人采用,认为这种方法较为简单、方便、穿孔危险性较小,效果可靠,特别在我国一些经济不发达地区更为适用。

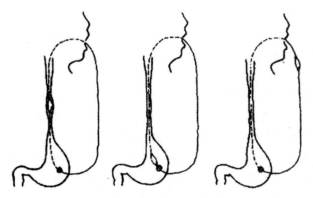

图 6-3　循环扩张法示意图

3.食管腔内置管

Rey 及 Mills 首先报道采用食管腔内置管预防食管烧伤后瘢痕狭窄。方法是在食管腔内置入长约 40 cm、内径 0.95 cm 的医用硅胶管,下方有一抗反流活瓣,上端缚一小管,经口置入食管后,从鼻部引出,作为固定导管用。一般置管 3 周后拔出,同时应用抗生素和类固醇治疗,Mils 报道 4 例均获成功,但 Bremer 治疗 6 例,3 例仍然发生狭窄,失败原因认为是严重食管烧伤深达肌层及置管时间较短有关。最近 Mutaf 报道长时间的食管腔内置管 69 例,68％治愈,而对照用传统的方法,如食管扩张和激素等治疗 172 例,治愈率为 33％,两组治疗效果有非常显著的差异。食管腔内置管组失败的原因主要由患者不能耐受长时间的置管和食管瘢痕形成短食管导致胃食管反流所致。

（四）食管瘢痕狭窄的外科治疗

严重食管烧伤瘢痕愈合后必然引起狭窄。狭窄部位可以在咽部、食管各段甚至全食管，以食管下段最为多见，可能与食物通过食管上段较快，下段较慢，接触腐蚀剂时间长，造成食管损伤也较严重有关。吞服酸性腐蚀剂除引起食管灼伤产生狭窄外，尚可引起胃烧灼伤，产生胃挛缩或幽门梗阻。腐蚀剂在幽门窦部停留时间较长，可无胃体的严重损伤而引起幽门梗阻。除酸性腐蚀剂容易引起胃的烧灼伤外，如吞服浓度高、剂量多的碱性腐蚀剂亦可引起胃的烧灼伤。

最近研究表明由于末端食管括约肌受到损伤或食管瘫痪形成造成的短食管而致末端食管功能不全，可以产生胃食管反流，是加重已产生的狭窄或狭窄经扩张后很快复发的原因。因此，对食管烧伤的患者进行食管功能学检查及 24 小时 pH 监测，对末端食管括约肌了解是有意义的。亦有报道伤后 5 天进行食管测压，对损伤严重程度判定亦有帮助。

已形成瘢痕狭窄的病例，除部分可采用扩张治愈外，对扩张或其他方法治疗失败的食管狭窄病例，需要行外科手术治疗以解决患者的经口进食。

1.手术适应证

（1）广泛性食管狭窄：广泛而坚硬的瘢痕狭窄，企图扩张治疗是危险而无效的，常因扩张而导致食管穿孔。

（2）短而硬的狭窄：经扩张治疗效果不佳者。

（3）其他部位的狭窄，如幽门梗阻等。

2.手术方法

除个别非常短的食管狭窄可采取纵切横缝的食管成形术外，绝大多数的患者需要行食管重建。胃、结肠、空肠甚至肌皮瓣均可用于食管重建，但以结肠应用最多。除急性期有食管或胃坏死、穿孔、大出血等需要急诊手术外，已进入慢性狭窄期的病例多主张 6 个月后再行重建手术，此时病变已较稳定，便于判定切除和吻合的部位。食管瘢痕狭窄行食管重建是否切除瘢痕狭窄的食管仍有争议，主张切除者认为旷置的瘢痕食管，其食管癌的发生率比普通人群高 1 000 倍，并认为切除的危险性不如人们想象的大。多数人认为切除瘢痕狭窄甚为困难，出血较多，也容易损伤邻近的脏器，发生癌变的概率并不很高，多在 13～71 年后，而且恶变病例远处转移较少，预后较通常的食管癌好，因而主张旷置狭窄的病变行旁路手术。亦有人对病变波及中上段者行旁路手术，而对中下段者，则行病变食管切除，认为中下段食管解剖位置较松动，切除病变食管较容易，进行食管重建也较方便。

3.常用的食管重建方法

（1）胃代食管术：食管狭窄位于主动脉弓以下，可经左胸后外侧切口进胸，切开膈肌，游离胃，如旷置瘢痕食管，游离胃时，已将贲门离断者则将胃上提，在狭窄上方行食管胃侧侧吻合。如狭窄位置较低，胃足够大，未离断贲门者，最好在狭窄段食管上端切断，远端缝合关闭，近端与胃行端侧吻合。如切除病变食管，手术方法与食管癌切除的食管胃吻合方法相同。对中上段食管狭窄，如切除瘢痕食管，可经右胸前外侧切口进胸，再经腹将胃游离；将胃经食管床上拉到胸部（或颈部吻合）。虽然用胃重建食管具有操作简便，较安全的优点，但有时胃或幽门均遭受腐蚀损伤，难以用胃重建食管。

（2）倒置胃管或顺行胃管代食管术：切取胃大弯做成长管状代替食管，其优点是胃有丰富的血供，做成的胃管有足够的长度，可以与颈部食管，甚至咽部进行吻合，而且无须恐惧酸性胃液反流。但国内开展这一术式甚少。

（3）结肠代食管术：由于结肠系膜宽长，边缘血管较粗，其血液供应丰富，对酸有一定耐受力，口径与食管相仿，能切取的长度可以满足高位吻合的需要，采用结肠重建能较好地维持正常的胃肠功能。因而在广泛性食管狭窄的病例，只要既往未做过结肠手术，无广泛结肠病变或因炎症或手术造成腹腔广泛粘连，均可采用结肠重建食管。对计划切除瘢痕食管者，可采用右胸前外侧切口进胸，将整个胸段食管游离后，于膈肌上方 2～3 cm 处切断食管，用丝线贯穿缝合后，并通过颈部切口将其拉出。如不切除病变食管行旷置手术则不开胸,上腹正中切口进入腹腔后,必要时可将剑突切除,检查结肠边缘动脉的分布情况。选定使用的结肠段后,用无创伤血管钳阻断预计切断的血管,并用套有胶皮管的肠钳钳夹预计切断结肠段的两端,观察边缘动脉的搏动及肠管的色泽 15 分钟。如边缘动脉搏动良好,肠管色泽红润,说明血供良好;若无动脉搏动,色泽转为暗紫,说明该段血运不佳,应另选其他肠段或改行其他术式。

若用升结肠和回肠末端移植,则切断结肠右动脉,保留结肠中动脉供血,重建后为顺蠕动。若用横结肠顺蠕动方向移植,则保留结肠左动脉,切断结肠中动脉;若用横结肠逆蠕动方向移植则切断左结肠动脉,以结肠中动脉供血;若用升结肠代食管,则以结肠中动脉供血。上述各段结肠均可用于食管重建,具体应用可结合自己的经验和患者的具体情况,用升结肠和回肠末端重建,为顺蠕动,回盲瓣有一定的抗反流作用,在最近几年报道的文献中采用最多。左半结肠少有血管变异,肠腔口径大,肠壁较厚,容易吻合,在术后早期因逆蠕动部分患者进食可出现少量反吐。

如患者全身情况较差,移植段结肠可不经胸骨后隧道而由前胸皮下提至颈部,分别在颈部切口下缘和腹部切口上缘皮下正中分离,上下贯通,形成宽约 5 cm 的皮下隧道。这种经皮下结肠重建的方法,进食不如胸骨后通畅,而且也不太美观。

结肠代食管术在多个解剖部位施行,创伤较大,并发症较多,除一般常见的并发症外,主要有以下几方面。①颈部吻合口瘘:发生原因多为移植结肠血供不良,吻合技术欠佳,局部感染和吻合有张力等。多发生在术后 4～10 天,主要表现为局部红肿,有硬块压痛,此时需要将缝线拆除数针,分开切口,可有泡沫状分泌物流出,口服亚甲蓝可有蓝色液体流出。只要不是移植肠段大块坏死,预后大都良好,经更换敷料很快治愈。②声带麻痹:患者表现有声嘶,进食发呛,特别在流质食物时更为明显,可嘱患者进食较黏稠食物,经过一段时间,大多能代偿而恢复正常饮食。③颈部吻合口狭窄:多发生在术后数周甚至数月,患者有吞咽困难,甚至反吐,严重病例流质饮食亦难咽下。吞钡造影可明确狭窄的严重程度及长度,治疗可采用食管扩张,对扩张治疗无明显效果的患者应行手术治疗。对较短的吻合口狭窄,可行纵切横缝的成形手术,也可将狭窄切除重新吻合;对较长的吻合口狭窄,虽然可以将狭窄段切除采用游离空肠间置,但需开腹及颈部手术操作及显微外科技术,尚有吻合血管形成栓塞之虞。有学者采用颈阔肌皮瓣修复结肠重建食管后颈部吻合口狭窄,效果甚佳。④结肠代食管空肠代胃术:少数严重病例,除食管瘢痕狭窄,胃亦受到严重烧伤而挛缩。这类病例可按上述方法行结肠代食管,移植结肠下端与距屈氏韧带 10 cm 空肠做端侧吻合,再在吻合口之下方空肠做 5 cm 长之侧侧吻合。这种手术吻合口多,创伤较大,术前应做好肠道准备及营养支持等,严防吻合口瘘的发生。⑤带蒂空肠间置术:空肠受系膜血管弓的影响,有时难以达到足够的长度,而且对胃液反流的耐受较差,因而临床上很少用于食管烧伤后瘢痕狭窄的重建。但对过去曾做过结肠切除手术或结肠本身有较广泛病变的病例,亦可采用空肠代食管术。

(陈少华)

第七章

腹外疝

第一节　鞘膜积液

睾丸的大部分有鞘膜包裹,脏层与壁层之间形成固有鞘膜腔,腔内常有少量浆液,使睾丸可以自由滑动。如鞘膜腔内液体积留过多,即形成鞘膜积液(hydrocele)。此外,在腹股沟内环口以外腹膜鞘状突的残留部分也可积留液体形成不同类型的鞘膜积液。

鞘膜积液可分为原发性和继发性两种,原发性是由于腹膜鞘状突闭合不全所致,继发性是继发于炎症、外伤、肿瘤等疾病。临床上绝大多数小儿鞘膜积液为原发性。

鞘膜积液的发病率与腹股沟斜疝相似。由于鞘膜积液比较容易自然愈合,所以不同年龄发病率差异很大。约60%患者2岁内自愈,85%患者6岁内自愈,而腹股沟疝则6个月以后很少自愈。

一、病因

鞘膜积液病因与小儿腹股沟斜疝相同,均为鞘状突的闭塞过程出现异常所致,如果鞘状突未闭,其管径大,能允许肠管或大网膜(或卵巢、输卵管)通过即为腹股沟疝;如果开放的鞘状突管径细小,肠管不能通过,只允许腹腔液体经鞘状突管流注而积聚在鞘膜腔内,则称为鞘膜积液。

二、病理分型

根据鞘状突未闭所在的部位不同,鞘膜积液可以分为以下类型(图7-1)。

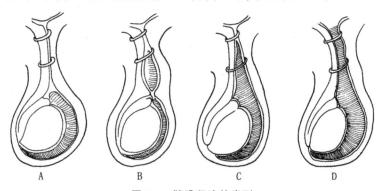

图 7-1　鞘膜积液的类型

A.睾丸鞘膜积液;B.精索鞘膜积液;C.睾丸、精索鞘膜积液;D.交通性鞘膜积液

(一)睾丸鞘膜积液

增多的液体积聚于睾丸固有鞘膜腔内。

（二）精索鞘膜积液

鞘状突在精索两端闭合，中间部分未闭合存有积液。囊内积液与腹腔及睾丸固有鞘膜腔不相通。

（三）睾丸、精索鞘膜积液

鞘状突在腹股沟管内环处已闭锁，精索部未闭合，积液与睾丸鞘膜腔相通。

（四）交通性鞘膜积液

鞘状突全程未闭，留有细小的管道。腹腔液体经鞘状突流入睾丸鞘膜腔内，同样，睾丸鞘膜腔内的液体可以倒流进入腹腔。

（五）圆韧带囊肿

为女孩所特有。在胚胎发育过程中，鞘状突由子宫圆韧带通过腹股沟管降至大阴唇。鞘状突闭合不全则形成圆韧带囊肿，也称 Nuck 囊肿。

三、临床表现

鞘膜积液可见于小儿各个年龄，以学龄前儿童最常见，可以发生在一侧，也可是双侧。肿块大小不一，增长较慢，不痛不痒，无任何症状。肿块较大者可有坠胀感。根据不同的类型，肿块的位置和形状不同。睾丸鞘膜积液：在患侧阴囊内可扪及圆形光滑的囊性肿块，如张力大时不能触及睾丸和附睾。精索鞘膜积液：肿块位于腹股沟或阴囊上部，呈椭圆形，在其下端可触及睾丸。睾丸、精索鞘膜积液：阴囊内肿物呈梨形，在腹股沟部逐渐变细。交通性鞘膜积液：积液随体位改变而发生变化，患儿站立或活动时阴囊肿块逐渐增大，平卧后积液可减小甚至完全消失。这是小儿中最常见的，如鞘状突管粗，肠管也随之进入，即为腹股沟斜疝。女孩的圆韧带囊肿表现为腹股沟肿块。

新生儿鞘膜积液，如在发育过程中鞘状突自行闭塞，则鞘膜积液亦随之消失。

四、诊断与鉴别诊断

在患侧阴囊或腹股沟可扪及边界清楚的囊性肿物，柔软有弹性，无压痛，透光试验阳性，即可诊断为鞘膜积液，可根据不同类型鞘膜积液的特点分型。

鞘膜积液需要与下列疾病鉴别。

（一）腹膜后淋巴管瘤

腹膜后淋巴管瘤可以进入腹股沟甚至阴囊，形成囊性包块，透光试验阳性。与鞘膜积液不易鉴别。偶有在手术时发现囊肿上界不清，向腹膜后延续，才发现为淋巴管瘤。B超检查有助于鉴别。

（二）睾丸肿瘤

多为无痛性实质性肿块，睾丸普遍增大，用手托起有沉重感，透光试验阴性。极少数鞘膜积液因囊壁增厚或积液混浊，透光试验可为阴性，可造成误诊。B超检查可以协助诊断。

（三）腹股沟斜疝

与交通性鞘膜积液易混淆，腹股沟斜疝无嵌顿时容易还纳，按压时多有"咕噜"声，咳嗽有冲击感，透光试验阴性。

（四）新生儿嵌顿性腹股沟斜疝

新生儿腹股沟斜疝往往病史不清，第一次时已发生嵌顿。嵌顿时腹股沟或阴囊的包块，形态与鞘膜积液极为相似，新生儿由于肠壁薄，肠管可以是透光的，因而透光试验可为阳性。但嵌顿疝患儿哭闹不安，可出现呕吐，腹股沟或阴囊包块有张力及触痛。诊断困难时，可通过直肠指检内环处有无嵌顿之肠管鉴别，超声检查可以明确诊断。

五、治疗

非交通性鞘膜积液体积不大，张力不高，不急于手术治疗，特别是1岁以内的患儿，多数有自行吸收消退的可能。交通性鞘膜积液多不能自行愈合，往往需要手术。一般说来，学龄前不能自然消退，多考虑手术。但如果极少数体积较大,张力较高,可能影响睾丸血液循环而致睾丸萎缩,手术不受年龄限制,及早手术治疗。

手术方法:与腹股沟斜疝疝囊高位结扎术相同,目前被公认为是安全可靠的方法。多用外环外分离法寻找残余鞘状突,分离至腹膜外脂肪处高位结扎,开放远端鞘状突,将积液放空即可,不需切除或翻转远端鞘膜囊。

六、预后

本症对患儿健康生活无影响,因此治疗效果佳。术中要注意解剖清楚,避免发生意外损伤。高位结扎鞘状突,一般均无复发。有人提出晚期压迫睾丸影响发育问题,但小儿少有高张力巨大鞘膜积液,事实上缺乏临床证实。

(邹智勇)

第二节 股 疝

一、概述

腹腔或盆腔内脏器经由股环进入股管或通过股管向股部卵圆窝突出的为股疝。老年妇女尤其多次妊娠和分娩后多见。由于股管较窄和股环周围缺乏弹性韧带,疝内容物突出后易被嵌顿和绞窄。确诊后应及早手术。

二、临床表现

(1)腹股沟韧带下卵圆窝处出现一半球形肿块。老年妇女多见。肥胖患者易被忽视。
(2)肿块突出后局部有胀痛下坠感。
(3)肿块嵌顿后有恶心、呕吐和腹痛等消化道症状。
(4)有一部分嵌顿股疝的病变为肠壁疝。此组患者的局部肿块较小,无典型肠梗阻表现,但多合并腹泻。有时由于被嵌顿的肠壁局部坏死并向皮肤破溃,可在局部流出恶臭液体或粪性液体。

三、诊断要点

(1)腹股沟韧带下卵圆窝处出现一半球形肿块应高度怀疑,尤其老年经产妇,应详细追问病史和有否消化道症状。
(2)腹部 X 线检查确定有否肠梗阻的影像特征。
(3)局部 B 超检查有助于确定是否在肿块处有肠管征象。
(4)需要与腹股沟淋巴结肿大、大隐静脉曲张、腹股沟斜疝和局部脂肪瘤做鉴别诊断。

四、治疗方案及原则

(1)一旦诊断为股疝,应积极手术治疗。对于已嵌顿或绞窄的股疝,除积极准备急症手术外要注意全身情况的处理,如高血糖、心功能不全和水、电解质紊乱等。
(2)做腹股沟上切口时常用斜疝修补切口,按解剖层次在腹横筋膜下寻得进入股管的疝囊。如返纳困难则应切开疝囊确认疝内容物无血运障碍,并返纳内容物后关闭疝囊。按规程介绍的方法修补。
(3)腹股沟下切口常用股部纵形切口,经卵圆窝处理疝囊,疝囊颈要尽量高位缝合结扎,处理多余疝囊后,缝合腹股沟韧带、阔筋膜镰状缘和耻骨肌筋膜,结扎线结扎时注意勿使股静脉受压。

(4)用人工合成材料修补股疝,仅适用于无嵌顿和无绞窄的股疝。无论腹股沟上或下切口处理疝囊后置网塞于股管内,网塞内瓣宜大部分切除,勿把网塞固定于股静脉,避免使股静脉受压。不再置入另一平片。

(邹智勇)

第三节 脐 疝

脐疝(umbilical hernia)为少量腹腔内脏器(肠管或网膜)在腹压增高时经脐环疝出。民间习惯称为"气肚脐"。是最常见的一种脐部疾病。婴儿发病率较高,尤以早产儿、低体重儿好发。随着年龄的增长,发病率逐渐下降。女孩比男孩多2~3倍。黑人最好发,Evans报道黑人婴幼儿发病率是24.7%,白种人婴幼儿发病率为3%。特别要注意的是肝胆系统状态异常时常伴有脐疝发生。

一、病因及病理

脐疝的发生原因与脐部的解剖特点有关。在胎儿期,脐环下半部通过2根脐动脉和脐尿管,脐环上部通过脐静脉。出生后,这些管道随即闭塞而变成纤维索,与脐带脱落后的瘢痕性皮肤相愈合,因此该部位是一个薄弱区。此外,在婴儿期,由于腹壁肌肉和筋膜发育不全,两侧腹直肌及前后鞘在脐部尚未合拢,当各种引起使腹压增高因素存在时,如过多哭闹、咳嗽、便秘、腹泻等,均能促使脐部外突。脐疝表现为脐环缺损,缺损处覆盖正常皮肤和皮下组织,其下为突出的腹膜憩室形成的疝囊,腹膜与皮肤深层及脂肪组织有粘连。突出的内脏多为大网膜或小肠,囊壁与其内容物间一般无粘连。

二、临床表现

大多数婴儿脐疝在出生后脐带脱落后几周内被发现,几乎所有的患儿在出生后6个月内发病。表现为哭闹、咳嗽、排便等使腹压增高时脐部出现圆形或卵圆形突出包块(图7-2),包块通常直径在1.5~2.5 cm,张力通常不高,安静或平卧后包块消失,脐部皮肤松弛。当出现包块时,用手指压迫突出部,膨出脏器很容易还纳腹腔,有时可闻及清晰的气过水声。指端深入即可触及脐环缺损边缘,并可估计其直径,1岁以下婴儿脐环直径一般在0.5~1.5 cm。年长儿童由于疝的长期外突,疝囊与皮肤均有扩张,直径可达3~4 cm。小儿咳嗽或哭闹时指端有明显冲击感。当疝内容物不能回纳腹腔时即发生嵌顿,但这种情况非常少见。

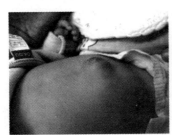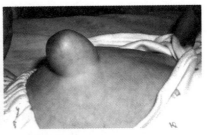

图7-2 脐疝(脐部圆形或椭圆形突出包块)

绝大多数婴儿脐疝无症状,也不引起胃肠功能紊乱,少数病儿伴有消化不良、腹泻、易惊等症状。脐疝在唐氏综合征、18-三体、13-三体和黏多糖累积症中较常见。

三、诊断

通常无须借助其他辅助手段即可明确诊断。注意与小型脐膨出鉴别,后者膨出中央无正常皮肤。

四、治疗

婴儿脐疝绝大多数可以自愈。随着年龄增长,腹肌发育完善,脐环缺损直径逐渐变小,进而闭合。一般认为1～2岁甚至到3～4岁仍可期望其自愈。脐环的大小与自愈的可能性有关系:一般脐环直径为1 cm左右,不做任何处理均能自行愈合;但脐环直径在2 cm以上者,特别是有增大趋向的患儿,自愈可能性较小。

脐疝的治疗常规是2岁以下可暂不做任何处理;2岁以上,小的脐疝可试行保守治疗3～6个月;如果不闭合,即施行手术治疗;脐环直径大于2 cm者,建议早期施行修补手术。

(一)保守治疗

粘膏法应用的原则是必须减少腹壁向两侧的张力,使脐疝得以缩小。粘贴时,疝囊须处于空虚状态,以免疝环中有组织插入。采用两条5 cm宽的粘膏,腹壁先涂上安息香酸酊,以增加黏性和保守皮肤。粘膏黏合的部位,先在腹壁皮肤的两侧,再将此两条膏布的游离端互相向对侧牵引,直到脐孔部皮肤变松而起皱褶为止。助手可用指揿压,使疝内陷,同时继续牵引,最后粘牢。粘膏每1～2周必须更换1次。如果连续6个月无进步,则应放弃此法。

(二)手术治疗

1.脐疝修补术

手术入路可以经脐上或脐下做半圆形切口,切开皮肤、皮下组织及两侧筋膜上脂肪组织,显露疝囊,切开疝囊腔,切除疝囊。最重要的步骤是间断紧密缝合两侧筋膜。脐疝修补术简单,疗效良好,并保留了脐的正常外貌。

2.脐环结扎术

在脐环下方中央切开皮肤5 mm,轻分皮下组织,暴露脐环处筋膜,于筋膜间穿入动脉瘤针(带线),使其在脐环筋膜内环形潜行1周后靠近进针处引出,上提腹壁,还纳疝出脏器,结扎缝线使脐环紧缩,确认安全可靠未影响腹腔内脏器后,缝合小切口结束手术。该手术方式的特点是创口小、过程简单、结扎结实可靠、手术时间短、术后恢复快。由于带线的动脉瘤针潜行穿过脐环时有一定的盲目性并可能损伤腹腔内空腔脏器,故要求手术者具备娴熟的手术操作技巧并有麻醉师的密切配合。此法应用者较少。

3.腹腔镜脐环结扎术

近年来随着腹腔镜手术在儿外科领域越来越多的开展,有一些医师采用腹腔镜行脐疝修补术,方法:建立人工气腹后,脐环上小切口置入套管,放入腹腔镜,腹腔镜直视下,第一根缝线于脐环下小切口进入带针丝线或涤纶线入腹,由脐环上切口(套管旁)出针,再将针由脐环上切口进入筋膜内潜行脐环左半圈于脐环下切口穿出,第二根缝线同方法脐下切口入腹脐上切口出针后,再潜行脐环右半圈,两根缝线同时打结,消灭脐环缺损。与脐环结扎术比较腹腔镜直视下更安全。但本腹腔镜手术应用时间短,需要进一步随访观察效果。

五、预后

术后复发者极少,疗效满意。但部分患者由于原脐部疝出面积较大,局部皮肤扩张严重,术后脐部皮肤松弛,外观稍差,少数患者最终也无法恢复至正常的外观水平,因此在必要时行脐成形重建术以获得满意的外观效果。

(邹智勇)

第四节 腹股沟斜疝

一、普通腹股沟斜疝

腹股沟疝有斜疝和直疝两种。小儿腹股沟疝几乎均为斜疝,直疝极罕见。小儿腹股沟斜疝为先天性发育异常,是最常见的小儿外科疾病。出生后即可发病,出生后3个月内发生率最高。随着经NICU救治成活的早产儿的增加,其发生腹股沟斜疝的概率更高。当腹腔脏器进入疝囊后不能还纳而停留在疝囊内即发生嵌顿,称为嵌顿性腹股沟斜疝,是小儿腹股沟斜疝最常见的并发症,新生儿发生嵌顿的危险性特别高。因而虽然新生儿及早产儿的手术和麻醉风险高,但是对这些患儿提倡尽早手术。

（一）流行病学

先天性腹股沟斜疝的发病率在足月的新生儿为3.5%～5.0%,早产儿的发病率相当高,为9%～11%,当体重下降至500～700 g时发病率可达60%。腹股沟斜疝男性比女性更常见。大多数文献报道男与女的比率为5∶1甚至10∶1。所有的腹股沟斜疝60%发生在右侧,25%～30%为左侧,10%～15%为双侧。早产儿双侧疝更常见,据报道发生率占早产患儿的44%～55%。一侧疝发生对侧疝的危险性为7%～10%。腹股沟斜疝有家族发生倾向,患者的双胞胎和兄弟姐妹腹股沟斜疝的发生率增加,现尚未发现区域和种族不同腹股沟斜疝发生率不同的报道。

（二）病因学

实际上所有的先天性腹股沟斜疝是因为生后鞘状突未闭合。在胚胎早期,原始睾丸位于腹腔后上方的腹膜后,相当于第1～2腰椎平面。随着胚胎的发育,睾丸逐渐下降,第6个月达腹股沟管内环附近,第7个月时沿腹股沟管下降,到第8～9个月降至阴囊内。鞘状突是胚胎第3个月首次见到的通过腹股沟内环处的腹膜向外突出形成的一个憩室样管状突起。鞘状突伴随着睾丸从腹股沟管到阴囊的下降的过程中。睾丸下降完成后很快鞘状突开始从内环部闭合,然后近睾丸端闭合,最后整个精索部的鞘膜闭塞,萎缩成纤维索。遗留睾丸部分的鞘状突包绕睾丸形成睾丸固有鞘膜腔。与腹膜腔不再相通(图7-3)。在女孩,鞘状突随着子宫圆韧带一同穿过腹股沟管进入大阴唇。大多数婴儿生后数月鞘状突仍未闭。文献报道鞘状突新生儿期80%～94%未闭,4～12个月57%未闭,成人有20%未闭。鞘状突未闭不等于是腹股沟斜疝,大多数没有临床症状。在腹压增高的情况下,腹腔内脏进入未闭的鞘状突而形成腹股沟斜疝。

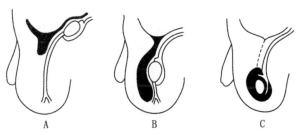

图 7-3 鞘状突下降闭锁过程

A.鞘状突开始下降;B.鞘状突随睾丸下降;C.睾丸下降至阴囊底后鞘状突精索部闭塞,远端形成睾丸固有鞘膜腔

鞘状突未闭是腹股沟疝形成的病因,而腹压增高则为其诱因。婴儿哭闹、排便、用力、站立、跳动、咳嗽、喘憋等均可使腹压增高,而诱发腹股沟斜疝。

有下列疾病时腹股沟疝的发生率增加:①睾丸下降不全、下尿路梗阻、膀胱外翻;②脑室腹腔分流术后;③腹膜透析后;④囊性纤维性病;⑤胎粪性肠梗阻、坏死性小肠结肠炎、乳糜腹、腹水、腹裂及脐膨出关闭后所致的腹腔压力增高、腹内肿物、病理性便秘、巨结肠;⑥结缔组织疾病,如皮肤松弛症,Ehlers-Anlos和Marfan综合征,或Hurler-Hunter黏多糖症。

（三）病理解剖

由于鞘状突未闭合程度不同以及疝囊与睾丸的关系不同,小儿腹股沟斜疝可分为两种类型。

1.睾丸疝

由于整个鞘状突未闭与睾丸固有鞘膜腔相连通,疝内容物直接疝至阴囊内,与睾丸同在一个鞘膜腔内。此类疝称睾丸疝,在儿童占5%左右(图7-4A)。

2.精索疝

鞘状突在腹股沟中段或上段闭塞,随着腹压增高,疝内容物进入残余鞘状突,迫使残余鞘状突沿精索前内方下降形成一个盲囊,与睾丸固有鞘膜腔不相通。多数的疝早期尚未进入阴囊,常称为精索疝。晚期即使疝内容物降入阴囊,睾丸也仍保持在疝囊以外。此种疝占婴幼儿疝的95%左右(图7-4B)。

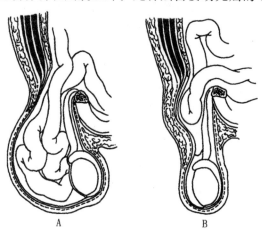

图7-4 小儿腹股沟斜疝的分类

A.阴囊疝;B.精索疝

婴儿疝入疝囊的腹腔脏器最常多见的是小肠,有时右侧的疝囊内可见到阑尾和盲肠,女婴疝囊内可有卵巢、输卵管,少数疝囊较大时腹腔的一些腹膜外脏器如膀胱或盲肠部分升结肠等可构成疝囊壁的一部分称为滑动性疝。手术时应特别注意,防止高位结扎疝囊时误伤器官。有时大网膜疝入疝囊内并与之粘连,不能还纳。

小儿腹股沟管短,腹壁发育较薄弱,内外环均较易被撑大,甚至互相重叠成为一个大缺损,有如直疝。但腹壁下动脉仍在疝囊颈内侧,可与直疝区别。

（四）临床表现

新生儿常常表现为由母亲发现的随哭闹而出现并增大的腹股沟包块,患儿安静、放松时包块可以自行消失,但有时可以持续存在数小时,引起哭闹,明显不适,甚至出现呕吐。腹股沟包块还纳后,由于存在疝囊,通常可以触及增粗的精索结构。女孩的腹股沟包块绝大多数是由卵巢疝入疝囊引起,因此包块较小,往往不仔细观察不易发现,包块呈卵圆形,有触痛、不易回纳。

虽然可能性非常罕见,但确有早产儿及足月儿在疝囊内的阑尾感染的报道。

（五）诊断

可靠的病史及触及增粗的精索可高度怀疑腹股沟斜疝,检查腹股沟部或阴囊部位出现可复性软包块,即可做出诊断。睾丸疝产前可以通过B超检查发现。

（六）治疗

腹股沟斜疝有极少数可能自愈,只见于内环口较小,临床上偶尔出现腹股沟包块的病例,但这样的患儿发生嵌顿性腹股沟斜疝的危险性同样增高。因此除非有明确禁忌证,均应手术治疗。目前无论是国际还是国内绝大多数儿外科医师的主张是不用疝气带或其他所谓的保守治疗方法,即使是低出生体重儿也不主张。

1.手术时间的选择

小儿年龄越小,嵌顿性腹股沟斜疝发生率越高,危险性越大。虽然小儿腹壁肌肉不发达,嵌顿疝较易缓解。但是小儿肠管及血管都很薄弱细小,易受损伤。特别是新生儿易引起睾丸梗死,因此理想的手术时间是诊断后尽早手术。尽早手术除可以防止嵌顿的发生外,早产患儿疝囊结扎术后往往一般状况多明显改善,体重增加。一些以前有窒息发作史的早产儿疝囊结扎术后发作停止。

现在大多数腹股沟斜疝手术可以门诊或一日病房完成。虽然早产儿和伴有心脏、呼吸或其他疾病的患儿麻醉并发症的危险性增加,但大多数学者认为对这些患儿实行手术是相对安全的。由于新生儿、早产儿疝修补术对麻醉及手术技术要求高,目前国内因为多数单位对新生儿手术仍有顾虑,所以多希望年龄大于6个月再行手术。一旦技术有了把握,就应该尽早手术。

2.手术方法

腹股沟斜疝的手术目标是消灭疝囊修补腹壁缺损。婴幼儿腹股沟斜疝为先天性腹膜鞘状突未闭,腹壁缺损一般不重要,并且随生长而恢复。故手术仅做疝囊高位结扎术,而不需要腹壁修补即可达到治愈目的,这与成人及老人腹股沟斜疝治疗要求不同。

(1)经外环口疝囊结扎术:手术包括单纯的疝囊结扎,不打开腹股沟管,国内绝大多数小儿外科医师采用此方法。

麻醉:全麻气管插管对于新生儿及小婴儿是首选。低出生体重患儿应用脊麻醉术后出现窒息的发生率低。

手术操作步骤:在患侧腹横纹处做横切口,年长患儿也可在腹横纹下方1 cm处做平行腹横纹的切口,以便更接近腹股沟外环口,切口长1.5 cm。切开皮肤皮下组织,于外环口发现精索。钝性分离精索外筋膜和提睾肌,在精索前内侧见到疝囊,分离疝囊可采用的方法有两种:①打开疝囊前壁(图7-5),用止血钳探查疝囊,近端可探入腹腔,远端可探入疝囊底。将疝囊后壁与精索血管及输精管分离后切断(图7-6)。②不打开疝囊,仔细将完整疝囊与精索血管及输精管分离,然后横断疝囊。提起疝囊近断端向内环处分离至疝囊颈处(局部有腹膜外脂肪显露后即标志抵达内环)贯穿结扎(图7-7、图7-8)。③关闭切口:皮下组织用4-0可吸收线缝合2~3针,皮肤切口用5-0可吸收线皮下缝合关闭。近年来也可选用氰基丙烯酸盐黏合剂黏合皮肤切口。注意在关闭切口前一定要将手术中上牵的睾丸拉至阴囊,避免医源性睾丸下降不全。女孩手术更容易,因为没有损伤输精管及血管的危险,疝囊结扎后可以关闭外环口。

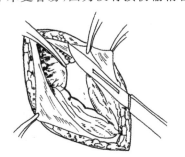

图7-5 打开疝囊前壁

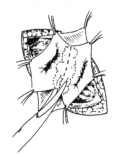

图7-6 分离剪断疝囊后壁

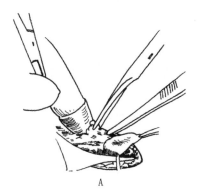
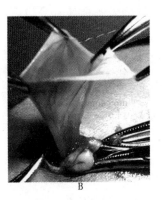

图7-7 分离近端疝囊

A.分离近端疝囊;B.术中近端疝囊分离后

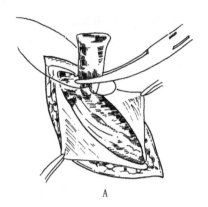
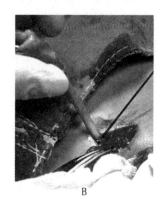

图 7-8　疝囊颈部贯穿结扎
A.疝囊颈部贯穿结扎;B.术中结扎疝囊颈部

(2)经腹股沟管疝囊结扎术:是经典的手术方法。手术中切开腹股沟管,在管内分离疝囊,高位结扎疝囊并切断,再将腹股沟管紧缩修复,精索置原位。这是其他疝手术的基础。

(3)腹腔镜疝囊高位结扎术:腹腔镜直视下,内环口高位缝合结扎疝囊。

麻醉:全麻气管插管。

手术操作步骤:①常规建立人工气腹。②Trocar 放置:首先在脐窝置入一个 2.5～5.0 mm Trocar,放入腹腔镜,探查腹腔,如果为单侧鞘突未闭合,在同侧相当于麦氏点的稍上方置入另外一个 2.5 mm Trocar;如果为双侧鞘突未闭合,第二个 Trocar 置于脐窝与剑突之间。③于内环口体表投影的外上方腹壁穿入腹腔一2-0带针丝线,将针尾留在体外。④以持针器加持针,避开血管、精索及输精管,自内环口外侧开始分3～4次将缝针在腹膜下潜行环绕内环口鞘完整一周,收紧缝线检查无漏洞后,用体内持针器配合体外尾线打结结扎。打结时应挤出疝囊内积气积液,并下拉睾丸,避免阴囊气肿及医源性下降不全。⑤最后采用穿腹壁途径取出缝针。

手术的优点是:①利用微型腹腔镜直径 0.35～0.50 mm,以带线的缝针直接缝合疝内口之腹膜,无须解剖腹股沟管。②腹腔镜下放大的精索血管及输精管清晰可见,缝合时可以有效避开防止损伤。③手术操作简便。④可以同时探查对侧,一次完成双侧疝囊高位结扎。⑤切口小,不需缝合,术后无明显瘢痕。

现在应用腹腔镜完成疝囊高位结扎的例数已超过 5 000 例,不同学者报道了各种改良术式,包括经脐部的单孔法、二孔法;应用各种特制的疝缝合针将缝线引出腹腔,在皮下打结等。目的是使手术操作更简单,缩短手术时间,切口更微小、隐蔽。

但对于婴儿腹腔镜疝囊高位结扎术仍有争论。与常规手术相比术后复发率高。由于早产儿双侧腹股沟斜疝的发生率高,据不同学者报道可达44%～55%,腹腔镜手术可以探查对侧。然而,有学者认为对侧探查是没有必要的,因为这些患儿只有 10%以后出现对侧腹股沟斜疝。

3.术后处理

局部止痛可以用局部麻醉,髂腹股沟和髂腹下神经阻断,其可以在术前或手术结束时应用。婴儿醒后可以喂养。大多数患儿手术当天可以出院。早产儿腹股沟疝术后发生窒息的危险性众所周知,虽然这些患儿窒息多数发生在手术后 4 小时内,但要住院观察 24 小时预防这一并发症。术后窒息与胎龄和孕龄逆相关,但是手术时的体重和以前呼吸功能不全与这一危险性直接有关。

(七)合并症

选择性疝修补术后总的并发症率为 2%左右,包括以下几种。

1.阴囊血肿、水肿

术后阴囊血肿或水肿可使阴囊肿得很大、很硬、发亮,有时有胀痛。多因疝囊大,手术时分离面广,止血不完全引起。阴囊水肿和小的血肿均可自然吸收,有时至术后 2～3 个月方完全吸收。如血肿进行性增大、疼痛,阴囊青紫,张力大,应立即打开切口,清除血肿,止血引流,再缝合切口。全身应用抗生素,防止继发感染。通过术中仔细止血,血肿是可以避免的。

2.伤口感染

很低,不超过1%。

3.医源性睾丸下降不全

相对罕见,约有稍多于1%小婴儿疝修补术以后发生睾丸下降不全,需要再行睾丸固定术。原因:术中结扎疝囊后,没有将上提的睾丸拉至阴囊或在重建外环时将精索缝在一起,造成精索短缩,睾丸移至阴囊上方。术中结扎疝囊后,缝合切口前应注意把睾丸拉入阴囊底部,即可避免。

4.斜疝复发

有史以来似乎疝的复发不可避免,腹股沟疝可接受的复发率应小于1%,但手术在新生儿期进行时复发率可以达到8%。患儿手术麻醉清醒后,腹腔内压增高,腹股沟肿块又复现为即刻复发,多为错将其他组织误认为疝囊结扎,而真正的疝囊未处理,应立即手术。术后1~2周复发称近期复发。造成的原因:疝囊结扎位置低而没有在疝囊颈部结扎;脆弱的疝囊撕裂;疝囊颈部的结扎线滑落;滑疝误为一般斜疝以及切口感染等。造成术后易于复发的因素有脑室腹膜分流术、嵌顿疝和结缔组织异常。复发后需再次修补。

二、嵌顿性腹股沟疝

腹股沟斜疝的疝内容物在疝囊颈部阻塞而不能还纳入腹腔时即为嵌顿性腹股沟斜疝,简称嵌顿疝。由于颈部持续的收缩,疝内容物出现血运障碍时发生绞窄。疝内容物可以由小肠、阑尾、网膜或卵巢和输卵管组成。如果治疗延误,可迅速进展至绞窄而导致肠坏死,甚至死亡。

(一)发病率

嵌顿疝是腹股沟斜疝最常见的并发症,具有较大的危险性,国内统计发病率约占17%,国外大宗病例统计占12%~17%,其中男性占12%,女性占17%,嵌顿疝约82%在右侧,67%发生于1岁以内,新生儿和小婴儿嵌顿疝的发生率为24%~40%。早产儿与足月儿比较嵌顿疝的发生率明显增高。而嵌顿疝发生年龄越小生命危险性越大。

(二)病因病理

各种使腹压增高的因素,如剧烈哭闹或阵咳都可使腹压突然增高,迫使更多的腹腔脏器扩张疝环进入疝囊。当腹压暂时减低时,疝环弹性回缩,阻止内容物回纳腹腔而发生嵌顿,疝嵌顿后引起局部疼痛。疼痛反射性引起腹壁肌肉痉挛,加重嵌顿。

进入疝囊的肠管嵌顿后,血液循环受障碍。小儿疝囊颈和疝环较成人富有弹性,腹肌不发达,而且小儿的血管弹性较好,因此,血液循环障碍由静脉回流受阻、淤血、水肿发展到肠坏死的进程较缓慢,较少像成人那样疝嵌顿4小时即发生绞窄坏死。但是脏器受压水肿,进而压迫精索,特别是新生儿可并发睾丸梗死。年龄小于3个月的小婴儿嵌顿疝睾丸发生梗死据报道可达30%,10%~15%的嵌顿疝急诊手术后出现睾丸萎缩。但有学者报道将婴儿期嵌顿疝通过手法复位、随后择期行疝修补术的一组患儿与年龄匹配的对照组进行睾丸容积的比较,结果两组没有明显差异,因而提出睾丸萎缩的危险性被过分强调了。女孩嵌顿疝也可以发生卵巢坏死,并且有报道子宫嵌顿后出现阴道出血者。当卵巢滑疝不能复位时有性腺损伤的危险性,因此大多数外科医师提倡对患儿要进行及时手术。

(三)临床表现

嵌顿疝的新生儿通常表现为哭闹,易激惹,以后逐渐出现呕吐,腹胀和停止排便等肠梗阻症状。局部检查可触及有张力、触痛的腹股沟或阴囊包块(图7-9),包块近端边界不清,同侧的睾丸可以正常或由于血运障碍而肿硬,晚期局部皮肤发红,腹部膨胀,甚至有腹膜刺激征。出现便血多表示肠管已坏死,如不能及时诊断和正确处理,可发生死亡。

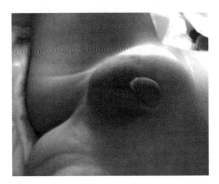

图 7-9　嵌顿性腹股沟斜疝

（四）诊断与鉴别诊断

当腹股沟或阴囊部出现不能自行复位的疼痛性包块时,首先应考虑嵌顿疝。结合既往发生过可复性腹股沟斜疝的病史,诊断更为肯定。腹部 X 线片显示腹股沟包块内肠管气影,可以明确诊断。如果出现肠梗阻腹平片可显示伴有液平面的扩张的肠袢,超声检查可以辅助诊断。

嵌顿疝临床诊断通常容易,但需要与以下疾病鉴别。

1.鞘膜积液

腹股沟或阴囊的包块,形态与腹股沟疝极为相似,但包块无触痛,由于包块内为液体,有囊性感,透光试验阳性,但要注意小婴儿透光试验不可靠,嵌顿性腹股沟斜疝时由于肠壁薄,肠管可以是透光的;当鞘膜积液继发感染或出血时,包块突然增大、疼痛、变硬、透光阴性。诊断困难时,可通过直肠指检内环处有无嵌顿之肠管而鉴别,超声检查可以明确诊断。

2.腹股沟淋巴结炎

早期肿块硬,皮肤红肿,境界不太清楚,有触痛,全身有急性化脓性炎症表现如发热或中毒症状,但无肠梗阻表现,精索及睾丸正常。

3.睾丸扭转或睾丸附件扭转

患儿表现为腹股沟或阴囊出现疼痛性包块,偶尔也有恶心、呕吐等消化道症状,但无肠梗阻表现。当睾丸扭转时,睾丸常位于腹股沟部,同侧的阴囊空虚。在阴囊的睾丸附件扭转时,睾丸有触痛并且位置比对侧稍微提高。

4.睾丸肿瘤

阴囊肿大,阴囊内肿物与疝相似,但肿瘤多为实质性,有沉重感,不能还纳腹腔,易与疝相鉴别。

（五）治疗

1.手法复位

由于小儿嵌顿疝的病理特点,嵌顿疝发生肠绞窄时间较晚;疝嵌顿后疝囊周围组织水肿,解剖关系不清,小婴儿疝囊菲薄,水肿后更易撕破,急诊手术并发症高。因此一般认为嵌顿 12 小时以内,无明显肠坏死征象的患儿首选手法复位。首先给患儿适当的镇静以松弛腹肌,通过这一方法如果在 1 小时内不能自行复位,即可实施温和的手法复位,手法复位时一定应轻柔。因为小儿组织脆弱,疝囊及脏器均因嵌顿而水肿,粗暴的挤压复位,可导致疝囊撕裂或肠管浆肌层破裂甚至肠穿孔。绝大多数嵌顿疝可以通过这一方法成功复位。疝复位后,疝囊结扎术应选择在 24～48 小时水肿和肿胀减退后再进行。

操作方法:给予一定镇静剂使患儿安静入睡,疝内容物巨大估计复位较为困难时可给予全身或基础麻醉,头低足高位仰卧。术者以左手轻轻固定外环处,轻轻按摩以减轻外环及疝囊颈部水肿,然后以右手轻轻持续压迫疝内容物。若此时患儿稍有哭闹挣扎,暂不要放松,待患儿安静时再继续轻轻加压,加压时常可感到有少量气液体通过疝囊颈进入腹腔,继之疝块逐渐缩小,常常在听到"咕咕"声后疝内肠管迅速还纳腹腔,此时疝块完全消失,患儿疼痛及肠梗阻症状缓解,安静入睡。如果肛门有排气、排便,则更说明肠梗阻已解除。据文献报道70%～84%患儿手法复位成功。复位后应观察患儿有无腹痛或腹膜刺激症状出现,以排除疝内容物还纳后有肠穿孔或坏死,必要时应紧急剖腹探查手术。

2.手术治疗

(1)嵌顿疝有如下情况之一者,应停止手法复位转为紧急手术治疗:①嵌顿时间超过12小时。②全身中毒情况严重或已有便血者。③新生儿嵌顿疝,因不能明确发病准确时间。④女性嵌顿疝,卵巢及输卵管嵌顿不易复位;最近美国的调查显示,至少半数的外科医师建议急诊手术。⑤手法复位不成功或几经手法复位后患儿出现腹膜刺激征不能除外肠损伤或穿孔者。

(2)术前准备:鼻胃管加压并纠正水电解质紊乱,应用抗生素,但应尽量缩短术前准备时间。

(3)手术方法:选择腹股沟斜切口或腹横纹切口。患儿麻醉后,如果肠管没有自行复位,不试图复位肠管。打开疝囊,检查疝内容物,如果肠管有活性再复位肠管,当复位肠管困难时,可扩张内开口或小心切开内环,使嵌顿完全松解(常常内外环已重叠在一起,一次完全切开)。如果肠管的活性可疑时,将其提出,用温盐水湿敷,5~10分钟后再检查肠管(图7-10)。如果肠管颜色转为正常,血液灌注充足,可见肠蠕动和肠系膜血管搏动,将肠管还纳腹腔,完成疝囊高位结扎术。如果肠管无活性,行肠切除肠吻合术。如果肠管活性不能确定,可暂时外置,24小时后再手术,根据肠管情况选择保留或切除。大网膜已坏死时应予以切除。在术中切开内环者,应当将内环修复并紧缩。睾丸无论正常或缺血都将其拉至阴囊,只有证实真正的睾丸坏死才能切除。污染严重者应在疝囊内置橡皮片引流。

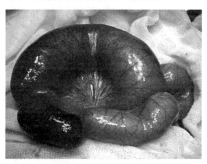

图7-10 术中打开疝囊见嵌顿暗紫的肠管

患儿麻醉后如果疝自行复位,打开疝囊后要仔细检查肠管。如果没有肠管缺血则行疝囊高位结扎术。如果疝囊内有血性液或打开疝囊后发现腹腔内暗紫色肠管时,即怀疑复位肠管坏死时,应通过同一切口或右下探查切口行探查检查肠管。

近年来有报道采用小儿腹腔镜协助治疗嵌顿疝,复位成功后还可检查腹腔肠管的血液运输情况。

3.术后管理

如果进行了肠切除肠吻合,给予胃肠减压和静脉输液直到肠蠕动恢复、可以喂养后。应用抗生素5天。

(六)并发症

选择性疝修补术后总的并发症率为2%左右,而嵌顿疝急诊手术后的并发症率增加到8%~33%。腹股沟疝修补的并发症包括以下几种。

1.血肿

据报道发生率约10%,主要原因为嵌顿疝时疝囊广泛出血水肿,局部组织不易辨认,切开疝囊的主要目的是检查及还纳肠管等疝内容物,故有些小的出血点易于隐藏在水肿的疝囊中造成术后渗血不止而出现该并发症,故术中应在还纳疝内容物后仔细检查出血点止血。

2.睾丸萎缩

多数因嵌顿疝时间较长,压迫精索血管造成。嵌顿疝术中见很多睾丸外观无活性,但真正术后发生睾丸萎缩率低,因而除非真正的坏死,否则不能切除睾丸。

3.鞘膜积液

多为残留在疝囊中的渗液或渗血造成,因与腹腔不相通,故可穿刺抽吸。

4.疝复发

急诊手术时,切开的组织较多,疝内容物还纳后又没有很好地修补内环口。另外疝囊水肿,高位结扎时结扎的位置高度不够,疝囊水肿口径较大时单纯采用荷包缝合易造成组织消肿后缝线松弛,导致肠管通过缝隙再次降入疝囊。

5.与肠切除有关的并发症

在不能复位的患儿中需要肠切除者为 3%～7%,其可以引起与切除本身和术野污染相关的一些并发症,如切口感染、肠吻合口瘘、腹膜炎等。

(七)预后

婴幼儿嵌顿性腹股沟斜疝手法复位成功率在 95% 以上,手术治愈率到达 97.5% 以上,术后患儿发育不受影响,2.3%～15.0% 出现患侧睾丸不同程度萎缩,1.2%～2.2% 疝复发。

(邹智勇)

第五节　腹壁切口疝

腹壁切口疝是腹内脏器和(或)组织经腹壁原手术切口形成的薄弱区向外突出的病症。

一、病因

腹壁切口疝的病因可分为全身因素和局部因素。

(一)全身因素

主要因素包括长期应用类固醇激素或免疫抑制剂治疗以及炎症性肠病等情况。次要因素包括高龄、营养不良、低蛋白血症、贫血、糖尿病、术后肠梗阻、术后胸腔感染、慢性阻塞性肺病和腹水等,这些因素最终都可影响切口的正常愈合,从而导致了腹壁切口疝的发生。另外,肥胖和长期吸烟也和切口疝的发生密切相关。肥胖对于切口疝的初发或修复后再发都是重要的危险因素。吸烟使得肺组织中抗蛋白酶活性下降,血清中出现游离的、有活性的蛋白酶和弹力酶复合物,这些复合物可破坏腹直肌鞘和腹横筋膜,导致切口疝发生率上升。

(二)局部因素

腹部手术伤口的愈合遵循组织愈合的共有机制,愈合过程分为 3 个阶段,首先为炎症阶段,为 4～6 天,此时伤口的完整性完全依靠缝线的强度和缝合力来保持。之后是纤维增生阶段,伤口通过胶原纤维的桥接其抗张强度快速增强,然后进入塑型期。一般而言,腱膜在缝合后的 3 周左右其抗张强度约是原组织的 20%,4 周后是 50%,半年后可达 80%,但很难恢复到原有的强度。

1.切口感染

切口疝发生的最重要的致病因素。术后一年内发生切口疝的患者中,60% 曾有严重的切口感染。切口的炎症反应破坏了弹性蛋白、胶原纤维和其他支持组织,使组织不愈合或延迟愈合,愈合后的瘢痕组织抗张强度下降,导致疝的发生。

2.手术切口放置引流管

经切口放置引流是一个尤为重要的致病因素。Ponka 报道所有 126 例经肋下缘切口行胆道手术并发切口疝的患者,在初次手术时都曾经切口放置过引流。

3.缝合技术

不良的缝合技术可导致伤口脂肪液化、感染或裂开,从而引发切口疝。缝合时要对合腹壁各层次,切口中不应留有空腔、血块和异物,缝线长度与切口长度比例为 4∶1 时,切口感染和切口疝发生率最低,这样的缝线长度既可使缝合的切口保持一定的抗张力,又不会因缝合太紧造成切口组织缺血、坏死、引起感染或裂开而增加发生切口疝的危险。至于是用连续缝合还是间断缝合可减少切口疝发生,目前尚无定论。

4.缝线的选择

不恰当的缝合材料可以导致切口感染及切口裂开等情况的发生,从而增加切口疝发生的危险。多股编织的缝线相对于单股的缝线,易导致细菌存留,引起切口感染的机会增大,因此缝线应尽量选择单股线。由于缝线在切口愈合期间要承受对伤口的支持,因此缝线在一定时间保持其牢固度是很重要的,不可吸收线显然可以做到,降解时间超过半年的可吸收线能够达到同样效果,短时间降解的可吸收线增加了切口疝发生的危险。使用金属丝全层缝合也是一种稳妥的方法。

5.切口的类型

切口疝多见于直切口,腹直肌是纵行走向,其他腹部肌肉纤维、筋膜均横行或接近横行走向。纵向切口无疑切断了这些肌肉纤维和筋膜以及支配这些肌肉的神经,切口缝合后缝线的受力方向与组织纤维方向相同,当腹壁肌肉收缩时,缝线有可能切割纤维组织而造成伤口裂开。横向切口缝合后缝线方向与肌肉组织纤维走向垂直,肌肉收缩时缝线的受力较小,对伤口的影响较小,因而产生切口疝的风险大大降低。

二、临床表现

临床主要表现为在原手术切口处出现突出的肿物,直立或咳嗽时肿物突出更明显,平卧后肿块常能消失或明显缩小。60%的切口疝患者没有任何症状。如果疝囊较大并有较多肠管或网膜进入其中,则会有坠胀不适及腹部疼痛感,有些患者还因此出现排便不畅。

由于切口疝的疝环一般较大,因此较少发生疝嵌顿。体检时要求患者平卧,回纳疝内容物后一般可清晰扪及疝环的边缘。

另外,切口疝的自发性破裂不太常见,但却是危及生命的并发症。

三、辅助检查

根据临床表现即能明确诊断切口疝,对于少数早期缺损小同时又较肥胖的患者,此时仅有症状,却无腹部体征,辅助检查对明确诊断就较为必要。但更多时候切口疝的辅助检查,在于了解缺损部位、大小、范围、疝内容物的性质及粘连的程度。

(一)CT检查

CT检查是目前较理想的一种辅助检查方式。除可清楚地显示腹壁缺损的位置、大小、疝内容物,及疝被盖与腹腔内器官之间的关系外,还可用于计算疝囊容积和腹腔容积、评价腹壁的强度与弹性,有助于临床治疗。为真实反映切口疝的大小,在做影像学检查时应注意患者的体位(推荐使用侧卧位,和辅助以屏气等动作以帮助显示切口疝的实际状态)。相对于其他检查手段,CT具有对患者影响小、操作方便、诊断价值大的优点,推荐作为常规术前检查。

(二)B超检查

其影像学表现主要是肌层的中断,并可找到与腹腔相通的疝内容物,在体位变动或咳嗽时内容物可进出腹腔。B超检查对辨别内容物是否为肠管有一定帮助,也是一种简单、无损伤的检查。

(三)X线检查

相对于CT和超声检查不具优势,目前较少应用,其诊断疝的存在主要依赖于在成像时疝囊内有肠管,且肠管内最好有对比物,如钡剂等,否则诊断就比较困难。

四、诊断

通过临床表现及辅助检查,切口疝的诊断是不难的,最为重要的是需了解切口疝的部位、疝环的大小及疝内容物与疝囊壁是否有粘连等,以指导手术修补。

五、治疗

手术治疗是目前唯一能够治愈切口疝的方法,对不能耐受麻醉或手术者,可使用弹性腹带包扎以减轻疝的突出,并可改善患者症状及延缓病情的发展。对施行手术者,术前应进行详细评估,尤其是心肺功能的评估,因为术后疝内容物的回纳,尤其是较大疝囊内容物的回纳,会造成腹腔内压力增高,致使膈肌抬高,加重心肺负担,引起心肺功能的下降,甚至衰竭。因此,术前的戒烟、吸氧、腹带加压包扎以及适当的肺功能锻炼对肺功能较差、疝囊较大的患者非常必要。也有人建议,术前定期行腹腔穿刺注入气体,逐次增加注气量,使患者先行适应腹压增加的状态,减轻疝内容物与周围组织的粘连,但有损伤肠管的危险。对于肥胖患者,术前减重也是重要环节。另外,清洁肠道准备是必需的,并建议预防性应用抗生素。修补方法如下。

（一）组织修补术

仅对于疝环缺损小于 3 cm 的切口疝才可考虑直接缝合修补。通常选择原手术切口为手术入路,也有人选择疝囊旁新切口。注意避免损伤疝囊内的肠管,分离粘连,完全回纳疝内容物,明确疝环边界,分层缝合腹壁组织,如有可能可将筋膜重叠缝合以加固腹壁。这种术式由于缝合处张力较高,导致高达 25%～50% 的复发率,术后伤口疼痛明显。如缝合张力较高,可采用腹壁组织结构分离技术,这种方法的关键是在腹直肌外侧 1 cm 处纵向切开腹外斜肌腱膜,使其每边能向中线移动 10 cm,从而达到减张的目的。

（二）补片修补术

目前临床使用的补片多为不可吸收材料,大体可分为聚酯补片、聚丙烯补片、聚丙烯膨化聚四氟乙烯复合补片等,聚丙烯补片和聚酯网片因会引起严重粘连,故不能直接放入腹腔内使用。根据补片植入腹壁层次的不同,补片修补术可分为以下几种类型。

1.肌筋膜前放置补片修补术

在打开疝囊,回纳疝内容物后,在疝环四周的肌层或肌筋膜前做皮下组织游离,超出疝环 3～5 cm 范围,缝合腹膜后,将聚丙烯补片置于肌筋膜前,选择的补片大小超出疝环 3～5 cm,将补片与肌筋膜在补片边缘与疝环边缘缝合固定两圈。其优点是手术操作简单,手术时间短,较大的切口疝也可修补,缺点是手术创伤大,疼痛明显,由于补片位置表浅,对于脂肪层较薄的患者术后有修补区域僵硬感。由于补片外缺乏肌层、筋膜的帮助,仅由缝合点来抵抗腹腔内的压力,术后复发率虽较单纯缝合有所下降,但仍较高。

2.肌层后放置补片修补术

回纳疝内容物后,在疝环四周的肌层后或腹膜前做组织游离,超出疝环 3～5 cm 距离,缝合腹膜后,于肌后置入超出疝环 3～5 cm 的聚丙烯补片,分别将补片边缘及疝环边缘与肌层缝合固定两圈,补片前方可放置负压引流,减轻浆液肿的发生。其优点是不仅有缝合点抵抗张力,而且补片前方有肌筋膜层协助抵抗腹内压力,术后复发率低,术区僵硬感减轻。缺点是手术创伤大,疼痛明显,腹膜前游离难度增大,手术时间长,有时分离层次较难。

3.疝环间补片植入修补术

将疝囊回纳腹腔后,选择补片与疝环大小相当,其边缘与疝环缝合固定。由于复发率较高,目前该方法已不主张应用。

4.腹腔内放置补片修补术

根据放置补片的方法不同又可分为开放的腹腔内补片修补术和腹腔镜下的补片修补术。开放式腹腔内补片修补术:是在回纳疝内容物后,明确疝环的位置,将复合补片置入腹腔,补片防粘连面面向腹腔内组织,补片边缘要大于疝环边缘 3～5 cm,在补片边缘和疝环边缘处将补片与疝环周围坚韧组织缝合固定。其优点是补片位置符合力学原理,修补效果理想,复发率较低。缺点是手术需自原切口开放进入,创伤仍较大,补片的缝合固定较困难,由于是近乎全层的缝合,因此疼痛也较明显。对于特别巨大的切口疝,可采取组织结构分离技术联合补片修补术。腹腔镜下的补片修补术:是目前较理想的切口疝修补方式,在远离疝的区域做 3 个 0.5～1.0 cm 的小切口,置入腹腔镜及操作器械,分离粘连并回纳疝内容物,测量疝环大小后,选择大于疝环 3～5 cm 的复合补片并置入腹腔,覆盖疝环,注意将防粘连面对向腹腔,用螺旋钉或多点全层缝合加螺旋钉固定补片,疝环边缘及补片边缘各一圈。其优点是固定补片较开放手术简单、可靠,由于不需做较大切口及疝环周围组织游离,手术创伤明显减轻,疝环周围组织强度得以保留及补片位置符合力学原理,因此术后复发率最低,螺旋钉固定补片使得术后疼痛的程度减轻,恢复快,住院时间短,术后并发症率较低。一般来说,如果一个患者是开放式疝修补术的适当人选,那么对其可以考虑使用腹腔镜技术。既往手术史的次数和类型是评估患者是否选用腹腔镜手术的主要因素。另外,绞窄疝是腹腔镜修补术的禁忌证。

(三)手术方式的选择

对于较小的切口疝(疝环直径小于 3 cm)一些学者主张组织修补,但由于目前对切口疝发生机制的研究认为胶原代谢的异常在切口疝的发生中起着一定的作用,因此,组织修补复发率较高,建议补片修补作为切口疝的首选修补方式,而腹腔镜补片修补术又是较理想的手术方法,除非有心肺系统或其他疾病不能耐受全身麻醉和气腹的患者。切口疝患者多有腹腔内的粘连,多数的粘连可在腹腔镜下安全分离的,但如出现广泛而致密的粘连致使不能安全地置入穿刺套管及建立气腹,或不能安全地分离,应及时中转行开放补片修补术。腹腔镜补片修补过程中如发生肠管损伤,可选择腔镜下修补肠管,待 3~6 个月后再行切口疝修补术,或转为开放手术,修补肠管,并视污染程度决定是否同时行切口疝补片修补术,任何来源的腹腔感染是相对禁忌证。对于腹腔粘连较重的患者,可以先开放做小切口直视下松解致密粘连,然后关闭筋膜,在腹腔镜下用钉枪钉合固定补片,这称之为杂交技术。

(四)切口疝嵌顿的处理

传统的观点主张:急诊手术解除嵌顿和梗阻即可,因担心感染的发生,不主张对缺损进行一期修补,更是反对使用补片进行修补。然而,手术技术的进步、材料学研究的深入及补片修补手术的广泛应用,营养支持和抗感染水平的提高,以及综合考虑再次手术的创伤及费用,目前认为:对于熟练开展这一手术的医师及手术条件较好的医院,在未发生肠管坏死的前提下,解除嵌顿后可行缺损的一期修补,可使用聚丙烯网片修补,并在补片与疝囊之间置放负压引流管,待引流量减少后再拔出,并加强支持和抗感染治疗,患者可得到较好的治疗结果。少数有条件的医院,可考虑使用生物补片修补切口疝,暂时关闭缺损的腹壁。其缺点是补片完全吸收后,腹壁膨出可能重新出现。

(五)术后并发症及处理

常见的并发症有以下几种。

1.血清肿(又称浆液肿)

血清肿是补片修补术后常见的并发症,以腹腔镜修补手术后多见。国外文献报道发生率为 43%,一般于术后 2~3 天就可能出现,疝囊大小、分离的层面不同,血清肿的程度及持续时间亦不同,积极地处理可以减轻其程度和缩短持续时间。开放补片修补主张常规于补片表面放置引流管,并待引流量少于 10~20 mL 后拔出,血清肿的发生可明显减少。腹腔镜下修补术由于较难在补片和疝囊之间置放引流管,可在严格消毒皮肤后,穿刺抽去积液并加压包扎,平均经 2~5 次处理后即可治愈。也可不必处理,待其自行吸收。也有外科医师在腹腔镜下缝合缩小或关闭疝环,术后疝囊外加压包扎,可减少浆液肿的发生。

2.疼痛

术后修补区域腹壁疼痛较常见,多表现为锐痛,而且在体位变动时明显,疼痛主要与补片的固定有关,全层缝合固定点较仅用螺旋钉固定引起的疼痛更明显,少数患者疼痛持续时间较长,国外文献报道可超过 8 周,腹腔镜下单用螺旋钉固定补片的患者其疼痛一般 1 周后多可缓解。短期内口服非甾体类止痛药对缓解疼痛有帮助,术后 3 个月内使用腹带加压包扎也可在一定程度上缓解疼痛。慢性疼痛较少见,可使用理疗,热敷同时合并使用非甾体类止痛药。

3.呼吸功能障碍

呼吸功能障碍多发生在切口疝较大的患者,术后腹腔容积缩小,腹压明显增高影响呼吸运动。潜在的呼吸系统疾病,加之手术与麻醉创伤、术后腹壁疼痛等共同作用所引发。术前肺功能检查和评估、并对较大切口疝患者行腹带加压包扎锻炼、吸氧就显得非常必要。术后严密观察,及时发现,早期干预,可给予无创呼吸机辅助呼吸治疗,多能顺利缓解。

4.血肿或出血

开放修补术与腹腔镜修补术发生的部位及原因有所不同,开放修补因分离面广、创面大导致腹壁间血肿或出血的情况多见。如果血肿较大,则应积极再手术清除血肿以防感染。预防方法是创面仔细止血并置放较粗引流管。而腹腔镜修补术多为分离粘连后腹腔内创面出血,国外文献中曾报道发生率达1.74%。我们感觉辨别粘连的界面非常重要,在正确的界面中分离,血管较少,不易出血。另外,粘连分离后创面应充分止血,恰当地使用超声刀也是避免术后出血的有效办法。

5.肠管损伤

多为分离粘连及回纳疝内容物时所致,主张分离粘连应仔细辨清粘连界面、轻柔使用抓钳、少使用超声刀及电刀,开放手术时发现肠管损伤,应立即修补肠管,减少污染,行腹膜外或肌筋膜外补片修补。对于腹腔镜修补术,发现肠管损伤可在腔镜下修补肠管,待3～6个月后再行切口疝修补。或中转开放手术,修补破损肠管并视污染程度决定是否行缺损修补。最为危险的是隐性的肠管损伤,导致急性腹膜炎,最终不得不再次手术取出补片。故遇到粘连广泛、致密,分离应更加耐心、细致,分离过程少用电刀,可用剪刀锐性分离,分离结束仔细检查分离的肠段。如果分离粘连非常困难,应及时中转开腹手术。另外,肠道准备是作为切口疝手术的常规术前准备,可减少因肠损伤引起的污染。

6.补片感染

发生率较低但处理却非常棘手,多为手术区消毒、操作不当或距离上次手术时间较短所致。尽管有时补片,尤其是轻质大孔径补片的感染可以通过引流、使用抗生素或适当的伤口换药得以缓解,但通常还是必须将补片取出才能完全清除感染灶。

7.复发

补片修补术后复发率较组织修补明显降低。开放补片修补术文献报道复发率为3%～5%,腹腔镜修补术文献报道随访23个月复发率是3.4%。复发多发生在选择补片过小、固定不牢的较大切口疝。另一现象是疝环边缘是肋骨或髂骨等特殊部位的切口疝也易复发,原因是在骨骼上固定补片较为困难,一旦钉合点脱落,而组织尚未长入,复发在所难免。此外,术中遗漏隐匿性缺损,也将导致复发。因此,选择大于疝环3～5 cm的补片、恰当的固定、避免遗漏是非常重要的。对于较大的缺损(大于10 cm)腹壁全层缝合加螺旋钉固定是比较合适的。特殊部位的切口疝更应妥善固定。必须充分暴露所有隐匿性缺损并加以修补。腹腔镜手术还有套管部位疝等一些极少见的并发症,但同开腹切口疝修补术相比,腹腔镜切口疝修补术优势是恢复工作时间短。

(邹智勇)

第六节　白线疝

白线疝是指发生于腹壁正中线(白线)处的疝,绝大多数发生在脐上,又名腹上疝。白线疝较少见,脐上白线疝占腹外疝的1%,脐下白线疝更罕见。

一、解剖特点及发生原因

白线位于腹直肌鞘于腹正中线,由腱纤维斜形交叉而成,白线在脐上较宽强度较低,而脐下较窄强度较高。故白线疝好发于脐部以上,多因腹白线发育欠佳或有孔隙所致,胶原代谢的异常及腹内压力的增加也可促进白线疝的发生。

二、临床表现

早期白线疝肿块小而无症状,不易被发现,后可因腹膜受牵拉而出现上腹部隐痛以及消化不良、恶心等症状。较大的白线疝可在腹部脐上中线位置出现可复性肿物,直立或咳嗽时更为明显,平卧后肿块可完全消失,在腹中线处可扪及缺损区及边界。白线疝较少发生嵌顿。

三、辅助检查

CT可明确白线疝缺损的位置、范围和疝内容物的性质等,是较好的辅助检查方法。

四、诊断

绝大多数白线疝表现出腹壁正中线明显的可复性肿物,检查可发现明显的缺损(即疝环)和疝囊,根据临床表现和体征较易诊断。少数白线疝有缺损,但并无明显的疝囊,突出的肿物为腹膜外脂肪,因此可无明显的可复性。白线疝的特殊检查方法有两种:一是用拇指和示指夹住肿块并向外牵拉常诱发疼痛,认为这是白线疝特有的一种临床表现;二是用手指按在疝块处的腹壁上,嘱患者咳嗽,此时手指有捻发感(Litten征),是由含有液体的肠袢突入疝囊所致。

五、治疗

通常认为小且无症状的白线疝可不必治疗,但症状明显则需手术治疗,手术方式有以下几种。

(一)单纯横行对合缝合

直接将疝环两边的腹白线对合缝合,适用于疝环两边腹直肌相距较近、缝合后张力较小的患者,手术操作简单,是常用的非补片修补方法。

(二)横行重叠修补法

正中切口切开剑突至脐的腹白线全长,横行重叠缝合腹白线,适用于腹直肌分离较宽,并伴有腹白线伸长变薄,用单纯对合缝合方法修补效果较差者。

(三)Berman修补法

适用于白线有多处缺损者,先缝合腹横筋膜,然后在两侧腹直肌前鞘各做一等长的垂直切口,将两侧前鞘的内叶重叠缝合以修补薄弱或有缺损的白线。

(四)开放的腹膜前补片修补术

纵行切开皮肤,暴露疝囊,回纳疝囊及其内容物进入腹腔,于疝环四周腹直肌后鞘下分离腹膜前间隙,分离范围超出疝环3~5 cm,缝合腹膜后,于腹膜前置入聚丙烯补片并与后鞘缝合固定。此法适用于缺损较大,难以直接缝合者。

(五)腹腔镜下补片修补术

在腹壁侧方做3个0.5~1.0 cm的切口,置入Trocar,探查腹腔后,回纳疝内容物,测量疝环大小,体表标记缺损边缘的位置后关闭疝环缺损,将防粘连补片置入腹腔,用螺旋钉和(或)全层缝合固定法将补片固定于腹壁,补片边缘超出缺损3 cm以上。此法的特点是创伤小,修补处张力小,修补效果好。

六、手术方式的选择

由于白线疝不同于一般切口疝(除非较大白线疝),腹直肌是纵行肌肉,其缺损处横行缝合后张力一般不大,可选择直接缝合。而对于缺损较大的白线疝,仍建议采用补片修补术,以腹腔镜下修补(IPOM)为优。

(邹智勇)

第七节　造口旁疝

造口旁疝特指与腹壁造口相关的一类切口疝,腹腔内组织或器官在腹壁造口周围的人造通道中突出所形成的肿物。根据原造口类型不同,主要分为结肠造口旁疝和回肠造口旁疝,结肠造口旁疝总的发生率为 5%～81%,术后 1 年的发生率为 30%～50%,回肠造口旁疝相比结肠造口旁疝的发生率要稍低,为 5%～65%。

一、发生原因和解剖特点

腹壁造口手术使腹壁本身的完整性受到了破坏,造口周围的肌肉收缩使得位于肌肉中间的造口变得越来越大。同时,造口的部位、大小及其与周围组织的缝合、愈合情况,造口肠管蠕动和排便时集团运动的冲击、腹压增加,术后放化疗的影响,以及患者本身年龄、肥胖、是否长期使用糖皮质激素、伴有慢性呼吸系统疾病和营养不良等,均可导致造口旁疝的发生,并且使得疝囊及其内容物不断增大。

二、临床表现

造口旁疝是造口手术后最常见的远期并发症之一。表现在造口旁可有肿物突出,站立或用力时突起,平卧后消失,时间久后肿物多不能回纳,可影响到造口装置的密封性,同时绝大部分患者会出现皮肤刺激、糜烂、局部胀痛以及排便不畅等不全梗阻症状,甚至发生急性肠梗阻、肠坏死而不得不急诊手术治疗。

三、治疗

绝大部分造口旁疝(约 70%)不需要外科手术处理,一些效果还不错的非手术治疗措施包括减轻体重、使用造口旁疝专用腹带或佩戴低弧度略带凸面的造口袋,均可以缓解造口旁疝所带来的影响。但是如果造口旁疝合并出现肠梗阻、疼痛、出血,或影响造口袋密封性导致造口周围皮肤破溃,则需要手术干预治疗,有些担心外观对患者心理的影响,也可以采取手术治疗。而对于心肺功能较差不能耐受全麻和手术的,肿瘤复发的,以及预期生存期较短的患者,则是手术的禁忌证,皮肤溃烂和感染是手术的相对禁忌证。造口脱垂经常会和造口旁疝相混淆,有时也被归为一种特殊类型造口旁疝,如果造口脱垂也像造口旁疝一样严重影响造口的功能时也需要进行手术治疗。造口旁疝修补手术包括造口旁疝缝合修补术、造口移位术和现在越来越多被临床使用的开放式或腹腔镜下的造口旁疝补片修补术。

(一)造口缺损区域的直接缝合修补

在疝环一侧的疝囊边缘行弧形切口,切开进入疝囊,回纳疝内容物,留出恰当大小的造口肠管通道,将疝环缝合关闭,此方法不必重新造口。另一种术式是沿造口肠管开口行圆形切口,游离出造口肠管,回纳疝内容物后,留出恰当的造口肠管拉出通道后将疝环缝合关闭,缝合皮下组织,去除多余造口肠管,重新造口。这类手术创伤小、操作简单,但却有高达 46%～76%的复发率,复发后以此方法再次修补复发率更是高达 100%。

(二)造口移位加缺损区域缝合修补

可沿原切口进腹或于造口旁做弧形切口逐层进入皮下疝囊内,回纳疝内容物、游离造口肠管后,必要时末端离断造口肠管,修补关闭原造口处的缺损和伤口,在其上方或脐部等处,重新造口,注意将造口肠管在原造口及新造口之间的皮下潜行一段距离。这类手术创伤较大、操作较难,不仅使得手术部位的切口疝以及造口关闭部位切口疝的发生率增高,而且存在新造口旁疝发生的可能,而且一些患者会因为造口移位产生护理上的不便和不适及心理上的不适应。

(三)开放补片修补术

通常选择原手术切口进腹,完全回纳疝内容物,暴露疝环缺损,补片尺寸需超出缺损边缘 3～5 cm,如使用聚丙烯材质的补片,因不能置入腹腔内,需放置在腹壁肌肉浅面-腱膜外或者腹壁肌肉深面-腹膜外,并在补片相应的位置剪出造口肠管通过的孔隙,将补片与疝环较结实的组织缝合固定,这类手术分离腹壁的难度和创伤均较大,固定也较难。如使用防粘连补片置入腹腔内进行修补(IPOM),主要有 Keyhole 和 Sugarbaker 两种方式(补片固定方式略有不同)。总体来讲,补片修补手术使得复发率明显降低,但是,因补片污染而导致手术失败的可能性有所增加。

（四）腹腔镜下造口旁疝补片修补术

目前主要有两大类方法：一类是不需重做造口的全腹腔镜下造口旁疝补片修补的方法，包括 Keyhole 法、Sugarbaker 法及 Sandwich 法；另一类是需原位重做造口的 Lap-re-Do 修补的方法。

共同步骤：①采用分步骤消毒法进行消毒准备，常规留置导尿；②术者站位，主刀医师与持镜助手站在造口对侧，另一助手立于造口侧；③穿刺孔的选择，第一个 12 mm 穿刺套管应采用开放入路或使用可视穿刺套管置于造口对侧肋缘下 3 cm 腋前线交汇处，另外两个 5 mm 穿刺套管一个位于脐与剑突连线中点，一个位于第一个穿刺套管下方 10 cm 腋前线处直视下置入；④探查腹腔，探查置入套管时有无损伤肠管及血管、腹腔内的粘连情况，是否伴有切口疝或腹股沟疝，是否有肿瘤的复发；⑤分离粘连、回纳疝内容物，运用电凝剪刀锐性分离粘连，超声刀仅限于分离网膜与腹壁间的粘连，必须将疝环周围 10 cm 范围的腹壁粘连游离出来；⑥测量疝环缺损大小，长径及短径；⑦补片的选择与固定，通常选用大于疝环边缘 5 cm 大小的防粘连补片，多数为 15 cm×20 cm 大小，与腹腔镜下切口疝补片修补术相似，主要运用螺旋钉枪在疝环边缘及补片的边缘双圈固定（双皇冠技术），固定间距为 1.0～1.5 cm，并根据需要进行全层悬吊固定。

特殊步骤：①Keyhole 法，使用特制的中央带孔的造口旁疝专用补片，或将补片自一侧剪开，中央剪成多瓣状裂孔，约 2 cm 大小。将补片围套在造口肠管周围，补片的开口方向置放在疝环的造口肠管侧，先钉合固定开口的一边，再根据围套造口肠管的松紧（可让助手将示指插入造口以协助控制），钉合固定补片的其他部分及开口的另外一边，补片开口的两边应有一定的重合。②Sugarbaker 法，用补片将一段造口肠管（通常将其贴于疝环外侧腹壁）及其旁疝即腹壁缺损一起覆盖，使造口肠管紧贴腹壁，留出造口肠管通过的大小合适的空间，将其两侧钉合固定，再于疝环及补片周围钉合固定。③Sandwich 法，先用一张略小的 15 cm×15 cm 防粘连补片对造口区域进行 Keyhole 法修补，再于腹部正中处（上至肝镰韧带、下至耻骨梳韧带）覆盖一张 30 cm×20 cm 防粘连补片，补片边缘覆盖造口肠管至少 5 cm，进行 Sugarbaker 方式修补，并予以钉合固定，内外两层补片夹合一段造口肠管至一个恰当的松紧度及角度修补更加牢靠。值得注意的是，Sandwich 法需要运用两张网孔较大，含 PVDF 的防粘连补片。④Lap-re-Do Keyhole 法，完全游离造口肠管直至疝囊壁皮下，游离过程中如有肠壁破损应予以及时缝合关闭，以防肠内容物漏出污染。彻底游离造口肠管后，于原口处沿造口肠管黏膜与皮肤交界处环形切开进入，用无菌手套封闭造口肠管。将 Dynamesh-IPST 专用补片套入造口肠管并置入腹腔，展平并注意补片方向，将聚偏氟乙烯（PVDF）面朝向腹腔，聚丙烯（PP）面朝向腹壁。用不可吸收性缝线全层间断缝合关闭疝环，使其仅可通过造口肠管。将造口肠管与 IPST 补片袖套部分进行上下两圈缝合固定。运用螺旋钉枪在造口肠管边缘及补片的边缘进行双圈固定，固定的间距为 1.0～1.5 cm。开放下将造口肠管与腹壁进行间断缝合固定，尽可能切除皮下疝囊囊壁组织，并缝合关闭原皮下疝囊空间，必要时局部留置负压引流。切除多余的结肠造口肠管，于原造口处重做结肠造口，套上人工肛门袋。是否放置腹腔引流视术中创面分离的大小及渗出而定。5Lap-re-DoSugarbaker 技术；完全游离造口肠管直至疝囊壁皮下，游离过程中如有肠壁破损应予以及时缝合关闭，以防肠内容物漏出污染。彻底游离造口肠管后，于原口处沿造口肠管黏膜与皮肤交界处环形切开进入，用无菌手套封闭造口肠管。将 15 cm×20 cm 防粘连补片置入腹腔。用不可吸收性缝线全层间断缝合关闭疝环，使其仅可通过造口肠管。展平补片并注意补片方向，将防粘连面朝向腹腔，补片中点位于造口肠管出腹壁处，通常将造口肠管贴向侧腹壁，并将补片横向覆盖造口肠管及疝环关闭区域，运用螺旋钉枪或可吸收钉枪在造口肠管边缘及补片的边缘进行固定，固定的间距为 1.0～1.5 cm，注意补片边缘与造口肠管不要过于紧闭，可沿肠管方向剪开 2～3 cm，以免补片边缘对造口肠管的卡压，减少术后肠梗阻的发生。开放下将造口肠管与腹壁进行间断缝合固定，尽可能切除皮下疝囊囊壁组织，并缝合关闭原皮下疝囊空间，必要时局部留置负压引流。切除多余的结肠造口肠管，于原造口处重做结肠造口，套上人工肛门袋。

四、术后并发症及处理

（一）肠梗阻

造口肠管穿出补片的孔隙大小以及与补片的角度、是否造成卡压都与术后肠梗阻的发生有关，因此术中钉合固定时务必仔细,另外,造口肠管内置入肛管可以起到顺畅造口肠管和早期排气的作用,可减少肠梗阻的发生。

（二）感染

防粘连补片的使用对于无菌的要求较高,而造口旁疝修补手术由于存在造口,且造口在术中有时又需要敞开,特别是 Lap-re-Do 修补术式需要重建造口,有导致术野污染的可能。因此,分步骤消毒、术中注意无菌操作、皮下疝囊空间留置负压引流等都是非常重要的预防措施。术前加强造口护理治疗造口旁皮肤感染及预防性使用抗生素也同样重要。

（三）复发

这是治疗的关键。复发与造口的位置、大小、疝环的强度、补片大小的选择、固定的方式和强度以及术者的经验均有关系。术者应具有一定的腹腔镜下切口疝补片修补经验后再进行造口旁疝修补手术,这样可减少因术者技术上的因素造成的复发。

造口手术是常见的腹部外科手术之一,据报道,美国共有 450 000 例造口病例,英国有 102 000 例造口病例,而且每年以 3％的比例递增。而造口旁疝是造口手术最常见的后期并发症之一。引起造口旁疝的根本原因是造口导致的腹壁的缺损、胶原代谢的异常、腹壁横向肌肉的收缩作用使造口旁组织向四周收缩,加上造口肠管集团运动的冲击力,造口孔径的逐渐扩大,进而造成拉出的部分造口肠管与造口通道侧面不能完全愈合。多数造口旁疝患者系肿瘤根治术后还需进行放疗、化疗等综合治疗,恶性肿瘤患者又多有营养不良或伴有糖尿病等代谢性疾病情况。当然患者的年龄也是一个很重要的因素,随着年龄的增大,腹壁肌肉往往会萎缩,肌张力也会随之降低,这些因素都会妨碍组织的愈合。结肠和回肠造口发生造口旁疝的概率是不同的,其他一些会引起腹内压升高的病理性因素,如慢性咳嗽、排尿困难、排便困难等也容易造成造口旁疝。此外,造口手术的技术原因,如造口位置选择不当、造口的口径过大、缝合技术问题,及术后早期阶段瘢痕形成减少等也都会增加造口旁疝的发生率,也有观点认为:造口术后的时间是引起造口旁疝的主要原因,即:时间越长,发生率越高。

疝一旦发生就不可逆转,会随着时间的推移越来越大,目前公认的观点是:手术修补是治愈的唯一方法,而且较早采取手术治疗,手术创伤以及手术的难度都将大大降低。但对于造口旁疝,由于开放手术治疗效果的不理想,多数外科医师主张先保守治疗,不得已才选择手术治疗。这就使得这类患者手术难度加大,术后的外观不理想,尤其是腹腔镜下的修补,补片修补后残留在原疝囊内的造口肠管较多,无法回纳入腹腔,其外观就更加难以达到较为理想的状态。因此,我们感觉随着腔镜修补技术的进一步成熟,造口旁疝修补的手术指征应该扩大,可对有症状的早期疝,甚至无症状的早期疝进行修补,这样不仅可取得较好的修补效果,而且可节约手术成本。当然,其远期效果尚待进一步随访。而对于肿瘤术后的造口旁疝,早期手术治疗需要向患者告知两种情况:①手术是在无肿瘤复发的前提下进行的;②手术修补后有肿瘤复发的可能。基于我中心超过 10 年对造口旁疝诊治经验及远期随访结果,我们认为,对于疝囊较小较早期的结肠造口旁疝、回肠造口旁疝及回肠代膀胱的造口旁疝,全腔镜下造口旁疝 Sugarbaker 修补技术可以采用,且修补效果良好;而更多的结肠造口旁疝应采用腔镜下 Lap-re-Do 修补技术,可依据术中情况适当选择 Lap-re-Do Keyhole 技术或 Lap-re-Do Sugarbaker 技术,这样才能达到既减少造口旁疝复发,又可使得修补手术后修补外观理想及造口功能正常的修补目的。

当然,腹腔镜造口旁疝修补手术同样也存在一些手术并发症和不足,但是 McGreevy 医师等人的研究调查显示经腹腔镜下腹壁疝修补的患者术后各种并发症的总发病率为 5％～8％,仍远低于经传统开腹疝修补术患者的 15％～21％。Halabi 医师等人对 2005—2011 年美国 ACS-NSQIP 造口旁疝诊治项目进行了统计,共 2 167 例造口旁疝患者接受修补手术,其中 222 例行腹腔镜修补术,约占 10.2％,结果显示腹腔镜修补术在手术时间、术后住院时间、并发症发生率以及手术相关性感染等方面具有显著优势。Helgstrand 医师等人分析了 2007—2010 年丹麦全国 174 例造口旁疝手术病例,其中 118 例（67.8％）行腹腔镜修补术,也得出了与上文相同的结论,且腹腔镜手术复发率更低。所以,针对造口旁疝的手术治疗,采用腹腔镜修补技术具有一定优势。

因此,腹腔镜造口旁疝修补手术作为一项新的手术技术,还需要不断完善以及总结和改进,但是只要能充分体现腹腔镜技术的微创优势,不断克服其他不足之处,同时随着修补材料的不断研发和价格的降低,该手术的应用前景非常广阔,相信能够给受造口旁疝困扰的患者带来福音。

(邹智勇)

第八节 食管裂孔疝

食管在相当于第 10 胸椎的水平由后纵隔通过膈肌后部的裂孔进入腹腔,此裂孔称为食管裂孔。当食管裂孔因为先天或后天因素扩大,腹腔内脏器由此裂孔疝入胸腔,称为食管裂孔疝。疝内容物大多是胃,也可是网膜或小肠等其他腹腔内组织。食管裂孔疝是膈疝中最常见的类型,达 90% 以上。但多数患者无症状或症状轻微且不典型,难以得出其确切的发病率,在一般人群普查中发病率为 0.52%。本病可发生于任何年龄,女性多于男性,为(1.5~3):1。

一、应用解剖及病因

在正常状态下,由膈食管韧带及膈肌脚的肌纤维对食管下端及贲门起相对固定作用。膈食管韧带是由食管下端的纤维结缔组织和腹膜返折形成,而膈肌脚的肌纤维则在食管裂孔周围环绕并于后方相交叉。上述正常解剖结构的存在是保证胃食管连接部和食管裂孔相对固定结合的基本条件。导致食管裂孔疝发生的病因有两个,必须具备这两个原因,才能形成食管裂孔疝。

(一)食管裂孔松弛增宽

与其他疝形成的病因一样,食管裂孔疝的出现首先也需要有一个相对薄弱的区域。由于以下因素存在,包括:①先天发育不良;②随着年龄增长,韧带松弛,肌肉萎缩;③外伤、手术等,均会导致食管裂孔扩大,形成了这样一个薄弱区域。

(二)腹腔压力增高

单有薄弱区域还不足以形成疝,腹腔压力增加,胸腹腔压力梯度不断增大,导致薄弱区域破裂,腹腔内脏器进入胸腔才会形成食管裂孔疝,引起腹腔内压力增高的因素包括:肥胖、便秘、前列腺增生、慢性咳嗽以及大量腹水等。

由于腹段食管及贲门与食管裂孔之间正常解剖关系的改变导致了抗反流机制的破坏,很多患者同时伴有胃食管反流,引起反流性食管炎;有时疝入胸腔的脏器会引起梗阻的症状,如:吞咽困难,反复呕吐等,少数情况下还会发生嵌顿引起出血甚至坏死穿孔。另有一部分严重的胃食管反流患者由于食管的炎症及瘢痕挛缩导致腹段食管和贲门上移到胸腔,出现继发性短食管的表现。

二、分型

食管裂孔疝的分型对于诊断及治疗都至关重要,根据 2013 年美国胃肠内镜外科协会的指南,将食管裂孔疝分为四型。

(一)Ⅰ型

滑动型裂孔疝:临床上此型最为多见,占所有食管裂孔疝 95%,此型疝的胃食管连接部上移入胸腔,一般裂孔较小,疝可上下滑动,仰卧时疝出现,站立时消失。因为覆盖裂孔及食管下段的膈食管韧带无缺损,故多无真性疝囊。由于膈食管韧带松弛,使膈下食管段、贲门部经食管裂孔滑行出入胸腔,使正常的食管-胃交接锐角(His 角)变为钝角,导致食管下段正常的抗反流机制被破坏,故此型多并发不同程度的胃食管反流。

(二)Ⅱ型

食管旁裂孔疝:少见,胃食管连接部仍位于膈下,而一部分胃底或胃体经扩大的食管裂孔薄弱处进入胸腔,由于存在膈食管韧带的缺损,多具有完整的疝囊。膈下食管段和食管-胃交接角仍保持正常的解剖位置和正常生理性括约肌作用,抗反流机制未被破坏,故此型极少发生胃食管反流。约1/3的巨大食管旁裂孔疝易发生嵌顿。

（三）Ⅲ型

混合型裂孔疝:系前两型并存,且前两型疝后期都可能发展成混合型疝,此型疝胃食管连接部以及胃底大弯侧移位于膈上,胃的疝入部分较大,可达胃的1/3至1/2,并常有嵌顿、绞窄及穿孔等急腹症症状。

（四）Ⅳ型

巨大疝:不仅有胃疝入胸腔,还有其他的腹腔内脏器,包括网膜、结肠、小肠等在疝囊内。

也有学者将Ⅲ、Ⅳ型疝合并为一个类型,统称混合型疝,占除Ⅰ型疝外的大部分(剩余的5%中的95%),而真正的Ⅱ型旁疝很少见。常见的Ⅰ型疝与Ⅱ、Ⅲ、Ⅳ型疝无论是临床表现、辅助检查结果及治疗原则均有很大的差别。

三、临床表现

不同类型的食管裂孔疝其临床表现完全不同,Ⅰ型滑疝往往无梗阻症状,但大多伴有胃食管反流;而Ⅱ、Ⅲ、Ⅳ则以梗阻症状为主,有时伴有压迫症状或有并发症时的临床表现。

（一）Ⅰ型疝的临床表现

很多早期的或小的滑动性食管裂孔疝患者往往没有不适症状或仅有轻微的饱胀不适感,往往不引起重视。当病程较长时会伴有反流的症状,典型的如胃灼热、反酸等,不典型的表现包括胸痛、吐酸水、阵发性咳嗽、声音嘶哑、喉头异物感等,易于其他疾病相混淆;严重的还会出现哮喘及吸入性肺炎;另外如有严重的反流导致食管溃疡的还会引起呕血、黑便等消化道出血的表现。反复的食管炎还有潜在的癌变风险。

（二）Ⅱ、Ⅲ、Ⅳ型疝的临床表现

这些类型的疝临床症状以梗阻为主,较轻的包括恶心、餐后饱胀感、干呕等,症状加重会出现进食后疼痛、吞咽困难,反复呕吐,吸入性肺炎等。如疝囊较大,压迫心肺或纵隔,会出现气急、心悸、咳嗽、发绀等症状;如有疝内容物的嵌顿,则可能出现消化道出血、溃疡甚至疝内容物坏死穿孔等严重并发症。

（三）体征

无并发症时通常无特殊发现,但巨大食管裂孔疝者的胸部可叩出不规则鼓音区与浊音区。饮水后或被振动时,胸部可闻及震水音。

四、诊断与鉴别诊断

（一）诊断

食管裂孔疝的症状和体征均缺乏特异性,诊断主要还是依靠辅助检查,多种辅助检查有不同的作用,应根据患者的不同情况选择合适的方法。

1.X线检查

上消化道钡餐检查为最常用的诊断食管裂孔疝的方法,但小型的滑疝有时需要采用头低脚高位,对上腹加压方能通过X线显示,常见的食管裂孔疝的X线表现包括:膈下食管段(腹段)变短增宽或消失,贲门部呈现幕状向上牵引,膈上可见胃囊,膈上出现食管胃狭窄环(Schatzki环形狭窄)等。但如果怀疑有食管裂孔旁疝的急性梗阻,不宜选用上消化道造影,因为这些患者在造影过程中可能引起误吸导致严重肺部并发症。

2.内镜检查

内镜检查不是直接确诊食管裂孔疝的方法,但在内镜下会有一些间接的征象帮助我们诊断食管裂孔疝,如可在食管内见胃黏膜;可见食管下括约肌松弛,呼气和吸气时均呈开放状态;正常情况下吸气时食管胃交界点下降,如有疝则位置不变等。内镜检查更重要的作用是排除引起上消化道梗阻的其他原因,如:肿瘤、贲门失弛缓、硬化性食管炎等,另外食管镜检查还有助于了解食管黏膜上皮的损伤情况,来判断食管炎的严重程度。

3.CT 检查

食管裂孔疝的患者常规行 CT 检查,如在胸腔发现胃或其他腹腔脏器可以帮助诊断,特别是有严重的梗阻症状时,这时不适合做上消化道造影,CT 是很好也很有必要的辅助检查方法,同时也有一定鉴别诊断的作用。

4.食管功能检查

是食管裂孔疝患者重要的辅助检查方法。本检查包括两部分:食管动力学功能检查(测压)和食管下段 24 小时 pH 及阻抗 pH 监测(测酸)。通过检查可了解下食管高压带的压力、腹段食管长度、食管体的长度以及胃-食管反流的严重程度、反流与症状之间的关系、食管排空能力等。食管下段 24 小时 pH 及阻抗 pH 监测是诊断胃食管反流病的金标准,对手术指征的掌握非常重要,特别是一些难治性的胃食管反流病。食管动力学的检测则是手术方式选择的重要参考,本检查也是评估手术治疗的效果及术后有无复发的主要手段。

5.其他

如以 B 超来测量腹段食管的长度,MRI 来帮助判断疝内容物的性质等。

(二)鉴别诊断

本病应与心绞痛、心肌梗死、胃炎、消化性溃疡、上消化道肿瘤、胆道疾病,以及胃肠或咽喉神经症等鉴别。

五、治疗

不同类型的疝治疗原则不同,根据患者的病情选择合适的治疗方法。

(一)观察、随访

无论何种类型的食管裂孔疝,如果是辅助检查发现的,无任何不适症状,都可以观察、随访。但临床上真正无症状的Ⅱ、Ⅲ、Ⅳ型疝非常少,需要仔细询问病史以鉴别。

(二)内科治疗

在所有的食管裂孔疝患者中,Ⅰ型滑动性疝占到了 95%,其中大多数患者症状轻微,以胃食管反流症状为主,可通过内科保守治疗来控制和缓解症状。但这些患者停药后复发率高,许多需终身治疗。内科保守治疗包括:

1.改变生活习惯

(1)改变饮食习惯:减少脂肪摄入、避免大块食物、减少刺激胃酸分泌和反流的食物如:酒精、含咖啡因的饮料、巧克力、洋葱、辛辣食物、薄荷等。

(2)戒烟。

(3)减肥。

(4)进食后 3 小时内避免睡眠,进食后多活动。

(5)睡眠时抬高床头。

(6)减轻工作压力。

2.制酸药物

大多数患者可通过制酸药物来减轻或控制反流症状。常用的药物为 PPI 如:奥美拉唑、兰索拉唑、埃索美拉唑等。症状较轻时也可选择 H_2 受体阻滞剂如:雷尼替丁、法莫替丁等食管和胃动力药。部分患者食管功能检查发现食管胃排空能力下降,此时可加用多潘立酮(吗丁啉)或莫沙必利等以缓解症状。

(三)外科手术治疗

1.手术适应证

对于Ⅱ、Ⅲ、Ⅳ型及症状较重的Ⅰ型食管裂孔疝患者,仍需手术治疗以消除其嵌顿的风险并控制症状。其适应证包括:

(1)Ⅱ、Ⅲ、Ⅳ型疝伴有不适症状的患者。

(2)Ⅰ型疝症状严重影响生活,经内科治疗无效或药物不良反应无法耐受。

(3)Ⅰ型疝内科治疗有效,但无法停药又不愿意长期服药治疗。

(4)已出现严重的反流的并发症:①B级以上的食管炎(洛杉矶分级)。②反流所致的食管狭窄、严重出血等。③反流引起的严重消化道外病变,如:吸入性肺炎、哮喘等。

2.手术方法选择

食管裂孔疝修补的方法很多。早期大部分食管裂孔疝都是由胸外科经胸修补,随着外科微创手术的开展,发现腹腔镜手术视野清晰,创伤小,修补效果好,术后恢复快,并发症少,具有很多优势,因此腹腔镜食管裂孔疝修补+胃底折叠术已成为治疗食管裂孔疝的金标准术式,当然手术技术的细节还有很多争议之处,但手术步骤已基本达成共识,包括:

(1)从左向右打开膈食管韧带。

(2)保留迷走神经前干的肝支。

(3)分离双侧膈肌脚。

(4)经食管裂孔游离食管使腹段食管长度达到3 cm。

(5)尽量剥离或切除疝囊。

(6)膈肌脚在食管后以不可吸收线缝合。

(7)如果膈肌脚薄弱明显或食管裂孔直径>5 cm,可以补片加强修补。

(8)胃底折叠的长度为2 cm左右并固定于食管。

(9)其他:当膈肌脚在食管后方缝合张力过大时,也可考虑在食管前方的缝合;补片只做加强修补不做桥联修补;应该常规做胃底折叠,因为即使术前无反流症状,手术时也会破坏食管裂孔周围正常的解剖结构从而引起术后反流;折叠的术式以短松型360°Nissen折叠最多见,Toupet(270°折叠)和Dor(180°折叠)也可以在合适的患者中应用,最好根据术前食管测压的结果,有条件的根据术中测压结果选择折叠术式。

3.并发症及处理

(1)术中并发症:①出血,术中应妥善处理胃短血管,注意保护脾脏,否则可能引起无法控制的出血。如果发生应及时中转开腹,有时甚至要切除脾脏。②胸腔脏器损伤,固定补片时应注意使用螺旋钉的方法,避免打穿膈肌损伤胸腔脏器,没有把握时缝合可能更安全。③腹腔脏器损伤,除了游离胃底时损伤脾脏外,大多数腹腔脏器的损伤出现在回纳疝内容物时或牵拉胃食管时。应注意手术操作时动作轻柔,解剖结构不清是应以钝性分离为主,避免锐性分离直接损伤脏器。④气胸,胸膜破裂是术中常见的情况,一般无须胸腔闭式引流,只需手术结束时正压通气吹张肺即可。

(2)术后并发症:①复发,食管裂孔疝的复发率远高于腹股沟疝、切口疝等其他常见的疝。如果术后出现Ⅰ型疝复发且无不适症状的可以随访;如果复发引起明显的梗阻和反流症状的需要再次手术,对有经验的医师再次手术也可以在腹腔镜下完成。②进食困难,术后第1个月出现进食困难的患者可能超过一半以上,大多数患者可以自行缓解,术后6个月仍有进食困难的患者低于5%。非常少的患者需要扩张治疗甚至再次手术。但修正手术需慎重,要有客观证据而且要排除患者精神因素的干扰。

随着检测手段的不断进步和国人对生活质量要求的不断提高,因食管裂孔疝和胃食管反流病而就诊的患者越来越多,只有对此疾病有充分的了解,才能做到早期诊断,及时准确的治疗。

(邹智勇)

第八章

腹壁、腹膜及肠系膜疾病

第一节 脐膨出与腹裂

脐膨出与腹裂同是由于发育不全导致腹壁缺损而发生内脏突出的畸形,其是否为同一疾病的两种表现形式目前仍存在争论。有学者认为腹裂是脐膨出囊膜在宫内就破裂吸收的结果,但是随着胚胎学和产前超声研究的发展以及这两种疾病不同的临床表现来看,目前普遍认为脐膨出和腹裂是两种不同疾病。

一、脐膨出

脐膨出是指一种先天性腹壁发育不全的畸形,部分腹腔脏器通过脐带基部的脐环缺损突向体外,表面盖有一层透明囊膜。脐膨出发病率为 1∶5 000 活产婴儿,常可伴发其他器官畸形。多为未成熟儿,男孩比女孩常见。母亲多为高龄产妇。有人认为外科医师能见到脐膨出仅占所有病例的半数病例,死胎中腹壁缺损者约 20 倍于活产。

(一)病因与病理

在胚胎第 6～10 周时,由于腹腔容积尚小,不能容纳所有肠管,因此中肠位于脐带内,形成暂时性脐疝。待至第 10 周后,腹腔迅速增大,中肠退回腹腔。胚胎体腔的闭合,是由头侧皱襞、尾侧皱襞和两侧皱襞共 4 个皱襞,从周围向腹侧中央折叠而成,并汇合形成未来的脐环。如果在上述发育阶段,胚胎受到某种因素的影响,而体腔关闭过程停顿,就可产生内脏突出畸形。当四个皱襞中某个皱襞的发育受到限制,就产生不同部位的发育缺陷。依此而分为 3 种类型。

1.脐上部型

由于头侧皱襞发育不全,除有脐膨出外,常伴有胸骨下部缺损(胸骨裂)、膈疝、心脏畸形、心包部分缺损等畸形。

2.脐部型

由于两侧皱襞发育不全所致,依据腹壁缺损和膨出囊膜的大小差异,临床上可有 2 种分型。

(1)脐膨出:最常见,腹壁缺损较大,肝脏突出于腹腔外,较少有合并畸形,常被称为巨型或胚胎型脐膨出,亦可称为通常型或腹壁形成不全型。

(2)脐带疝:腹壁缺损较小,仅有小段肠管通过脐环疝入脐带基部,可伴有卵黄管残留、梅克尔憩室、肠旋转不良等畸形,常被称为小型或胎儿型脐膨出,亦可称为肠管还纳不全型。

3.脐下部型

由于尾侧皱襞发育不全,除有脐膨出外,常伴有膀胱外翻、肛门直肠闭锁,小肠膀胱裂等畸形。

膨出内脏的表面有一层羊膜与相当于壁腹膜的内膜组成的囊膜包裹,在两层膜之间含有一片胚胎性胶样组织。囊膜略呈白色,菲薄,透明,无血管结构。脐带附着于膨出囊膜的中部或下半部,脐血管穿过囊膜进入腹腔。腹壁皮肤终止于脐膨出基部的周缘,略呈堤样隆起。脐膨出均存在肠旋转不良,其他肠道畸形少见,心脏畸形和染色体畸形则明显增多。各种合并畸形的发生率在60%~80%。

（二）临床表现

在新生儿的腹部中央可见大小不等膨出的囊状肿物,表面有一层光泽而透明的囊膜,透过囊膜可见囊内的腹腔脏器。在囊顶上部脐带残株附着,腹壁皮肤常停留在膨出囊的基底部或少许超过一些。随着时间过久之后,囊膜逐渐混浊,变成黄白色脆弱组织,或因破裂而内脏脱出,或因感染而坏死以致腹腔感染。囊膜亦可在宫内或分娩过程中破裂,出生时可见肠管悬挂在腹壁之外,但通常并无肠梗阻或呼吸窘迫等症状。

（三）诊断

产前B超可早期发现脐膨出,一经诊断明确,应行产前染色体、心动超声和其他脏器检查。巨大脐膨出通常提示有多种伴发畸形可能。检测羊水甲胎蛋白浓度来评价神经管发育异常的风险;取羊水或胎儿血液标本,检测染色体是否正常,常见合并的染色体异常包括13、18、21三体综合征。孕期需要密切随访,如囊膜破裂,可不等足月诱导生产。如肝脏膨出,应考虑剖宫产,避免肝脏损伤和出血。脐膨出患儿较容易发生早产和宫内发育迟缓。出生时囊膜已破裂的病例,应与腹裂相鉴别。脐膨出伴有巨舌症、巨体症病例,称为Beckwith-Wideman综合征(EMS)。有时三者可以缺一,但伴有某些畸形如小头、耳垂线状锯齿、面部红痣、肾母细胞瘤等。此综合征生后早期常有低血糖症,应予注意,目前有相关基因检测。

脐带疝病例有时未被认出,在结扎脐带时可误将肠管一并结扎在内,导致肠瘘或肠梗阻,在临床上应予注意。胸腹部X线摄片时,注意合并膈疝、肠闭锁等畸形存在。

（四）治疗

出生后为了避免囊膜破裂和污染,局部应立即用无菌温湿生理盐水敷料及塑料薄膜覆盖加以保护,减少热量及水分的散失,周围皮肤严加消毒。如果囊膜破裂。肠管外露而散热,易发生低体温,生后2~3小时直肠温度常在34~35 ℃,因此在转送过程中,必须加以保暖,入院后可进行40 ℃温水浴10~20分钟,体温达36.5 ℃以上,再将婴儿置入暖箱。出生后及时置胃管,持续吸引,减少胃肠内积气,并可进行灌肠,清除结肠内胎粪。由于胎儿期肠管脱出,血清清蛋白、IgG转移至羊水中,生后有脱水和代谢性酸中毒。应从上肢作为输液进路,输入清蛋白、血浆等。

手术方法的选择,按腹壁缺损大小、体重、合并畸形而作出判断。

1.一期修补法

最理想的方法,适用于腹壁缺损比较小的脐膨出,特别是脐带疝。膨出内容回纳后,不致腹压增高而影响呼吸、循环或肠道受压梗阻。术时尚需强力扩张腹肌以扩大腹腔容积,以利肠管回纳,术后还需应用呼吸机支持24~48小时进行呼吸管理。

2.二期修补法

适用于巨型的脐膨出,尤其是有肝脏脱出者,此类病例进行一期手术,脏器还纳困难,如若强行操作势必发生下腔静脉压迫、横膈抬高,而导致呼吸与循环障碍。手术要点是保留囊膜,解剖游离两侧皮肤,并作减张切口,然后将皮肤在囊膜上方覆盖缝合,造成腹壁疝。第二期手术可在3个月~1岁时施行。

3.分期修补法

分期修补(Schuster法、Allen-Wrenn法或silo术)适用于巨大的脐膨出,以及囊膜破裂而肠管脱出者,但限于早期病例,要求创面清洁。方法是利用合成纤维膜或无菌silo袋,将其边缘缝合于两侧腹直肌内缘上或缺损边缘,将合成膜缝合成袋形或直接缝合的silo袋,袋顶适当悬挂,外用抗生素溶液的敷料包裹,以后每隔数天将袋顶收紧缩小,使内脏分次逐步回纳腹腔,一般需1~2周,待全部回纳,取除合成膜或silo袋,分层缝合腹壁。应用合成膜的缺点是异物容易引起感染,且一旦感染应用抗生素也难以见效,必然去除而导致手术失败。

消毒剂涂敷疗法:少数患儿心功能不稳定(左心功能衰竭、主动脉发育不良)、未成熟儿伴肺透明膜病变、持续肺动脉高压等难以耐受手术,或巨型病例,合并严重畸形,或囊膜污染可能发生感染者可采用保守治疗。现用70%酒精或0.5%硝酸银等,具有杀菌力、蛋白凝固、收敛作用的各种药液,每1~2天涂抹1次,均可取得同样效果,使囊膜表面形成干痂,痂下生长肉芽组织,上皮逐向中央生长,创面愈合后1~2年再修补腹壁缺损。大多数学者将此方法作为不得已而为之的手段。

(五)预后

脐膨出是一种严重的先天畸形,病死率很高。近年由于呼吸管理与营养支持的加强,治疗效果已见改善。影响治愈率的因素,主要在于是否合并严重畸形,如心脏疾病、染色体异常、未成熟儿等。

二、腹裂

腹裂是由于脐旁部分腹壁全层缺损而致内脏脱出的畸形。其发病率为1:(3 000~5 000)活产婴儿,无性别差异。妊娠妇女年龄小和(或)妊娠妇女吸烟史是胎儿发生腹裂的高危因素。25%的腹裂患儿母亲年龄小于20岁;60%的腹裂患儿母亲吸烟;导致40%的患儿为未成熟儿和小于胎龄儿。

(一)病因与病理

腹裂形成的原因尚有争论。多数学者接受腹裂与脐膨出为两种不同疾病,病因亦不同。腹裂患儿肠管短,壁厚,中肠未旋转和固定,很少伴有其他系统畸形等,说明它在胚胎早期生理性脐疝之前,肠管已通过腹壁缺损进入羊膜腔所致。而这种局限的腹壁缺损是由于右脐静脉的自然消退,在内转时胚体壁和体蒂连接处的循环障碍引起,在脐带右侧的被膜薄弱和破损而发生,与临床所见相一致。

(二)临床表现

婴儿出生后即见胃肠道脱出于腹壁外,肠壁水肿肥厚,相互黏着,虽与脐膨出囊膜破裂相似,但无羊膜包裹,肝脏始终在腹腔内,可与脐膨出区分,不至于混淆。就诊时患儿往往处于低体温状态,在35℃以下,肠管外露、体液丢失而导致水电解质平衡失调,可有感染(败血症)、粘连性肠梗阻、胃肠道穿孔和坏死等并发症。

腹裂与脐膨出的不同为:①脐带之外的腹壁缺损;②脐和脐带的位置和形态均正常;③脱出的内脏无囊膜覆盖;④脐带根部与腹壁裂口之间有皮肤存在;⑤裂口多数在右侧,同侧腹直肌发育不全,裂孔较小,纵向长2~3 cm,最长5 cm。脱出体腔外的脏器,常为小肠与结肠,可见肠管粗大,肥厚,短缩,相互黏着,有薄层的胶冻样物覆盖。常伴中肠旋转不良、小肠和结肠共同系膜等畸形,但很少伴有其他脏器畸形。

(三)治疗

术前管理包括体温维持、预防感染和纠正水电解质平衡失调、保护脱出的肠管和冲洗清洁等。手术原则:尽早手术,外露肠管多少与腹腔发育程度是决定一期修补或延期、分期手术的关键。一期修补法适用于足月产儿,出生体重2 500 g,腹腔发育较好、无明显肠道畸形的患儿,近年来对于早期就诊的此类腹裂患儿可采取无缝合一期肠管回纳法进行治疗,方法为麻醉下将结肠内胎粪排出,逐渐回纳肠管,脐带旁腹壁缺损由胶带黏合,7~10天愈合。对一期肠管回纳困难的患儿,采取silo术式,一般在5天左右逐渐回纳所有外露肠管。术后均需密切观察呼吸、腹腔压、静脉回流等情况,必要时需加强呼吸管理,辅助通气。腹裂患儿术后肠道功能恢复需时较长,不能经口摄食,需要较长时期静脉营养。

(四)预后

目前存活率>90%。多数患儿长期随访预后良好,发育正常,肠管的长度也可恢复接近正常。感染、长期肠功能不能恢复导致的营养不良是造成死亡的主要原因。

(崔寿波)

第二节　腹壁肿瘤

一、腹壁硬纤维瘤

腹壁硬纤维瘤也称为肌腱膜纤维瘤病,或侵袭性纤维瘤病,是一种起源于腹壁肌肉及其腱膜的克隆性肌纤维母细胞肿瘤,虽然没有远处转移能力,但却可局部侵袭性生长引起并发症,甚至死亡。

（一）病因

有人认为与外伤、妊娠或分娩时肌肉损伤或出血有关,但具体病因仍不明确。临床上将硬纤维瘤分为3种类型。第1种类型的硬纤维瘤发生于妊娠时的腹壁,这种形式的硬纤维瘤可能是激素刺激所致,通常在产后消失。第2种常见的临床类型为肢体或躯干的自发性硬纤维瘤,该类肿瘤通常与β-连环蛋白(CTNNB1)基因突变有关,也有一些患者与陈旧性外伤愈合恢复相关。第3种类型是肠系膜硬纤维瘤,常发生于有家族性腺瘤性息肉病(FAP)的患者,伴有特征性的腺瘤样息肉病(APC)表达缺失,该类硬纤维瘤通常为弥漫性生长,可导致肠穿孔或肠梗阻。

APC 和 β-连环蛋白是 Wnt 信号通路的成分,APC 和 CTNNB1 的改变导致核内 β-连环蛋白的稳定,促进其与转录因子家族的 T 细胞因子/淋巴增强因子(TCF/LEF)膜表面结合。FAP 患者的 APC 突变点位决定了其发生硬纤维瘤的风险。Domont 等报道,85％的硬纤维瘤伴有 CTNNB1 突变,主要发生在3号外显子的密码子41或45。

Caspari 等最早描述了,发生1 444密码子 3′端种系突变的患者有很大的可能性发生硬纤维瘤,尽管这一位点可能是武断的,因为它并不对应于 APC 蛋白的任何功能区。然而,具有1 444密码子 3′端种系突变毫无疑问确实大大增加了硬纤维瘤发生的危险。以意大利的一项研究为例,Bertarip 等发现有这种突变的患者硬纤维瘤发生的危险增加12倍。

最近一项 St.Mark 医院的研究表明家族史是独立于 APC 种系突变的一种危险因素,而且那些家族存在 5′端种系突变,且有高比例的家族成员罹患硬纤维瘤。

这些都强力提示硬纤维瘤的发生与修饰基因有关,这些修饰基因的特点使得预测性检测成为可能,可能在将来成为基因疗法的靶点。

（二）病理

硬纤维瘤根据发生的部位分为躯干、四肢和肠系膜性3种。成年人硬纤维瘤好发于腹壁,多位于前腹壁扁平肌层内或其深部。最常见的部位是下腹部近中线处。组织学上硬纤维瘤是良性肿瘤,但无包膜,呈局部浸润、进行性缓慢生长,可引起邻近肌肉的广泛破坏,浸润膀胱,甚至可穿透腹膜进入腹腔,或侵入盆骨骨膜,但从未有侵及皮肤的报道。

镜下所见肿瘤范围常大于肉眼所见,其组织学特征类似分化好的成纤维细胞瘤,其端粒酶长度和活性正常,核小且规则,很少或无有丝分裂象,胶原含量丰富,其中心部分几乎不含细胞成分。存在肉膜巨细胞是其特征,其30％的细胞具有肌成纤维细胞的特点。本病可转变为低度恶性的纤维肉瘤,但不会转移。

长期以来存在硬纤维瘤是不是真的肿瘤(即单克隆来源)或仅仅是一种反应过程的争议,最近应用肿瘤的分子表达谱的研究发现硬纤维瘤毫无疑问是起源于单一克隆的,因此是真性肿瘤。

（三）临床表现与诊断

本病罕见,约每一百万人发生2~4例,但 FAP 患者发生本病的危险增加1 000倍。

通常表现为无痛性、坚硬的腹壁肿块,多为单个,位于下腹近中线处。因其通常位置较深,且可能相当平坦,故常肿瘤相当大时才被觉察。体检可扪及腹壁深部质硬、固定的肿块,腹部肌肉收缩时更显突出,肿块通常无触痛,也无腹内疾病的证据。

诊断需结合患者家族史等易患因素、体格检查特点,以及影像学辅助检查,如 B 超、CT 扫描或磁共振检查。特别是 MRI 具有较高诊断价值,MRI 的 T_2 信号强弱可以代表病灶中细胞的相对密度,即 T_2 信号较亮的病灶细胞较丰富,较暗的病灶中胶原成分较多,代表肿瘤中有更多的胶原与无细胞区域。硬纤维瘤一般有两种影像学表现,第一种表现为结节状,表面扁圆形,多见于躯干型和四肢型;另一种肠系膜型表现为肿瘤弥散分布,并向周围组织浸润延伸。当然,确诊还有赖于切取活检或细针穿刺活检。

（四）治疗

硬纤维瘤的主要临床治疗方式为根治性手术切除,手术切除范围需距离肿瘤边缘至少 1 cm 以上的,并送术中快速冷冻病理检查以明确切缘,在大多数情况下,需术后重建缺损的腹壁。如硬纤维瘤侵犯腹壁周围组织,有时需扩大切除肋骨、耻骨或髂骨或其他受累的器官以达到这样的边缘,然而,这种扩大手术治疗决策必须仔细权衡病灶的侵袭性和手术过程可能造成的伤害。特别是对于腹腔内硬纤维瘤的手术治疗更应该限定在一定的条件下,这些条件包括术前影像学证据提示肿瘤没有累及重要器官和血管;药物治疗后耐药患者;生长迅速、威胁生命的肿瘤,手术成为唯一选择者。腹腔内硬纤维瘤术后具有较高的复发率,需在术前告知患者及家属手术的风险、术后长期肠外营养的可能,以及死亡的危险,所以这些病例的处理应该在专业中心由有经验的医师处理。

全身辅助治疗主要包括运用 NSAIDs 药物如苏林酸等、抗雌激素药物如他莫昔芬、托瑞米芬等、蒽环类化疗药物如多柔比星等,以及酪氨酸激酶抑制剂类药物如伊马替尼、舒尼替尼、索拉非尼等。全身辅助治疗主要针对的硬纤维瘤患者情况包括:①原发肿瘤切除后局部又有进展或复发并可能导致严重后果;②原发肿瘤即表现为多灶性、或无法切除的肿瘤;③手术治疗效果不佳的腹腔内硬纤维瘤病;④手术及放疗效果不佳的肢体硬纤维瘤病。

放疗被广泛应用于病灶持续存在的患者治疗中,特别是对切缘阳性的患者。然而,现在确定的是,至少有 2/3 的切缘阳性患者并没有出现复发,故不建议对患者统一使用放疗,尤其是年轻患者。放疗可以用于不能手术切除的有症状的患者。

观察治疗被越来越多的外科医师所选择,2009 年 Fiore 报道了一项 142 例腹壁硬纤维瘤患者的研究中发现,选择采用观察治疗的 83 例患者,与接受化疗或抗雌激素治疗的 59 例患者相比,两组间的无进展生存率没有显著差异。

所以,硬纤维瘤按其临床转归可以分成 4 组:大约 10% 的肿瘤自发消退、30% 经历进展和消退的周期循环、50% 在诊断后保持稳定,而 10% 的病例则迅速进展。在评估治疗的效果时必须记住这种自然史,因为在这些研究中显示完全或部分消退的肿瘤中的部分可能不需要任何治疗也会发生。

二、腹壁其他肿瘤

很多软组织肿瘤可发生于腹壁,大多数腹壁肿瘤是良性的。脂肪瘤最多见,通常位于皮下脂肪层,但也可见于筋膜下或腹膜外。子宫内膜异位症、纤维瘤和神经纤维瘤也较常见,较少见的有结节性筋膜炎、横纹肌瘤、血管瘤、淋巴管瘤、纤维组织细胞瘤和黏液瘤等。恶性肿瘤不常见,大多为转移癌,可为腹腔内癌的浸润或血行播散,原发灶多为肺和胰;偶尔在腹内恶性肿瘤做经腹壁活检或手术时可发生腹壁种植。肉瘤是腹壁最主要的原发性软组织恶性肿瘤,好发于较深层组织。

（一）临床表现与诊断

良、恶性肿瘤通常都表现为无痛性腹壁肿块,一旦出现疼痛常提示为恶性肿瘤的晚期。

应先确定肿瘤的良恶性性质,如为恶性尚需鉴别是原发或继发的。对病灶<4 cm 者,可作诊断性切除;在良性肿瘤,这种切除也是治疗性的。>4 cm 的病灶可作切取活检;针刺活检,甚至切取标本的冷冻切片常不足以确认肉瘤的诊断,因此,如果怀疑为肉瘤,应常规作胸部 CT 扫描或断层摄片以排除肺中转移。

如果活检结果显示该肿瘤不可能来自腹壁,则假定其为继发性肿瘤,应积极寻找原发灶,多为肺、胃肠道、泌尿生殖道或乳房。应进行诸如血中肿瘤标志物、肝超声或腹部 CT、GI 及钡剂灌肠检查,必要时还可进行纤维内镜检查。

（二）治疗与预后

对于良性肿瘤作诊断性切除已足够，应强调尽可能使切口美观。如果为孤立的原发性恶性肿瘤，应作广泛切除，以切缘组织的冷冻切片检查来评估切除的充分性。常需重建腹壁，如用合成材料网片，应常规术前使用广谱抗生素，且持续用至术后 24 小时。若根治性切除留下大的无效腔，应作闭式引流以防血肿与脓肿形成。

肉瘤是一种假包裹化病灶，有报道单纯切除会残留肿瘤组织而导致 90% 的复发率；作扩大的局部切除，即包括假包膜周围数厘米的正常组织一并切除，使局部复发率降至 50%；而根治性肌群切除——即以肿瘤所在肌群为中心，切除至其下一个平面的肌肉，进一步使局部复发率降至 20%。术式选择取决于肿瘤大小和部位、患者一般情况以及有无合适的放疗条件。如果没有其他辅助治疗手段，根治性肌群切除是首选的手术方式。有报道，局部扩大切除加上术后放疗的效果同根治性肌群切除。肉瘤的 5 年生存率约 40%，其预后主要取决于病灶的分级，而非组织学类型。肿瘤大小及淋巴结转移情况也影响预后。术后复发者预后差，约 1/3 的局部复发者很快出现全身转移；80% 的局部复发发生在术后 2 年内，这一阶段患者须每 2～3 个月随访一次。

腹壁继发性恶性肿瘤多为腹内病灶的直接扩散或原切口内肿瘤的种植，而非血行转移所致。如能切除原发灶，应将受累腹壁整块切除。内脏肿瘤切除后发生的腹壁种植，常同时伴有腹内肿瘤的广泛复发，这种情况下只能行姑息性治疗。如果这种病灶有严重疼痛或真菌生长，可作局部切除以缓解症状。偶尔单个腹壁种植是唯一的复发灶，此时作切除则可以是根治性的。

（崔寿波）

第三节　腹膜炎

腹膜炎是指腹膜受到物理性、化学性或细菌性刺激时发生的急性炎症。临床上常将其分为原发性腹膜炎（又称自发性腹膜炎）、继发性腹膜炎及第三型腹膜炎。①原发性腹膜炎：是指腹腔内并无明显的原发感染病灶，病原体经血行、淋巴或经肠壁、女性生殖道进入腹腔而引起的腹膜炎。②继发性腹膜炎：因腹腔内器官炎症、穿孔、损伤破裂，或术后并发症等，细菌进入腹膜腔所致，是临床最多见的类型。③第三型腹膜炎：1990 年由 Rotstein 等首先提出，特指原发性和继发性腹膜炎经过 72 小时以上适当治疗，腹腔感染症仍然存在或反复发作的腹膜炎。其致病菌常为表皮葡萄球菌、肠球菌、假单胞菌及念珠球菌等。多见于危重患者或伴有免疫抑制的患者，常导致死亡。

腹膜炎的其他分类方法还有：①按病因可分为空腔器官穿孔性、外伤性、术后性（腹部术后并发症）、炎症器官周围性、转移性（腹部外感染灶经血行或淋巴道感染腹腔）、无菌性（空腔器官穿孔的早期、囊肿破裂或腹腔内出血，胎粪性腹膜炎亦属此类）、不明原因性以及一些少见的特殊腹膜炎，如肉芽肿性腹膜炎、硬化性腹膜炎及腹部束裹症等；②按病原菌种类分为细菌性、病毒性、真菌性及原虫性腹膜炎等；③按临床病程分类有急性、亚急性（主要为术后腹膜炎）及慢性（一般为特殊感染）；④按炎症范围分类分成区域性（或称局限性）腹膜炎和弥漫性腹膜炎。后者指累及腹腔 2 个以上象限的腹膜炎；⑤按腹腔内容物性质分类可分为浆液性（浆液血性与浆液纤维蛋白性）、化脓性、血性、乳糜性及干性腹膜炎，后者极少见。本节将重点叙述原发性、继发性、第三型腹膜炎，以及几种特殊类型的腹膜炎。

一、原发性腹膜炎

本病也称自发性腹膜炎，是一种临床上相对少见的急性或亚急性弥漫性细菌性腹膜炎，其最大特点是腹腔内无明显的感染源。可发生于任何年龄，但多见于儿童，占儿童急腹症的 2%。成年人中女性相对多见，与女性生殖道特点有关。

（一）病因

原发性腹膜炎的发生往往与其原有疾病密切相关,例如:①慢性肾病,引起的腹膜炎占儿童革兰氏阳性菌腹膜炎的 2/3;3%～5% 的肾病综合征患儿会发生原发性腹膜炎;②肝硬化腹水,是成年人原发性腹膜炎最多见的相关因素。高达 24% 的肝硬化腹水患者会发生原发性腹膜炎,这与病变肝脏不能杀灭细菌、肝硬化患者补体水平低下、中性粒细胞吞噬功能损害及腹水是良好的培养基等有关;③免疫功能低下,包括恶性肿瘤或使用免疫抑制剂,或器官移植术后;④系统性红斑狼疮;⑤其他部位的感染灶引起菌血症。婴幼儿与儿童发生原发性腹膜炎的机会更多,可能与其免疫功能欠佳有关。

致病菌多来自肠道,绝大多数为单一细菌感染。最常见的是大肠埃希菌、肺炎克雷白杆菌和革兰氏阳性菌,厌氧菌较为罕见。近年来,葡萄球菌引起的原发性腹膜炎也时有报道,也偶见淋病奈瑟菌引起者。厌氧菌感染者常也伴有需氧菌的感染。

细菌的感染途径可能有:①血液途径,如继发于上呼吸道或泌尿道感染,血培养可找到与腹腔脓液培养相同的病原菌;②淋巴途径,见于如肺炎、胸膜炎或其他肺部疾病引起的腹膜炎;③肠道细菌易位途径,有腹水者肠壁常见水肿,肠黏膜屏障受破坏,细菌则易位至腹腔。此途径被认为是肝硬化腹水引起腹膜炎的主要途径,也是成年人最常见的感染途径;④女性生殖道途径;⑤直接扩散途径,由腹腔邻近结构的感染扩展所致,如由脐部、胸部的化脓性感染引起者。

（二）病理

腹膜受到炎症刺激后,脏层及壁层均充血、水肿,继之渗出及白细胞浸润,渗液中含大量白细胞、脓细胞和纤维蛋白,渗液由浆液性逐渐变为脓性。脓液吸收后,纤维蛋白沉积于器官浆膜表面成为脓苔。肺炎杆菌与金黄色葡萄球菌形成的纤维素最多。感染控制后,脓液被吸收,遗留的纤维素则常导致肠粘连。

（三）临床表现

发病前可有上呼吸道感染。起病急,体温常达 39 ℃ 以上。有不同程度持续性腹痛,常伴有恶心、呕吐等消化道症状。有全腹性压痛,以下腹部最重。腹肌紧张不常见,腹部叩诊有移动性浊音。直肠指诊在直肠前壁有触痛。

腹水内中性粒细胞计数升高($>0.25\times10^9$/L),但低于此标准仍不能除外感染的可能。腹水培养阳性有诊断价值。有些患者腹水中白细胞计数高,但培养无细菌,如果有相应症状和体征,仍应考虑原发性腹膜炎。腹水的 pH 降低(<7.1)、低氧分压(<6.5 kPa)和高乳酸水平也被用于诊断腹水的感染。有报道当 pH<7.1 和 PO$_2<6.5$ kPa 时,判断腹水感染的阳性和阴性预测值可达 98% 以上。但其确切价值尚待进一步验证。另外,还有一些诊断指标也有助于原发性腹膜炎的诊断:如腹水有核细胞总计数及细胞因子(IL-6、IL-8、TNF-α、血管内皮生长因子)等。X 线腹部平片常见大、小肠均匀充气,双侧腹脂线消失。如果从腹水中分离到多种细菌,则应首先考虑为继发性腹膜炎。

以下情况下应首先考虑原发性腹膜炎:①腹水患者;②有引起菌血症原因者;③免疫功能低下的患者。原发性腹膜炎一般具有全身中毒症状重而腹部体征较轻的特点。如果诊断有困难,可做腹腔穿刺抽液镜检、生化测定及细菌学检查。如诊断仍有困难,尤其是不能除外继发性腹膜炎时,应不失时机剖腹探查。

（四）治疗

原发性腹膜炎主要以非手术治疗为主,即选用合适的抗生素和加强支持疗法。对于中性粒细胞计数$>0.25\times10^9$/L 的腹水,无论细菌培养结果如何,均要及时抗生素治疗。初以经验选药,一般首选第三代头孢菌素,如头孢他啶每次 2 g,每天 2～3 次。根据腹水细菌培养结果及时调整抗生素种类和剂量。如剖腹探查确诊为原发性腹膜炎,术中应作腹腔灌洗,关腹时不需置管引流。

有明显易患因素,如肝硬化腹水、肾病综合征或腹膜透析等患者,非手术治疗包括:卧床休息、联合应用广谱抗生素、纠正水、电解质紊乱和抗休克治疗等。肝硬化腹水患者,输液量应适当控制,每天以 1 500 mL为宜,可用 10% 葡萄糖液和 20% 中长链脂肪乳剂以适当提高热量。同时给予保肝治疗及补充清蛋白。由于新型抗生素的应用,原发性腹膜炎的病死率已大大下降。

二、继发性细菌性腹膜炎

(一)病因和发病机制

继发性细菌性腹膜炎是由腹内器官炎症、穿孔、外伤、梗阻、血管梗死或术后并发症等引起。其中最常见的是阑尾炎穿孔,其次是胃十二指肠溃疡穿孔。其他尚有急性胆囊炎、绞窄性肠梗阻、急性胰腺炎、消化道肿瘤穿孔、腹部外伤、腹部手术后并发症、憩室炎和溃疡性结肠炎穿孔等。

继发性细菌性腹膜炎的发生与细菌的入侵、局部和全身性防御功能密切相关。腹膜腔对于细菌侵入有很强的防御能力,其中主要有:①细胞性防御,首先是中性粒细胞吞噬并杀灭细菌,随后游走的巨噬细胞可吞噬与处理细菌。未被消灭的细菌则进入淋巴系统,淋巴结中的单核细胞是第二道细胞性防线,最后则是肝脾等处的单核-吞噬细胞系统细胞防线;②腹膜的吸收,膈下淋巴系统是腹膜吸收细菌的主要途径。动物实验证明,将大肠埃希菌悬液注入动物腹腔后,6分钟内细菌便出现在膈下淋巴系统;③腹膜的分泌,腹膜还分泌一些免疫活性物质,如调理素、抗体与补体等,参与杀灭入侵的微生物;④腹膜对感染的局限化作用,在正常情况下,腹膜间皮有溶解纤维蛋白的活性,而在急性腹膜炎时,腹膜(包括大网膜、肠系膜)间皮的这种溶纤维蛋白的活性,以及肠蠕动受到抑制,使渗出液中纤维蛋白沉着于炎症灶处,从而限制感染的扩散。

对于细菌的入侵,首先是膈下淋巴系统的吸收作用。膈下淋巴管通过开口于间皮皱褶中的淋巴小孔与腹腔相通,其孔径为8～12 μm,通过膈运动及腹内压变化,小于10 μm的细菌可通过淋巴小孔迅速被转移去除。淋巴小孔开口处有瓣膜可防止反向流动。第二道防御屏障是炎症反应。几分钟内就有中性粒细胞渗入腹腔,且随着时间推移,中性粒细胞数增加,其增加程度与入侵细菌量直接相关。细菌及其毒素激活补体系统,释放调理因子(C3b)与趋化因子(C5a),调理后的细菌被吞噬细胞吞噬。实验研究显示,腹腔内细菌感染1小时后,积聚的中性粒细胞中绝大多数含有细菌。如果细菌不能被消灭,中性粒细胞多在2～5天后崩解,产生渗透活性物质可使脓肿扩展。当腹腔内有坏死组织、局部缺血、异物存留或无效腔存在时,均能降低局部抵抗力,导致感染发生。此外,老年人、幼儿、免疫功能缺陷、营养不良、糖尿病、肾上腺皮质激素过高或过低、休克、严重创伤、放疗、化疗及晚期恶性肿瘤等均使全身防御力降低,有利于腹膜炎的发生与发展。

细菌侵入腹膜腔只有达到一定的量时,才有可能超越机体的防御力而引起感染。一般发生感染时,每克组织中细菌数量在10^6以上。细菌种类及厌氧、需氧菌的比例对于腹膜炎的发生与程度也起着重要作用。正常时,肠道内各类细菌的繁殖存在相对的竞争性抑制,从而保持菌群的平衡。如乳酸杆菌产生的乳酸可抑制梭状芽孢杆菌和白念珠菌的生长,粪链球菌及大肠埃希菌则产生一种抗菌物质,能抑制产气荚膜杆菌及奇异变形杆菌的生长,所以这些细菌在正常情况下并不致病。但在腹膜炎时,混合性细菌感染的特点使不同菌属间有互相协同强化的作用。这是由于一种细菌产生另一种细菌生长所需的养料或生长因子,需氧菌感染造成缺氧环境,给厌氧菌繁殖创造了适宜的条件。大肠埃希菌能降低组织的氧化还原电势,使类杆菌属有适宜的生长环境,而厌氧菌又可以抑制白细胞对需氧菌的吞噬与杀灭。

继发性细菌性腹膜炎往往是多种细菌的混合感染。其细菌来源于消化道的常驻菌,最常见的是兼性需氧的大肠埃希菌、粪链球菌、肠球菌、变形杆菌和铜绿假单胞菌也是常见菌种。脆弱类杆菌是最多见的厌氧菌,约见于65%的腹腔内感染。继发于食管和胃穿孔者的细菌以革兰氏阳性球菌为主,而消化道远端的穿孔则以革兰氏阴性杆菌及厌氧菌为主。结肠中每1 g粪便含10^{12}厌氧菌和10^8需氧菌,结肠穿孔后有400种以上的细菌进入腹膜腔,但绝大多数细菌只能在肠道的特定环境中生存,进入腹腔后不能存活。因此,一旦出现腹膜炎往往只剩下大约五种病原菌,通常是三种厌氧菌,两种需氧菌。脆弱杆菌是结肠穿孔后最常被分离出的专性厌氧菌,而大肠埃希菌则是最常见被分离出的需氧菌。在严重疾病状态下,低位肠道的菌群结构也会发生改变。长期大剂量应用广谱抗生素的患者,铜绿假单胞菌被认为是腹膜炎患者二重感染的细菌。

（二）病理生理

严重的弥漫性腹膜炎患者常伴有严重的脓毒症以及循环、代谢及重要器官功能改变。腹膜炎时腹腔内大量的细菌及其代谢产物、毒素通过淋巴管进入血液，产生脓毒症的一系列相关表现。

腹膜炎时发生一系列的代谢改变。在最初的 2～3 天内，肾上腺皮质呈反应性皮质类固醇分泌增加，使外周组织糖利用降低，导致糖耐量降低及血糖升高。此时，若给予高浓度葡萄糖易加重高糖血症甚至可致血液呈高渗状态。由于腹腔渗液，大量蛋白质丢失，同时蛋白分解代谢增加，易发生不同程度的低蛋白血症。无氧代谢加强，乳酸产生增多，导致代谢性酸中毒。脂肪分解增加，但血中甘油及游离脂肪酸水平并无明显升高，是由于此时脂肪酸仍能很快氧化产能。腹膜炎时肌肉代谢明显加强，肌肉利用支链氨基酸作为能量的来源。此时，虽然静脉输入大剂量的支链氨基酸（每天 3～4 g/kg 体重），血浆支链氨基酸水平常不能升高，提示腹膜炎时机体对支链氨基酸需求量很大。同时，肌肉不能从葡萄糖获得全部的能量供应，而依靠肝脏提供的酮体及本身的蛋白质代谢来供能。肌肉分解代谢时，除了释放支链氨基酸外，还释放大量的其他氨基酸，肌肉可以将其中一些氨基酸转为丙氨酸转送至肝及肾进行糖异生，但脯氨酸及芳香氨基酸不能在肌肉中代谢而释放至血中，形成血浆氨基酸谱的不平衡。

重症腹膜炎常引起显著的血流动力学改变，尤以循环血容量减少最为突出。导致腹膜炎循环血容量减少的原因包括：①腹膜的炎症反应，如充血、水肿、血管扩张，导致液体渗出至腹膜下疏松组织层。严重时，这种滞留在腹膜下间隙的组织液量在 24 小时内可达 4 L。有人估计，腹膜炎时，腹膜增厚 1 mm 则提示液体丢失量达 1 000 mL；②腹膜炎时肠麻痹、肠道分泌增加而吸收减少，使吞入的空气和大量液体都淤积在肠腔内，使肠腔扩张，导致肠壁淤血和水肿，大量液体丢失在"第三间隙"中；③腹腔内炎性渗出；④呕吐、高热所致的液体丢失；⑤呼吸急促的不显性失液。显然重症腹膜炎时的休克不是单纯的低血容量性休克。弥漫性腹膜炎伴有革兰氏阴性杆菌感染，细菌释放大量内毒素，组织缺氧时会释放大量的血管活性物质，代谢产物积滞，无氧代谢加强使酸性代谢产物产生增多引起酸中毒及低钠，体内儿茶酚胺、血管活性物质及腺苷的大量释放导致动静脉短路大量开放，加重微循环障碍等，这些诸多因素使休克变得复杂，可兼具低血容量性、感染性与心源性休克的特点。过度通气又会导致低碳酸血症，使肺动静脉短路大量开放，静脉血绕过肺泡壁毛细血管，产生"高排性呼吸衰竭"。

（三）临床表现

由于原发病不同，继发性细菌性腹膜炎常有的临床表现可不同，但也有其共同之处：①腹痛，一般为持续性腹痛，腹膜炎程度可使腹痛的表现不一。深呼吸、咳嗽、或活动时腹痛加剧；②全身中毒表现，几乎所有患者均有食欲缺乏，常有恶心、呕吐。因肠蠕动减弱，患者多无排气或排便。体温升高可达 38～40 ℃，脉搏细速，呼吸快而浅。重症时可出现低血压或休克表现；③腹部体征，体检可见腹部饱胀，腹式呼吸减弱或消失。全腹有压痛和肌紧张，有时出现板样强直。叩诊腹部呈鼓音，肝浊音界有时缩小或消失。肠鸣音减弱或消失。压痛最明显的部位往往是原发病灶所在的部位；④实验室检查，无特异性。常见外周血白细胞计数增多，但在严重时，因大量的白细胞移入腹膜腔及脓性渗液中，外周血白细胞计数可以正常甚至偏低，但中性粒细胞比例仍增高，伴核左移倾向。常有血液的浓缩，表现为外周血血红蛋白浓度、血细胞比容、血肌酐及尿比重的升高。常见代谢性酸中毒及呼吸性碱中毒、低钠血症、高钾或低钾血症；⑤严重腹膜炎后期可出现休克、肠麻痹及多器官功能不全，如呼吸、肾、肝及心功能不全。30% 的患者可出现脓毒症，通常由大肠埃希菌和脆弱类杆菌引起。可有腹内脓肿与粘连。

（四）诊断

根据病史与腹膜刺激征，继发性腹膜炎的诊断一般无困难。依靠准确的病史分析发病过程，再根据压痛最明显的部位，一般可明确原发病灶。但有些患者的诊断会有一定难度，例如老年体弱者或全身免疫功能低下者，其症状体征往往很不明显容易误诊。腹部手术后的腹膜炎，腹膜刺激征常被切口疼痛及镇痛药所掩盖，以致未能及时被发现。手术后的发热和肠麻痹有时也很难与腹膜炎相应的表现区别。可通过以下方法提高诊断率：①腹部 X 线片，可见大、小肠扩张伴肠壁水肿，邻近的充气小肠袢间距离增大；腹膜下水肿导致腹膜脂肪线和腰大肌影模糊。立位平片出现膈下游离气体有助于判断消化道穿孔，一般 10 mL

以上的气体量就足够能被显示;②超声及 CT 扫描,对于了解原发病因常有价值。腹部 CT 主要表现为壁腹膜增厚,腹水、积气,大网膜、小肠系膜及肠壁水肿、增厚,肠曲间相互粘连等;③诊断性腹腔穿刺有助于诊断,但其最大缺点是假阴性率高,尤其当腹腔炎性渗液<300 mL 时,很难抽到液体。必要时应在腹腔多个部位穿刺,但穿刺点应避开手术刀疤以防穿破肠管;④诊断性腹腔穿刺灌洗,理论上有助于诊断,但实际上临床应用甚少。其方法为通过腹膜透析导管滴入 1 L 生理盐水后,检查流出液,阳性指标包括:红细胞计数>50×10^9/L,白细胞计数>0.5×10^9/L 或细菌涂片发现细菌。

(五)治疗

1.基本治疗

包括下列几方面:①纠正水、电解质及酸碱失衡,腹膜炎患者常有电解质紊乱及酸中毒,根据电解质测定结果及血气分析,给予及时纠正;②积极纠正低血容量及组织器官低灌注状态,腹膜炎患者常有严重的低血容量及组织器官低灌注,纠正低血容量是整体治疗的前提。通常对于病情较简单,病程较短者,可仅补充晶体液已足够。但若病重且持久,腹膜渗出将大量丢失蛋白质,则应酌情补充清蛋白。当血细胞比容<25%时,应输浓缩红细胞以免影响氧输送;一般应维持血细胞比容在 30%左右。对于严重的感染性休克,在监测中心静脉压和(或)肺毛细血管楔压的基础上给予正性肌力药物、扩血管与收缩血管药物及辅助呼吸;③营养代谢支持,需长期静脉补液时,应给予足够热量(葡萄糖及脂肪乳剂)、氨基酸、维生素等;④抗生素治疗,弥漫性腹膜炎时必然有脓毒血症,因此抗生素应用是腹膜炎的基本治疗。因腹膜炎常为多种需氧菌与厌氧菌的混合感染,为了覆盖可能的病原菌,有推荐三联用药,即氨基糖苷类、甲硝唑加氨苄西林或头孢菌素。氨基糖苷类针对各种需氧的革兰氏阴性杆菌,甲硝唑针对厌氧菌,而氨苄西林主要针对肠球菌。克林霉素可替代甲硝唑。当前广泛使用的第三代头孢菌素,如头孢他啶(每天 2~3 次,每次 2 g)、头孢西汀(每天 2 次,每次 2 g)及头孢吡肟(每天 2~3 次,每次 2 g),使单药治疗各种需氧的革兰氏阴性杆菌成为可能。抗生素应在术前及早给予并维持至术后体温正常后 2~3 天。标准的抗生素选择方法是根据血培养或腹腔渗液培养与药敏试验的结果而定。然而,临床常遇到已按药敏试验结果给药,但临床效果仍不满意。有研究发现,尽管抗生素浓度已超过细菌的最小抑菌浓度,但在感染患者的酸性引流液中仍有需氧菌的生长。感染性腹腔渗液通常具有较低的 pH 及氧分压,从而造成多种抗生素的抑菌活性降低。而标准的体外药敏试验的条件包括:pH 7.2~7.4,PaO_2 21 kPa(158 mmHg),$PaCO_2$ 4 Pa(0.3 mmHg),更接近于生理状态,而不是感染性腹腔渗液的环境。故有人主张药敏试验应根据先行测得的腹腔渗液 pH 及 PO_2 值而定试验条件,当然这在具体实施时可行性很小;⑤胃肠减压,能减少呕吐物吸入的危险,并通过防止肠胀气而有助于缓解不适和改善肺功能。应经常注意鼻胃管是否保持通畅;⑥器官功能支持,腹膜炎患者常有低氧血症,此时可先给鼻导管吸氧,每分钟 5~8 L。如 PaO_2<9.3 kPa(70 mmHg),可给40%的氧。如 PaO_2<8.0 kPa(60 mmHg),应及时给予气管插管和间歇性正压辅助呼吸。严重腹膜炎时常有不同程度的心、肾等重要器官功能障碍,根据情况可给予正性肌力药、血管舒缩剂,并慎用可能加重肾功能损害的药物;⑦镇痛:应在确诊或决定手术后给予,如布桂嗪 100 mg 肌内注射或哌替啶100 mg 肌内注射。

2.手术治疗

非手术治疗只适用于已局限化或有局限化倾向的腹膜炎,其余的继发性腹膜炎均应及时手术治疗。手术的基本目的是:控制腹腔污染源、减少腹腔内细菌量、防止腹腔感染的持续和复发。①感染源的控制:应根据感染的来源、腹膜腔污染的程度及患者的全身情况决定手术途径与策略。原则上选腹部正中切口,可以作彻底的腹腔清理。通过关闭、切除或拖出感染灶来杜绝对腹腔的继续污染。但对于某些感染源(如急性坏死性胰腺炎感染期)的控制常并不容易;②减少腹腔内细菌:应吸尽所有脓性渗液与肠内容物,盆腔、结肠旁沟和膈下必须清理。以往有人主张在腹腔清理时要求去除在腹膜壁层及脏层表面的纤维沉着,现已证实并无更多的益处,却有增加出血和内脏损伤的危险。多数医师习惯术中用大量生理盐水冲洗腹腔,以减轻污染程度,去除血液、粪质和坏死组织,然而其真正的价值并不肯定。而冲洗液中加入抗生素和消毒液,不仅效果不能肯定,更有引起毒副作用的可能,一般不主张应用。建议在关腹前吸尽冲洗液;③防止感染的持续与复发:术后腹腔灌洗、腹腔内引流及再次手术探查被用于防止感染的继续与复发。术后腹腔灌洗现已少用,仅在感染性坏死性胰腺炎术后酌情采用。腹腔引流管主要用于脓肿的引流、某些手术不能控制的肠瘘或用作术后腹腔灌洗。

计划性再次探查是指相隔一定时间(24~72 小时)之后的再次手术,而不论患者的临床情况,目的在于防止产生新的感染性积液及因此引起的全身性作用。但这种方法有破坏腹壁结构及损伤内脏引起出血甚至肠瘘的危险,只适用于再探查次数不多的情况。计划性再次探查术主要适应于:①APACHE Ⅱ 评分为 16~25 分者;②坏死组织清除不彻底者;③原发病变不能经一次手术有效处理者;④肠缺血者;⑤腹膜过于水肿者;⑥上次手术中不能控制的出血而填塞止血者。当再探查次数较多时(如在感染性坏死性胰腺炎),开放式处理可能更适合。其基本方法是不关闭腹腔而充填浸过生理盐水的纱布,它至少在理论上有以下优点:①方便多次探查而不过分损害腹壁;②降低腹内高压,从而避免腹腔间隔综合征(表现为脉速、低血压、呼吸困难、少尿、无尿,常误诊为多器官功能不全)的危害,改善通气和肾灌注。为了避免开放式处理引起内脏突出、大量失液、电解质和蛋白质和外源感染,可用不吸收的补片和(或)透明的手术巾覆盖伤口。

三、第三型腹膜炎

是指经积极治疗后,腹腔感染却持续存在或反复发作,不能局限而发展为持续性弥漫性腹膜炎,伴有低热、高代谢等症状。手术探查时腹腔内仅见大量血清样或血性液体,而无局限性感染灶。虽经积极的外科治疗病情并不能好转,而出现序贯性多器官功能衰竭,最终死亡。以往被认为是继发性腹膜炎的晚期。1990 年 Rotsein 等将此类腹膜炎定义为第三型腹膜炎。

(一)发病机制及病原菌

第三型腹膜炎的死亡率高达 64%,是继发性腹膜炎的两倍。发生第三型腹膜炎的主要危险因素是营养不良、高 APACHE Ⅱ 评分、病原菌出现耐药性、器官功能衰竭。而器官功能衰竭、先前做过急诊手术、持续较长时间的肠梗阻、伤口感染可以作为发展为第三型腹膜炎的预报因子。某些细胞因子(如 TNF、IL-1、IL-6、IFN-γ 等)参与第三型腹膜炎的发病机制。

该类腹膜炎的腹腔渗液培养阳性率很低,甚至无菌生长。培养出的也多是表皮葡萄球菌、假单胞菌属、念珠菌等条件致病菌和抗生素耐药的革兰氏阴性菌,而非继发性腹膜炎时常见的大肠埃希菌和脆弱杆菌。肠道细菌易位是主要的致病菌来源。促使肠道细菌易位的因素:①内毒素血症、休克等使肠黏膜的机械屏障受损;②急性继发性腹膜炎时,肠麻痹,肠道细菌量增加;③全身免疫力低下,肠黏膜的免疫屏障被破坏。

(二)临床表现及诊断

除继发性腹膜炎共有的全身症状和腹部体征外,第三型腹膜炎的病理生理改变更加明显。主要表现为:低灌注、感染性休克、高代谢状态、多器官功能衰竭。多数患者可有发热,但白细胞计数通常不高,甚至缺少明显的感染表现。急性呼吸功能衰竭往往是第三型腹膜炎时最先出现的器官衰竭,死亡率甚高。补体激活导致中性多核白细胞在肺毛细血管内聚积并释放氧自由基,可能是肺毛细血管内皮受损的机制。

目前对第三型腹膜炎尚无统一的诊断标准,诊断时应包括以下几点:①腹膜炎患者;②积极治疗 72 小时后无好转,且有脓毒症表现(体温>38.5 ℃,白细胞计数>12×10^9/L);③手术探查腹腔内仅有散在的或不局限的稀薄液体。

(三)治疗和预防

第三型腹膜炎发生于全身免疫力低下、肠源性感染的基础上,手术引流难以奏效,治疗非常棘手,因此应将重点放在预防上。此类患者应维持良好的组织微循环灌注;营养支持;保护胃肠黏膜免致萎缩;保持肠道菌群的生态平衡。为此,早期进食、给予膳食纤维、补充谷氨酰胺等治疗可以降低腹膜炎时肠道的通透性,减少细菌易位和肠源性感染的发生。此类患者首次手术时,应最大限度地控制感染源。若需行急症肠切除,一般不行肠吻合术,而应行小肠或结肠造口术,以防止吻合口瘘。术中应行腹腔灌洗,以减少剩余物的污染和随后的脓肿形成。一般主张仅需使用大量的生理盐水冲洗腹腔,加用抗生素并无益处,反而可能会出现毒性反应。腹腔内应给予充分引流,引流管应放置在腹腔的 4 个区域(右上腹、右下腹、左上腹及左下腹),同时应考虑膈下及盆腔的引流。有时可采用计划性再次剖腹手术。

抗生素选择方面,首先应采用经验性的抗生素治疗,应根据不同地区或不同医院腹腔感染的菌群变迁及药敏情况,筛选出敏感的抗生素,以作为定期更换或选择抗生素的经验性治疗时参考,一般选用新型、广谱、高效的抗生素,以尽可能覆盖可能导致感染的病原菌,常采用抗生素的联合应用,如三代或四代头孢菌素、氨基糖苷类、喹诺酮类抗生素和甲硝唑联用。48～72 小时后根据细菌培养及药敏结果调整抗生素的应用,应尽可能使用敏感的窄谱抗生素。抗生素的具体使用时,应根据药代动力学原则应用抗生素,如 β-内酰胺类抗生素抗菌效果取决于最低抑菌浓度的维持时间,而不是峰浓度,因此应增加每天的用药次数,氨基糖苷类则相反,应全天一次给予有效剂量。由于第三型腹膜炎常需长期使用新型、广谱、高效的抗生素,这样极易导致真菌感染,故应常规预防性使用抗真菌药物。由于目前手术治疗和抗生素治疗对第三型腹膜炎效果均不好,针对细胞因子的免疫学治疗应是一个潜在的发展方向,但目前尚处在动物实验阶段。

四、结核性腹膜炎

结核性腹膜炎在肺外结核病中并不少见,占肺外结核病的 4%～10%。是一种由结核分枝杆菌引起的腹膜原发性特异性感染。近年来,其发病率呈上升趋势,可能与新的耐药的分枝杆菌不断出现有关。结核菌可以通过以下途径侵犯腹膜:①来自腹腔器官的结核病灶,最常见,占 2/3,如肠结核、肠系膜淋巴结结核经淋巴管或直接蔓延至腹腔;②来自盆腔器官的结核病灶,如结核性输卵管炎经淋巴管或直接蔓延至腹腔;③来自远处的结核病灶,主要是肺结核,经血行播散至腹膜。在贫困地区或有严重免疫功能低下的人群中发病率增高。

(一)临床表现

根据病理特点,结核性腹膜炎可分为三型:①腹水型(湿型),主要指该病早期的亚急性腹水状态。表现为发热、腹部胀痛、乏力、腹水征阳性和腹膨隆。大量腹水是其特征,腹水多为草黄色,清亮或稍混浊;②粘连型(干型),可发生在腹水吸收后,或直接演变至本型。其临床表现与湿型相似,但无腹水,由于腹腔内广泛粘连,腹壁触诊可有"柔韧"感;③包裹型,腹腔内有局限性积液或积脓,常由腹水型转变而来,也可干酪样坏死灶融合后液化形成脓肿,常形成多房。常可扪及压痛的肿块,有时可出现慢性不全性肠梗阻的临床表现。以上三种类型可同时并存。

临床上,根据病情可分为急、慢性两种类型。急性型少见,常由腹腔内结核病灶如干酪样肠系膜淋巴结结核的突然破裂,或粟粒型结核血行播散所致,其临床表现颇似急腹症,但全身中毒症状及体征均较细菌性腹膜炎轻。慢性型较多见,起病较隐匿,主要有畏食、乏力、贫血及体重减轻,可以有慢性腹痛及发热。可有腹水,多数患者有轻度腹部压痛,但腹部触诊柔韧感仅见于极少数患者。慢性结核性腹膜炎有时可完全无症状,而仅表现为原因不明的腹水,类似于肝硬化腹水。

(二)诊断

对于有慢性腹痛,不明原因腹水,不全性肠梗阻或腹部包块,且伴有低热、盗汗、乏力、消瘦等表现的患者,应考虑到结核性腹膜炎的可能。可进行以下检查:①实验室检查,血常规提示贫血,血沉增快,约 20% 的患者结核菌素皮试呈阴性,但纯化蛋白衍生物试验(PPD)阳性率可达 100%;②影像学检查,约半数患者的胸片可见肺部浸润和(或)胸膜渗出。钡剂造影可发现合并的肠结核。CT 检查可见肠系膜淋巴结肿大,其中有低密度中心;肠系膜及大网膜增厚;③腹水检查,是最重要的初选诊断方法,阳性标准包括:蛋白 >2.5 g/L,葡萄糖 <0.3 g/L,白细胞计数 $<250\times10^{3}$/L,其中单核细胞 $>80\%$。腹水的抗酸染色阳性率仅 5%,结核菌培养的阳性率约 40%,如能采集足够量腹水(>1 L)并超速离心后作培养,阳性率可达 80% 以上。腹膜穿刺活检是一种可靠的诊断方法,30%～50% 的患者可见肉芽肿,应同时作结核菌培养;④腹腔镜检查,可见腹膜散在分布或融合的大小均一的粟粒样结节,与肠祥和肝包膜或壁腹膜之间有粘连;通过腹腔镜在直视下作活检,阳性率比盲目穿刺高;⑤剖腹探查,约 80% 的结核性腹膜炎可通过腹腔渗液分析、针刺腹膜活检及腹腔镜检查作出诊断,其余约20%的患者则需剖腹探查来得出结果;⑥诊断性治疗,对于临床可疑而又一时无法确诊的患者,可给予足量的抗结核药物治疗2~4周,如病情得以改善则有助于诊断。另外,本病需与肝硬化腹水、癌症的腹膜广泛播散及各种其他类型的腹膜炎鉴别。

（三）治疗

目前结核性腹膜炎是一种可治愈的疾病,一般采用非手术治疗,属内科治疗范畴,可选择以异烟肼为基础,加上其他具有杀菌作用的药物。常用的有利福平、链霉素或吡嗪酰胺,以及抑菌作用的乙胺丁醇或对氨基水杨酸,一般连续用药9~12个月。同时应注意加强营养支持。手术应限于并发症的处理,如肠梗阻或肠瘘和不能排除恶性肿瘤者。

五、非感染性腹膜炎

（一）假性腹膜炎

当腹膜并无炎症,但出现类似急腹症的临床表现,称为假性腹膜炎。假性腹膜炎约占整个腹膜炎的2%。有下列几种病征:①糖尿病酮症酸中毒相关性假性腹膜炎,严重糖尿病患者可发生酮症酸中毒,可出现类似急腹症的临床表现,称之为"糖尿病酮症酸中毒相关性假性腹膜炎"。常表现为腹痛高热、全腹压痛、反跳痛及肠鸣音减弱等急腹症征象。通过积极的胰岛素及输液治疗后,一旦酮症酸中毒被纠正,腹部症状和体征可迅速缓解。然而,糖尿病酮症酸中毒患者可同时伴有确需急诊手术的急腹症,如被误认为是假性腹膜炎而延误治疗,往往导致病情恶化。因此,糖尿病酮症酸中毒患者出现急腹症的临床表现时,外科医师不能将其急腹症都认为是酮症酸中毒相关性假性腹膜炎。此时,一方面应为急症手术积极性术前准备,另一方面应立即给予积极的胰岛素和输液治疗,在纠正酮症酸中毒的治疗期间必须密切观察腹部体征的变化,待酮症酸中毒得到纠正后,再根据病情作出正确诊断,必要时作腹腔镜腹腔探查术或急症剖腹探查术;②老年假性腹膜炎有两大类,一类是腹腔内脏本身的疾病引起,其中有些疾病发展到一定程度,可出现腹膜刺激征,甚至需要中转手术。如腹膜后感染、腹膜后血肿、胃痉挛、腹主动脉瘤夹层破裂、肠系膜血管病变等。另一类是腹腔外疾病,如胸腔、骨骼肌、神经系统或全身性疾病,或腹内有伴发病灶,或因神经反射而出现类似于真性腹膜炎的表现,常因误诊而手术,值得临床医师高度重视。有时髋关节术后患者,为减少关节疼痛而导致腹肌持续收缩,会出现类似急腹症的表现。腹腔穿刺有助于诊断。

（二）肉芽肿性腹膜炎

腹膜对许多刺激可产生肉芽肿性炎症反应。这些刺激可以是:①外源性原因,许多感染可引起肉芽肿性腹膜炎,包括分枝杆菌、寄生虫及真菌等。摄入的有机物质通过肠穿孔进入腹膜腔,也可引起肉芽肿性腹膜炎;②内源性原因,囊性畸胎瘤破裂,或有鳞状上皮化生的腺癌可引起腹膜对角蛋白的反应,而产生肉芽肿性腹膜炎。妊娠妇女,当羊膜早破,含胎儿表皮物质的羊水反流进入母体腹腔,或剖腹探查时的胎粪外溢,可引起急性肉芽肿性腹膜炎。结节病和克罗恩病也偶见有累及腹膜者,表现为"粟粒样"浆膜结节;③医源性原因,是最常见的病因。如手套上的淀粉与滑石粉,敷料散落的棉纤维或钡剂等造影剂外溢所致者。当前最引人注意的是淀粉性肉芽肿性腹膜炎。

淀粉性肉芽肿性腹膜炎一般在术后2~9周出现,表现为粟粒样腹膜结节、粘连和腹水,易与腹膜癌病相混淆。镜下可见空泡化颗粒,周围呈慢性肉芽肿性反应,其中含上皮样细胞、巨细胞及大量的单核细胞浸润。淀粉样颗粒在偏振光显微镜下呈特征性"双折光马耳他十字",具有鉴别诊断价值。本病的发生机制不明,可能与针对淀粉抗原的细胞介导的免疫反应有关。本病重在预防,手术前要将手套表面冲洗干净,可大大减少本病的发生。目前的手套外已不再用滑石粉作为润滑剂,可避免这些病理变化。

钡剂性腹膜炎,通常是钡剂灌肠检查的并发症。无菌的钡剂先引起炎症反应及液体渗出,以后钡剂被巨噬细胞吞噬,形成广泛的异物肉芽肿,继而发生腹膜纤维化与粘连。钡剂灌肠引起的肠穿孔如不及早手术修补,病死率达50%~70%。手术时,关闭穿孔后,应彻底冲洗腹腔,以尽可能去净钡剂。

六、胎粪性腹膜炎

胎粪性腹膜炎是在胎儿期发生肠穿孔导致胎粪流入腹腔而引起的无菌性腹膜炎。在出生后短期内即出现腹膜炎和(或)肠梗阻症状,是新生儿及婴儿常见的急腹症之一,病死率较高。

(一)病因与病理

胎粪性腹膜炎是一种发生在子宫内的病理过程,含有各种消化酶的无菌胎粪,通过肠道的穿孔溢入腹腔内,引起严重的化学性和异物性腹膜反应,虽有大量液体渗出,但胎儿并不发生电解质失衡,因为母体通过胎盘产生代偿而维持平衡,因此,这种无菌性腹膜炎并不危及胎儿生命,妊娠继续进行。但因其导致胎儿肠梗阻,或穿孔愈合后形成的肠狭窄,可影响胎儿吞咽羊水,妊娠妇女可发生羊水过多。

导致胎儿肠穿孔的原因众多,机械性因素包括肠闭锁、肠狭窄、肠套叠、肠扭转、内疝等;肠壁局部血运障碍性因素包括胎儿坏死性小肠结肠炎、肠壁肌层缺损、肠系膜血管梗死,以及继发性肠穿孔(胎儿阑尾炎、憩室炎、肠重复畸形或溃疡穿孔)等;另有些病例的穿孔原因尚不清楚。在欧美,胎粪性肠梗阻伴有胰腺纤维囊性变是引起胎儿肠穿孔的常见原因,但在我国则罕见报道。

正常情况下,胎儿4个月时,末端回肠内已有胎粪聚集,5个月时到达直肠,此时或以后发生肠穿孔均可引起胎粪外溢而发病。如果肠穿孔发生在早期,则有可能自行愈合。消化酶引起的腹膜炎反应,大量纤维素渗出,造成腹腔内广泛粘连,将穿孔堵塞,腹腔渗液及坏死组织可大部分被吸收,随后因胰酶的产生及作用,肠腔内胎粪得以溶解而肠道恢复通畅。堆积在穿孔周围的胎粪中的钙盐与腹膜炎性渗出液发生化学反应而沉淀,形成钙化斑块。由于胎儿4~5个月时肝脏较大,占有腹腔的大部分,因此肠穿孔后多与肝脏有粘连,随着腹腔发育而肝脏移位右上腹,因而也将粘连部分牵至右上腹肝下,故X线摄片常在右上腹部发现钙化影。如果肠穿孔并未封住,或在长期溢漏后才封住,则可有膜状组织包裹部分肠袢,形成假性囊肿。若继续溢漏,囊腔可逐渐增大,充满于腹腔。如果肠穿孔发生于分娩前几天,穿孔仍然开放,则腹腔内充满染有胎粪的腹水,形成弥漫性腹膜炎,并迅速演变为细菌性腹膜炎。

(二)临床表现

根据病理情况而定,生后病情可有四种临床表现:

1.新生儿肠梗阻型

出生时肠穿孔已愈合,存在粘连与钙化,但由于伴有肠闭锁或肠狭窄等,出现新生儿肠梗阻症状,发生胆汁性呕吐、腹胀。X线摄片显示肠管扩张和多个液平面,且有明显的钙化斑块。

2.局限性气腹型

出生时肠穿孔尚未愈合,但被纤维素粘连包裹着形成假性囊肿,内有液体和气体,可很快发展为局限性腹腔脓肿。临床症状与脓肿大小、感染程度及脓肿是否与肠道相通有关。表现为发热、腹胀、呕吐,但尚能进奶和排便,可出现肠梗阻或败血症症状,有腹壁红肿等感染体征。腹部平片可见局限气腹,膈下无气体,有时在假性囊壁上或腹腔其他部位可见散在钙化斑块。

3.游离气腹型

出生时肠穿孔仍存在,未能被粘连包裹,新生儿吞咽的气体、奶汁及胃肠道内分泌物进入腹腔,迅速发生细菌性腹膜炎及大量腹水,病情危重,呕吐、拒食、便秘、体温低下,呈中毒性休克,严重者出现呼吸困难、发绀等症状,腹胀如球,触之有捻发音,叩诊浊音。腹部平片显示巨大气液平横贯全腹,膈下大量积气,肝脏下垂,全腹部不透明,仅见少量肠道气体,钙化斑块可在腹腔任何部位。腹膜鞘状突未闭者,可有阴囊或阴唇水肿,甚至钙化斑块。

4.肠粘连-可能伴发肠梗阻型

出生时肠穿孔早已愈合,虽遗留有钙化灶及腹腔粘连,但无肠梗阻。部分病例可以终身无症状,仅在诊断其他疾病时由X线发现腹腔内钙化斑块。部分病例可在以后发生粘连性肠梗阻,由于粘连索带所引起,多数发生在2~6月龄时,也有在2~3岁时发病。

(二)诊断

产前B超显示母亲羊水过多、胎儿肠道扩张及胎儿腹腔内钙化斑块,即可确诊。如生后有腹膜炎或肠梗阻症状,腹部立侧位片显示有特征性的钙化阴影存在,亦可确诊。如果未见钙化影,也不能否定诊断,机械性肠梗阻、游离气腹及局限性气腹均可提示诊断。

（三）治疗

如临床表现为不完全性肠梗阻,原则上应尽可能采用非手术疗法,如临床表现为腹膜炎或完全性肠梗阻,应及早手术治疗;如腹膜炎有极度腹胀时,应立即腹腔穿刺,常可抽到稠厚的绿色液和大量气体,以缓解腹胀而改善呼吸窘迫,同时进行充分术前准备。手术方法依据局部病理和全身具体情况而定,如找到穿孔部位,多数情况下,缝合风险大且困难,可行穿孔近端肠管的造瘘,如伴有肠闭锁等病变进行相应处理。如穿孔处未找到,可做单纯腹腔引流术。如系局限性气腹型,则以腹腔引流为主。如系粘连性肠梗阻,应以单纯分离松解粘连、解除梗阻为原则,对于钙化斑块不宜强行剥除,以免再发穿孔。如未能发现梗阻部位,可作捷径吻合术。遇肠管粘连成团而较局限者,情况允许可做肠切除术,亦可施行肠造瘘术。

胎粪性腹膜炎的死亡率甚高,虽近年来有所下降,但仍在 $30\%\sim50\%$。绝大多数患儿因肠造瘘需要多次手术。一期肠吻合或保守治疗成功者仅占 $5\%\sim10\%$。一旦临床治愈,一般并无症状。但因腹腔内仍遗留有广泛粘连,少数病例经常或偶尔有粘连性肠梗阻的症状出现,多数病例均可随年龄的增加而获治愈。腹腔内钙化灶亦随年龄的增长而逐渐吸收,钙化影将不断紧缩、变小、变淡以致最后全部消失。

（崔寿波）

第四节　腹膜肿瘤

腹膜肿瘤总体较为少见,分为原发和继发两种,其中原发肿瘤又有良性和恶性之别。

一、腹膜间皮增生与良性间皮瘤

在腹膜炎症或外伤后修复再生过程中,间皮细胞可呈不典型增生或鳞状化生。这些改变通常是反应性的,但也可能发生肿瘤。这些肿瘤除了恶性间皮瘤外,还包括下列 3 种独立的良性肿瘤:

（一）良性腺瘤样间皮瘤

该病通常与生殖道关系密切,或来源于腹膜,多为无意中发现。肿瘤病理特征是纤维基质中有不规则排列的条索、细管或腺样结构,具有良性组织学特点,但有时会与恶性肿瘤混淆。肿瘤切除后一般不复发。

（三）良性乳头状间皮瘤

可以有腹痛,也可偶在手术时被发现。本病还可引起腹水、心包或胸腔积液。病灶可以是单个或弥散分布,由单层间皮细胞覆盖于乳头状基质上组成,无浸润性生长或肿瘤性细胞学改变。预后良好,切除后罕见复发。

二、原发性恶性间皮瘤

恶性间皮瘤是最常见的腹膜原发性恶性肿瘤,起源于间皮的上皮与间质成分。间皮在增生或化生过程中,偶尔可形成良性间皮瘤,但大多数间皮性肿瘤为恶性。约 25% 的恶性间皮瘤累及腹膜,65% 累及胸膜,10% 累及心包。

（一）病因

石棉暴露史是唯一经临床流行病学证实与间皮瘤发生有关的因素。几个大宗报道平均 $50\%\sim70\%$ 的患者有职业性石棉暴露,如绝缘材料、石棉工业、加热、造船及建筑工人,其中从事绝缘材料工作者有最高的相对危险性。间皮瘤的发生与暴露时间的长短及工作者接触的石棉浓度等有关。暴露的潜伏期通常较长,但也可很短,许多患者可只有几个月的暴露。平均暴露至发病间隔为 $35\sim40$ 年,发病高峰在 45 岁后,腹膜发病的潜伏期短于胸膜。据报道约 5% 的石棉工人会发生间皮瘤。

间皮瘤并不总是与职业暴露有关,20% 的患者有"旁观者"史,如家中有从事石棉工业者,或靠近石棉矿的居民等。石棉纤维广泛存在于周围空气、供水及食物中,且几乎每个人的肺中均有石棉。这种较低浓度的石棉接触是否有害尚不清楚。

50% 的间皮瘤患者有肺部石棉病的证据,包括肺部纤维化、胸膜透明样病变及肺中有石棉小体。1/3 的腹膜间皮瘤患者可发现腹膜组织中有石棉纤维。间皮瘤与正常组织相比,石棉纤维明显多见且含量大,直接将石棉注入动物胸腔或腹腔可引起间皮瘤的发生。

（二）发病机制

发病机制不明。石棉暴露是目前已知的最强致病因素,发病与暴露的时间和浓度等相关。石棉可导致突变,故可能是一种癌发生的促发剂而非诱导剂。大量和长期的石棉暴露更可能出现腹膜病变。在强暴露人群,腹膜病变占所有间皮瘤的 50%,中等暴露者为 20%,很少暴露者为 10%。腹膜暴露被认为是石棉纤维经淋巴转运,从肺经膈肌进入腹部。石棉也可经口摄入后,通过肠黏膜转运至腹膜,但在实验动物并未证实后一转运途径。

至少 30% 的间皮瘤患者没有石棉暴露史。但有些患者在遥远的过去有钍造影剂暴露史,有些患者可能有毛沸石或火山灰暴露史,或存在慢性腹膜炎,也发现有放疗后发生间皮瘤的情况。少数病例有家族簇集现象及遗传倾向。

（三）临床表现与诊断

腹膜间皮瘤常见于男性,这可能与职业有关。患病高峰年龄在 50～59 岁,但也有见于儿童的报道。20% 的儿童间皮瘤位于腹膜,被认为与石棉暴露无关。

腹膜间皮瘤患者一般最先主诉为腹痛、腹块或腹围增加,伴厌食、恶心、呕吐、便秘及体重减轻,有时伴不明原因的发热。在疾病早期可无特殊体征,在晚期可见腹水与腹块。50% 患者在胸部 X 线上有石棉沉着病证据。

血液学检查中,约 53.3% 的患者可见 CA-125 升高,48.5% 的患者有 CA-153 升高,但这两个肿瘤标记物在诊断复发或转移时更有价值。超声或 CT 扫描显示腹水及片状肿块累及大网膜、肠系膜及腹膜,可提示该诊断。MRI 可清晰显示病变范围及累及程度,PET-CT 在监测肿瘤复发或转移时有一定价值。

诊断仍依赖于活检,可选择影像引导下穿刺或开腹切检。腹水穿刺活检敏感性为 32%～76%,且由于其形态学特征与其他恶性肿瘤的重叠,及肿瘤本身特点的多样性,故需有经验的病理医师才能作出正确诊断。腹腔镜检可见腹膜广泛增厚、结节与斑块,这一特点强力提示为间皮瘤。剖腹探查可提供足够的活检样本以作出确定性诊断,且可排除腹内其他原发性肿瘤。

（四）病理

本病通常广泛累及脏层及壁腹膜。不到 2% 的患者为局限性,表现为孤立的斑块或结节。常见腹部内脏表面及局部淋巴结受累。间皮瘤按组织病理学特征分为上皮样,肉瘤样和双相型。70% 以上的病灶以上皮样成分为主,呈细管、乳头、片状、裂隙状或实性巢样。其次为双相型,肉瘤样型最少,后者主要含纤维成分及纺锤样细胞。常规病理学检查有时很难与其他恶性肿瘤,尤其是腹膜继发性癌病或腹膜良性肿瘤鉴别。

腹水检查有时可以定性,但很难用于确诊。组织学活检结合免疫组织化学检查是目前最敏感和特异的诊断手段。与上皮来源肿瘤相鉴别时,间皮瘤表达 calretinin,WT1,cytokeratin 5/6,EMA,mesothelin 以及抗间皮细胞抗体,但不表达 CEA,肿瘤糖蛋白 MOC-31,B72.3,Ber-EP4 以及上皮糖蛋白 BG8。电镜扫描可见细胞表面有丰富的长的微绒毛及细胞内中丝,也支持间皮瘤的诊断。联合应用以上多种方法通常能给出正确诊断。

（五）预后与治疗

恶性间皮瘤的预后十分差,诊断后的中位存活时间仅为 12 个月。患者通常死于小肠梗阻与恶病质,而非肿瘤转移。并发症除了肠梗阻外,尚可发生凝血异常包括弥散性血管内凝血、血栓形成或肺梗死。腹膜间皮瘤的预后比胸膜间皮瘤差,具肉瘤样组织学特征的间皮瘤预后比上皮样类型者差。

腹膜间皮瘤理想的治疗方案仍有待确定。减瘤术不能带来生存的获益,而化疗有效率较低且并不改变间皮瘤的自然进程,放疗由于内脏耐受剂量限制,成功率非常低,且有明显的相关并发症。腹腔内化疗,包括使用顺铂和丝裂霉素 C 也有报道,但成功率也很低,即使那些达到完全缓解的病例也通常会迅速复发。细胞减灭术(Cytoreductive surgery,CRS)结合腹腔热灌注化疗(Hyperthermicintraperitoneal chemotherapy,HIPEC)也许有较光明的前景,其实质是通过 CRS 去除所有肉眼可见的病灶,再用 HIPEC 控制可能残留的微小病灶。近几年的报道显示对可手术治疗的患者其中位生存时间为 29.5～100 个月,5 年总生存率为 30%～90%。HIPEC 的药物以顺铂为主,单药或联合多柔比星、丝裂霉素等,较弥漫的病变在术前使用顺铂联合培美曲塞或吉西他滨化疗有可能使病变局限从而有利于 CRS 的实施,有研究显示 CRS 可采用全腹膜切除,HIPEC 也可以反复实施,疗效更佳。针对间皮素和鞘胺醇激酶 1 的靶向治疗现在已进入临床试验,有望进一步提高间皮瘤综合治疗的疗效。

三、腹膜假黏液瘤

(一)病因

大部分肿瘤来源于表达 MUC1 的阑尾杯状细胞,肿瘤发生与 K-Ras 及 P53 基因相关。常继发于卵巢或阑尾的黏液囊腺瘤与囊腺癌,表现为腹腔内充满浅色、透明的半固体物质——黏液。约 45% 的病变来自卵巢,29% 源于阑尾,还有少数来源于胰腺,胆囊等。在所有卵巢肿瘤患者中,1%～2% 产生腹膜假黏液瘤,这部分患者大部分都合并阑尾病变,因此认为阑尾的病变是绝大多数腹膜假黏液瘤的真正来源。其他少见的可能病因还有卵巢畸胎瘤、卵巢纤维瘤、子宫癌、肠道黏液性腺癌、脐尿管囊性腺癌以及黏液性脐肠系膜囊肿等。

(二)临床与病理特征

主要表现为腹围进行性增加伴腹胀。患者的腹水量与临床表现可不一致,有时可有恶心、呕吐、下腹不适及肿块等。因为肿瘤即使为恶性也是低度恶性,故一般病程较长,偶可于行其他手术时发现,或表现为反复发作的肠梗阻与肠瘘形成。

腹部 X 线片呈特征性的弧线型钙化有助于诊断。超声波与 CT 检查可见腹膜与大网膜上有高回声物质;腹水中有许多回声或分隔;多处半固体样物质压迫肠管或使肝缘呈波纹状;可见肠管固定在胶冻状物质中而相对不移动。PET-CT 往往难以显示低度恶性肿瘤,因此较少用于诊断。

剖腹或腔镜取得病理诊断至关重要,探查时,游离腹腔内充满黏液性物质,这种物质可以呈均质或多囊性;黏液性物质同样可紧紧黏附于腹膜上,此处可见特征性的巢状排列的柱状上皮细胞。

有些作者将腹膜假黏液瘤分成两个不同类型:一种是弥散性腹膜黏液腺瘤病,另一种为腹膜黏液性癌。前者由细胞外黏液和黏液上皮细胞构成,很少有细胞异型或有丝分裂象,通常伴有阑尾黏液腺瘤。后者可见异型黏液上皮细胞,通常伴有黏液腺癌。也有患者是处于黏液腺瘤病和癌之间。

(三)治疗与预后

由于肿瘤为良性或低度恶性,罕见转移,故病程较长。5 年生存率为 54%,10 年生存率为 18%。死因通常为肠梗阻与肠瘘。

腹膜假黏液瘤治疗是综合性的。视肿瘤及症状可观察,减瘤或 CRS 结合 HIPEC。手术时首先需彻底清除腹腔内胶冻状物,切除大网膜,卵巢受累时也一并切除。腹腔假黏液瘤具有在腹腔内特定解剖位置再分布的特点,即大量癌肿可累积在大网膜、右膈下、盆腔、右肝后间隙、左腹侧面和十二指肠悬韧带等处,而肠壁的浆膜面则完全无瘤。据此提出的治疗策略主张彻底的手术加上腹腔内化疗。对那些源于阑尾腺癌的肿瘤,应该行右半结肠切除。卵巢恶性肿瘤应做全子宫加双侧附件切除和 CRS。在原发病因不明时,应该选择行右半结肠切除和大网膜切除,加双侧卵巢切除和 CRS。彻底的手术除上述切除范围外,还应仔细探查其他可能集聚的部位,从而达到彻底的切除。腹腔化疗应在术后早期,腹膜粘连还没有形成,癌细胞还没被包裹前进行。有报道积极的 CRS 加上腹腔内化疗使 10 年生存率达到 80%。

四、腹膜继发性癌病

腹膜继发性癌病是最多见的腹膜肿瘤,75% 以上为腺癌,主要来自胃、卵巢、胰腺及结肠。也见于肉瘤、淋巴瘤、白血病、类癌及多发性骨髓瘤。通常认为肿瘤引起腹水且肿瘤细胞种植在腹膜腔表面时才会发生,临床表现似晚期癌肿,如虚弱、体重减轻及各种腹部表现,如腹痛、腹胀、恶心和呕吐等,其中尤以进行性腹水引起的腹胀为显著。X 线发现可有肠祥成角、固定或移位,或因淋巴管梗阻产生的肠壁黏膜水肿表现。超声波与 CT 扫描有助于确定腹水及其程度,以及相关的肿瘤病灶。腹腔穿刺液通常含高的乳酸脱氢酶、蛋白质 >30 g/L,但其中清蛋白很少。腹水中细胞组成多样性。约 50% 的患者通过腹水细胞学检查可得出诊断,若不能确定,可做 CT 或超声波导引下经皮穿刺活检,或腹腔镜检查,大部分患者可得出诊断。但有时需要其他手段如流式细胞学检查等来区分恶性细胞与异型的间皮细胞。偶尔诊断仍不明时,也可考虑手术探查。

恶性腹水的形成是不良预后的指标,患者很少生存 6 个月以上,6 个月生存率仅 12%,1 年生存率为 4%,2 年生存率为 1%。但也有少数长期生存者,特别是卵巢癌患者。

对于腹盆腔来源的腹膜继发性癌,若原发灶能行根治性切除或最大限度 CRS,且无远处转移,可选择性使用 HIPEC。腹腔内应用抗肿瘤药物,可以让更高浓度的药物直接作用于肿瘤细胞,提高温度(一般 44~45 ℃)可以使化疗药物更有效。同时化疗药在腹腔内除了直接抑杀癌细胞外,还通过产生纤维性浆膜炎,以消除游离腹腔及减少进一步液体的渗出。常用的细胞毒性药物包括:顺铂(20 mg/L)、奥沙利铂(25 mg/L)、多西他赛(20 mg/L)等,持续时间 60~90 分钟,反应率为 20%~70%。对于癌症患者,利尿剂应该只用于有水肿或其他一些特别指征,而不是腹膜癌病。腹腔穿刺放液可暂时缓解患者的不适,可作为对症处理的手段。

五、腹膜假性种植

主要指腹膜的广泛性肉芽肿性病变。当前兴趣多集中在异物肉芽肿反应,如纤维素残留、纱布碎屑、特别是手套润滑粉等,偶可见寄生虫卵种植形成肉芽肿。按不同的反应强度,可表现为急性肉芽肿性腹膜炎或慢性肉芽肿性病变。后者有时难以与局部肿瘤复发或腹膜种植区分,尤其在癌肿手术后发生者更易混淆。当前没有一项非病理诊断技术能在术前区分这种腹膜肉芽肿性病变与肿瘤的腹膜种植,剖腹探查时肉眼观察也不可靠,只有组织病理检查才能确诊。由于本病可与腹膜癌性种植同时存在,故必要时应在多部位作多点活检以免漏诊。

身体许多其他疾病,如系统性红斑狼疮及其他结缔组织-血管性疾病、Whipple 病、家族性地中海热、嗜酸性胃肠炎,以及罕见的异位组织如子宫内膜、蜕膜、神经胶质及脾组织可在腹膜上引起轻度腹膜刺激征,可与腹膜癌病混淆。有报道 AIDS 患者可出现腹膜 Kaposi 肉瘤,表现为脏层与壁腹膜上许多小的淡紫色结节。有一种与遗传因素有关的腹膜浆细胞性肉芽肿,它是由第 2、9 号染色体长短臂位置互换所致的一种良性肿瘤,但其临床表现与腹膜转移性肿瘤不易区分。

(崔寿波)

第五节　腹腔脓肿

腹腔脓肿是脓液(由坏死组织、细菌及白细胞形成)在腹腔内积聚,并通过内脏、网膜或肠系膜等炎性粘连包裹而与腹膜腔其余部分隔开而形成。常见的细菌来源是内源性肠道菌丛。细菌的侵入是否形成脓肿,关键在于最初的几小时内。实验研究显示,如果在细菌入侵 4 小时内将其杀灭,则炎症过程可以终止;

如在较长时间后,已有大量白细胞汇聚,才将其杀灭,则不免形成脓肿。一般认为需氧菌在腹膜炎急性期容易引起脓毒血症,而厌氧菌则常致腹腔内脓肿。已从脆弱类杆菌中分离获得数种化脓性因子,其中最常见的是其表面的荚膜多糖复合物(CP)。在实验动物中 CP 能促使脓肿形成;用 CP 免疫动物则可使其对脓肿的形成产生免疫力。CP 的其他化脓性特性包括能黏附于腹膜的间皮细胞及抗吞噬活性。另外,脆弱类杆菌还产生一种重要的酶——超氧化物歧化酶,由于它能保护细菌在有氧条件下防止超氧化物游离基的损害,从而发展为脓肿。

研究发现,腹腔脓肿中需氧菌与厌氧菌之间有协同作用。大肠埃希菌能改变环境的氧化还原电势,从而营造适合厌氧菌生长的条件。某些厌氧菌则可抑制巨噬细胞对细菌的吞噬作用。因此,准确地识别脓肿中的细菌对于选择有效的抗生素治疗是重要的。腹腔脓肿中肠球菌的发现频率越来越高,特别是长期抗生素治疗的虚弱患者,应引起重视。

一、膈下脓肿

(一)病因与病理

肝及其韧带将结肠上区(亦称膈下区)分成:左膈下、右膈下、左肝下(或小网膜囊)、右肝下、左侧腹膜外及右侧腹膜外(或称裸区)等 6 个间隙。最常见的脓肿位于右侧膈下间隙。膈下脓肿可发生在一个或两个以上的间隙。

平卧时膈下部位最低,腹腔内脓液易积聚此处。脓肿的位置与原发病有关。最常见的部位是右肝下区,多由于十二指肠溃疡穿孔、急性阑尾炎穿孔和胆道系统感染性疾病引起;或作为上消化道手术后的并发症,多见于胃十二指肠与胆道手术。胃穿孔、脾切除术后感染,脓肿常发生在左膈下。

膈下脓肿常为混合性感染,包括需氧菌与厌氧菌。脓肿形成初期约有 2/3 的患者通过及时的治疗,炎症可以吸收消退。膈下脓肿形成后,小的脓肿经非手术治疗可被吸收,而较大的脓肿如不及时引流,不仅可继发严重的脓毒症,甚至感染性休克,还可破溃入胸腔、肺、支气管与游离腹腔。个别的可穿透胃肠道形成内瘘。

(二)临床表现与诊断

由于膈下脓肿是继发性感染或其他原发疾病的后遗症,一般均在原发疾病的基础上或术后发生。可有以下表现:①全身表现,最常见的表现是发热。发生于腹膜炎或胃肠道手术后或腹部创伤后者,表现为体温下降后又升高,初为弛张热,后为稽留热。可有乏力、恶心、呕吐、畏食、呃逆及心动过速等表现;②局部表现,腹部症状一般不明显,而常有胸部症状,包括呼吸急促、胸痛、呼吸音降低等。可见局部腹壁或肋间皮肤水肿、上腹部深压痛、季肋部或背部叩击痛。近年来,由于新的高效广谱抗生素的应用,临床表现多不典型。免疫功能低下患者,表现也常不典型,有时以器官功能不全为最初表现。

对于急性腹膜炎或腹腔器官炎症治疗过程中,或腹部手术后出现难以解释的发热、脓毒症、白细胞计数增多或伴核左移,应考虑本诊断,并进行相应的辅助检查:①超声检查,是诊断腹腔内脓肿最常用的首选方法,其诊断膈下脓肿的正确率达 85%～95%;②X 线检查,腹部 X 线片可显示不能移动的气泡,常伴有气液平;胃肠道钡剂造影可见正常结构的移位、受压等现象。透视可见横膈抬高与运动受限、反应性胸腔积液及肺底实变;③CT 扫描,能确定脓肿的部位、大小及其与周围器官的关系,诊断腹腔脓肿的正确率达 90%,特别适用于肥胖、肠胀气和腹腔放置引流管等超声检查困难者;④诊断性穿刺,B 超引导下穿刺有助于区分脓肿与非感染性积液,且可通过细菌培养与药敏试验来指导抗生素的使用。

(三)治疗

随着外科技术的提高,预防性抗生素的应用以及对膈下脓肿的认识,该病的发生率明显下降,治疗效果也明显提高。然而,对于免疫功能低下的患者,应重在预防本病的发生,包括积极治疗原发病、合理选用抗生素、腹腔引流的合理放置及术后取半卧位等,均有助于防止膈下脓肿的形成。

1.非手术治疗

除给予输液以维持水电解质平衡及营养支持外,重要的是抗生素的合理应用。一旦怀疑该病应立即开始使用。先根据经验用药,以后根据细菌培养和药敏试验选择合适的抗生素。一般选用针对革兰氏阴性杆菌和厌氧菌的抗生素,常采用联合用药,例如三代头孢菌素(如头孢他啶,每天 2～3 次,每次 2 g)、氨基糖苷类(如阿米卡星,每天 1 次,每次 0.4 g)、喹诺酮类抗生素(如左氧氟沙星,每天 2 次,每次 200 mg)和甲硝唑(0.5％甲硝唑,每天 1 次,每次 200 mL)联用。抗生素最好经静脉途径给药,应用至患者体温及外周血白细胞正常 3～4 天后停用。

2.脓肿引流

一旦膈下脓肿诊断成立,应及时引流,单纯抗生素治疗不能消除脓肿。由于脓肿定位技术的进步,早期引流多无困难。近年来,经皮穿刺引流应用渐广泛,但对脓腔较大、脓壁较厚、或呈多房性、或有持续的腹腔污染源、或经皮穿刺置管引流效果不佳者,仍宜手术引流:①经皮穿刺置管引流术,一般适用于与体壁贴近的局限性单房脓肿。约 80％的膈下脓肿经此法可治愈。根据 CT 或超声检查所显示的脓肿位置,在超声导引下插入套管针达脓腔,然后拔出针芯,抽得脓液作涂片、培养与药敏试验后,经导丝置入引流导管,并经导管注入抗生素。待临床症状改善,影像学检查示脓腔消失后可拔管;②切开引流术,目前已很少应用。术前采用 B 超和 CT 检查明确脓肿部位,根据脓肿所在部位选择切口。切开引流术可经多种途径,常用有两种:经前腹壁途径和经后腰部途径。经前腹壁途径又分为经腹膜外途径和经腹膜途径。经腹膜外途径适用于右膈下、右肝下及左膈下脓肿,优点是不污染腹腔。沿肋缘下作平行切口,到达腹膜外间隙后,将腹膜向膈肌方向分离至脓肿部位,穿刺抽出脓液后,切开脓肿。经腹腔途径适用于左肝下脓肿,优点是可同时探查与处理其余的腹部脓肿。此法也适用于术前怀疑膈下脓肿同时伴肠间脓肿,或脓肿位置不能确定者。术中应小心保护游离腹腔,术前、术中及术后应用抗生素。经后腰部途径可引流右肝下、左膈下背侧脓肿。沿第 12 肋做切口,显露并切除第 12 肋,于第 1 腰椎水平横行切开肋骨床。注意不能沿第 12 肋水平切开,以免损伤胸膜。肋骨床切开后即进入腹膜后间隙,向下推开肾脏,用针穿刺吸得脓液后,切开脓腔。

二、盆腔脓肿

盆腔处于腹腔的最低位,腹腔内感染液体较易积聚此处而形成脓肿。

（一）病因

任何腹内来源的感染性液体受重力作用下流至盆腔,形成盆腔脓肿,但通常来源于盆腔内或邻近部位病变。常见病因包括:急性阑尾炎、急性输卵管炎、弥漫性腹膜炎及直肠手术。

（二）临床表现

由于盆腔腹膜吸收毒素能力较低,全身感染中毒症状较轻。通常在原发病或腹部手术后几天后出现。患者多有体温升高,常伴有尿频、里急后重及直肠排黏液等膀胱、直肠刺激征象。直肠指诊可发现肛门括约肌松弛,在直肠前壁可有触痛、有时有波动感的包块,已婚妇女患者可经后穹隆穿刺抽脓,有助于诊断和治疗。B 超、CT 检查有助于明确诊断,并可显示脓肿的位置和大小。

（三）治疗

盆腔脓肿可破溃入直肠,产生黏液性腹泻。破入阴道则可有大量脓性白带。若扩展至游离腹腔则可引起弥漫性腹膜炎。其手术治疗一般是经直肠或阴道作脓肿切开引流术。应选择在脓肿已局限、突出至直肠或阴道的软化部分,在肛门镜或扩阴器直视下,先穿刺抽得脓液后,以针为导引,切开脓肿壁,排出脓液。再用手指探查脓腔,分开可能的多房间隔。术后用手指或器械扩张脓腔引流口,保持引流通畅。同时应给予抗生素治疗,局部可用高锰酸钾温水坐浴。

近年来随着腹腔镜技术的普及,腹腔镜手术引流联合抗生素早期诊断、治疗盆腔脓肿也取得了较好的临床疗效。

（崔寿波）

第六节　肠系膜疾病

一、肠系膜脂膜炎

肠系膜脂膜炎是一种因非特异性炎症过程引起的肠系膜广泛增厚,病程后期肠系膜广泛纤维化则称为退缩性肠系膜炎。用于描述本病的名称还有:肠系膜脂肪肥厚症、肠系膜脂性肉芽肿、原发性肠系膜脂硬化症、孤立性肠系膜脂营养不良症及 Weber-Christian 病等。

（一）病因与发病机制

病因不明。可能与肠系膜脂肪组织的损伤、亚急性感染、缺血、药物或过敏有关。20%～30%的患者有腹部手术史。有人强调本病的致病性缺陷包括脂肪组织过度生长以及随后的变性、脂肪坏死及黄色肉芽肿性炎症。在增生的肠系膜脂肪组织变性后,可能是正常的脂类物质从变性的脂肪细胞中释放出来,而促进了肉芽肿性浸润,并最终纤维化。

（二）临床特征

主要见于中老年人,平均年龄 60 岁。男女之比为 1.8∶1。临床表现无特异性,如反复发作的痉挛性腹痛(见于 70%的病例),可以是局限性的,多位于右侧腰部;或弥漫性。可伴体重减轻、恶心、呕吐和乏力。低热见于 60%的病例。偶尔也可表现为急腹症。相当一部分病例只是在体检或剖腹探查时无意中发现。60%的患者可扪及腹部块物伴局部触痛,但通常无腹膜刺激征。外周血白细胞计数可以升高,血沉加快。X 线检查有时可见肠管被推移、外压性缺损、肠管扭曲或成角等;受压肠袢的肠系膜缘皱襞扭曲。血管造影可见直血管非特异性拉长及血管排列紊乱。CT 扫描可见低密度、非均质性块物,表现为脂肪密度区散布于水密度区或软组织密度区之中。绝大多数患者的确诊有待剖腹探查和术中活检。

某些肠系膜脂膜炎患者显然会发展为慢性病变。不论是肠系膜脂膜炎还是退缩性肠系膜炎患者均可发生小肠梗阻、肠系膜血栓形成及肠淋巴管梗阻,结果产生腹水、腹泻及失蛋白性肠病。

（三）病理

表现为肠系膜增厚,通常位于其根部,且几乎总是局限于小肠系膜,并常包绕肠系膜血管。晚期患者血管梗阻或淋巴管梗阻常有发生。单个独立的肿块见于约 1/3 的病例,多发性肿块见于不到 1/3 的病例,其余患者表现为弥漫性肠系膜增厚。组织学检查见受累的肠系膜脂肪中巨噬细胞浸润,巨噬细胞中有丰富的泡沫状细胞质;同时有淋巴细胞浸润、脂肪坏死、纤维化及钙化。

在退缩性肠系膜炎,肠系膜增厚、纤维化及皱缩,伴浅灰色不透明斑块出现;有致密的胶原及纤维组织增生。与早期脂膜炎阶段相比,较少见脂肪坏死与炎症。偶尔结肠系膜也可累及。5%的退缩性脂膜炎可累及后腹膜。

（四）治疗与预后

皮质激素已被用于肠系膜脂膜炎的治疗,且在某些患者可获得明显疗效,但还不能确认其能否缩短病程或延迟进展为退缩性脂膜炎。相当一部分病例需剖腹探查来确定诊断并排除其他腹部病变。此时,手术仅限于做活检。有肠梗阻时可作旁路手术,通常不可能切除纤维性块状物。

本病有自限性,预后佳。通常在 2 年内,大多数患者的疼痛消失及肿块退缩。恶性淋巴瘤见于 15%的患者,但两者的关系尚未阐明。

二、肠系膜淋巴结炎

（一）急性非特异性肠系膜淋巴结炎

1.病因与病理

病因不明,可能不止一种病因。流行病学调查提示与病毒感染有关,但尚缺乏有力的临床与实验证据。近期屡有关于沙门菌引起急性肠系膜淋巴结炎的报道,并已从病变淋巴结内分离到沙门菌。也有假结核性耶尔森菌引起肠系膜淋巴结炎的报道。

肠系膜淋巴结炎好发于回盲部。在病变初期有散在的淋巴结肿大,色粉红、质地软,以后变白,质地变硬。偶见淋巴结化脓,此时常由呼吸道或肠道细菌感染引起。镜下呈非特异性炎症改变;淋巴结呈反应性充血、水肿与增生。腹腔内游离液体通常增加。腹水或淋巴结组织的细菌培养及动物接种常无细菌及病毒生长。沙门菌性肠系膜淋巴结炎表现为淋巴结内急性炎症反应、出血性梗死及坏死;淋巴结周围组织如脂肪和肠系膜呈亚急性坏死。肠系膜淋巴结炎可伴发急性阑尾炎。

2.临床表现

常见于 3 岁以上的儿童与青少年,但成人也可发病。冬春季多见,发病无性别差异。常在上呼吸道感染病程中,或愈后不久发生。

典型症状为发热、腹痛和呕吐,有时伴腹泻,但便秘很少见。腹痛常为阵发性绞痛或隐痛,持续约数小时;发作间期患者感觉尚好;疼痛可发生于任何部位,但以脐周或右髂窝最常见。可以表现为转移性右下腹痛。约 1/3 的患者伴恶心和呕吐,但很少畏食和乏力。多数以往有类似发作史。发病早期即有中度以上的发热。部分患者可同时有颈淋巴结肿大。压痛部位常在右下腹,一般比阑尾炎压痛点稍高且偏内侧,压痛点不固定;少有反跳痛与腹肌紧张。少数患者可扪及右下腹肿大的淋巴结。外周血白细胞数常不升高或反而降低,淋巴细胞比例则增加。

偶见一种化脓性肠系膜淋巴结炎,其发病急骤,突发腹痛、畏寒与发热。腹痛多为持续性伴阵发性加重。当炎症波及肠管时可造成肠麻痹而出现肠梗阻症状。一旦脓肿溃破引起腹膜炎,则腹痛和腹胀加剧,全身中毒症状明显,常有外周血中性粒细胞增多伴核左移。

3.诊断

本病的临床意义在于与急性阑尾炎的鉴别。但一般来说,儿童、上呼吸道感染症状或近期上呼吸道感染史、上述腹痛与压痛的特点、腹痛前有发热、颈部淋巴结肿大、疼痛无转移性及血白细胞计数不高,均有助于肠系膜淋巴结炎的诊断。如果鉴别一时困难,且病情允许,可先进行短时间观察,给予禁食、静脉输液和预防性抗生素等治疗。若病情好转则继续内科治疗,否则宜尽早手术探查。

4.治疗

诊断确定者应保守治疗,即卧床休息、静脉输液、预防性抗生素使用及对症处理等。但相当一部分病例因难以确诊而行剖腹探查,如果术中确诊为肠系膜淋巴结炎而阑尾正常,也多主张切除阑尾,常可避免今后类似腹痛再发;同时作淋巴结活检。对于化脓性肠系膜淋巴结炎,多作腹腔引流;当累及邻近肠管时,有时需作受累肠管的切除。

（二）结核性肠系膜淋巴结炎

由结核菌感染引起。多因饮用未经煮沸的牛奶所致,现已少见。结核菌先进入 Peyer 淋巴结,继之进入肠系膜淋巴结。

轻者无症状。一般有腹痛,多位于右下腹,因为回盲部淋巴结最常受累。多为持续性隐痛,偶有绞痛。体检有时能触及肿大的淋巴结。可伴有低热及其他结核毒性症状。

实验室检查可见血沉加快,皮肤结核菌素试验通常呈阳性。X 线腹部平片中若发现钙化灶,尤其是回肠末端处则有助于诊断。由于本病无特征性临床表现与实验室指标,故确诊都是在腹部手术时意外发现的。

治疗以抗结核药物治疗为主。治疗方案应同肺结核及其他肺外结核,即选用 2～3 种具有杀菌作用或强抑菌作用、且毒副作用较轻的药物联合用药,持续用 1 年。

三、肠系膜肿瘤

起源于肠系膜的肿瘤十分罕见,但腹腔内或盆腔内恶性肿瘤的肠系膜种植或肠系膜淋巴结转移则相对常见的多。原发性肠系膜囊、实性肿瘤的比例为 2∶1。囊性肿瘤大多为良性,罕见的例外是淋巴管肉瘤及恶性畸胎瘤。

原发性肠系膜实体瘤可起源于肠系膜的任一细胞成分,如除外间皮瘤和淋巴瘤,其良、恶性比为2∶1。在良性肿瘤中,硬纤维瘤最多见,约占25%,肠系膜硬纤维瘤的发生率约为腹壁硬纤维瘤的1/6或占全部硬纤维瘤的8%;但在 FAP 患者,硬纤维瘤的70%发生在腹内,其中半数到3/4累及肠系膜。其余依次为:平滑肌瘤15%,组织细胞瘤(黄色肉芽肿)15%,血管内皮细胞瘤10%,神经纤维瘤5%及间质瘤5%。在恶性肿瘤中,较常见者为纤维肉瘤与平滑肌肉瘤,也可见脂肪肉瘤、恶性间质瘤和血管外皮细胞瘤。大多数纤维肉瘤为低度恶性,仅有局部浸润;而大多数平滑肌肉瘤、脂肪肉瘤及恶性组织细胞瘤的恶性程度较高,可发生远处转移,5年生存率仅20%。约2/3的肠系膜肿瘤位于小肠系膜,通常是回肠系膜。对能扪及的肿瘤均应手术切除,因为良性实体瘤最终多会引起疼痛及压迫邻近结构;建议作包括邻近肠管的扩大切除,因其有局部复发倾向及恶变可能。良性肿瘤的预后良好。纤维肉瘤经切除后也多可痊愈;但其他恶性肿瘤常侵犯肠系膜血管根部,致使切除困难,故预后很差。

肠系膜淋巴结肿瘤分成原发与转移性两类。原发性淋巴结肿瘤除淋巴瘤外,罕见其他肿瘤。有报道一种原发于肠系膜淋巴结的肿瘤——良性淋巴样肿瘤,又称血管滤泡性淋巴结增生或 Castleman 病,可有全身表现如发热、血白细胞计数升高、高球蛋白血症及伴有血及骨髓铁缺乏的低色素性小细胞性贫血。这种患者没有失血的证据,却有血清铁降低及对铁治疗的耐药;但只要切除此肿瘤,上述表现就可完全消除。目前尚不清楚此病变是继发于炎症、免疫或感染过程的巨淋巴结增生反应,还是一种错构瘤或真正的淋巴结肿瘤。

肠系膜淋巴结转移性肿瘤相对多见,其中主要来源为血液系统及内脏的恶性肿瘤。有报道,肠系膜淋巴结受累见于30%的非霍奇金淋巴瘤及2%的霍奇金病。另外,38%的卵巢癌、12%的结肠癌及24%的胰腺癌发生肠系膜淋巴结转移。肠系膜淋巴结转移性肿瘤的 CT 扫描可显示边界清楚或不清的肿块。转移性肿瘤一旦确诊,则以姑息性对症处理为主,但淋巴瘤是例外,可以通过放疗和化疗获得缓解。

四、肠系膜囊肿

肠系膜囊肿是指位于肠系膜具有上皮衬里的囊肿,绝大多数为良性病变,大多因先天性畸形或异位的淋巴管组织发展而成,也有因腹部外伤、淋巴管炎性梗阻或局限性淋巴结退化而形成。约60%的肠系膜囊肿位于小肠系膜,24%位于结肠系膜,另有16%位于腹膜后。

(一)分类

一般根据病因分为先天性、肿瘤性、外伤性及寄生虫性四类。

1.先天性囊肿

常见为肠源性囊肿与结肠系膜浆液性囊肿。胚胎期肠道发育过程中有多个憩室样芽突出现,并逐渐退化消失。若某个芽突残留,并从消化道脱落,存留于系膜两叶之间,逐渐增长而形成肠源性肠系膜囊肿;囊肿内壁被覆有分泌功能的肠黏膜上皮,故囊内常含有无色黏液;囊肿多为单发,呈球形或椭圆形;囊肿大小不一,由数厘米至20 cm 不等;囊肿最多见于小肠系膜,常与肠腔隔绝。浆液性囊肿则多发于横结肠与乙状结肠系膜,多单发,囊壁覆盖间皮细胞,囊内为黄色透明浆液,但可并发出血或感染时则为暗红或脓液。肠系膜皮样囊肿罕见,为发育成熟的外胚层组织构成,呈球形,囊壁为结缔组织,内可含有皮肤附件,如毛囊、皮脂腺及汗腺等结构,囊内含有油脂样或半液状物质。

2.肿瘤性囊肿

多为淋巴管瘤,可以为囊性或海绵状淋巴管瘤,常发生于回肠系膜或小肠系膜根部,其次在乙状结肠系膜。淋巴管瘤的病因未完全明确,可能为淋巴管发育异常,或淋巴组织异位生长而导致淋巴管梗阻和扩张所致。肿瘤由无数扩张的淋巴管组成,肉眼见大小不等的乳白色囊状结构,直径自数毫米至10 cm 不等。囊壁由单层淋巴管内皮细胞与纤维结缔组织组成,偶见少量平滑肌纤维。少数囊肿壁可并发慢性炎症或钙化。囊内多含有黄色透明的淋巴液或乳糜液,伴出血还可为血性。此外,还有囊性平滑肌瘤、淋巴管内皮细胞瘤、淋巴管肉瘤及恶性畸胎瘤的报道,后两者为肠系膜囊性恶性肿瘤。肿瘤性囊肿罕见,约占全部肠系膜囊肿的 3%。

3.外伤性囊肿

因肠系膜钝挫伤使两层分离,淋巴液潴留而形成的囊肿。常为单房性,囊壁为增生的纤维组织,无上皮细胞覆盖。

4.寄生虫性囊肿

见于肝包虫囊肿破裂后,头节或子囊散播于腹膜表面而成。

(二)临床表现与诊断

肠系膜囊肿远较网膜囊肿多见,女性更常见。约 50% 的病例无症状而是在无意中被发现。症状直接与囊肿大小、位置及有无并发症相关,而与病变类型关系不大。腹块与腹痛是最常见的表现。这种腹块通常具有侧向移动性而纵向移动受限。囊肿增大、囊内出血或感染时可引起腹痛。囊肿压迫肠管引起的肠梗阻,多具有慢性间歇性发作的特点。囊肿破裂者引起腹膜炎表现。在儿童患者,多数有急腹痛和明显的消化道症状,故常误诊为其他常见急腹症。

本病无特征性临床表现,常规实验室检查与腹部 X 线片的诊断价值也不大,关键是提高警惕,对可疑病例作超声波、CT 扫描或 MRI 检查,多能帮助做出肠系膜囊肿的诊断,且可了解病变累及的范围。

(三)治疗

有完整包膜者可做囊肿摘除。囊肿与肠系膜血管或肠管紧密粘连而难以分离时,可连同受累系膜或肠管一并切除。对于淋巴管瘤引起的难治性腹水,有报道在淋巴管造影明确诊断同时,注入碘化油,可通过栓塞淋巴管而获治愈。

(崔寿波)

第七节　肠系膜血管闭塞

一、急性肠系膜上动脉闭塞

(一)病因
1.栓塞

突发、完全性肠系膜上动脉闭塞多见于栓塞而非血栓形成,其解剖结构和供血特点决定其比肠系膜下动脉更易致严重症状。

大多数栓子来自心血管源性,以房颤患者的心房血栓脱落多见,也可见于心内膜炎赘生物、主动脉动脉硬化斑块或者附壁血栓等的脱落。栓子可以堵塞动脉主干,也可停留于动脉分叉近端,通常是邻近结肠中动脉处。栓子最初的影响是使动脉远端分支的痉挛,这种痉挛加上动脉主干的闭塞通常迅速导致急剧重度缺血。栓塞后数小时闭塞远端动脉可继发血栓形成。肠系膜上动脉主干的闭塞引起 Treitz 韧带远侧的整个小肠及右半结肠的缺血和梗死。动脉的短段或较小分支的急性闭塞是否发生肠梗死,主要取决于侧支循环的状态。

2.血栓形成

肠系膜上动脉硬化性狭窄的基础上血栓形成引起的急性闭塞多见于老年人。血栓形成前常有突然的心排血量减少如急性充血性心衰或心肌梗死者。肠缺血与梗死的程度取决于血栓形成的位置及侧支循环的状态。主干的突然血栓形成,如同急性栓塞,通常导致整个小肠及右半结肠的梗死。缓慢发展的狭窄通常有业已建立的侧支循环,发生急性闭塞时肠管存活机会较栓塞大。在炎症性血管病,较小的内脏分支通常受累,引起较小节段的肠梗死。

3.动脉夹层

由于肠系膜上动脉夹层引起的急性肠缺血近年不少见。高血压、外伤、感染、腹腔脏器炎症等可能是诱发因素。

（二）病理

突发、完全性动脉闭塞首先引起缺血性梗死，表现为肠管苍白，这是由于肠壁内血管的广泛痉挛所致，并产生黏膜溃疡。在此阶段，肠管张力高并呈收缩状态。在1～2小时内，血管痉挛消退，而缺氧的肠壁中的毛细血管充血。远侧血栓形成后，肠壁肌肉出现疲竭而失去收缩力。继而内脏静脉发生血栓形成，由于静脉血的逆流或血液渗漏至缺血肠壁组织中而使肠壁显得无活力与水肿。当梗死进展至肠管壁全层坏死时肠管呈浸透血的青紫色，并有特征性的血样血清渗入腹腔。

（三）临床表现

肠系膜上动脉闭塞是一种外科急症，也是一种绞窄性肠梗阻。

不论闭塞的原因是栓塞还是血栓形成，其临床表现基本相仿。男性多于女性，高峰年龄段为40～59岁。患者常有房颤、冠心病、高血压等病史。约1/3的患者有反复发作的餐后痉挛性腹痛史。

最突出的主诉是极端的腹痛，且任何止痛药通常无效，但体征较轻。疼痛突发，最初为绞痛，迅即转为持续性。早期疼痛位于受累肠段处，如在肠系膜上动脉主干急性闭塞时，疼痛开始在中腹或上腹，但以后变为全腹性。随之发生顽固性呕吐，呕吐物中可含血液。也可有腹泻或便秘，粪便中含潜血或显性血。特征性的腹部和腰部青紫斑，是低心排血量伴广泛肠梗死的表现，见于约1/5的患者。早期通常无腹胀。可以有腹部自主性或不自主性腹肌紧张，但很少有"板样腹"。发生肠梗死时，触痛及反跳痛加重，且在病变肠段处最明显。腹块常见于短段肠梗死。起初肠鸣音亢进，但很快肠鸣音消失。起病时，体温、脉搏和血压等生命体征可无显著改变，随着梗死的进展，患者出现发热、脉搏加快和低血压，这是由于液体丢失进入肠壁和腹膜腔的结果。早期的循环不良通常易纠正，随着病情进展，由于肠壁坏疽和腹膜炎而休克较难纠正。一旦发生肠坏死和穿孔，则出现弥漫性腹膜炎和脓毒症的表现。

正确的诊断有时较难。最重要的早期诊断特点是严重的腹痛与体征不相称，和服用止痛药无效。如果上述表现发生在有近期心肌梗死或房颤史，或过去有肢体动脉栓塞史者，要高度怀疑为急性肠系膜血管缺血。

（四）辅助检查

病程的早期白细胞计数可正常，但发生出血性肠梗死时明显升高，可增至$20×10^9$/L。大多数患者由于体液的迁移和呕吐引起血浓缩而出现血细胞比容升高。血清肝脏酶学指标、磷酸酶、乳酸脱氢酶及细胞内酶如肌酸磷酸激酶的浓度不同程度的升高。代谢性酸中毒较常见，且其程度与肠缺血的程度相关。当代谢性酸中毒不易纠正时，病程可能进入晚期不可逆缺血阶段。腹部X线片检查早期诊断价值有限，缺乏特异性。肠坏死穿孔时见腹腔游离气体。腹部CT和肠系膜血管CTA有重要的诊断价值，在剧烈腹痛且原因不明时，只要患者条件允许，尽早进行CT检查。血管造影诊断急性肠系膜动脉缺血的价值不容置疑。可以明确肠系膜动脉的闭塞部位、程度和侧支循环的情况，为外科手术提供重要信息，还可以立即实施介入手术。肠系膜上动脉主干的栓塞在血管造影时通常显示在结肠中动脉起点的下方的突然终止。当动脉造影是在腹痛发作后立即进行，栓子则表现为孤立的圆形充盈缺损；但在数小时后再查，则在其近端和远端则可发生血栓形成。由急性血栓形成引起的急性肠系膜上动脉闭塞最常发生于其主动脉开口处，因该处通常动脉硬化性狭窄最严重。

（五）治疗

急性肠系膜血管闭塞的治疗原则是维护患者的生命，并尽可能多保留有活力的肠管。在确诊时是否发生肠坏死，肠坏死范围和患者全身状况决定了患者的转归，肠坏死的死亡率可高达70%～90%。

1.一般治疗

应对患者立即进行支持治疗，包括纠正电解质紊乱、酸碱平衡紊乱和低血压、休克等。还包括吸氧、禁食、留置胃肠减压、镇静止痛和尽早使用广谱抗生素等。

2.介入治疗

当动脉造影显示急性肠系膜动脉缺血时,应该立即使用血管扩张药物进行动脉内灌注以缓解血管痉挛。常用的扩血管药包括罂粟碱、妥拉苏林、胰高血糖素、硝酸甘油等。罂粟碱最为常用,其通过抑制磷酸二酯酶的活性而增加组织内 cAMP 水平,从而发挥舒张血管平滑肌的作用。对没有发生肠坏死的患者,动脉灌注罂粟碱是确切有效地治疗方法;对于进行手术探查的患者,动脉灌注治疗可以部分缓解动脉痉挛,阻止更多的缺血性损伤。

通常先试验性地向肠系膜上动脉内推注罂粟碱 60 mg/2 min,再造影,如果肠系膜血管不出现扩张,就停止灌注治疗。如果发现有血管舒张的改变、临床症状缓解时,可考虑留置导管维持罂粟碱灌注至少 24 小时,计量为 30~60 mg/h。在动脉内灌注治疗的同时,使用肝素抗凝,以避免血栓蔓延和在导管部位新的血栓形成。同时,还可以进行导管溶栓、球囊扩张或者支架置入等腔内治疗。

在介入治疗的过程中出现腹膜炎时,必须果断的进行腹部外科手术。

3.抗凝治疗

诊断肠系膜上动脉急性缺血后就应开始抗凝治疗,其目的是抑制肠系膜血管内血栓的蔓延和发展,防止肠缺血加重。在度过急性期后,维持长期的抗凝治疗可减少本病的风险。可以选择口服抗凝药,如华法林等至少 6 个月,部分患者需要长期或者终身抗凝治疗。

4.手术治疗

对高度怀疑急性肠系膜动脉缺血的患者,腹膜炎和消化道出血是外科手术探查的强烈指征。手术治疗的目的是明确肠系膜动脉缺血的诊断和判断肠管的存活力,通过旁路移植或栓子切除开通肠系膜血管,以及切除坏死的肠段。术中如果不能判断肠管生机时,可以暂时不切留待观察,而在术后 24~48 小时再次剖腹探查,这是避免可能存活的肠管被过多切除的最有效的方法。

手术区域需要充分足够的准备,消毒范围要求广泛,包括能取大隐静脉备血管移植。一般选择腹部正中切口,保证良好的手术视野。开腹后先观察肠壁的色泽,若空肠起始段 10 cm 左右的肠段色泽正常,动脉搏动存在,而其他的空肠、回肠、结肠的色泽暗红或紫黑、肠襻扩张、动脉搏动消失,已可诊断急性肠系膜上动脉栓塞。

(1)血栓栓子切除术:尚无发生肠坏死的急性肠系膜动脉栓塞的病例,应尽量切除或取出动脉栓子,恢复肠系膜动脉血流。即使已经发生部分肠坏死,也应先开通肠系膜上动脉,恢复可能有生机的肠管血流,再切除已坏死的肠襻;在没有开通血流的情况下就行肠切除,可能导致切除过多甚至大部分的肠管而发生短肠综合征。提起横结肠和横结肠系膜,在系膜根部剪开后腹膜至 Treitz 韧带,在胰腺下缘、Treitz 韧带的内侧可以找到肠系膜上动脉。由于肠系膜上动脉栓塞通常发生于距起始部为 6~8 cm 的动脉部位,一般结肠中动脉近端的肠系膜上动脉主干可以扪及动脉搏动。探查肠系膜上动脉由近及远可发现搏动的动脉、动脉内质地偏硬的栓子、动脉内继发血栓以及没有搏动的远端动脉等渐变不同的征象。解剖、暴露并控制肠系膜上动脉后,切开肠系膜上动脉前壁,插入 Fogarty 取栓导管,分别向近、远心端取出栓子和血栓,至喷血及回血良好。用血管缝线缝合动脉切口,视血管口径大小不同决定是否需要补片缝合。完成血栓切除并重建肠系膜上动脉血流后,观察 15~30 分钟,可用术中超声检查评估动脉血流。仔细判断缺血肠管的生机并切除坏死的肠管。对肠壁色泽和动脉搏动有好转但尚未完全恢复正常,不能确认存活的肠管,可暂缓行切除而关闭腹部切口,备术后再次剖腹探查。

(2)肠系膜上动脉旁路术:急性肠系膜上动脉血栓的诊断可以在术前、术中不同的时间做出,如果在术中切除血栓后仍未见近心端动脉喷血,说明动脉急性血栓的可能非常大。多数情况下,旁路手术对肠系膜上动脉近端血栓形成的治疗较为有益的。移植物以自体大隐静脉最为理想,也可选用口径适宜的人工血管。动脉重建后观察肠管的血供情况,切除坏死的肠管。

(3)肠切除:在动脉重建肠系膜上动脉血运后,不应匆忙决定肠切除范围。宜将肠管放回腹腔,尽可能纠正患者血流动力学的紊乱,观察至少 15~30 分钟,尽量准确判断肠切除的范围,预防短肠综合征的发生。除根据肠蠕动、肠管色泽、浆膜下出血、系膜和肠壁水肿、肠管扩张、对机械性和热刺激的反应、小肠血管弓和小动脉搏动等判断肠管生机外,也可通过术中超声和静脉注射荧光素等方法辅助判断。小肠切除后可行一期吻合。假如结肠受累也需切除,必要时做结肠造瘘。如果术中判断肠管生机时模棱两可,可考虑术后 24～48 小时再次剖腹探查。

二、非闭塞性肠系膜梗死

(一)病因

大约 30% 的肠系膜梗死患者,经仔细检查没有发现明显的动脉或静脉闭塞。有研究者发现这是低循环血量基础上肠坏疽最主要的原因,其引起的广泛的肠梗死是致命的,可能与持续的心排血量减少和低氧状态有关,常见于脓毒症、充血性心衰、心律失常、急性心肌梗死和严重的失血等,是上述疾病的终末期表现之一。病理基础为内脏血管持久的代偿性收缩,导致通过小动脉的血流减慢、红细胞凝聚和血液淤滞,结果发生肠缺氧和梗死。休克患者使用缩血管药物可延长血管收缩状态而加速肠梗死的发生。

(二)病理

基本病理改变为出血性坏死。黏膜有溃疡和水肿,黏膜下血管明显扩张,并充塞有红细胞,肠道全长分布有节段性青紫斑。本病晚期则出现明显坏疽并导致穿孔。

(三)临床表现

可与急性肠系膜动脉或静脉闭塞相似。但老年人更多见,且梗死在数天内缓慢发生,期间可有乏力和腹部不适的前驱症状。患者常有充血性心衰伴或不伴心律失常,很多患者有过洋地黄化。肠梗死开始时有突发的严重腹痛和呕吐,接着有急骤血压下降和心率增快。常见水泻或肉眼血便,腹部有广泛触痛和肌紧张。肠鸣音减弱,以后则消失。常见发热、白细胞计数增高和血小板计数减少。较特征性的早期实验室检查发现是明显的血细胞比容升高,与血浆丢失在肠壁内和腹膜腔有关。常伴有严重的代谢性酸中毒。

存在体循环不全的情况下,若出现不能解释的腹部体征与症状,应考虑有肠系膜血管供血不足和肠梗死的可能。最有助于确诊的检查是腹部血管造影。

(四)治疗

最初治疗是纠正产生低体循环的基本病变,同时改善肠系膜动脉的血流。可通过直接注射扩血管药物进入肠系膜上动脉,或持续性硬膜外阻滞缓解血管痉挛,改善血流。通过连续肠系膜血管造影可评估治疗效果。尽早大剂量给予抗生素。

经肠系膜上动脉扩血管治疗和一般处理后,腹部体征和症状仍持续存在或再发者,尤其出现腹膜炎体征者,应急诊行手术剖腹探查。

(五)术后处理

术后对患者进行严密监护,必要时留 ICU。卧床休息,支持重要脏器的功能,禁食,胃肠减压,止酸,胃肠外营养,抗休克,抗感染,监测凝血功能,纠正水电解质和酸碱紊乱。较多小肠切除的患者可能发生数周的腹泻,数月后可望缓解。全小肠切除者需要胃肠外营养维持终身。

三、肠系膜上动脉慢性闭塞

内脏主干动脉的慢性闭塞有 3 种可能的后果:①建立充分的侧支循环;②肠梗死;③肠缺血而无梗死,后者是由于侧支循环足以维持肠管活力,但不足以维持功能需要。因其临床情况类似于心绞痛和间歇性跛行而得名肠绞痛。

(一)病因和病理

3 种主要的胃肠道动脉(腹腔动脉、肠系膜上动脉和肠系膜下动脉)当其中任一支逐渐发生闭塞时,它们之间的侧支循环可提供足以维持受累肠管活力和功能的血供。因此,大多数单独的肠系膜上动脉慢性闭塞是无症状的。然而,当有第 2 支血管也有供血不足时,则相对缺血的肠管不能满足摄食所需的血供增加要求。这是肠绞痛典型的"进食痛"的原因。

主要内脏动脉慢性闭塞的主要原因是动脉粥样硬化。大多数患者有全身性动脉硬化的表现。动脉斑块通常位于或靠近这些大血管的开口处。较少见的病变还有因腹腔神经节压迫腹腔动脉、主动脉假性动脉瘤或夹层动脉瘤、血栓闭塞性脉管炎或结节性动脉周围炎累及腹腔动脉。

（二）临床表现和诊断

患者年龄多在40～59岁，女性多见。约半数的患者具有典型的临床三联症状：餐后腹痛、畏食和体重下降。其突出的临床表现是进食后不久出现弥漫性痉挛性腹痛，严重度和持续时间取决于摄食量。偶尔仅有腹胀和持续性隐痛。如果疼痛严重则常有恶心和呕吐。开始为便秘，以后则为腹泻。通常症状的发生频率和持续时间逐渐增加。这种进食-疼痛的联系很快导致患者的畏食，随后迅速和严重的体重减轻是本病的特点。随着肠缺血的进展，可产生肠吸收不良综合征而导致体重进一步下降，并出现大量带泡沫的粪便，表明粪便中含丰富脂肪和蛋白质。肠绞痛症状可持续数月或数年后因内脏循环严重削减而可发生肠系膜梗死。据估计，约1/3的肠系膜梗死患者有肠绞痛的前驱症状。

患者可有明显的体重减轻。上腹部可闻及杂音。实验室检查和常规放射学检查的作用主要用于排除其他腹部情况。需鉴别的疾病包括：消化性溃疡、胆囊炎、胰腺炎和腹部肿块。

意识到本病是作出诊断最重要的因素，然后通过CTA或者选择性内脏动脉造影而得以确认。显示腹腔动脉和肠系膜上动脉有无狭窄或闭塞。

（三）治疗

1.治疗原则

改善或重建肠道血供，缓解或消除腹痛，预防急性肠系膜上动脉血栓的发生。

2.内科治疗

怀疑本病的患者应予少食或禁食、胃肠减压、营养支持、改善循环治疗。对于确诊的患者，应予积极的抗凝和抗血小板治疗，存在急性血栓形成者可予溶栓治疗。病情严重者需要足量广谱的抗生素，同时积极纠正水电解质和酸碱平衡失调。内科治疗的同时严密观察病情变化，准确把握手术时机，以免延误治疗。

3.手术治疗

外科手术治疗时解除慢性肠缺血、缓解症状、预防急性肠梗死的重要方法。

手术方式有3种：①血栓动脉内膜切除术；②人造血管或自体静脉搭桥术；③狭窄血管段的切除与再植入术。前两种术式更常被应用。

手术适应证包括：①急性肠系膜动脉栓塞；②急性肠系膜动脉血栓形成；③慢性肠系膜动脉闭塞性疾病，内科治疗无效者；④任何形式的肠系膜动脉缺血性疾病，出现腹膜炎体征和腹腔抽出血性液体者，均需急诊手术探查。⑤具有典型的症状和动脉造影确定的肠系膜上动脉或腹腔干显著狭窄或闭塞。

手术禁忌证包括：①年老体弱合并严重重要脏器功能障碍不能耐受手术，同时未有肠坏死征象者；②动脉造影显示主动脉、腹腔干和肠系膜上动脉广泛弥漫狭窄闭塞病变，预计手术效果不佳者。

4.介入治疗

慢性肠系膜动脉缺血性疾病的血管腔内治疗是一种趋势，行血管成形术或支架植入，可改善狭窄缺血状况、缓解和解除腹痛症状、纠正营养不良、预防突发的肠梗死。

介入治疗的适应证有：①腹腔动脉或肠系膜上动脉狭窄度大于70%，且有症状者；②腹腔干、肠系膜上动脉和肠系膜下动脉中2支或以上动脉狭窄度大于50%者；③肠系膜动脉术后再狭窄且有症状者；④无症状性腹腔干和肠系膜上动脉狭窄，存在胰十二指肠动脉瘤或瘤样扩张者；⑤肠系膜上动脉夹层引起的狭窄且存在缺血症状者；⑥主动脉夹层内膜片或假腔供血的肠系膜上动脉，有缺血症状者。无症状性肠系膜上动脉重度狭窄有介入治疗的相对适应证。

下列情况为介入治疗的禁忌：①已经存在肠管坏死或腹膜炎者；②肠系膜动脉主干狭窄合并多发末梢分支闭塞或者累及多支空、回肠动脉开口；③活动期大动脉炎累及肠系膜动脉；④存在其他不适宜动脉造影和腔内治疗的情况。

四、肠系膜下动脉闭塞

（一）病因

肠系膜下动脉急性闭塞通常是由于动脉粥样硬化病变基础上血栓形成所致，较少见的原因是动脉栓塞或主动脉夹层动脉瘤。溃疡性结肠炎和动脉炎性病变时，可累及肠系膜下动脉主干或其分支引起症状，较罕见。

通常肠系膜下动脉与结肠中动脉及痔下动脉（来自髂内动脉）有广泛的侧支循环，可在任意部位结扎而极少产生症状。但在肠系膜上动脉狭窄或闭塞以及髂内动脉代偿不足时，肠系膜下动脉的正常血供对左半结肠和乙状结肠非常重要。

（二）临床表现

左半结肠梗死的起病通常比肠道其他部位的梗死更隐匿，肠系膜下动脉闭塞时对循环血容量及体液平衡的破坏远不如肠系膜上动脉闭塞时严重。通常患者有缓慢进行性的下腹痛，接着会有稀血便或便秘。腹部膨隆，沿降结肠全程有触痛，偶尔还能扪及管型腹块。可以发生循环功能不全，特别当发生肠坏死时更明显。有中等度的发热及白细胞计数升高。腹部 X 线检查可见降结肠中气体消失，提示有横结肠的机械性梗阻。内镜下可见乙状结肠黏膜充血、水肿、青紫和溃疡。

（三）治疗

早期发现这种肠缺血和及时的手术是最主要的预后因素。治疗包括切除梗死的结肠段，临时性近端结肠造口要比一期吻合安全得多。由于大多数患者先前存在全身性动脉硬化性疾病，多预后差，病死率约为 50%。

五、肠系膜静脉血栓形成

（一）病因

肠系膜上静脉闭塞引起症状者，大多由于急性静脉血栓形成。肠系膜静脉血栓形成可以是特发性，或是继发于以下几种临床情况：①感染，通常为腹腔内化脓性感染如阑尾炎、憩室炎或盆腔脓肿；②血液科情况，如真性红细胞增多症、切脾后状态和与服避孕药相关的高凝状态；③局部静脉充血和淤滞，如在肝硬化门脉高压症或肿瘤外在压迫门静脉根部时；④肠系膜静脉的偶发事件或手术创伤。大约 25% 的患者未发现明显的原因，被归为原发性或特发性，这可能与遗传性凝血紊乱如缺乏蛋白 C、蛋白 S 或抗凝因子Ⅲ有关，这类患者易反复发生外周静脉血栓事件。

（二）病理

突发的肠系膜上静脉主干的闭塞可导致内脏静脉血液循环的迅速中断、淤滞性休克和肠管的出血性梗死，并进展为坏死和坏疽。内脏静脉的原发性血栓性闭塞通常开始于小的属支，根据血栓推进的速度、程度和位置的不同，肠管缺血或梗死的程度也各不相同。广泛静脉血栓形成者，其内脏循环的动脉侧通常也继发血栓形成，发病后期很难确定最初的闭塞是动脉性或静脉性的。

急性肠系膜静脉血栓形成使受累肠段很快出现充血、水肿和浆膜下出血，肠壁明显增厚和青紫，而肠腔中充塞着暗红的血液，其表现如出血性梗死。

（三）临床表现

与急性内脏动脉闭塞相似。在出现严重症状前数天甚至数周，患者常主诉定位不清的腹部不适、畏食和排便习惯改变，这在特发性静脉血栓形成者更明显。接着出现突发的严重腹痛、呕吐和循环状态不稳，止痛药通常不能缓解疼痛。血性腹泻通常较动脉性闭塞多见。肠鸣音可减弱或消失。常见弥漫性腹部触痛、肌卫和腹胀。肌紧张则是肠坏疽和穿孔的表现。患者有显著的白细胞计数增多和血细胞比容增高。与急性肠系膜动脉闭塞一样，可见到血清酶学指标的升高和代谢性酸中毒。腹部 X 线片可见非特异性的小肠扩张伴气液平面。由于黏膜下出血而可见指压迹。CT 扫描和磁共振成像，可显示肠系膜静脉闭塞的部位和范围，有助于检出和鉴别相关疾病。肠系膜动脉造影的静脉相也可诊断静脉血栓。腹腔穿刺能抽出血性液体,但最终诊断一般均需在剖腹探查后。

（四）治疗

根本性治疗是手术。非手术者病死率接近100%。术前准备包括输血和平衡液来纠正通常存在的严重循环容量不足,胃肠减压,并给予大剂量广谱抗生素,并持续用至术后。肝素抗凝于术中开始,持续至术后6～8周。

对于病程较短(1～3天),而且血栓相对局限于肠系膜上静脉主干者,应尝试肠系膜上静脉血栓切除术。如果血栓仅存在于肠系膜上静脉较细小的属支时,血栓切除不可取,肠切除是唯一的选择。一般可切除失活的肠管和端-端一期吻合。通常血栓形成的延伸超过肉眼可见的梗死区,因此切除应包括邻近正常肠管及肠系膜。急性门静脉血栓形成引起的肠梗死,由于受累肠管相当广泛,一般不宜早期剖腹探查和手术切除,近年来通过血管介入溶栓治疗获得一些临床有益的经验。

（崔寿波）

参考文献

[1] 王科学.实用普通外科临床诊治[M].北京:中国纺织出版社,2020.

[2] 门秀东.普通外科诊疗思维[M].天津:天津科学技术出版社,2020.

[3] 杨维萍.实用临床外科常见病理论与实践[M].北京:科学技术文献出版社,2018.

[4] 田志强.普外科疾病的诊治与围术期管理[M].长春:吉林科学技术出版社,2019.

[5] 孔雷.外科临床诊疗经验实践[M].汕头:汕头大学出版社,2019.

[6] 王连武.外科疾病临床诊疗策略[M].北京:科学技术文献出版社,2018.

[7] 钟才能.现代外科临床诊疗精要[M].长春:吉林科学技术出版社,2019.

[8] 田洪民.临床外科 诊疗精粹[M].北京:科学技术文献出版社,2018.

[9] 徐延森.现代普外科治疗精粹[M].武汉:湖北科学技术出版社,2018.

[10] 高曰文.临床普通外科诊疗[M].北京:科学出版社,2020.

[11] 王晋东.实用普通外科手术治疗学[M].长春:吉林科学技术出版社,2019.

[12] 王国俊.现代普通外科临床新进展[M].长春:吉林科学技术出版社,2019.

[13] 焦建国.临床外科疾病诊疗精粹[M].北京:科学技术文献出版社,2018.

[14] 董立红.实用外科临床诊治精要[M].长春:吉林科学技术出版社,2019.

[15] 袁磊.普通外科基础与临床[M].天津:天津科学技术出版社,2020.

[16] 李博.临床普外科学[M].海口:海南出版社,2019.

[17] 王萍.普通外科疾病诊治策略[M].长春:吉林科学技术出版社,2020.

[18] 王永,陆继明.实用外科多发病诊疗学[M].西安:西安交通大学出版社,2018.

[19] 张广东.普通外科疾病诊疗与并发症处置[M].昆明:云南科技出版社,2020.

[20] 潘红.实用外科临床诊疗[M].北京:科学技术文献出版社,2020.

[21] 刘牧林,方先业.腹部外科手术技巧[M].郑州:河南科学技术出版社,2020.

[22] 刘冰.临床普外与大外科诊疗实践[M].北京:科学技术文献出版社,2018.

[23] 曹新福.普外科微创手术学[M].汕头:汕头大学出版社,2019.

[24] 许斌.外科学[M].上海:上海科学技术出版社,2020.

[25] 刘建刚.普外科疾病诊疗与手术学[M].长春:吉林科学技术出版社,2019.

[26] 郭满.乳腺甲状腺外科诊疗进展[M].长春:吉林科学技术出版社,2019.

[27] 王荣杰,孙继富.普外科疾病诊断与治疗进展[M].汕头:汕头大学出版社,2018.

[28] 宋枫,高峰.现代结直肠外科诊疗学[M].长春:吉林科学技术出版社,2019.

[29] 卞志远.现代普通外科疾病规范化治疗[M].长春:吉林科学技术出版社,2019.

[30] 马大实.新编普通外科手术实践[M].天津:天津科学技术出版社,2020.

[31] 梁君峰.实用普通外科临床外科疾病诊治[M].天津:天津科学技术出版社,2020.

［32］卢丙刚.外科疾病临床诊疗与麻醉［M］.北京:科学技术文献出版社,2020.

［33］张涛.临床外科疾病诊断精要［M］.北京:科学技术文献出版社,2020.

［34］卢震辉.外科系统疾病鉴别诊断［M］.天津:天津科学技术出版社,2020.

［35］李辉.新编外科常见病的诊断与治疗［M］.沈阳:沈阳出版社,2020.

［36］李剑锋.合并心血管疾病普通外科患者的麻醉方法选择［J］.中国医药指南,2020,18(10):111-112.

［37］翁剑锋,何建苗,赵华洲,等.普外科临床手术患者切口感染相关因素分析［J］.结直肠肛门外科,2020,
26(S01):36-37.

［38］翟文忠.普外科术后感染因素的分析及预防措施［J］.中国药物与临床,2021,21(8):1324-1326.

［39］刘毅,穆庆平,张丽,等.普外科术后不良结局风险评估工具研究现状［J］.中华实验外科杂志,2021,38
(2):386-388.

［40］鲁鑫,马亚敏,郭晓曼,等.普通外科患者导尿管相关尿路感染的危险因素分析［J］.中国消毒学杂志,
2020,37(9):714-715.